孕妈妈保健实用百科

戴 玄　王赫男◎编著

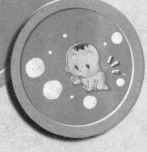

U0391168

中国人口出版社

图书在版编目（CIP）数据

孕妈妈保健实用百科／戴玄，王赫男编著 .—北京：中国人口出版社，2012.4

ISBN 978-7-5101-1149-5

I . ① 孕… II . ① 戴… ② 王… III . ① 妊娠期－妇幼保健－基本知识 IV . ① R715.3

中国版本图书馆 CIP 数据核字 (2012) 第 056651 号

孕妈妈保健实用百科

戴 玄 王赫男 编著

出版发行	中国人口出版社
印　　刷	三河市同力彩印有限公司
开　　本	720 毫米 ×1000 毫米　　1/16
印　　张	30
字　　数	360 千
版　　次	2012 年 5 月第 1 版
印　　次	2017 年 12 月第 5 次印刷
书　　号	ISBN 978-7-5101-1149-5
定　　价	29.80 元

社　　长	邱立
网　　址	www.rkcbs.net
电子信箱	rkcbs@126.com
电　　话	(010) 83534662
传　　真	(010) 83515922
地　　址	北京市西城区广安门南街 80 号中加大厦
邮　　编	100054

"幸福 2+1"专家团队

总顾问 吴阶平 原全国人大常委会副委员长

严仁英 北京大学第一临床医学院妇产科教授

中国关心下一代工作委员会专家委员会主任

世界卫生组织母婴保健合作中心主任

胡亚美 中国工程院院士

中华医学会副会长

北京儿童医院名誉院长

国务院学位委员会委员

杨魁孚 中国计划生育协会常务副会长

中国人民大学兼职教授

黄醒华 首都医科大学北京妇产医院教授、主任医师

首都医科大学硕士生导师

中华预防医学会妇女保健学会主任委员

中华医学会围产医学分会常委

区慕洁 中国优生科学协会理事

"万婴跟踪"首席专家

戴淑凤 北京大学第一临床医学院妇产儿童医院教授

中国优生科学协会

中国优生优育协会理事

张湖德 中央人民广播电台医学顾问

北京中医药大学教授

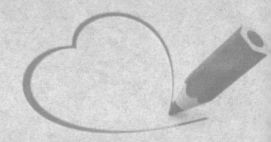

特别为您精心打造

经过 5 年的读者考验,结合读者的反馈和新的孕育理念的发展,编委会集合各方力量重新打造了"孕育实用百科"系列丛书,希望给您的孕育生活送去科学、带来轻松。

特点 1

这是一套物超所值的图书——
厚重的图书、实惠的定价,您花 5 分钱就能读 1 页书,每页 1~3 个知识点,个个都精彩、个个都实用。

特点 2

这是一套权威可信的图书——
中国人口出版社是国家级孕育类专业出版社,依托人口计生委的专业资源,出版孕育类图书累计 2000 余种,编委会由多位孕育专家组成,做的就是精品。

特点 3

这是一套呵护有加的图书——
孕育既是一件快乐的事情,也是一件辛苦的事情,在书中除了常见的孕育知识,还有生活中其他常见问题的解决建议,比如如何维护好一个家庭、如何提高生活的品质等。

特点 4

这是一套从生活中来的图书——
博尔乐孕育热线开通 6 年了,数十万读者打来了咨询的电话、感谢的电话,有的家庭从妈妈怀孕到宝宝上幼儿园都伴随着热线的指导,因此这套书的问题都从生活中来,解决读者的实际之需。

本套图书经过了编委会的不懈努力、倾注了编辑的满腔热情,但仍有不足之处请读者指正,知识是在不断更新的,只有不断的完善才能紧随读者的需求,解决您的孕育问题是我们的责任,我们会继续努力。

轻松阅读也是一种快乐

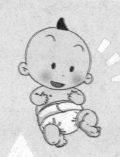

目录 Contents

目录 Contents

Contents 目录

第二章

点点滴滴的孕期

第一节　孕妈妈的居家生活

目录 Contents

第二节 小心翼翼地保胎养胎

Contents 目录

目录 Contents

第五节 孕妈妈的职场保健

Contents 目录

目录 Contents

Contents 目录

第十节 孕期谨慎用药

目录 Contents

第十一节 孕期疾病早治疗

Contents 目录

目录 Contents

第三章
轻轻松松坐月子

第一节 产后坐月子

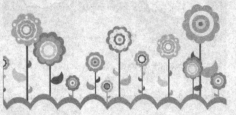

Contents 目录

第二节 ▶ 产后恢复

目录 Contents

第三节 产后的饮与食

Contents 目录

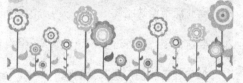

目录 Contents

Contents 目录

第四章

勤劳快乐的育儿

第一节 新生儿的健康基础

目录 Contents

第二节　新生儿的"吃"问题

第三节　为了聪明的新生儿

Contents 目录

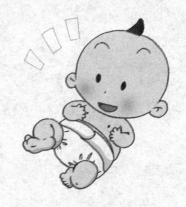

第一章

思前想后
的孕前

PART 1

怀孕是一个幸福而神圣的事情，每对夫妇都希望有一个健康可爱、聪明伶俐的宝宝，然而孕育小生命是一个漫长而又艰辛的过程。拟订一份详细的孕前计划，能让夫妇双方为健康宝宝的到来做好充分的准备。

第一节

打造健康身体

1. 怀孕需要做准备

怀孕是一件幸福而神圣的事情，每对夫妇都希望有一个健康可爱、聪明伶俐的宝宝，然而孕育小生命是一个漫长而又艰辛的过程。因此，怀孕前的准备不可忽视。一份详细的计划能让人做事有条理，遇事也能做到处乱不惊。想要宝宝也是一样，拟订一份详细的孕前的计划，就能让夫妇双方为健康宝宝的到来做好充分的准备，因为夫妇双方在孕前也需要调整好生理、心理状态，这样才能增加受孕机会，孕育一个健康又聪明的宝宝。

一般至少应提前3个月开始进行怀孕的准备。夫妇双方应该到正规专业的优生优育门诊进行孕前咨询，医生会根据具体情况进行检查和指导，帮助夫妇做好心理、生理、经济等方面的充分准备，选择最佳时机计划妊娠。通常先要询问既往病史、家族遗传病史等；进行查体包括血常规、肝功等常规化验，对口腔、重要脏器，尤其是生殖系统的检查以及男方精液、女方血液的检查。对于有既往病史、家族遗传病史、生殖系统疾病及其他健康方面问题的夫妇，医生会进行进一步地相关检查，提出指导意见。

除了医生的检查与指导，更重要的是夫妇双方的自身状况。在准备怀孕前3个月双方应该停止不良生活习惯，如酗酒、吸烟；应该慎用药物；应该保持稳定的情绪和正常的心理状态；对于准备怀孕的女性要将身体调整到正常健康状态，注意日常的饮食习惯，合理补充营养及微量元素，远离有害有毒环境等。

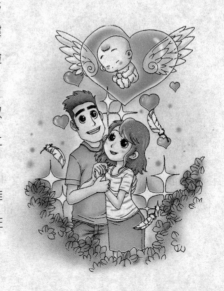

2. 女性的孕前检查

通过孕前检查可以排除一些疾病，如患遗传性疾病、代谢性疾病、性病、妇科疾病、内科并发症、高血压、心脏病、肾脏病等，对此建议不要怀孕。另外通过孕前化验检查可发现有无病毒感染，如果感染病毒后会导致胎儿宫内感染，为了防止孕妈妈孕期出现一些不良症状，保证孕妈妈和未来宝宝的健康，孕前体检是必不可少的。

女性孕前的一般检查项目有：

检查项目	具体内容及注意事项
体格检查	对身体的各个脏器，如心脏、肝脏、肾脏等，做一次全面的、系统的检查。若某些系统曾患有疾病，就应当请医生查看一下，是否已痊愈，或者已好转。医生告诉你适合怀孕时，方可怀孕
测量血压	测量血压也有助及早发现妊娠期高血压疾病。收缩压超过140mmHg，舒张压超过90mmHg以上时就需要注意了
妇科检查	一些生殖道致病微生物，如霉菌、滴虫、淋球菌、沙眼衣原体、梅毒螺旋体等，可以引起胎儿宫内或产道内感染，影响胎儿的正常发育，还会引起流产、早产等危险。如有感染，应推迟受孕时间，先进行治疗
口腔检查	孕期牙齿要是痛起来，那孕妈妈可要受苦了。另外，考虑到用药或拔牙等手术对妊娠的影响，因此，治疗也很棘手。尤其当牙龈等软组织发生炎症时，细菌容易进入体内，引起胎盘血管内膜炎，从而影响胎盘功能，导致早产。所以发现牙患，宜及早治疗
化验检查	(1) 血常规和血型：了解血红蛋白的高低，如有贫血可以先治疗，再怀孕；了解凝血情况，如有异常可先治疗，避免分娩时发生大出血等意外情况；了解自己的血型，万一分娩时大出血，可及时输血； (2) 尿常规：了解肾脏的一般情况和改变，其他脏器的疾病对肾脏功能有无影响，药物治疗对肾脏有无影响等； (3) 粪常规：查虫卵、潜血试验、检验粪便中有无红细胞、白细胞，排除肠炎、痔疮、息肉等病变； (4) 肝、肾功能检测：检查肝、肾功能的各项指标，可诊断有无肝脏及肾脏疾病、疾病的程度以及评估临床治疗效果和预后

3. 男性也要做孕前检查

从医学角度讲，在优生优育的问题上，男女所承担的风险应该是相同的。不少男性过于自信，总认为自己身体棒得很，不愿意到医院检查，殊不知，比如无精子症等疾病自身并不一定有不适感觉。现代生活中的环境污染、应酬频繁、缺少运动等已经对男性的生育能力造成了很严重的威胁，最常见的就是喝酒、抽烟、蒸桑拿。

男性泌尿生殖系统的病症对下一代的健康影响极大，因此这个隐私部位的检查必不可少。如果觉得自己的睾丸发育可能有问题，一定要先问一下父母，自己小时候是否患过腮腺炎、是否有过隐睾、睾丸外伤和手术、睾丸疼痛肿胀、鞘膜积液、斜疝、尿道流脓等情况，将这些信息提供给医生，并仔细咨询。

男性重点体检项目包括：

检查项目	检查内容	检查目的
生殖激素	睾酮	检测男性体内激素水平是否正常
精液	精液常规	检查精子密度和总数，精子的异形和活动度等

4. 月经不调影响怀孕吗

计划怀孕的女性，一定要重视月经不调的治疗。从临床上观察，不孕女性大多不同程度地存在月经不调现象，月经不调是不孕症的信号，越早发现这一信号，越容易调治，受孕率也越高；一旦逐渐发展成不孕症以后，治疗起来的难度就相当大了，所以预防胜于治疗。

要有效地避免月经不调的发生，就需要在日常的生活中注意一些细节，比如说经期前后不吃冷饮，不过劳过逸，不熬夜，不酗酒，少吃辛辣油腻生冷的食物等。但对那些由于自身体质的问题也就是先天的气血不足、胞宫虚寒的人来说，就要及时纠正治疗，如身体瘦弱，发育迟缓，面色苍白，容易头晕、乏力、怕冷等，及时地把这些症状治疗好，也是避免发生月经不调和不孕症的有效手段。

如果月经周期不规律，受孕后，就比较难计算预产期，这种情况下就不能只通过末次月经日期来估计，还要通过刚怀孕的B超照片来辅助确定。

5. 未婚先孕的危害

目前受社会风气的影响，不少青少年对性的自控能力下降。有些青年在谈恋爱期间就发生了性关系，造成许多未婚先孕的情况，只好进行人工流产。人工流产的过程就是对身体机械性损害的过程。无论是肉体上还是精神上，对于女性的危害都很大。由于年龄小，身体发育不成熟，对性知识、性卫生都很不了解，又怕别人知道，还怕男友变心抛弃自己，一般流产后又没有很好的休息，种种压力很容易造成女性神经衰弱、月经异常、痛经等身心疾病，并且还会发生生殖器炎症或子宫内膜炎、输卵管阻塞甚至婚后不孕的可能。所以，未婚女孩要做到自尊、自爱、自重，学会自我保护。男方要做到尊重女方，要有责任感。

6. 新婚燕尔不宜马上怀孕

婚后马上怀孕有个俗称叫"坐床喜"，生个大胖儿子有人认为是喜上加喜。实际婚后马上怀孕，存在着一些不利的因素。

在婚前准备工作消耗了夫妇双方很大的精力、物力，再加上结婚期间是大喜的日子，免不了要喝酒，要应酬，既费精力，又费体力。如果再加上身体不舒服，随便吃点药等，这些都是不利于怀孕的因素。

有人统计，结婚初就怀孕的孕妈妈与结婚后休息一段时间再怀孕的孕妈妈相比较，前者发生妊娠高血压综合征、胎儿流产、难产等情况比后者多。这种情况希望能引起新婚夫妇的重视。

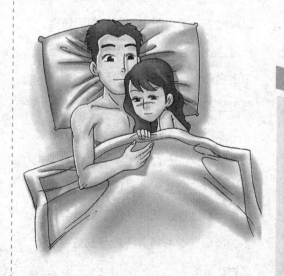

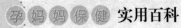

婚后双方体力上恢复一下，精神上得到放松，夫妇双方共同学习一些生儿育女的知识，从精神到物质上做好迎接宝宝的准备，是有很多好处的。

7. 不同避孕措施失败后

随着科学技术的不断发展，避孕方式也有多种多样的选择，失败的原因也就比较复杂，大约有以下几种情况。

口服避孕药。 目前国内通常使用的长效与短效两种，均含有性激素。避孕的机理是用于外源性的性激素来抑制机体内源性激素的分泌，干扰了子宫内膜的正常增生和分泌，影响了宫颈黏液的成分和黏度，从而达到避孕的目的。如果口服避孕药失败，最好要终止怀孕。

宫内节育器。 宫内节育器的机理是以异物的形式来阻止精卵的着床过程，从而达到避孕的目的。如因为节育器大小不合适，位置不好等引起怀孕，则一般不会引起胎儿畸形。

避孕膏、避孕栓、避孕药膜等化学药物。 这些药物使用不当而使避孕失败后，常易导致胎儿畸形。因为药物化学作用机理是杀死精子以达到避孕的目的。所以在这种情况下怀孕就会容易造成胎儿畸形。

避孕套、阴道隔膜和安全期。这些都是以物理的方法来阻止精子与卵子结合的过程，如果失败，受孕的卵子并没有受到伤害，所以不会致胎儿畸形。

节育手术。 男女都可以做节育手术以达到避孕目的。节育手术机理是通过男子结扎输精管或女子结扎输卵管来达到永久阻止精子与卵子结合的过程。如果这种手术失败而致怀孕，一般情况不会引起胎儿畸形。

孕妈妈健康小贴士

避孕的措施有很多种，但是不同的避孕措施失败会带来不同的问题，所以，不管年轻夫妇计划怀孕与否都要明白这些情况，以免给以后带来不必要的烦恼。

8. 避孕药停多久再怀孕才好

如口服避孕药后想怀孕，最好改用避孕套半年以上再怀孕最为安全。这时卵巢内分泌功能和子宫内膜变化都恢复了自身自然的生理过程，有利于受精卵着床和胎儿生长过程，可以得到一个健康的宝宝。

由于口服避孕药为性激素抑制卵巢的内分泌过程，停避孕药后马上怀孕，此时卵巢自身内分泌机能未完全调整过来，会使子宫内膜很薄，容易使受精卵着床不牢固而影响胎儿的发育或造成流产。所以，一定要改用避孕套方式，继续避孕半年以后再怀孕为上策。

造成胎儿畸形，从女性角度考虑了很多，但是对于准备做父亲的男性来说，生活习惯和用药的影响是不可忽视的重要因素。男性用药不当，可导致精子的变异。如变异的精子与卵子结合，就会发生胎儿畸形。所以，在用药时注意阅读说明书，看有无影响泌尿生殖系统的副作用存在。例如，大家较为熟悉的药物"环磷酰胺"就会使精子变异，可造成无脑儿、脑积水、脑膜膨出、唇裂、腭裂、外耳道缺损等。还有如果长期用睾丸酮，就有抑制精子产生的危险，甚至可出现无精子的现象。

9. 暂时不适合怀孕的女性

一般来说，凡是给孕妈妈或胎儿带来不良影响的疾病在未治愈前都不宜怀孕。否则，在患病期间怀孕，会使孕妈妈的病情加重，并影响胎儿的生长发育，严重的还会因怀孕、分娩造成孕妈妈的生命危险。女性怀孕后，除生殖器官有明显改变外，其他器官的代谢活动也大大增强，以适应妊娠期间胎儿生长发育的需要。如果母体患有某些比较严重的全身性疾病时，就会影响到胎儿的生长和发育，造成流产、早产或胎儿畸形。

为了确保宝宝健康，实现优生优育，有些女性是暂时不适合怀孕的。

女性患有严重疾病：如心脏病、肝炎、肾炎、肺结核、糖尿病、阴道炎、甲状腺机能亢进、哮喘、癫痫等疾病，自身免疫性疾病，在没有完全治愈之前应暂缓怀孕。

女性患某些良性肿瘤：如腹腔、盆腔、乳腺、甲状腺等部位良性肿瘤者，在孕前应手术或药物治疗，以免孕期疾病加重，出现严重后果。

亚急性或慢性阑尾炎：如果经常发作也应在孕前治疗，以免孕期发作时给手术麻醉和用药造成困难，同时也可避免影响胎儿的发育或造成流产。

有接触某些急性传染病史者：尤其是可以通过胎盘感染胎儿的传染病，如接触了带风疹病毒的患儿或接触了急性传染性乙型肝炎、腮腺炎、麻疹等患者，均应进行检查，待排除受感染的可能后再怀孕。

孕妈妈健康小贴士

如果有怀孕计划的话，为了避免影响双方的生育能力，最好停止服用安眠药。一旦发生失眠现象，采取适当休息、加强锻炼、增加营养、调节生活规律等方法来解决，从根本上增强体质，不可靠服安眠药维持。

10. 为什么准备怀孕要限制药物的使用

有研究表明，许多药物会影响精子与卵子的质量，或者使胎儿致畸。卵子从初期卵细胞到成熟卵子约14天，在此期间卵子最容易受药物的影响。一般说，女性在停药20天后受孕，比较安全；但有些药物的影响时间可能更长。因此，有长期服药史的女性一定要咨询医生，才能确定安全受孕时间。

很多药物包括避孕药，均会影响精子的生存，或使畸形精子数目大大增加；男性不育症、习惯性流产，其中部分原因就是精子受损所致；睾丸中含有药物的精液，可通过性生活排入阴道，经阴道黏膜吸收后进入女性血液循环，影响受精卵，使低体重儿及畸形儿发生率增高。

11. 准备怀孕期间，哪些药物需禁止使用

计划怀孕时应该从怀孕前3个月就开始慎重使用药物，特别是抗生素或感冒药。优孕和药物的关系非常密切，但怀孕一般在4～5周后才能够发觉。因此，你要注意：

❶ 在医生开处方前就要说明自己的怀孕打算，包括丈夫在内，因为很多药物也会使精子受到损伤。

❷ 在服用感冒药和抗过敏药物之前，最好再跟医生确认一下自己是否可以服用某种药物。

❸ 如果正在服用抗抑郁类药物、抗生素，或者一些治疗哮喘、暗疮、糖

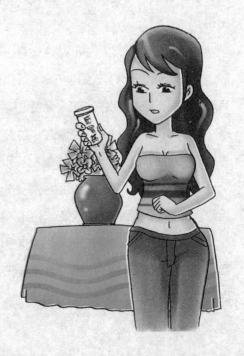

尿病、高血压、癫痫症的药物，需要征求一下医生的意见。如果有必要，需要在妊娠期间改变这些药物治疗。

通常，女性在怀孕时对使用药物会很慎重，但对怀孕之前用药就不那么重视了。这里给你提个醒：

❶ 孕前3个月夫妇双方都要慎用药物，包括不使用含雌激素的护肤品。

❷ 避免使用吗啡、氯丙嗪、红霉素、利福平、解热止痛药、环丙沙星、酮康唑等药物，以免影响卵子的受精能力。

❸ 如果长期采用药物避孕工具（除避孕套外）和口服避孕药物，应在停用药后6个月再怀孕。

12. 胸透后多久怀孕比较合适

胸透属于X射线类检查，而X射线可能使卵细胞遭受损害而发生畸变，从而导致流产、胎死宫中及胎儿畸形等。门诊中，时常有女性在孕前3个月接受过X射线，有的甚至已经知道怀孕了，还因单位例行检查而接受了X光照射。在孕前3个月进行X光照射，不但可造成胎儿畸形、流产、死胎等，还可能增加宝宝日后患癌症的发生风险。因此，一般情况下照射X线后主张避孕3个月来避免X线对怀孕的影响。

但是一次X线能有多大的影响，目前还没有办法能准确地计算出来。怀孕早期做胸透可能会对胎儿有一定的影响，但具体情况也因人而异，一般认为偶尔短时间的胸透对胎儿的影响不大。孕妈妈如果要保留胎儿，要及时去正规医院做孕产期保健，定期产前检查，严密观察胎儿发育情况，有异常随时就诊。

13. 体重偏轻对怀孕有影响吗

成年女性，如果体重过轻，则会影响其生育能力，降低受孕机会，因为脂肪组织在女性的生殖功能中起着重要的作用。健康的成年女性，其体内脂肪的含量约占全身体重的25%～30%。女性要维持正常的月经、怀孕和哺乳等生理

孕妈妈健康小贴士

合理的脂肪摄入对生育机能的维持至关重要。营养不均衡，蛋白质的摄入量不足，会影响生殖机能甚至排卵停止。微量元素严重缺乏也会影响生育能力，如缺铁则难以维持正常的月经量和月经周期，缺锌易导致卵巢功能发育不全，缺碘则有可能引起闭经。

功能，其体内的脂肪含量必须达到体重的22%以上。这是因为脂肪组织的多少与女性体内雌激素的代谢密切相关。女性体内的脂肪组织过少，会降低其体内的雌激素水平，从而影响其月经的来潮和生育功能。

14. 经期卫生和怀孕有关吗

在月经来潮期间，如不注意讲究卫生，很容易诱发多种妇科疾病，如月经不调、痛经、阴道炎、功能性子宫出血等，这些病症均会妨碍婚后受孕。如何讲究经期卫生呢？总的来说，在精神上要保持愉快乐观，不要无端烦恼；要适当休息，避免负重；在饮食上宜温热，忌寒凉；在起居上宜安静舒适，忌坐卧湿地或涉水淋雨；内裤和卫生巾要勤换；适当洗澡，但勿太频。

月经期间子宫内膜有创面，应防止上行感染，外阴部应保持清洁，每日应用温水清洗外阴一次。清洗外阴的盆和毛巾必须干净，不宜坐浴，最好淋浴，不可过分冲洗。

15. 人流后怎样才不会影响再孕

① 服装应保持宽松，不要穿过于紧身的衣物。

② 保持生活的规律性，从手术的第二天开始，不要过度劳动和运动。

③ 在此期间，不要喝酒，未经医生许可也不要洗澡，因为洗澡有时可引发感染。

④ 术后10~14天出血完全停止后，才可开始性生活。

⑤ 为了保证身体的健康，不要在手术后马上妊娠，因为手术过程中子宫受到损伤，此时妊娠是很危险的，为此必须采取安全的避孕措施。

⑥ 如果使用药物流产，必须接受医生的观察，看药物是否起效，流产是否完全。

自然流产与正常生产分娩相同，都要在子宫内留下相应的创伤。而且流产后还要进行刮宫处置，对子宫损伤较大。这些创伤需要至少3个月的时间才能修复。另外，由于妊娠、流产、刮宫等，人体的生理周期也发生了变化，其完全恢复也需一段时间，待身体恢复后再怀孕。

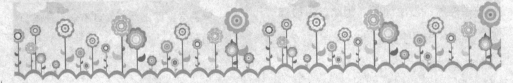

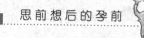

16. 高龄初产要备加小心

30岁以上的孕妈妈，妊娠异常的风险开始加大，35岁以上的高龄孕妈妈更是危险重重。年龄超过35岁的孕妈妈，妊娠后期易并发妊娠高血压综合征，致使胎儿宫内生长发育迟缓，死胎、早产的发生率也随之升高。同时，随着年龄的增大，女性的卵细胞逐渐老化，胎儿发生畸变的可能性增加，胎儿畸形率和其他遗传病发病率也显著上升。孕妈妈年龄越大，发生高血压、糖尿病、心脏病并发症的机会越多，对胎儿的生长发育不利。

为了使高龄孕妈妈如愿得到一个聪明、健康、可爱的宝宝。在此提出几条建议：

❶ 定期做孕期检查，如发生异常情况，要听取医生的意见进行及时治疗或终止妊娠。

❷ 有针对性地进行遗传筛查，如脱落细胞检查等，以排除遗传方面的疾病。

❸ 为了胎儿的安全，一定要在医生指导下用药。

❹ 做超声波扫描或孕妈妈血浆甲胎蛋白的测定，确定胎儿是否畸形。

❺ 有器质性心脏病的女性，一定

孕妈妈健康小贴士

随着年龄的增长，妊娠与分娩的危险系数升高。高龄孕妈妈妊娠成功率下降，与25～29岁的年轻孕妈妈相比，自然流产率增加了3倍。

要在听取医生建议之后，再决定是否继续妊娠。

❻ 分娩方式最好选剖宫产。

17. 难产与年龄有关吗

有的人担心晚婚晚育会导致难产，会使胚胎发育不良而致畸，这完全是不必要的担忧。

分娩过程是否正常取决于分娩的3个决定性要素，即：产力、产道和胎儿。无论哪个方面出了问题都可能发生难产。也就是说在生育年龄内是否发生难产，起决定作用的是3个分娩因素而不是年龄。在任何年龄，如果这3个分娩因素中的某个因素不正常，都可能发生难产，而不是只在大龄分娩中才出现难产。

医学研究证明，在20～30岁之间，子宫收缩力无明显异常，产道大小属个体差异，胎儿大小与胎位年龄无关，分娩因素的三个方面是互相配合的，单纯年龄并不起直接作用。

18. 如何预防宫外孕

预防宫外孕，首先要在怀孕前做足功课：

❶ 打算怀孕的女性，一定要做到戒烟戒酒，保持良好的生活习惯。

❷ 反复人流是导致近年来宫外孕发病率上升的主要因素，因此，不打算怀孕的女性，要做好避孕工作。

❸ 注意孕前检查，要彻底清除各种妇科疾病，尤其是输卵管有问题的女性更不可大意。

❹ 对于有些正常受孕有困难的女性，如果需要服用排卵药物，一定要在医生的指导下进行，并要提高警惕性。

❺ 曾经患过宫外孕的女性，再次患宫外孕的可能性很大。如果这类女性怀孕了，最好在停经后6周内到医院做一次全面的早孕检查。

宫外孕的高危人群：有附件炎、盆腔炎病史的女性；有输卵管手术史的女性；不孕症；有"宫外孕"史的女性；上着宫内避孕器的女性。

19. 宫外孕怎么办

宫外孕是一种相当危险的疾病，那么就要对其保持高度警惕性，在日常生活中做好防治宫外孕的保健，以减少宫外孕的发病机会或防止出现严重后果。一旦怀疑宫外孕，应立即到医院救治。避免活动，要平躺。经输卵管妊娠经确诊后，应立即输血以补充失血，并进行开腹手术。

如若发生过宫外孕，一般需要1年以后再次选择怀孕。怀孕前要先去医院进行系统的检查，盲目怀孕会有较高的再次发生宫外孕的可能。宫外孕的发生主要与输卵管通畅程度有关，其输卵管通而不畅是发生宫外孕的主要原

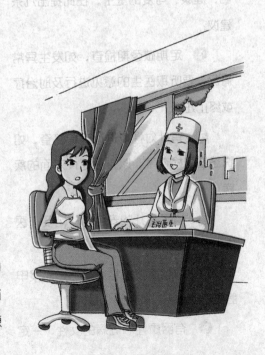

因。为了预防再次发生宫外孕，你必须于宫外孕后3个月或是想要宝宝之前做一个输卵管造影检查来确诊你的输卵管的具体通畅情况，然后根据检查结果的不同采取不同的治疗方案。

20. 不是性生活越频繁越容易怀孕

当有些夫妇想要宝宝时，有意识增加性生活的次数，认为这样可以尽快怀孕，但结果往往适得其反，性生活并非多多益善。因为夫妇性生活频率过高，就会导致精液量减少和精子密度降低，使精子活动率和生存率显著下降，精子并没有完全发育成熟，与卵子相会的"后劲"大大减弱，受孕的机会自然降低了。而且前列腺长期处于充血状态会导致无菌性前列腺炎。

过频的夫妇生活还可能导致女性免疫性不孕，对于能够产生特异性免疫反应的女性，如果频繁地接触丈夫的精液，容易激发体内产生抗精子抗体，使

孕妈妈健康小贴士

禁欲同样要不得——若精液长期排不出，精子会在生殖道内老化而失去活力，并被其他细胞所吞噬。

精子黏附堆积或行动受阻，导致不能和卵子结合。

21. 怀孕前要戒烟禁酒

吸烟者中正常精子数减少10%，且精子畸变率有所增加，吸烟时间越长，畸形精子越多，精子活力越低。同时，吸烟还可以引起动脉硬化等疾病，90%以上的吸烟者，阴茎血液循环不良，阴茎勃起速度减慢。而过量或长期饮酒，可加速体内睾酮的分解，导致男性血液中睾酮水平降低，出现性欲减退、精子畸形和阳痿等。因此，为下一代的健康出生，应尽量做到戒烟禁酒。

22. 怀孕前要远离可乐

经研究证明，男子饮用可乐型饮料，精子会直接遭到杀伤，从而影响男子的生殖能力。若受伤的精子一旦与卵子结合，可能会导致胎儿畸形，或先天性不足。医学家们也奉劝计划怀孕的女性少饮或不饮可乐型饮料。因为多数可乐型饮料中都含有较高成分的咖啡因，咖啡因在体内很容易通过胎盘的吸收进入胎儿体内，会危及胎儿的大脑、心脏等器官，同样会使胎儿造成畸形或先天性疾病。

所以，计划怀孕的夫妇，要远离可乐型饮料。即使婴儿出生后，婴幼儿和哺乳的新妈妈也不能饮用可乐型饮料。因为婴幼儿饮用后，咖啡因会损害其健康；咖啡因也能随乳汁间接进入婴儿体内危害婴儿的健康。

23. 怀孕前要少吃甜食

很多女性对甜食有着无法抗拒的兴奋和喜爱，因为吃甜食会刺激神经末梢，让人感到兴奋和愉快，但同时要为这种欢愉的感觉付出代价。

甜食具有高脂肪、高卡路里的特质，常食甜食的女性容易引起体重增加，提高患糖尿病和心血管疾病的风险，同时容易引起蛀牙，对怀孕不利。

24. 要从孕前3个月开始补充叶酸

叶酸是一种水溶性B族维生素，若孕早期缺乏叶酸，易导致胎儿无脑儿、脊柱裂等神经管畸形。若孕中、晚期缺乏叶酸，孕妈妈发生胎盘早剥、先兆子痫、孕晚期阴道出血的几率就会升高，胎儿易出现宫内发育迟缓、早产、低出生体重，婴儿出生后智力发育会受到影响。

为了让宝宝健康发育，孕妈妈应在受孕前3个月开始补充叶酸，直至妊娠结束。孕妈妈平时多食富含叶酸的食物，如菠菜、生菜、芦笋、龙须菜、油菜、小白菜、甜菜、酵母、麸皮面包、麦芽等谷类食物；香蕉、草莓、橙子、橘子等水果以及动物肝脏。烹制上述食物时不要长时间加热，以免破坏食物中所含的叶酸。当然也可以在医生指导下口服药物，如斯利安等。

25. 受孕前不宜多吃的食物

胡萝卜：胡萝卜含有丰富的胡萝卜素、多种维生素以及对人体有益的其他营养成分。美国妇科专家研究发现，女性过多吃胡萝卜后，摄入的大量胡萝卜素会引起闭经和抑制卵巢的正常排卵功能。因此，准备生育的女性不宜多吃胡萝卜。

烤肉：有人发现爱吃烤羊肉的少数女性生下的孩子患有弱智、瘫痪或畸形。经过研究，这些女性和其所生的畸形儿都是弓形虫感染的受害者。当人们接触了感染弓形虫病的畜禽，并吃了这些畜禽未熟的肉时，常会被感染。

咖啡：研究表明，咖啡对受孕有直接影响。每天喝一杯咖啡以上的育龄女性，怀孕的可能性只是不喝咖啡者的一半。因此，专家提出，女性如果打算怀孕，就应该少饮咖啡。

26. 怀孕前要保证充足的优质蛋白质

蛋白质是细胞的重要组成部分，也是生成精子的重要原材料，合理补充富含优质蛋白质的食物，有益于协调男性内分泌机能以及提高精子的数量和质量。富含优质蛋白质的食物有：深海鱼虾、牡蛎、大豆、瘦肉、鸡蛋等。海产品不仅污染程度低，还含有促进大脑发育和增进体质的营养元素，但不能摄入过多。蛋白质物质摄入过量容易破坏体内营养的摄入均衡，造成维生素等多种物质的摄入不足，并造成酸性体质，对受孕十分不利。

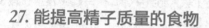

27. 能提高精子质量的食物

为了提高精子的质量，男性需要合理补充矿物质和微量元素。

❶ 精氨酸有提高精子质量的能力。富含精氨酸的食物有海参、鳝鱼、泥鳅、墨鱼及芝麻、山药、银杏、豆腐皮、冻豆腐、花生仁、葵花子、榛子等。

❷ 精子中富含微量元素锌提高精子质量，锌对维持男性正常的生殖功能起着不可小觑的作用。因为锌是精子代谢必需的物质，并能增强精子的活力，含锌较高的食物主要有：贝壳类海产品、动物内脏、谷类胚芽、芝麻、虾等。

❸ 食用含有镁的食物提高精子质量。镁有助于调节人的心脏活动、降低血压、预防心脏病、提高男性的生育能力。含镁较多的食物有大豆、马铃薯、核桃仁、燕麦粥、通心粉、叶菜和海产品。

❹ 钙元素对精子的运动、获能、维持透明质酸酶的活性及在受精过程中起着举足轻重的作用。若机体缺钙，会使精子运动迟缓。所以男性也应注意多吃些富含钙的食物，如牛奶、豆制品、酥鱼、排骨汤、

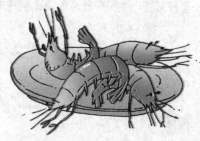

添加剂在调味料的使用中尤为频繁。传统酿造酱油的原料就是大豆、小麦、盐、和曲子，天然酿需要经过一年以上的发酵，而用添加剂不到一个月，就可制成美味的酱油，在购买酱油、食醋、料酒时，准爸爸要特别留意包装上的原料及辅料标识。如果含有太多我们看不明白的类似化学物质的名词，尽量不去购买。

紫菜、虾皮、海带、裙带菜、金针菜、香菇、芥菜、芫荽、甜杏仁、葡萄干等。

⑤ 提高精子质量与精囊中所含果糖的数量有关。如精液中果糖含量低，容易引起死精症。而果糖在蜂蜜及各种水果，如梨、苹果、葡萄、菠萝、甜橙中含量尤丰。

28. 怀孕前要多食水果蔬菜

水果蔬菜中含有的大量维生素是男性生殖生理活动所必需的。一些含有高维生素的食物，对提高精子的成活质量有很大的帮助。如维生素A和维生素E都有延缓衰老、减慢性功能衰退的作用，还对精子的生成、提高精子的活性具有良好效果。缺乏这些维生素，常可造成精子生成的障碍。男性如果长期缺乏蔬果当中的各类维生素，就可能有碍于性腺正常的发育和精子的生成，从而使精子减少或影响精子的正常活动能力，甚至导致不孕。

29. 计划怀孕要适量摄入脂肪

性激素主要是由脂肪中的胆固醇转化而来，胆固醇是合成性激素的重要原料，脂肪中还含有精子生成所必需的脂肪酸，如果缺乏，不仅影响精子的生成，而且还可能引起性欲下降。肉类、鱼类、禽蛋中含有较多的胆固醇，适量摄入有利于性激素的合成。尽量少吃猪肉，可多选择鱼类、禽类食物，尤其是多吃深海鱼，深海鱼中含有的必需脂肪酸，参与了激素的产生和平衡，有益于男性生殖健康。

30. 怎么确定已经怀孕了

确定怀孕的方法有许多种类，依据第一次就诊时间及各人不同身体状况，可做不同的检查，因人而异：

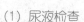
（1）尿液检查

这是最常用的方法。怀孕后绒毛膜促性腺激素（HCG）升高，并通过尿液排出体外，这就是早早孕试纸和医院检查的原理。它的准确性在90%以上，而且在受孕后2周就能够检查出来。如果等到妊娠4周以后再做检查，结果就更加可靠。如果在家自己测试，最好采用晨尿，这样准确率更高。

（2）妇科检查

在检查中，医生会发现子宫开始变大，宫颈及子宫下段变软，阴道黏膜颜色变深等。受孕后2周的女性做此种检查，准确性近百分之百。

（3）B超检查

一般在妊娠早期做B超，主要为了明确是否是宫内正常妊娠。妊娠第4周时B超还看不清妊娠迹象；第5周就可见小胎囊，胎囊占不到宫腔的1/4，或可见胎芽；若到了第6周除了胎囊，还可见胎芽及胎心。

孕妈妈健康小贴士

经测试纸测定怀孕后，要去抽血做个检测，除了再次证实是否怀孕，还可以知道孕激素水平和孕酮含量如何，不足的情况下可以及时采取措施，后者非常重要。怀孕50天左右，最好做一个B超，判断是否在宫内妊娠，且可看到胎心搏动，有胎心搏动，意味着胎儿顺利着床，开始生长，准爸妈可放心。

第二节

拒绝遗传病要生优生儿

1. 什么是遗传

无论是动物还是植物或是人类都离不开遗传因素，在民间有句谚语："种瓜得瓜，种豆得豆。"其内涵就是遗传，在自然界的万物中都是遵循着一定的遗传规律来繁衍后代的，如同类的动物只能产生同种的后代，并继承前代的基本特征。例如牛生小犊、山羊生羔、猫的后代是猫等。在人类中个子高矮、眼睛大小、鼻子高低、甚至连走路姿势都与父母有相似之处，这种亲代和子代之间，以及子代各个体之间存在着相同也存在差异现象。遗传与变异是生物界存在的普遍现象，它们之间是对立统一的关系。在人类，遗传保持着人类本身形态和生理特征的恒定，这样才使人类世代相继繁衍。

人体生命的存在，最基本的单位是细胞。遗传基因就在细胞核内，有一种颜色较深的物质，叫做染色体，生物遗传的密码信息，就贮存在其中。人类染色体共有23对（46条），在染色体上载有所有的遗传基因。基因是遗传的基本单位，具有以下特征：

❶ 基因的稳定性，能够"忠实地"复制自己，没有这种稳定性，生物的种族就无法延续了。

❷ 能够控制细胞的新陈代谢，这也是维护生命所必需的。

❸ 基因也能发生"突变"，使生命进化和发展。

所以说遗传是有规律的，人类可以利用基因遗传规律性扬长避短，不利于人类生存的遗传尽量控制，使人类后代越来越优秀，青出于蓝而胜于蓝，改善人类基因素质能提高人的素质。

2. 要不得的近亲结婚

近亲结婚是指直系血亲及三代以内的旁系血亲之间的婚配。《婚姻法》明确规定，禁止直系血亲及三代以内的旁系血亲之间的婚配。近亲结婚所生宝宝患遗传性疾病的风险比非近亲结婚者大得多。

生物的遗传是通过基因传递信息来完成的。某些遗传性疾病，致病基因是隐性的，如果双方中一方带有这种基因，而另一方不带，则致病基因可被掩蔽，于是后代不发病。只有当夫妇双方都携带这种隐性基因，后代才会发病。因此，近亲结婚使隐性遗传病发病的机会增高。近亲结婚好发的隐性遗传病如白化病、先天性聋哑；小脑畸形、苯丙酮尿症、半乳糖血症等；还可以使多基因遗传病发病率增高，常见的有精神分裂症、先天性心脏病、癫痫等。

3. 哪些疾病会遗传，能预防吗

常见的遗传性疾病大概可以分为以下几种：

（1）单基因遗传病

显性遗传：世代相传，如多指、并指、原发性青光眼等。

隐性遗传：双亲外表往往正常，如先天性聋哑、高度近视、白化病等。

伴性遗传：发病与性别有关，如血友病、红绿色盲。

（2）多基因遗传

唇裂、腭裂、哮喘病、精神分裂症等都是多基因遗传。

（3）染色体异常

最常见的如先天愚型，这种宝宝面部愚钝，智力低下，两眼距离宽、斜视、伸舌样痴呆、通贯手、并常合并先天性心脏病。

虽然人们都希望生男生女能随心所欲，但是迄今为止，决定人类性别的还是"自然力量"。尽管人类还不可能战胜这种"自然力量"，但通过研究发现，有些遗传疾病是与性别有关的。因而可通过选择性生育来达到控制某些疾病的发展。例如，血友病发病多是男性，可致病因素却是由妈妈传给孩子的。因为女性带有致病基因，可以使儿子发病。而女儿则不表现出疾病状态，但都是致病基因的携带者。如果妈妈怀孕时发现是男性，最好是做人工流产；如果是女性则可以保留，但待其长大结婚后也只能生女孩。此外，一种叫进行性肌营养不良症，几乎全是男性发病，寿命大约在20多年，属于伴性、隐性遗传病，家族中可有几个兄弟患同病，但在女性中则无此病发生。

如果宝宝一出生就有一些遗传性疾病，不仅宝宝会一生痛苦，宝宝的爸爸妈妈及其他亲属也将痛苦不堪。因此，当直系亲属中有人患某种疾病时，应当向医学专家咨询，以便知道这种疾病是

孕妈妈健康小贴士

遗传病的诊断程序和普通疾病一样，首先在临床门诊听取病人的主诉、询问病史、查体，然后进行必要的实验室检查，最终确诊。其中包括遗传病所特有的项目，如在病史中注重家族史、需要绘制出系谱图以进行系谱分析、要在实验室进行特殊的遗传学检查等。根据家族史、婚姻史和生育史就可以得到一个完整的系谱，可以进一步进行系谱分析。

否属遗传性疾病，是否可以怀孕，怀孕后该疾病对子女会有什么样的影响，以及是否能够预防等。这样来降低人群遗传病的发生率，提高人口质量。

4. 怎么咨询和检查遗传病

在怀宝宝之前，最好要进行遗传疾病的咨询和检查。一般有以下情形的夫妇都应积极进行遗传咨询：原发性不孕的夫妇；近亲结婚的夫妇；有原因不明的习惯性流产、早产、死产、死胎史的夫妇；有遗传病家族史的夫妇；遗传病患者及致病基因携带者，两性畸形患者及其血缘亲属；35岁以上高龄孕妈妈和曾生育过畸形儿的孕妈妈；早孕期间有致畸因素接触史者；怀孕后患羊水过多症者。

5. 生育的最佳年龄

按照我国婚姻法规定，男子结婚不得早于22周岁，女子不得早于20周岁。这个年龄期结婚从生理发育和心理成熟度上说都是有利于人体健康的。在选择适当的结婚年龄上，我国古代就有"合男女必当其年"、"男虽十六而精通，必三十而娶，女虽十四而天癸至，必二十而嫁"之说。意思是说，只有到了一定年龄再结婚，才

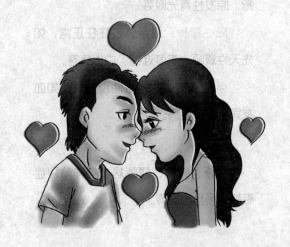

能有健康合格的精子和卵子，否则后代就有产生先天性疾病的可能。只有在适当的年龄结婚，就可以"孕而育，育而子坚壮强寿"，才能保证受孕成功，胎儿发育正常，出生后健康，生命强盛。

青年女性一般在20～23岁身体发育进入成熟阶段，但许多人心理发育并不成熟，在此期间，青年人也处在迅速生长发育期，需要充足的营养素与矿物质，如早育，对胎儿和孕妈妈都是不利的。因此怀孕与生育的最佳年龄段在24～27岁。

6. 最适合怀孕的季节

如果我们细心观察，冬天出生的孩子智力水平普遍高于其他季节的孩子。也有人认为婴儿出生的时间在春天为最佳时期。一般来说，冬天出生的孩子，在半年时间内，通过先天的免疫期，可以抗拒春流感及其他疾病的传染。而到夏天时，孩子已具有一定的生活能力，可以抵挡夏天的炎热和其他疾病。春天出生的孩子，在半年的先天免疫期间，可以抗拒夏天高温引起的不适，以及多种细菌的侵蚀。

从胎儿的发育来看，怀孕的最佳月份是4～7月。因为受孕后第3个月正是胎儿大脑皮层开始形成阶段。而大脑皮层纹沟的多少与深浅是形成孩子智力高低的物质基础。在怀胎3个月后，孕妈妈食欲增加，这时瓜果、蔬菜供应充足，特别是食用西瓜对大脑皮层的形成十分有利，便于孕妈妈充分吸取维生素和矿物质，对胎儿摄取某些微量元素也有很大好处，有益于胎儿的健康成长和大脑发育。在这个阶段，孕妈妈应避免大量吃肉，因为过量食肉可使胎儿大脑平滑、纹沟减少，从而影响到后代的智力发展。

7. 怀孕的最佳时机

选择最佳怀孕时机，是生育一个身心健康孩子的不可缺少的条件之一。为了确保起见，请注意观察以下几方面的问题。

女性应注意排卵期变化，观察基础体温。

❶ 早上醒后，不要做任何动作，首先用体温表测体温。

❷ 测得的体温可用图表的形式绘制出来。横轴为月经周期，纵轴为体温，原点为本月的月经开始日。

❸ 将一个月的体温用线连接起来，形成曲线，由体温的曲线高低情况来判断是否正值排卵期。

④ 每日要在同一时间进行测量。

女性的基础体温是与月经周期相对应的。这是因为孕激素的作用。孕激素的分泌活跃，基础体温会随之上升；孕激素分泌不活跃时，则出现低体温。在正常情况下，从月经开始那一天起，至排卵的那一天，因孕激素水平较低，所以一直处于低体温，一般为36.2～36.5℃。排卵后，卵泡分泌孕激素，基础体温猛然上至高体温段，一般为36.8℃左右。根据记录可以得知，从低体温段向高体温段移动的几日，视为排卵日期，这期间同房容易受孕。

在排卵期应减少同房的次数，使男方养精蓄锐，以产生出足量高质的精子，这样的精子与卵子结合可孕育出聪明、健康的宝宝。

8. 酒后不适合受孕

大量事实证明，嗜酒会影响后代。因为酒的主要成分是酒精，当酒被胃、肠吸收后，会进入血液运行到全身，少量通过汗、尿及呼吸出的气体排出体外，大部分在肝脏内代谢。肝脏首先把酒转化为乙醛，进而变成醋酸被利用，但这种功能是有限的。所以，随着饮酒量的增加，血液中酒精浓度也随之增高，对身体的损害作用也相应增大。酒精在体内达到一定浓度时，对大脑、心脏、肝脏、生殖系统都产生危害。

酒精可使生殖细胞受到损害，受酒精毒害的卵子很难迅速恢复健康，酒精还可使受精卵不健全。酒后受孕可造成胎儿发育迟缓。所以受孕前一周女性饮酒对胎儿不利，那些常年饮酒的女性，即使受孕前一周停止饮酒，还是有一定危害。

孕妈妈健康小贴士

女性受孕前不要饮酒，最好在受孕前一周就停止饮酒。当然，为了孩子的健康，夫妇双方应在早些时间（1年以上）就开始戒酒。

9. 孕前女性过度疲劳不利于受孕

计划怀孕的女性尽量不要再出差、加班、熬夜或进行强体力劳动。因为性生活要消耗一定的体力，如果身体疲劳或精神疲惫时同房，会影响性生活的质量，也会损害身体健康，如果此时受孕，还会影响下一代的正常发育。

10. 遗传与长寿有什么关系

遗传学家认为，寿命确实离不开遗传基因的作用，也有学者做过双胞胎之间健康情况调查，发现60～75岁去世的双胞胎中，男性双胞胎死亡时间平均相差4年，女性双胞胎死亡时间相差约2年，而普通同胞因年老而死亡时间平均相差9年之多。同卵双胞胎者之间可能寿命更为接近。

当然寿命长短也受营养、环境的影响，现代科学的进步越来越重视环保问题，如空气污染、水污染、食物污染、化学农药用量超标等因素，对人类的健康都是危害。爱护大自然，维持生态平衡都有利于人的健康长寿。按科学家推算，人的寿命应该在150岁以上。人人都健康，子孙后代才能获得长寿的基因，人类才能不断发展。

11. 遗传与智商有什么关系

智力的发展包含着许多复杂的因素。智力是以脑组织正常发育为物质基础。大脑的生长发育又离不开先天的遗传因素和后天教育因素的双重性。

生一个聪明伶俐的孩子，首先要保证大脑是完好的、无疾患的，功能才会是正常的，也才会在后天教育的作用下，获得较高的智力。可以这么理解，健康的夫妇，在正常的情况下，生下的孩子，大多数都是健康的。但也不能排除特殊情况，如基因的突变或双方隐性疾患基因的相遇，就有可能显示出症状。也就是说，患有某种遗传病或其他严重疾病的夫妇，对子女的身体体质的影响作用，基本是终身的问题，这是无疑的。

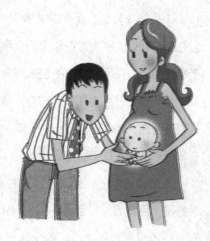

事实证明，遗传与优生优育密切相关。智商和才能与遗传也是不可分割的，是客观存在的。目前通常使用的智商测量标准为"200分"制，即最高分数是200分，平均分是90～110分者均属于正常智力的范围，120～140分者为高智商人，155分以上者则是绝顶聪明的人，常称为人才。分数越低，表示智力越差，70分以下者为智力低下，一般是由某些原因引起的。如智商在50～70分者属于愚笨，25～50分者为痴呆，0～25分者为白痴。

智商与遗传的关系，常规下高智商父母的子女智商往往也比较高，显示比较聪明，反之亦然。在临床上据统计观察，父母的智力高，孩子智力也较高，父母智力在中等，孩子

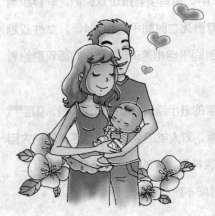

往往也如此，父母智力有缺陷，孩子表现为智力发育不全或精神缺陷的约占59%。

遗传固然重要，但后天因素，如社会环境的影响和自身的努力，对智商的作用也是不可低估的，如后天的教育、训练和营养等因素也起着相当大的作用。总之，确实高智商离不开遗传的基本要素，但后天因素则是智商发展的根本，它能使孩子的智力潜力得到充分的挖掘和发展。

12. 自测排卵期

正常育龄女性每个月来一次月经，从本次月经来潮开始到下次月经来潮第一天，称为一个月经周期。可以将女性的每个月经周期分为月经期、排卵期和安全期。

什么是排卵期？女性的排卵日期一般在下次月经来潮前的14天左右。卵子自卵巢排出后在输卵管内能生存1～2天，以等待受精；男子的精子在女子的生殖道内可维持2～3天受精能力，故在卵子排出的前后几天里性交容易受孕。一般，我们将排卵日的前5天和后4天，连同排卵日在内共10天称为排卵期。因为在排卵期内性交容易受孕，所以排卵期又称为易受孕期或危险期，但是对于有计划怀孕的女性来说，可以选择在这个时机受孕。

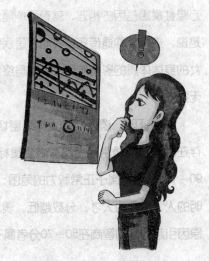

如何知道自己什么时候排卵？有些女性可能会根据每个月排卵时的症状来进行推断，其实卵巢排卵时，一般没有特殊感觉，即使有些女性可能有下腹痛、腰酸、乳房发胀及情绪改变等症状，但这些现象不是排卵时的特有症状，故不能作为排卵的依据。那么到底如何才能更好地掌握排卵时间呢？

（1）按月经周期来推算——避孕容易失败

按月经周期推算排卵期的方法又称为日历法。月

经和排卵都受脑下垂体和卵巢的内分泌激素的影响而呈现周期性变化，两者的周期长短是一致的，都是每个月1个周期，而排卵发生在大约两次月经中间。女性的月经周期有长有短，但排卵日与下次月经开始之间的间隔时间比较固定，一般下次月经前14天排卵。根据排卵和月经之间的这种关系，就可以按月经周期来推算排卵期。推算方法是从下次月经来潮的第1天算起，倒数14天或减去14天就是排卵日，排卵日及其前5天和后4天加在一起称为排卵期。

用这种方法推算排卵期，首先要知道月经周期的长短，才能推算出下次月经来潮的开始日期和排卵期，所以只能适用于月经周期一向正常的女性。对于月经周期不规则的女性因无法推算出下次月经来潮的日期，故也无法推算到排卵日和排卵期。同时，排卵过程可受生活、情绪、性活动、健康状况或外界环境等因素影响而推迟或提前，还可能额外排卵，因此，安全期避孕并不十分可靠。

（2）利用基础体温测量法——比较可靠，但不是绝对的

基础体温是指人体在较长时间的睡眠后醒来，尚未进行任何活动之前所测量到的体温。正常育龄女性的基础体温与月经周期一样，呈周期性变化。这种体温变化与排卵有关。在正常情况下，女性在排卵前的基础体温较低，排卵后升高。这是因为，当卵巢排卵后形成的黄体以及分泌较多的孕激素刺激了下丘脑的体温调节中枢，导致基础体温升高，并一直持续到下次月经来潮前才开始下降。下一个月经周期的基础体温又重复上述这种变化。

在多数情况下，基础体温测量法对判断排卵后安全期十分可靠，但有时也会遇到体温曲线不规则，因此不能确定排卵的准确时间，这种情况就不能利用安全期避孕了。

（3）利用宫颈黏液观察法——受多种因素影响，不好掌握

宫颈黏液由子宫颈管里的特殊细胞所产生，随着排卵和月经周期的变化，其分泌量和性质也跟着发生变化。排卵前几天，雌激素进一步增加，宫颈黏液含水量更多，也更加清亮如蛋清状，粘稠度最小，滑润而富有弹性，用拇指和食指可把粘液拉成很长的丝状（可达10厘米以上），这时外阴部感觉有明显的湿润感。一般认为分泌物清彻透明呈蛋清状，拉丝度最长的一天很可能是排卵日，在这一天及其前后各3天为排卵期。

宫颈黏液法适用于月经正常的女性避孕，也适用于月经不正常的女性、更

年期女性和哺乳期女性避孕。如果放节育环的女性结合宫颈黏液法避孕，可以减少带环和脱环怀孕，起到双保险的作用。但是阴道内宫颈黏液的变化受多种因素影响，如阴道内严重感染，冲洗阴道，性兴奋时的阴道分泌物及性交后粘液、使用阴道内杀精子药物等。如对阴道内宫颈黏液的性质不能肯定，应一律视为是排卵期，不能抱侥幸心理。

13. 性生活高潮更易受孕

经研究，男女双方的高质量的性生活，也就是人们所常说的性高潮，的确有利于提高受孕率和实现优生优育。这是由于，在高质量的性活动中，男女感情投人、精力投人，整个生殖系统也会处于最佳的生育状态。

男性在性和谐中射精，精子有利于及早抵达与卵子会合。而女方的性高潮更加重要，女性在性高潮过程中，子宫颈碱性分泌液的增多，不仅有利于精子的游动和营养供应，还可以中和阴道的酸性环境，对精子具有很重要的保护作用；在性高潮中，女性的子宫颈稍张开，这种状态可保持30分钟之久，为精子进人提供了方便，非常有利于精子直线运动，因为这种情况下子宫位置几乎与阴道形成直线，精子运行的路程大大

缩短。数千万个精子经过激烈的竞争，强壮而优秀的精子与卵子结合，孕育出高素质的后代。所以，恩爱夫妇生下来的孩子健康、漂亮、聪明的说法是相当有道理的。

14. 预防"缺陷宝宝"的措施

研究发现如果能够提早采取预防措施，许多的出生缺陷症状是可以避免的，因此如果要宝宝健康的话，准备怀孕的夫妇就应该在受孕之前就做好准备。

1 避免近亲结婚。

2 在受孕之前先咨询医生。

3 寻求遗传咨询。

4 戒烟戒酒。

5 避免空气污染。

6 吃得健康，尤其要注重叶酸的补充。

7 避免服用可能会致畸的药物。

8 早期进行出生缺陷的产前筛查。

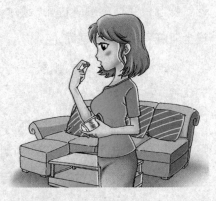

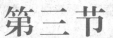

第三节

警惕血型对优生的影响

1. 怀孕前要检查血型

在准备怀孕进行孕前检查时，医生会要求进行血型检查。对于ABO血型为O型或Rh血型为阴性者，还要查丈夫的血型。如果血型不合会有引起胎儿或新生溶血的可能。一旦发生此种免疫性溶血，对孕妈妈影响不大，但对胎儿或新生儿危害极大，孕期可导致流产、早产、胎儿宫内发育迟缓、死胎、死产等。

此外，新生儿还可因严重贫血、心力衰竭而死亡，也可因大量胆红素侵入脑细胞引起核黄疸。核黄疸病死率高，即使幸存，也会影响病儿的神经细胞发育及运动能力。所以，及早预防是非常重要的，怀孕前检查血型也是势在必行的。

2. 母子血型不合会出现什么状况

母子血型不合，主要是由父母双方遗传给孩子的血型引起。孕前和孕期检查是发现这种情况的主要途径，孕期和围产期需要加倍小心监护。

胎儿的血型是由父母双亲的血型决定的。出现母子血型不合，有两种情况。

O型血的女性与A型、B型或AB型血的男性结婚，怀孕后，如果胎儿血型与妈妈的血型一样，则不会出现问题。如果胎儿的血型与妈妈的血型不一样，则可能出现胎儿、新生儿溶血症。由于血型不同，在流产、引产、分娩等过程中，部分胎儿的血液可能进入妈妈的血液中，刺激母体产生抗胎儿血抗体，这种抗体又可能通过胎盘进入胎儿体内，引起胎儿、新生儿的红细胞破坏，造成溶血症。ABO血型不合较为多见，但后果一般不很严重，第一胎较少出现，越往后越严重。

另一种母子血型不合，叫作Rh血型不合。我国汉族人中99%以上均为Rh阳性，Rh阴性者极为少见，因此，这种血型

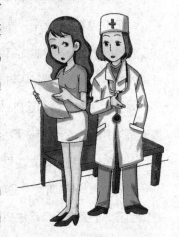

不合者很少见。但一旦发生，后果比ABO血型不合更严重。

出现母子血型不合，会造成流产、早产、死胎、胎儿水肿、新生儿黄疸、贫血及新生儿死亡。黄疸新生儿可能形成核黄疸，即脑组织黄疸，即便存活，将来可能出现后遗症而智力低下、痴呆或运动障碍。

3. 父母与子女在血型上有什么关系

血型与黄疸是有一定的联系的。在临床上常可遇见新生儿出现黄疸，部分患儿由于妈妈的血型是O型血，或Rh阴性血型造成。妈妈在怀孕期间，其血液和胎儿的血液有循环物质交换的过程，从而供给胎儿氧气和营养物质的需要。如胎儿与母体血型不合时，先由母体产生一种抗体，这种抗体再随妈妈血液循环至胎盘，侵入到胎儿血液中，会引起胎儿血液的红细胞和该抗体发生抗原抗体反应，而使红细胞遭到破坏，胎儿就可表现出严重的黄疸和贫血。这就是溶血的过程。所以在孕前最好了解双方血型，如存在这方面的问题，最好请医生给予指导，临床上可以减轻和避免黄疸引起的疾患和后遗症的危险。

4. 新生儿溶血症的防治

ABO和Rh等不合的溶血症状基本相同只是轻重程度有所不同，前者轻、病情进展较慢；后者重病情进展快。

为了避免Rh血型不合这种情况的发生，女性最好了解自己的血型情况。如夫妇有Rh血型不合的可能，可对孕妈妈早、中、晚期进行血液抗体数值的监测。第一次测定可在孕16周时，作为抗体基础水平。然后于孕后28~30周做第二次测定，以后每隔2~4周重复检测一次，监测抗体上升速度。如抗体效价升高，则需及时应用药物治疗，以预防溶血的发生或降低其危害性。如有必要，可对出生后婴儿尽早换血，防止核黄疸的发生，效果还是很好的。

对于第二次怀孕引起的Rh血型不合，也有预防的方法。可以在第一次分娩以后，做血液抗体测定，如有抗体产生，最好在产后72小时内给母体注射一种叫做抗D球蛋白的药，以防母体产生抗体，为第二次怀孕生个健康的宝宝而做好准备。

当然，对于Rh血型不合还有早孕的自然流产和人工流产，以及由于疏忽输入了Rh阳性的血液，而造成母体产生抗体，这对再次怀孕造成的影响，都是不可忽视的。

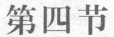

第四节

思前顾后的孕前日子

1. 孕前住新房要谨慎

在人的一生中，最值得高兴的事也不过那么几件，其中之一是乔迁新居。然而，喜中有忧，因为一些人在搬进新居后，很快就出现了不舒适的感觉。如头痛、头昏、失眠、关节疼痛、四肢乏力、哮喘、流泪、起风疹、疙瘩，甚至出现心慌意乱、食欲不振、精神忧郁、记忆力减退等，这些病症很可能是由于乔迁新居而诱发的，俗称为"乔迁病"，医学家们称之为"建筑物综合征"。为什么会出现上述症状呢？

科学研究证实，建造新房和装饰新居所用的砖、石、水泥、钢筋、木材、胶合板、塑料、油漆、涂料、瓷器和新家具中含有一定量的对人体有毒害的物质，如氯乙烯、聚乙烯、甲醛、酚、铅、石棉等。在新建房屋或新装饰的新居内，上述多种有害物质同时存在，且这些物质间相互作用可使毒性作用增大。此外，由于新建房屋中湿度也较大，易使毒性物质和有害的粉尘微小颗粒滞留于室内，污染居室内空气。还有，加上新房通常门窗紧闭，被污染的空气难以排放，于是室内空气中的那些无形凶手——挥发物质的浓度会升高，那么，又怎样防止乔迁病的产生呢？

❶ 应等待新宅内稍微干燥后再搬进去，这样可使毒性挥发性物质含量降到最低点。

❷ 在搬进前几天应将门窗打开通风换气，让有害物质挥发；平时也应经常开窗，保持室内空气流通。

❸ 尽量减少对新居的装饰装修，防止二次污染或加重新居的污染。

❹ 在室内种植有消毒功能的花卉，如吊兰、仙人掌、龟背竹、常青藤等。

❺ 乔迁新居不要操之过急，应先将有新家具的房间门窗打开几天，让油漆味加速挥发。

总之，在乔迁之喜时，一定要防"乔迁病"，不能在高兴时，让喜悦冲昏了头脑，尤其是准备怀孕的夫妇更要多加注意。

2. 孕前居住环境要多加注意

据研究证实，不良的环境因素是导致人体发病的重要因素，要优生，在孕前就一定要下决心选择最佳的生存环境。城市中，烟囱林立，汽车如潮，还有各种排污设备，在排出的废气污物中很多都是不利于人们身体健康的。

居住环境应以安静清洁、空气流通、阳光充足、温湿相宜、用水便利，并少噪声、废气、震动及其他有害物质的地方为好。

房间的布置也很重要。最好把几个房间围绕成庭院。这样人们就可以最大限度地享用室外的阳光、空气和花木芳草，利用自然的调摄作用，以利于健康长寿。

3. 孕前要防止电脑的危害

迄今，电脑这一现代化工具已逐渐在国内外普及，它不仅广泛应用于办公室、学校和医院，而且已经走进普通家庭，大大加快了信息传递和处理的速度，给人们的工作、学习和生活带来很大方便。然而，正如同一切新技术一样，它的运用也带来了相应的新问题，如不加防范，这一自动化工具也能危害人们的健康。防止电脑危害应注意以下几点：

❶ 必须对操作人员工作环境的电磁场强度或功率密度进行定期或不定期测量。然后，根据微波辐射卫生标准和损伤人员的工作方式采取必要的防护措施。目前已制成多种金属网保护服，比较轻便实用，不妨碍操作，防护作用较好。对接触微波的工作要规定防护的安全标准和工作时间。准备怀孕的夫妇，最好准备防辐射服了。

❷ 实践证明，同样从事电脑工作的人，由于体质不同，机体反应也不同。经常参加体育锻炼，对微波辐射损害的抗病能力明显提高。电脑操作人员由于长时间保持坐姿，应每隔1～2小时到室外散散步，做做操，活动活动上下肢，平时也要注意加强锻炼，以增强体质，防止因运动不足而诱发各种疾病。

❸ 电脑操作人员的合理营养和膳食也不可忽视。动物实验结果表明，在饥饿、失水、营养不足、缺乏维生素B1的状态下，对微波抵抗力减弱。因此，在饮食上宜多补充蛋白质、高维生素和磷脂类食品，以增加抗辐射作用。

❹ 由于电脑操作室空气中正离子较多，而负离子不足，为增加空气中负离子浓度，可在其操作室内安装一台空气负离子发生器。

❺ 电脑操作人员应坚持定期体检，至少应每年体检一次。重点观察眼球晶状体是否变化，心血管、神经系统等机能是否改变。凡有严重神经衰弱、眼球和心血管系统疾病者，均不应从事电脑操作工作，孕前、怀孕期间和哺乳期女性也应暂停此类工作。

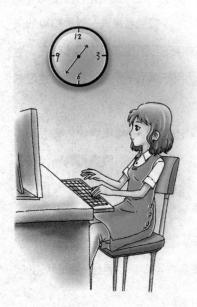

4. 孕前使用空调要注意通风

夏季，有很多人认为，躲在有空调的房间舒服极了。现在很多家庭都装上了空调，在当前连续不断的闷热天气里，人们大都天天使用空调，生活在极度凉爽的小环境里，心情十分舒畅。然而，机器制造的凉爽其实并不干净，据一环保科研机构的检查表明，室内空气污染平均比室外高20倍以上，而长时间使用空调的房间，其污染程度更大。据有关部门提供的数字，医院治疗空调病的患者目前也已出现了上升的势头。

有研究表明，目前大多数空调不具有空气交换及负离子发生设备。因此，一般在运转过程中的空调所提供的是再循环空气，同室外空气相比，缺少人体必不可少的负氧离子，所以，人体在室内吸收到的空气很不新鲜，降低了人体抵抗力。又由于室内外温差悬殊，如果人们频繁进出，忽冷忽热，也极易得病。

如何预防来自室内的环境污染？有识之士提出，首先必须做到，尽量减少封闭阳台、紧闭门窗等封闭建筑的做法，尤其是用过空调以后，要打开门窗，通风换气，保持室内空气流通。另外，厨房、卫生间与居室设门关闭，厨房里安装抽排油烟机，卫生间也要有排气扇，以减少生活燃料产生的二氧化硫、氮氧化合物、一氧化碳、悬浮颗粒等有害物质的污染。有条件的家庭，在安装空调的同时，最好要添台净化器。除此之外，建议各有关方面积极研制含有吸收辐射及放射性物质的墙壁涂料，生产出具有空气交换及负氧离子发生设备的空调，并对室内的家电、家具和装潢材料进行无害化处理，切实保持好室内环境，也奉劝那些只图一时凉爽的人在使用空调时，注意合适的温度。

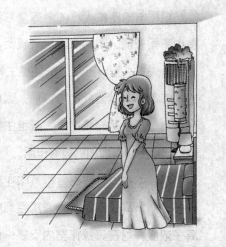

5. 孕前要安置好宠物鸟

半个世纪以来，医学家们曾对"鹦鹉热"的病原体作了大量的研究工作，目前已证明引起此病的病原体是"鹦鹉热衣原体"，它是微生物群中衣原体属中的一种。这是一群大于病毒，小于细菌的生物。据目前的研究，科学家们已发现家禽和鸟类都是衣原体的贮存宿主，已从鹦鹉、长毛鹦鹉、相思鸟、食雀、红雀、鸽、火鸡、鸭以及海鸟体内分离出了衣原体。

❶ 鹦鹉热衣原体在鸟和人之间的传播主要是通过空气途径。鸟主要是通过粪便向外排泄病原体，所以悬浮在尘埃中的感染性鸟粪微粒对行人和无意中接触者来说，就是感染的来源。如果饲养的玩赏鸟带有鹦鹉热衣原体，它所处的小环境中的空气里就有衣原体存在，当您玩赏鸟儿或清扫鸟粪时就会被感染。偶尔也见有经鸟抓伤皮肤或与鸟亲吻发病者。经过眼结膜或口腔黏膜也可感染此病。

❷ 鹦鹉热多在感染衣原体后1～2周发病。少数人可出现轻度流感样症状，多数人有发冷、高热（39～40℃）、相对缓脉、头痛、乏力、食欲不振、全身肌肉痛和喉痛，并可有鼻衄、斑疹，约1周左右会出现咳嗽，咳黏痰或血痰。检查时，肺部有湿啰音，胸片上有肺炎的X线表现，肺功能有损害，重者可出现昏迷、气急、青紫、黄疸、肝大等。发病后若脱离养鸟环境，其症状可逐渐减轻；倘若继续接触鸟，症状则加重。病愈后，如再次接触携带鹦鹉热衣原体的鸟，可再次发病。因此养鸟者要警惕鹦鹉热。若出现鹦鹉热的典型症状，应及时到当地医院诊治，千万不要疏忽大意。

③ 养鸟还容易传染脑膜炎等病。研究人员发现，鸽子的喙、爪子及粪便中携带新型隐球菌；麻雀、金丝鸟也携带这种病菌。这些病菌可通过呼吸道、消化道、皮肤侵入人体。隐球菌主要是侵害人体的肺部和神经系统，对一部分人可继续侵害脑组织，导致一种新型隐球菌脑膜炎。表现为发烧、头痛、呕吐等，乃至死亡。

④ 医学界还发现，养鸽养鸟与肺癌有关。有结果表明：养鸟者的肺癌发病率比未养鸟者高6～7倍。专家认为，鸟类呼吸道分泌物、唾液、粪便和羽毛中含有过敏源，人体吸收后，肺癌细胞严重受损，易罹患肺癌。

预防或消除鸟类感染，关键是不要选购和饲养携带鹦鹉热衣原体等病原微生物的鸟，市场上出售的鸟类，应该加强检疫工作，不要让病鸟上市，在养鸟的过程中，如发现鸟羽毛起皱、不食，嗜睡等症状时，可能是鸟感染了病原菌，应使用四环素等抗生素片浸泡鸟食、鸟笼应放在阳台上，不要放在卧室或厅堂，以免造成鸟致病菌污染室内空气，喂鸟和清理鸟粪时要佩戴防尘口罩，减少鸟致病菌吸入体内，鸟粪要及时清理，清理的鸟粪，可用石炭酸消毒，鸟笼定期用5%来苏尔擦洗；手摘鸟后用肥皂洗手或用75%酒精擦手。

6. 孕前最好选择依山傍水的住宅

环境医学家认为，住宅环境的好坏不仅关系到居住能否舒适，而且影响人体健康。影响人体健康的环境因素大致可分为三类：化学性因素，如有毒气体、重金属、农药等；物理因素，如噪声和振动、放射性物质和射频辐射等；生物性因素，如细菌、病毒、寄生虫等。当这些环境因素进入住宅，造成住宅污染时，就能对人体产生危害。

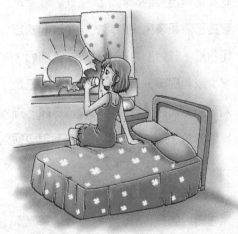

住宅环境保护的关键在于选择好建房地址。在南方农村，理想的建房地址是依山傍水的地方。依山，山中的树林，夏季可以减少阳光辐射，冬季能减低风速，有挡风避寒作用，还可以吸收噪声，使环境保持幽静。傍水，用水方便，尤其是清澈甘冽的山泉水，终年不涸不竭，水的流动和蒸发作用又有利于调节空气，清除污物。

充分利用依山傍水建房的有力条件，还要采取防污染措施：一是防潮湿。潮湿的住宅冬天阴冷，夏天闷热，容易孳生细菌、病毒和其他有害微生物。因此，房屋要建在土壤清洁，土质干燥的地方，要有一定的坡度。不宜建在山脚潮湿的地方。房屋位置坐北朝南或东南，保持一天内有三小时日照。不可将房屋直接建在大树下。建房安排以单家独户为好。如有多户，两幢住宅之间要留有足够的距离，以保证后幢有足够的日照和通风。房屋式样要改旧式封闭后墙不开后窗为新式开放式开前后大窗，以利日照、采光和空气流动。二是防污染，建房地址要远离有"三废"排出的乡镇工业，河流和小溪的上游必须无污染源。

在树木过多的地方建房，要特别注意住房内的采光照明。一般要求采光系数为1：6至1：8（即窗户面积与地板面积之比）。天花板宜涂成白色，使房间显得明亮。

7. 孕前小心身边的污染

人体在新陈代谢过程中，会产生大量的化学物质，共计500余种，其中从呼吸道排出的有149种，如二氧化碳、氨等。让3个人在门窗紧闭的10平方米的房间看书，3小时后检测发现，二氧化碳增加了3倍，氨增加了2倍。故紧闭门窗的时间越长，室内二氧化碳浓度越高。高浓度的二氧化碳使人头昏脑涨，疲乏无力、恶心、胸闷，读书学习不能专心。

皮肤是人体最大的器官，经它排泄的废物多达171种。英国科学家曾对室内尘埃进行了测定，发现其中90%的成分竟是人体皮肤脱落的细胞。另外，经汗液蒸发的尿酸、尿素、盐分、皮脂腺的分泌物等等，皆从皮肤散发到室内空气中。

即使是健康人，每天通过吐痰、咳嗽、打喷嚏等，会排出400亿个细胞、病菌等微生物，弥散在空气中造成污染。若是房间内有病人，则排出的病原微生物和有毒物质会更多。

为防治这些污染，首先要注意个人卫生，勤洗澡理发，换洗衣服，晒被褥。室内经常扫地拖地板，对家具要用湿抹布擦洗，防止灰尘飞扬。床下亦经常清扫，不要堆积杂物。另一重要措施是经常开门开窗，通风换气。在夏季，宜昼夜24小时开窗；冬天天气严寒，每天亦应开窗2～4次。在安排居室时，应把向阳的房间作为卧室。

8. 孕前接种疫苗要注意

孕妈妈在怀孕期间，为了避免对胎宝宝产生影响，一般不接受疫苗接种，所以怀孕前接种疫苗就非常必要。以下是需要注意的：

❶ 并非所有的预防接种都是安全的，诸如麻疹、腮腺炎等病毒性减毒活疫苗，口服脊髓灰质炎疫苗以及百日咳疫苗，孕妈妈都应禁用。

❷ 凡有流产史的孕妈妈，为安全起见，均不宜接受任何防疫接种。

❸ 孕妈妈如果有接种疫苗的需求，则应该向医生说明自己怀孕的情况，以及以往、目前的健康情况和过敏史等，让专科医生决定究竟该不该注射，这是最安全可靠的方法。

❹ 准备怀孕的女性，在接种疫苗时应问清楚医生，接种多久后怀孕才安全，方可计划怀孕，尽可能避免疫苗对胎宝宝产生影响。

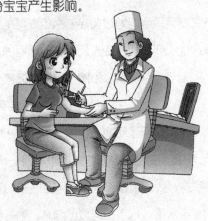

孕妈妈健康小贴士

一般接种疫苗，最好在孕前3个月，除非孕妈妈正处于疾病流行之中，必须接种。孕前通常接种5种疫苗：❶ 风疹疫苗 ❷ 乙肝疫苗 ❸ 甲肝疫苗 ❹ 流感疫苗 ❺ 水痘疫苗。

9. "空气负离子"对人体有帮助

春季，正是旅游季节，在树林绿荫丛中，瀑布、喷泉旁，或是江河湖泊、水库池塘、大海之滨，都会使人倍觉惬意，心旷神怡，此时此刻，你会意识到这些"世外桃源"空气的清闲，但却未必知晓有着"空气维生素"之美称的空气中的负离子对身体产生的神奇作用。

由于宇宙射线、某些放射性元素、阳光中的紫外线乃至雷电风雨的作用，地球表面和广阔空间不断产生的空气负离子可供人类享用不尽。这些带负电荷的空气离子，对人体健康非常有益，不少研究表明，空气负离子具有明显的镇静、催眠、安定、止痒、解汗、利尿、增强食欲、降低血压、治疗流行性感冒等功效，而且可以有效改善人体呼吸功

能、血液循环、调节神经系统等，它对老年人的睡眠、胃

纳、精神、肌力、呼吸差尤其有益。

在郊外或游览胜地，空气中负离子比其他地

方高许多。因为这些地方空气污染轻微，负离

子很少被悬浮物和夹杂物吸收。这样，空气

中保持较高水平的负离子无形中增加了人

体的负离子吸收。据测定，大城市人们

的居室内，每立方厘米空气约有50～70

个负离子，在街道为100～200个，而在

城市公园，空气负离子大幅度增多，在

旷野、荒郊，每立方厘米空气中负离子

达1500个左右。

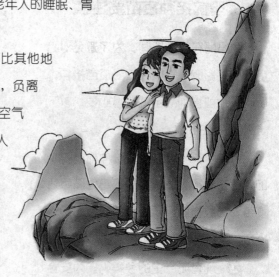

要充分发挥"空气维生素"负离子对人体的保健作用，设想人们都迁移到瀑布、喷

泉、海滨、山溪等处居住，终身享受这种自然界的恩赐没有可能，普遍采用空气负离子发

生器也不现实。但只要人们稍加留心，加强各种公共场所的通风换气次数，保持居室门窗

开敞通风经常化，同样可以改善这些场所空气中空气负离子的含量水平。另外，采取建造

人工喷泉等方法，也可以弥补空气负离子水平偏低的不足，最重要的是，外出旅游，享受

天然"空气维生素"负离子。

10. 远离杀虫剂

杀虫剂对人体的危害体现在很多方面，一项研究表明：孕妈妈过多接触杀虫剂可能造

成婴儿早产；杀虫剂可能使孕妈妈患上甲状腺疾病；杀虫剂还可能使人们患帕金森病的风

险增加一倍；杀虫剂对人神经系统的危害可能潜伏几十年；杀虫剂会影响孕妈妈的激素分

泌，从而影响胎儿大脑发育。

近年来科学家发现，杀虫剂对胎儿危害最明显的时期是怀孕初期，也即是胎儿器官的

发生期。如果怀孕妈妈在这个时期不加注意，经常与杀虫剂接触，就可使杀虫剂从皮肤、呼

吸道、消化道等途径进入体内，然后随血液循环，通过胎盘进到胎儿体内，使基因控制过程

发生转向，或使胎儿在某一妊娠阶段达不到正常的发育水平。这不仅可致无脑儿、胎儿缺

陷、胎儿畸形、智力低下、先天性癌症发生，而且还会使胎儿发育停止而引起死胎、流产。有些杀虫剂进入孕妈妈体内还会导致胎儿神经和行为方面的损害。

哺乳期的妈妈穿污染了杀虫剂的工作服哺乳，或居室内喷洒大量的杀虫剂，都会导致杀虫剂从婴儿呼吸道、皮肤、消化道等途径进入体内，引起白血病。

由于杀虫剂对女性、下一代危害甚大，女性及婴幼儿最好不要接触杀虫剂。如接触杀虫剂，一定要做好防护，勿让杀虫剂从呼吸道吸入，接触皮肤，污染食物。污染了杀虫剂的工作服要及时清洗。家庭中存放的杀虫剂，不可随便放置，应有专库专藏；粉剂杀虫剂包扎要严，以防挥发被人吸入。女性要严禁进入喷过杀虫剂的田地。家庭中所使用的一些灭蝇、灭蚊、灭蟑螂的杀虫剂，也不可过量使用。家中如有孕妈妈、哺乳期的妈妈及婴幼儿，室内尽量不要喷洒杀虫剂，以防引病上身。

11. 小心复印机引发的臭氧污染

臭氧可使人的呼吸道上皮细胞脂质过氧化过程中发生四烯酸增多，进而引起上呼吸道的炎症病变，长期接触一定浓度的臭氧易于继发上呼吸道感染。臭氧浓度在 2×10^{-6} 时，短时间接触即可出现呼吸道刺激症状、咳嗽、头疼。复印机墨粉发热产生的臭氧及有机废气更是一种强致癌物质，它会引发各类癌症和心血管疾病。

由于复印机的静电作用，空气中会产生臭氧，使人头晕目眩。启动时，还会释放一些有毒的气体，令体质弱的人患上呼吸道疾病。因此，最好把复印机放在空气流通的地方，孕妈妈尽量少使用，并适当吃含维生素E的食物。

长期从事复印工作的人要注意加强劳动保护，有条件者可在工作室中安装排气扇或排气管道，使室内的臭氧和氮氧化物及时排出室外。在复印机多、工作量大的房间里应安装除尘设备，以减少粉尘。清洗显影粉时应使用酒精，不要使用苯类溶剂。复印机上应覆盖一物以挡住强光的刺激。复印机操作人员还应当增加维生素E的摄入，以保护细胞生物膜免受氮氧化物的损伤。此外，有呼吸系统疾病和失眠、头晕者及孕妈妈，最好不要从事复印机的操作。

12. 孕前该选择哪些运动项目

"生命在于运动"，为了优生，孕前一定要积极参加体育锻炼，使得身体处于良好的状态，但孕前的运动必须科学，尤其是要注意方法。

多去跳舞：在我国历史上，曾经把舞蹈活动作为养生、长寿的手段之一。如华佗的"五禽戏"，其中的"戏"就有舞蹈的内容。

常常揉耳：人的耳朵是整个人体的缩影：人如果生了病，在耳朵的相应部位便会出现相应的反应点，这就是耳穴。耳穴约有350个，经常揉耳穴，是一种祛病强身的自我按摩疗法。具体方法是：先把手心搓热，再上下左右把耳朵搓热，然后用食指或拇指针对病情按压相应耳穴。如胆囊炎按压耳上胆俞穴，腰肌劳损按压腰俞穴，要反复按揉多次，早晚各做一遍。本法简便易行，无论男女老少，只要持之以恒，都能受益。

散步：散步是中国传统的健身方法之一，已有几千年的历史。它可以防治多种疾病。如：神经衰弱、冠心病、肥胖病、糖尿病和消化不良症等。养生家们就有"百练不如一走"之说。意思是在众多的健身方法中，散步是最好的方式。

提肛功：提肛功指主动地、有规律地收缩肛门部的肌肉，并以此达到防病健身、祛疾的目的。提肛功的具体方法是：站、坐、卧均可进行，吸气时提收肛门，如忍大便状；呼气时，缓慢放松肛门，如解小便状；一提一松为一次提肛运动。20～30次为一遍，每日可做2～3遍。有意识地提肛，能对中枢及植物神经系统起调节作用，促进胃肠及肛门部的血液循环以治疗多种肛肠疾病。

"练"五禽戏：所谓五禽戏，就是指模仿虎、鹿、熊、猿、鸟五种禽兽的动作，组编而成的一套锻炼身体的方法。

五禽戏的练法有两种：一种是模仿五种禽兽的动作，用意念想着它们的活动，自然地引出动作来，只要动作的前后次序有个组合就可以了，每次锻炼的动作次序可以不完全一样。另一种是参阅现有五禽戏的书籍，学习整套动作。

五禽戏要领：一是要像导引术一样，先有意念活动锻炼，再配合呼吸和肢体活动，三者融为一体；二是练五禽戏必须像形取义，如学虎的爪、扑、旋转等动作，学鹿的触、走、盘坐等动作，学熊的推、攀、摇晃行走等动作，学猿的跃、采、转、闪、进退等动作，学鸟的飞、落、伸展等动作。

经常练五禽戏的人，会感到精神爽快、食欲增进、手脚灵活、步履矫健、说明五禽戏具有强壮身体的作用。此外，五禽戏对于肺气肿、哮喘、高血压、冠心病、神经衰弱、消化不良等症，也有预防和防止复发的功效。尤其是对中风后遗症，时常选择五禽戏锻炼，能改善病人的异常步态和行走姿势，防止肌肉萎缩，提高人体的平衡能力。对其他症状的改善也有帮助。每日可锻炼四五次，每次10分钟。此外，在练习五禽戏时，应选择空气新鲜、草木繁荣的场所。

孕妈妈健康小贴士

对于气虚下陷引起的内脏下垂、子宫脱垂及精索静脉曲张、慢性前列腺炎等，提肛锻炼都有一定的防治效果。

13. 孕前运动该注意些什么

锻炼应以欢乐之中不觉疲劳，精神振作为佳。要合理安排、逐步养成习惯。

尊重科学，讲究方式。锻炼身体除讲究心理卫生、排除杂念、以饱满情绪全神贯注进行锻炼外，还要讲究正确的运动姿势，并根据生理和心理状态，一切从实际出发掌握运动量。应选择平坦开阔、空气新鲜的地带进行运动，为人体提供足够的氧气。因为人在运动过程中，健身的基本途径是通过呼吸从外界摄取大量新鲜空气。可以说，选择环境是运动前的重要准备。

在运动之前，要做伸臂扩胸、扭腰转体、屈膝压腿、缓步小跑等一系列准备工作，只有这样，运动后才能放松四肢。要做好调节呼吸的整理运动，并禁止大量饮水和短时间内用冷水冲头沐浴。

体育锻炼贵在持之以恒。"三天打鱼，两天晒网"就会前功尽弃。

14. 受孕前就应回避的工作

为了顺利安全地怀孕，准备怀孕的女性要尽量回避对身体不利的工作和环境。常见的几种情况有：

❶ 过重的体力劳动，如搬运工人。

❷ 频繁上下楼梯工作者，如送公文或文件的服务员。

❸ 接触刺激性物质或某些有毒化学物品的工作，如石油化工厂某些车间的工人。

❹ 有受放射线辐射危险的工作，如放射科技术人员。

❺ 震动或冲击能波及腹部的工作，如公共汽车的售票员。

❻ 不能得到适当休息的流水作业的工人。

❼ 长时间站立的工作，如售货员、招待员等。

❽ 工作环境温度过低，如冰库工人。

❾ 高度紧张的工作如机器作业的工人。

以上情况均对孕妈妈身体不利，应暂时回避。为了母婴的健康，在孕期应调换其他能够胜任而无害的工作。

15. 计划受孕期该怎么穿衣服

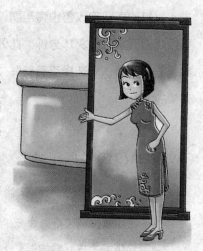

在计划受孕期，男女双方最好不穿紧身裤，如尼龙裤、牛仔裤等。因为这些布料透气性差，容易给病菌形成滋生地，使女方容易患阴道炎，而影响到受孕的过程。男方内裤过紧，易使睾丸压向腹部，增加睾丸的温度，使精子生成减少。在这种情况下受孕，畸形儿或有先天性缺陷的婴儿出生几率会有所增高。

16. 不要穿紧身牛仔裤

紧身牛仔裤不但压迫男性生殖器官，影响睾丸正常发育，还因不透气、不散热，而不利于精子的生存。正常情况下睾丸温度要比体温低3℃～4℃。长久开车会使会阴部的睾丸、前列腺紧贴在坐垫上，受到长时间挤压后会缺血、水肿、发炎，影响精子的生成以及前列腺液和精液的正常分泌而致不育。因此，准备怀孕的男性不宜长久开车。洗澡温度不宜过高。正常情况下精子必须在34℃～35℃恒温环境中才能正常发育，洗澡时水温过高往往暗伏"杀机"。如桑拿浴时室温可高达70℃～80℃，比正常浴室温度要高一倍以上，很不利于精子的生长，或造成"死精"过多而致不育。因此准备怀孕的男性应慎洗桑拿浴，平时，洗澡的水温也应在34℃左右为宜。

17. 骑车影响男性生育能力

自行车一直是备受人们喜爱的运动和代步工具，然而过多地骑车却会影响男性的生育能力。骑车时身体前倾，腰弯曲度增加，让睾丸、前列腺紧贴坐垫而受到挤压，长此以往会出现缺血、水肿、发炎等症状，影响精子的生成以及前列腺液、精液的正常分泌。此外，骑车过程中身体不停地颠簸和震动，可导致阴囊受损，阻碍精子的酝酿。

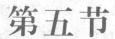
第五节

正确面对不孕不育症

1. 引起女性不孕症的原因

❶ 先天生理缺陷引起的不孕症，是所谓绝对不孕症。

❷ 病理因素引起的不孕症：多数经过相应的治疗仍有怀孕的可能。从中医学角度分析是属于肾虚不孕、血虚不孕、血淤不孕、肝郁不孕和痰湿不孕。

从西医的角度分析主要有以下因素：

卵巢功能失调：多由于女性情绪紧张和焦虑引起内分泌失调或者营养不良为重度者。慢性疾病、卵巢肿瘤、多囊卵巢、先天性卵巢发育不全等都可引起卵巢功能失调，影响排卵的机能，导致不孕。

输卵管因素：如输卵管炎症可使输卵管阻塞，卵子不能顺利通过，影响到精子和卵子结合，导致不孕。

子宫因素：如子宫的位置过于后倾后屈、子宫内膜结核、子宫肌瘤、子宫发育不全、子宫内膜反应差等异常情况，都会影响到受精卵着床植入的生长过程，而构成了不孕的原因。

子宫颈因素：如宫颈狭窄、宫颈炎、宫颈息肉、子宫颈肌瘤等情况都会阻碍精子通过，造成精子和卵子没机会相遇结合，这也是影响受孕因素之一。

外阴、阴道因素：如处女膜闭锁、先天性后阴道、严重阴道炎等能使精子活力降低，影响受孕率。还有先天性后阴道，直接影响性生活，以致没机会怀孕。

2. 引起男性不育症的原因

（1）男性性机能障碍

阳痿：俗称阳事不举，即阴茎不举，无法交合而致不能受孕。

早泄：是指男女尚未交合即排精，致使精子不能进入阴道而不孕。

遗精：常称失精，遗精过频者可致精子稀少而不孕。

不射精：虽能进行正常的性生活，但在性交过程中无精液排出，故所致不孕。

(2) 精液异常

正常男性精液为白色或灰白色不透明的液体，平均每次可射3～5毫升，排出体外约30分钟即自行液化。每毫升含精子数0.6亿个以上，活动精子占60%以上，畸形的精子不超过20%。不符合上述标准者则考虑精液异常情况。

(3) 精子稀少

一般经多次检查精液数在每毫升少于0.6亿个以下，少于此数并非不能受孕，但受孕机会减少。一般认为，若精子数量每毫升少于0.2亿者，如不经治疗，很难受孕，由于精子稀少，则透明质酸酶浓度也低，女方受孕的机会自然受到影响。

(4) 精液不液化

排精后1小时内不液化，正常情况下，精液排出体外约30分钟自行液化。不液化则大大束缚精子的活动度，在阴道停留的时间越长，精子死亡率越高，受孕机会就越少。

(5) 排精量不足

正常每次排精量为3～5毫升，当排精量小于2毫升时，达不到稀释阴道的酸性分泌物的要求，也是影响受孕的因素。

(6) 生殖器官异常

生殖器官病变的原因也分两方面，先天与后天因素。例如睾丸发育不全、隐睾、输精管阻塞、尿道下裂等问题均能影响到受孕。

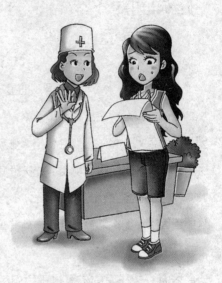

3. 不孕症的防治

不孕症的防治在临床上效果较好，尽量避免以上不利于受孕的因素，掌握好排卵的时机，再进行性生活，也是防治不孕症的首选方法之一。

近代性学认为，夫妇采取任何一种性交方式都是合理的、可取的，而性生活是一种欢乐、一种享受。和谐的性生活使双方得到满足，是夫妇情感交流的最基础的方式。不孕的女性有些存在着性交体位需要作调整的问题，如不育夫妇常因性交后精液自阴道流出而致不育。因为男子精液射出开始是黏稠

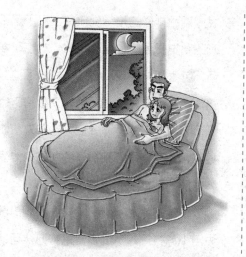

电离辐射及非电离辐射，消除睾丸部位的温热状态，避免引起睾丸形态学，代谢与生化的变化，维持正常的微环境，减少生殖免疫反应等，尽量减少如镉、铅、锌、银、钴等金属元素及化学物如棉酚、地乐酚等的接触。对化疗、抗高血压药物、激素类、镇静药以及麻醉药物均尽量少服或不服用。

❸ 注意个人卫生，防止男性生殖系统感染。此点是预防男性不育症的一个重要方面。尤其是性传播疾病一旦感染，不但输精道梗阻，严重时造成性腺功能丧失。另一方面由于这一因素造成的家庭、纠葛感情不和会在心理上影响性功能。

❹ 治疗静脉曲张。精索静脉曲张是男性不育症的又一个可治疗方面。当男性感到左侧或左右两侧阴囊有下坠感或出现蚯蚓样隆起时，应及时看医生、及时手术治疗，以免长期精索静脉曲张导致睾丸功能不全。如发现泌尿系异常、血精睾丸肿大等，均需尽早就诊，避免因疏忽使病情加剧，造成不育甚至造成更为严重的后果。

的，甚至是呈胶状的，约经过30分钟后自行液化，此时可能外流一些，为正常现象。对于不易受孕的夫妇要尽量想方法，在女方体内多保存些精液。常采用的方法，在同房时可用枕头垫在妻子的臀部或腰下，使臀部抬高，性交后再静仰卧一段时间，以便利于更多的精子向宫颈方向前进，寻找与卵子结合的机会，以利于受孕。

4. 不育症的预防

男性不育症有相当一部分可以通过人群或个人预防得到解决，这就要求所有人群尤其是易罹人群进行性知识及生育知识普及教育。

❶ 杜绝近亲结婚。尤其是那些已经明确有一方或双方先天性或遗传性缺陷者。

❷ 消除理化因素影响。避免接触

❺ 性心理异常的治疗。性心理异常会导致性功能不全，性功能障碍则会引起男性不育，因此应尽早对患者进行必要的检查与适当的治疗。

⑥ 改变不良的习惯。戒烟戒酒，不要吃过于油腻的东西，否则会影响性欲，另外还要注意避免接触生活当中的有毒物品，如从干洗店拿回来的衣服要放置几天再穿，因为干洗剂会影响男性的性功能。

5. 不孕症的护理

从精神因素调解（注意精神放松愉快）：女性排卵受孕过程往往受精神因素控制，在精神紧张的情况下，可导致内分泌失调、紊乱，抑制排卵。女性在心情舒畅的时候，排卵就准时，而且卵子的生命力也强，活动度也高。所以女性因月经失调引起不孕，不要过分担心，忧虑重重，怨这怪那，要心平气和，保持乐观，这是怀孕的基本条件，要想做到并不困难。

维持正常的体重：有关专家发现女性的体重不能太低于标准体重，否则有可能引起不孕。现代女性比较注重减肥，保持体态，这样很好，但是女性在准备受孕期间一定不要节食，要注意营养，以维持适当的体重为好。

尽量减少颠簸：有关专家发现，过度的运动颠簸会影响女方体内雌性激素的分泌，严格地讲，女子每周平均跑动48千米以上者，就会影响到女性的月经周期和排卵的正常规律性。接下来影响的就是受孕的过程。因此，女性在准备怀宝宝期间，要尽量减少剧烈运动。男性也相应做些调整，男性要少骑自行车，因为骑车的运动会使男性睾丸不断振荡，有可能影响到精子的质量，对受孕也是不利的。

小苏打冲洗阴道法：夫妇在同房前先用小苏打液灌洗阴道，这种方法可以预防女性子宫颈粘黏异常的问题。有些女性的宫颈黏液形成网总是封闭的，因而精子便不能进入子宫，影响到受孕。美国专家发现，用苏打水冲灌阴道，能使黏液的微孔张开。此方法比较简单、易行，安全可靠（1%苏打液500毫升放在干净的盆中，坐浴或灌入阴道。浴后不再用清水冲洗即可）。

适当分居：中医提倡夫妇短期分居，各自清心寡欲，以期精充血盈，交合即孕。这也是古人的验方，有些夫妇不孕便性生活频繁，其实，性生活愈频，愈难孕育。男子性交过频，其排精量和质都要下降，女性也是如此，身体内分泌功能易紊乱，这些都是不利于受孕的因素。如能短期分居或分床1~3日，并注意锻炼身体和增加营养，当再度同房时，女方就大有受孕的可能。

中药调经补肾法：中药调理月

经，并可补肾助阳之道，是助孕的好方法，安全、可靠、效果好，尤其是针对无生理异常，但总是经期不准、经量不足或经色不正与经质不佳的女性疗效更为显著。

戒烟酒有助于怀孕：不孕的夫妇如果有一方嗜好烟酒的情况，应立即戒掉。女子饮用烟酒可影响月经周期、排卵等过程，男子更是如此，烟酒可直接影响到精子的分泌发育和活动力，甚至可使生殖功能逐渐减退。因此为了后代的健康，夫妇双方一定要重视戒烟酒的问题。

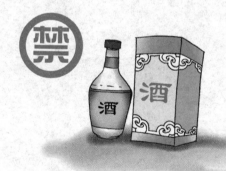

食疗助孕法：我国自古以来就流传着民间验方，食疗补肾助阳，安全方便，易接受。食疗常用于女性身体虚弱、月经不调、内分泌紊乱者和男性阳痿、早泄、精液不足者引起的不育症，其效果很好。

6. 识别假孕的真面目

实践证实，假孕患者多为结婚2～4年未怀过孕的少妇。她们极其盼望怀孕，在强烈的精神因素影响下而产生食欲不振、喜欢酸食、恶心、呕吐、腹部膨胀、乳房增大等一系列酷似早孕反应的症状和体征。那么，怎样从医学上来解释这种现象呢？经研究发现，有些女性婚后较长时间不生育而盼望"早生贵子"。由于她盼子心切，看到别人抱孩子，更是朝思暮想。这样一来，天长日久就会在大脑皮层形成一个强烈的"盼子"兴奋灶，影响了中枢神经系统正常功能，引起下丘脑垂体功能紊乱，体内孕激素增高，抑制了卵巢的正常排卵，最后导致停经。另一方面，停经之后，少数患者由于孕激素对脂肪代谢的影响，逐渐增多的脂肪便积蓄在腹部，脂肪的沉积加上肠腔的积气，可以使腹部出现膨胀增大。而腹主动脉的血管搏动或肠管蠕动，使患者认为这就是"胎动"。闭经和腹部增大，更激起了这些人怀孕盼子的心理因素，更以为有孕在身。

不过，假孕经过简单的检查就能识别它。常言道："心病还需心药治"，假孕患者有时尤其自信，对医生所作非孕的诊断持怀疑态度。此时，要对她们作耐心的解释工作，必要时作B超检查。只要做到了这些，其心病自然了却，真孕可能指日可待。

孕妈妈健康小贴士

久不能怀孕的女性倘若情绪波动较大，可给予谷维素、维生素B_1等调节植物神经紊乱与镇静的药物。

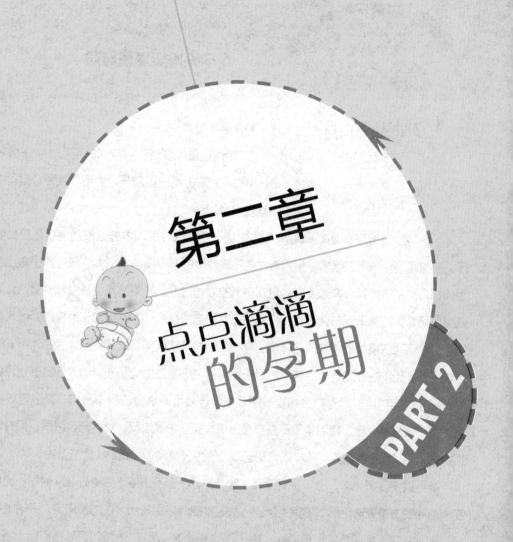

第二章

点点滴滴的孕期

孕期十个月，孕妈妈要合理安排好生活，注意合理的营养，保持稳定的情绪、保持精神愉快，注意做好胎教，丰富自己的业余生活，让孕期科学、轻松起来。

第一节
孕妈妈的居家生活

1. 孕妈妈要谨慎起居

孕妈妈怀孕后，抵抗力有所下降，所以要注意起居的细节问题。

孕妈妈每天要有8~9小时的睡眠，中午最好休息1小时。卧室的窗户要常开，使空气流通，但室内的温度不宜过冷或过热。

女性怀孕以后，随着胎儿的生长、子宫的增大，内脏组织器官往往易受到挤压。子宫在这种挤压过程中，相应地发生不同程度的右旋现象，从而导致维护子宫正常位置的韧带和系膜拉紧，影响血管对胎儿氧气的输送。轻则影响胎儿生长发育，重则会使胎儿窒息死亡。如果采取左侧睡姿，会减轻子宫的右旋程度，缓解韧带和系膜的紧张状态，血管供给胎儿的氧气量也就随之增加。有的孕妈妈喜欢仰睡，这种睡姿会因子宫压迫腹腔中腹主动脉和下腔静脉等大血管，使组织器官的动脉血液供应和静脉血液回流受到障碍，导致子宫供血不足。同时，孕妈妈长期仰睡，还会因肾脏血液供不应求，使血管收缩增强，引起妊娠高血压，或因排尿量减少而出现水肿现象。所以，女性怀孕以后，尤其是中期以后，应采取左卧睡姿。这样既有利于胎儿的生长发育，又有益于将来分娩。

妊娠时不要挤汽车，上下班要特别注意安全，在上下班乘车要避开高峰时间。此外，在流感等病毒感染流行时，不宜上街到人群密集的商店买东西，以防被传染；平时上街购物，也不宜在人多拥挤的地区逗留；提东西的重量不应超过5千克，切禁扛、抬、挑、提重物。

妊娠期间，汗腺及皮脂腺分泌物增多，阴道分泌物也增多，因此，应勤洗澡，勤洗外阴，勤换内衣。水要温热，并注意不可让污水流入阴道而引起感染。如果乳头内陷，可经常用手向外轻轻牵拉或用吸乳器吸引，使乳头突出，为婴儿吸吮做好准备。

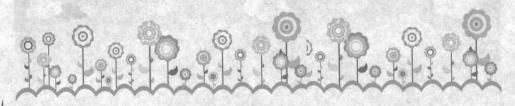

2. 孕妈妈要注意口腔的卫生

　　健康的生活需要健康的牙齿。每个人都应该保护好自己的牙齿。孕妈妈在怀孕期间，由于生理的变化，更应该注意口腔卫生保健。

　　孕妈妈应从以下几方面做好口腔卫生保健：

　　❶ 定期进行口腔健康检查。通过检查以期达到早发现、早预防、早治疗口腔疾病的目的。

　　❷ 掌握治疗口腔疾病的适当时期。孕妈妈容易发生流产的时间，一般是在妊娠后的前3个月，而怀孕3～7个月则是治疗口腔疾病最适当的时期。

　　❸ 保持口腔清洁卫生，特别是加强进食后的口腔卫生，这对防止发生牙齿和牙周组织疾病尤为重要。要坚持做到早晚刷牙，饭后漱口，并经常使用口腔含漱清洁剂。

　　❹ 注意营养。孕妈妈比平时更需要丰富的营养，以确保母体和胎儿的需要，多吃一些水果、蔬菜、豆制品和其他富含营养的物质。

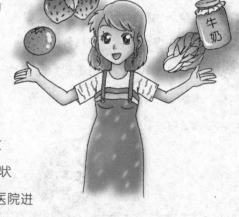

　　❺ 注意牙龈炎。据统计，女性妊娠期牙龈炎发病率为50％，其临床表现为全口牙龈有炎症，妊娠期牙龈炎一般在怀孕后2～4个月出现，分娩后逐渐消失。有些女性在妊娠前已有牙龈炎，妊娠期则可使症状加剧。女性若患有妊娠期牙龈炎应及时到医院进行诊治。

3. 孕妈妈舒服过炎炎夏日

　　三伏盛夏，赤日炎炎，一般人都在为暑气逼人所扰，身体笨重的孕妈妈更是在为酷暑而苦恼。那么，孕妈妈怎样才能顺利地度过盛夏呢？

　　家中制造一个适宜的"小气候"。夏日的室温在25℃左右最为理想，稍高至28～30℃左右也未尝不可。因此，孕妈妈的居室温度最好能保持在25～30℃以内。值得注意的是，影响健康和舒适感的因素除室温之外，还有湿度、风力、辐射等，这些统称为"室内小气候"。如果夏日室温高达36~38℃，但湿度不大，通风良好，日照的辐射很小，人在这样的环境中生活和工作也不会感到闷热。相反，若室内湿度过大，即使室温在33℃左右，也会感到"闷热难熬"，甚至会引起中暑。因此，孕妈妈的居室湿度宜保持在50%左右，避免中午太阳直射，经常通风，但不宜总开电扇直吹。室内空气干燥时，勤洒净水，或放置一盆清水。

巧穿衣。孕妈妈夏季服装有讲究。首先，要穿颜色素淡吸热差的衣服，以白、淡黄和浅绿色为宜。衣料要选用放热量大的麻纱和导热性能好的丝织品。另外，孕妈妈衣服款式宜宽大、松软，切不可穿紧身衣裤。

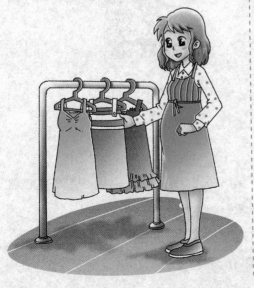

勤用水。为了安全、顺利度夏，更好地解暑降温，孕妈妈应该比一般人更勤用水。孕妈妈有条件的每天中午和晚上临睡前各淋浴一次，或用温水擦身各一次，不要嫌麻烦。

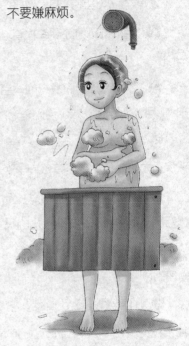

合理饮食。酷暑，孕妈妈不宜吃产热高的高脂肪食物，饮食宜清淡、凉爽可口，如大米绿豆粥（温）、大米百合粥、清蒸鱼、豆皮或腐竹拌黄瓜等。但应注意，孕妈妈不宜多用冷饮，亦不宜用啤酒和汽水等饮料解暑。

4. 气象和环境对优生的影响

生物气象专家发现，气象变化能影响到人体甲状腺功能及一般代谢活动，而氨基酸代谢紊乱会影响人的智力发育。有人从3万余病例的分析中发现，精神分裂症者以冬季和早春出生的人居多。分析认为，冬季出生的婴儿，因胎儿大脑皮层发育正值夏季，而炎夏期间任何代谢的紊乱，均将影响到大脑皮层的发育，从而播下了不幸的种子。

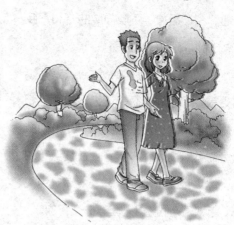

研究证明，自然环境中能致畸形的因素有：放射物、病毒、药物及化学污染物。在环境污染下，正常细胞遭损坏和死亡均能使胎儿畸形。化学污染物会直接殃及胚胎、胎儿或新生儿，也可经母体干扰胎盘、胎盘膜的正常生理机能，进而影响到胚胎和胎儿。空气中的一氧化碳、氮氧化物、碳氢化物等化合物，能抑制胎儿的中枢神经系统的正常发育，诱发畸形。镉、汞、铜、镓、铅、砷等污染物，使胎儿中毒和发生畸形的威胁甚为严重。看来优生优育除了内因外，大自然中的环境因素也不能忽视。

5. 不能把麻将当做孕期的娱乐项目

玩麻将，本是一种娱乐，但目前它的内涵已一改娱乐之初衷。不少人落座则通宵达旦，废寝忘食。如此玩法，无疑有损健康。若玩者是孕妈妈，那危害就更大了。

❶ 孕妈妈的情绪状态对胎儿的发育有着很大的影响。优生学家十分强调孕妈妈保持心情舒畅、精神安定的重要作用。而玩麻将时，孕妈妈往往处于大喜大悲、患得患失、惊恐无常的不良心境中，加之语言粗暴、争论激烈，植物神经高度紧张，母体内的激素分泌异常。这些恶性刺激对胎儿大脑发育造成的损害，会远远超过对母体本身的损害。

❷ 孕妈妈所处环境的卫生条件也直接影响着胎儿的生长发育。"方城之战"的场面，多是烟雾弥漫、酒气扑鼻。即使孕妈妈本人不吸烟，被动的吸入量也足以造成对母体和胎儿的严重危害。而且干热的烟雾刺激呼吸道，会增加孕妈妈患呼吸道疾病及孕期合并症的危险。胎儿也会因供氧不足而发育不良。

❸ 孕妈妈腹部充盈，应避免长时间地固定于坐、卧、立、行中的一种姿势。玩麻将时，长时间处于坐位，胃肠蠕动减弱，胃酸返流增加，会刺激黏膜，引起便秘、厌食、呕吐、咽喉与上腹部烧灼感。同时腹部的压迫会使盆腔静脉血液回流受阻，肛门周围静脉丛

充血，引发痔疮、下肢静脉曲张和下肢严重水肿，甚至小腿抽筋。

④ 生活要有规律，这一点对孕妈妈更重要。孕妈妈应保证充足的睡眠和丰富的营养，以助养育胎气，促进胎儿发育增智。而麻将一旦打上往往身不由己，错过饭时，忘记晨昏，冷热饥饱失调。这对母亲和胎儿都是十分有害的。

⑤ 一副麻将，你打出去，我抓进来，经年累月，上面沾染着多种致病微生物。一旦孕妈妈由此患上传染性疾病，则可能殃及胎儿。如果是在妊娠前3个月患病并用药，胎儿患先天性疾病的可能性会大大增加。

由此可见，沉湎于麻将有害无益，孕妈妈尤应戒除。

6. 孕期做家务有讲究

孕妈妈在妊娠期间坚持适宜的家务劳动，对母子健康都有益。因为，适宜的家务劳动可增加孕妈妈的活动量，可防治孕期最容易出现的便秘，既能增进孕妈妈的食欲，又可改善孕妈妈的睡眠。同时，还有助于预防孕妈妈发胖。特别是适度的家务劳动能增强孕妈妈体质，提高免疫功能，有效地防止多种疾病的发生，这不仅有利于孕妈妈的健康，对体内胎儿的顺利发育也是非常必要的。

但是，也有不少的孕妈妈由于孕期做一些不该做的家务活，或在家务劳动中不慎重，因而危害了健康，甚至导致流产、早产、危及胎儿安全。因此，孕期做家务活必须特别当心，绝不能想干什么就干什么，想做多少就做多少。

做饭：孕妈妈可以做饭，但必须注意几件事：

① 淘米、洗菜时尽量不用手直接浸入冷水中，尤其是在冬春季节更应注意，因着凉受寒有诱发流产的危险。

② 厨房最好安装抽油烟机，因油烟对孕妈妈尤为不利，可危害腹中胎儿。炒菜、炸食物时，油温不要过高。

③ 烹饪过程中注意不要让锅台直接压迫肚子，以保护好胎儿。

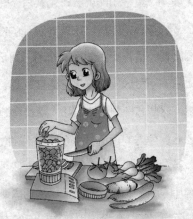

④ 早孕反应较重时，不要到厨房里去，因油烟和其他气味可加重恶心、呕吐。

打扫卫生：可以从事一般的擦、抹家具和扫地、拖地等劳作，但不可登高打扫天棚，不可上窗台擦玻璃，不要搬抬笨重家具，更不可让家具压迫着肚子。擦抹家具时，应尽量不弯腰，妊娠晚期更不可弯腰干活儿，拖地板不可用力过猛。打扫卫生时，也应避免直接接触冷水。

洗衣服：孕妈妈除了妊娠晚期之外，可以洗衣服，但应注意以下几点：

❶ 在搓洗衣服时，不可用搓板顶着腹部，以免胎儿受压。

❷ 宜用肥皂，不宜用洗衣粉，尤其是在早孕阶段，因洗衣粉里含有可损害受精卵的化学物质。

❸ 拧衣服不要用力过猛，晾晒衣服时不要向上伸腰，晾衣绳（竿）置低些。冬春季节不用冷水而用温水。

菜园或庭院劳作：除妊娠晚期外，孕妈妈可以在菜园里干些轻活儿，但不宜常弯腰，不可挑水、抬水，更不能接触农药。避免爬高上果树干活儿，也不要总向上伸手摘收瓜果。

购物：孕妈妈应该分担家庭中的部分购物工作，因为上街买东西可以离开小家庭，到更广阔的空间去，使孕妈妈心胸开阔，感到轻松些。同时，走路等于散步，也是一种很好的锻炼。但也应注意以下几点：

❶ 不宜行走过多，每次不应超过1千米，行走速度不宜快，更不要穿高跟鞋。

❷ 一次购物不宜多，不超过5千克。

❸ 不要在城市人流高峰时间出去挤公共汽车，不宜到人群过于拥挤的市场去，以免被挤着。

❹ 在气候恶劣（寒潮、大风）时不要上街，特别是在流感和其他传染病流行时，更不要到人群密集的地方去。

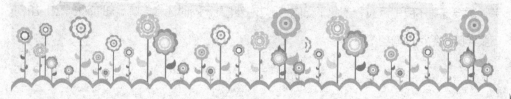

7. 孕妈妈也可以很时尚

以前，大多数孕妈妈总是习惯于用一条肥大的裤子作为人生这一特殊时期的着装。随着经济条件的改善和现代人审美情趣的提高，孕妈妈装也应运而生。如今走在大街上，人们只要细心观察，便不难发现，不少身怀六甲的"孕妈妈"穿上了色调明快、款式别致而又适合自己的时装，虽大腹便便，却别有韵味，为都市生活平添了一道亮丽的风景。

孕妈妈装在面料的选择上多以棉、麻等天然透气性强的原料为主，有水洗卡其、水洗牛仔布、细柔灯芯绒等，这有利于母亲和胎儿的健康。

为了孕妈妈身体舒适和行动方便，在款式设计上特别强调腹部的宽松性，如连衣裙、背带裙、马甲套裙等，大多胸前打褶然后直筒到底，留下很多余地给腹部的空间。同时，在细处的设计和色彩各有不同，有的采用不同布料拼凑，有的在某些部位绣上或剪贴一些小动物、花草作为点缀，有的在颈部、胸前、背后、袖口镂空，风格多样，孕妈妈可根据自己的体型与爱好作出选择。

8. 孕妈妈不要穿高跟鞋

孕妈妈由于体态生理上的改变，身体笨拙，行走不便，而高跟鞋的鞋跟一般均超过4厘米，使孕妈妈身体重心抬高，这样，就容易跌跤，导致足踝扭伤或流产、早产。同时，穿高跟鞋会出现前腿弓、后腿绷，易造成腰背肌劳损，产生慢性腰痛，用全身重量集中在前脚掌上易造成遗趾关节疼痛病。另外，孕妈妈穿高跟鞋，身躯必然前倾，骨盆倾斜发育，使骨盆各胫线发生变异，不利于分娩的正常进行。同时，孕妈妈穿高跟鞋，会使腹压增高，腹腔血流量减少，影响胎儿的供血，而使胎儿的营养物质供应不足，影响发育；此外，由于鞋跟过高，改变了人体重心，增加了腹部、腿部等肌肉群的负担，使人易于疲劳，诱发妊娠不良的反应，不利于母体与胎儿的健康，同时还会影响足部血液循环，加剧下肢浮肿，给行动增加不便。

9. 孕妈妈得这样着衣穿鞋

孕妈妈的衣服应宽大、松软、寒暖适宜，乳房部、腰及下肢不宜束缚过紧，以利于孕妈妈的健康和胎儿的生长发育。有的孕妈妈认为，妊娠只有几个月，做新的衣服不合算，就用原来的衣服凑合一下，有的则认为孕期膨大的腹部有碍外形美观而穿紧身服。这些做法妨碍了胎儿的活动，也会影响胎儿的生长发育。同时，过紧的腰带和裤带也会影响局部的血液循环，引起下肢或外阴部的静脉曲张。

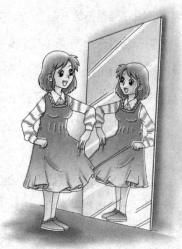

在正常的情况下，妊娠6～7个月后，胎儿的头部位于子宫的下端，如孕妈妈穿着过小的裤子，尤其直裆较短的西式裤，在往上提位过程中，易使胎儿的头部上移，形成斜位、横位等异常胎位。

脚是人类的"第二心脏"，许多孕妈妈在怀孕3个月后，从大脚趾下面部分开始浮肿，6个月后整个脚浮肿。分娩前夕，脚和腿的浮肿相当突出，走路时难以平衡。随着体重的增加，血液循环不畅，脚底产生很大的压迫感，进而促使腰痛症状加剧，使胎儿也受到压迫，影响胎儿的正常发育。为此，孕妈妈从怀孕3个月起，应换穿双脚负担小，行走方便的鞋为好。最重要的是跟要低，宜在2厘米以下。宜选择宽松、轻便、透气性好的天然材料鞋，避免穿合成皮鞋或尼龙鞋等，谨防沉重、不透气的鞋加重脚浮肿。对于双脚浮肿严重和怀孕6个月以后的孕妈妈，要选择双脚稍大的鞋，但也不可过于宽松，防止不跟脚，行走反而不便。此外，孕妈妈的鞋底应作防滑处理，宜选用有弹性、柔软材料做的鞋，防止发生摔跤。

10. 孕妈妈适合采用的睡姿

不少孕妈妈睡觉或休息喜仰卧位，其实仰卧位并不适合。因为随着妊娠月份的增加，胎儿不断生长，孕妈妈的子宫也随之膨大。当仰卧时，膨大的子宫重力压向脊柱，致使位于脊柱一侧的下腔静脉及腹主动脉受压，导致回心血量和心输出血量减少，进而影响到胎儿的营养物质和氧气的供应。仰卧后，子宫压迫下腔静脉，静脉血不能畅流入心，易使下肢和外阴部发生水肿或静脉曲张。另外，仰卧时膨大的子宫还会压迫骨盆入口处的输尿管，使尿液排泄不畅。

由于心脏位于左侧，为了减轻对心脏的压迫，所以一般提倡以右侧卧位为最好。然而孕妈妈右侧卧位也并不好。这是因为妊娠以后，子宫体积逐月增大，羊水增多，流向子宫的血流量也增多。膨大的子宫使得能维持子宫正常位置的各种系膜和韧带拉紧，呈紧张状态。这样，在系膜之中的子宫血管就受到压迫、牵拉，使供应胎儿的血液减少，胎儿就会发生慢性缺血缺氧。

因此，孕妈妈睡姿以左侧卧位为好，尤其是妊娠后期，左侧卧位不但可以避免以上情况发生，而且也利于孕妈妈以后的分娩。当然，在一夜睡眠内，躺卧的姿势不可能固定不变，大约需要翻身20次左右，所以，左侧卧位和右侧卧位可以相互交替，但孕妈妈尽量采取左侧卧位的姿势为好。

11. 孕妈妈要坚持睡午觉

孕妈妈在春、秋、冬季，也要在午饭后稍睡一会儿。孕妈妈躺下舒舒服服地睡个午觉，可以减轻上午的疲劳，对下午的劳动、活动也有利。睡午觉可以使孕妈妈精神放松，消除疲劳，恢复活力。

午睡的长短因人而异，因时而异，一般半小时到1小时为宜，甚至再长一点也可以。总之以休息好为主。如果中午无条件午睡的，则可以躺下稍加休息，在晚上早一点睡觉。

孕妈妈午睡时，要脱下鞋子，把双脚架在坐垫上，抬高双腿，然后全身放松，这样休息效果更佳。特别是孕妈妈感到消化不良或血液循环不好时，更要注意午睡，选择适宜自己的睡姿，有利于血液循环和减轻疲劳。

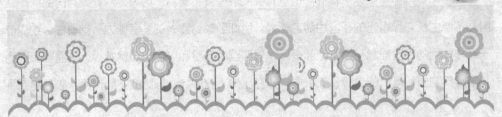

12. 孕妈妈不适合睡席梦思床

席梦思床柔软舒适，很受青睐。但孕妈妈睡席梦思床则不利。这是因为：

易致脊柱的位置失常：孕妈妈的脊柱较正常人的腰部前曲更大，睡席梦思床或沙发床，会对腰椎产生严重影响。仰卧时，其脊柱呈弧形，使已经前曲的腰椎小关节摩擦增加；侧卧时，脊柱也向侧面弯曲。长此下去，孕妈妈易感到疲劳，而且还会使脊柱椎体关节窝的位置失常，压迫神经，增加腰肌的负担，既不能消除疲劳，又不利于生理功能的发挥，并可引起腰痛。

不利于翻身：正常人睡眠时睡姿经常变动，一夜辗转反侧可达20～26次，翻身有助于大脑皮质抑制的扩散，提高睡眠质量。然而，孕妈妈睡席梦思床太软，身陷其中，不容易翻身。同时，孕妈妈仰卧时，增大的子宫压迫腹主动脉及下腔静脉，导致子宫供血

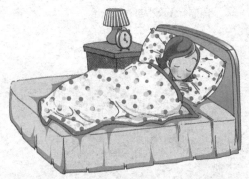

减少，对胎儿不利，甚至出现下肢、外阴及直肠静脉曲张。右侧卧位时，上述压迫症状消失，但胎儿可压迫孕妈妈的右输尿管，易患肾盂肾炎；左侧卧位时上述弊端可避免，但可造成心脏受压、胃内容物排入肠道受阻，同样不利于孕妈妈健康。

因此，孕妈妈不宜睡席梦思床，最好睡棕垫床或者在硬床上铺9厘米厚的棉垫为宜。

13. 孕妈妈该不该总躺着

"女性在怀孕期间多吃多睡会引起难产，应当多多活动，这样在临产时可以生得快些、顺当些。"这个传统的看法由于缺乏科学根据，现在已经被科学家否定。

我们知道，胎儿生活在母体子宫内，他的血液是由母体通过胎盘提供的，孕妈妈如果卧床休息，身体能量消耗就大为减少，血液供应量就可以减少，则母亲的血液可以集中供应胎盘和胎孕妈妈；反之，如果孕妈妈体力活动增多，能量消耗随之增加，本身需要大量血液供应，提供胎盘的血液必然会减少。有人以两组孕妈妈做对比观察，研究一组照常活动，另一组则卧床休息，结果后者所产婴儿平均体重比前者重400～500克。孕妈妈子宫对胎儿来

说，是舒适的温床，胎儿在子宫内生活月份足，对其生长发育无疑是十分有利的，怀孕期间如果适当增加卧床休息的时间，减少重体力劳动，流产和早产的发生率就会大大降低。有些发达国家对这方面十分重视，通过让一些感觉异常的孕妈妈住进医院，其主要措施就是卧床休息，对预防早产有显著的效果。

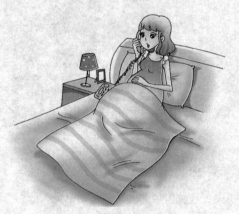

14. 孕妈妈能用电热毯吗

怀孕早期，也就是怀孕前3个月要少用电褥子，否则可能对胎儿的健康造成不良影响。因为这个阶段是胚胎在母体中形成的重要阶段，而且电热毯电流虽小，但由于电热毯紧贴在孕妈妈身下，对处于发育阶段的胎儿可能存在潜在危险，因为电热毯持续的高温，会让胚胎中的蛋白质变形，从而导致流产。因此，在妊娠头3个月使用电热毯的孕妈妈，自然流产率相当高。电褥子和电脑一样，都有一定辐射，这可能对胎儿的

健康有一定的影响，严重的甚至可能导致胎儿畸形。

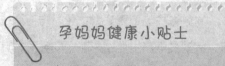

孕妈妈健康小贴士

如果要用电热毯，可先预热，预热后拔掉电源即可使用。但温度不宜过高。在怀孕中期、晚期，可以适当用电褥子等取暖，因为这时胎儿的器官基本成熟，因此对胎儿的影响不大。但像电手炉这样的有辐射的取暖器材，使用时也要尽量离孕妈妈的肚子远一点，防患于未然。

15. 孕妈妈不要深居简出

不少青年女性怀孕后，生怕活动多了会引起流产，于是不参加体育锻炼，不做家务劳动，不再走亲访友，也不敢游山玩水，终日深居简出。稍有阴道流血便索性卧床休息，不敢上班，以致常常听到一些年龄较大的女性感叹："现在的女人比我们那时可娇气多了。"其实她们不知道，这种"以静保胎"的做法并不科学。临床上有许多病例告诉我们，保胎的生活原则"宜动不宜静"。这是为什么呢？

人是一个有机的整体，整个机体

的活动是在大脑皮层的控制、指挥下进行的。怀孕后照常参加生产劳动、走亲访友、游山玩水，使身心在大自然的美景中得到熏陶，并在良好的社会环境中接受人们的关爱，能够使孕妈妈精神振奋、心情舒畅、情绪乐观，对孕妈妈的大脑皮层是一种良性刺激，有利于其发挥正常的生理功能，孕妈妈层下中枢、内分泌系统及其控制的器官、组织的功能得以正常发挥，妊娠也就会顺利地进行下去。

相反，如果孕妈妈过分强调休息，把自己禁锢在一个小圈子里，心思过分集中在自己身上，一次偶然的腹痛、一次小量的流血，都会引发紧张心理，结果一会儿怕死胎，一会儿怕难产，"体虽休而心不宁"。与此同时，与外界接触少，烦恼无处倾吐，快乐无处表露，工作上的困难、学习中的问题、生活里的不顺，无处倾诉，无法换取同事或朋友们的安慰和支持。这些非良性刺激反应会通过影响大脑皮层干扰正常的妊娠。

孕妈妈常活动还能使消化系统保持活跃的运转：消化液分泌旺盛、胃肠道蠕动增强、食欲增强，有利于摄取足够营养，提高抵抗力，保证胎盘功能正常，流产也就不易发生。相反，孕妈妈休息太多，甚至绝对不活动，势必造成食欲不

振，其后果是大人吃亏，孩子也吃亏。

孕妈妈正常活动，还可使血液循环快，有利于机体的"吐故纳新"，胎盘也会因此而得到足够的血液供应，保证胎儿在子宫内生长发育。

当妈妈是件自豪的事，孕妈妈们别忘记：挺起大肚子，走出小圈子。

16. 孕妈妈要劳逸结合

专家主张孕妈妈"身欲微劳"，认为过劳伤胎，微劳宜胎。因为微劳可使血脉疏通，防止难产。

女性怀孕以后，已经给身体增加了许多负担，如果再让孕妈妈参加重体力劳动，就会吃不消了。因为重体力劳动需要消耗的热量很多，这就要大大增加心脏的输血量；而心脏输血量增多，必然要增加心脏负担，使心跳加快，有发生心力衰竭的危险。此外，孕妈妈也不

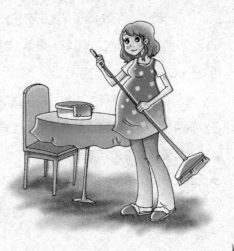

要长时间弯腰或蹲着干活，因为这样腹部的压力会大大增加，影响血液循环，不利于胎儿的生长发育。

17. 孕妈妈开车安全守则

孕妈妈开车要遵守"完全平安开车守则"：

❶ 时速请勿超过60公里。

❷ 避免紧急刹车。

❸ 每天只开熟悉路线，而且连续驾车尽量不超过1小时。

❹ 不要开车上高速公路。

❺ 请系好安全带。

❻ 6个月以上的孕妈妈，最好别开车。

❼ 尽量不要开新车，新车的异味较大，车内空气质量不如旧车好。

❽ 绝不赌气：女性车主通常比较温柔，不过当遭到其他车辆"欺负"时，难免也会赌个气。但是，如果是孕妈妈的话，就一定要以"大局"为重，千万不要与他人一般见识，否则，不但气坏自己、影响胎儿，如果控制不住情绪，会给孕妈妈带来更严重的后果。

❾ 新手对交通规则和车辆操作都很生疏，处理突发情况更是缺乏经验，这样会造成精神的高度紧张。过度紧张对腹内的胎儿绝对是不利的，所以新手怀孕后最好不要开车。

18. 常享受"音乐浴"好处多

"音乐浴"，它不同于单纯听音乐，而是把音乐、静坐融为一体，对解除疲乏、心胸郁闷、头昏、头痛有立竿见影的效果，对治病强身也有一定疗效。现介绍给大家，大家不妨试一试。

准备：坐在带靠背的沙发、椅子或躺椅上，双腿放在前面比坐椅稍高的凳子上，手放在双腿两边，闭上眼睛，全身放松。收录机放置在一定距离的地方，音量开到适中，音乐以自己喜爱的为主，节奏较明快为好，太快太慢影响效果，若先舒缓，后明快，更激进也可。音乐要连续播放10分钟左右。

享受音乐：随着音乐的奏起，全身自然放松，头脑开始感受。首先感受到音乐如波浪

般一次一次有节奏地向你冲来，冲走了疲乏，冲醒
了头脑，血液在全身正随着音乐节奏流动（时间
控制在3分钟或一首乐曲为限）。其次，想象音
乐如温热的水流自头顶向下流动，血液也在从
头到脚来回有节奏地流动（时间约5分钟或一
首乐曲为限）。最后睁开眼，随着音乐的节
奏，头微微地摇动（注意，不可大动），手、
脚、腰身也在有节奏地颤动，时间约2分钟或
一首乐曲为限。

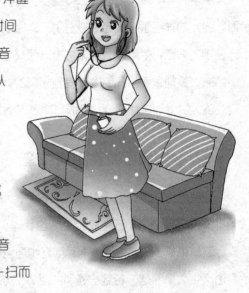

结束：起身关掉音乐，走动走动。享受完音
乐浴，一般头脑的昏沉感和身体的疲乏感会一扫而
光，变得头脑清醒，神采奕奕，好像换了一个人。

享受"音乐浴"要求环境安静，头脑力求安宁，感受放在音乐的节奏上，时间尽量不
要超过10分钟，长了反而引起疲劳。

19. 孕妈妈不适合坐浴

女性在经期经常洗澡是很必要的。但是，有些孕妈妈洗澡时使用浴盆，采取坐浴法，
特别是在一些工厂、企事业单位无淋浴设备的浴室中，一些孕妈妈甚至进入池塘洗澡，这
是不符合孕妈妈卫生要求的，容易给孕妈妈母子带来致病危险。

女性的阴道分泌物呈酸性，具有抑制细菌生长的自然防御能力。女性怀孕后，如果在
洗澡时将臀部浸入污水中，污水流入阴道，冲淡了阴道酸性分泌物，同时将大量细菌带入
阴道，这样就给细菌造成可乘之机，很容易引起感染发炎，危及胎儿的正常发育和母体健
康，严重时甚至会造成早产。

孕妈妈洗澡最好使用淋浴，如用浴盆，则应注意臀部要高出水面，不要浸入水中。

20. 孕妈妈要洗温水浴

孕妈妈要避免热水浴或蒸气浴，因为母体温度过高会造成胎儿畸形或发育不良。
高热的影响会使分裂中的细胞死亡。

实验证明，母体产生高热，最易伤害胎儿正在发育中的中枢神经。怀孕在10～14周时，胎儿的神经系统发育很快。由于外因或孕妈妈体内发烧引起的体温升高，会杀死那些分裂中的细胞，使胎儿大脑无法充分而又全面地发育，以获得遗传上的潜能。孕妈妈伤害的结果，重则会使胎儿的关节受到永久的损伤，或导致肌肉组织的日益萎缩；轻则也会使胎儿的大脑受到某种抑制，从而影响后天的智力。

21. 孕妈妈不要在厨房久留

家庭的厨房是粉尘、有毒气体密度最大的地方，甚至超过一些工厂。

天然气燃烧后，二氧化碳的浓度比室外高出许多倍；煤燃烧后，释放出大量二氧化硫、二氧化氮、一氧化碳，而且煤烟中还含有强烈致癌物——苯并芘。除此之外，煎炒食物也产生大量油烟。若厨房通风不良，二氧化碳平均浓度为国家标准的5倍，氢氧化物的平均浓度为14倍，特别是苯并芘远远超过了室外空气中的浓度。所以专家指出，孕妈妈应少去厨房，或尽可能减少停留时间。要求家庭厨房要安装排风扇或排油烟机，以利于除烟除尘。当然也可选孕妈妈炊具，如电饭煲之类。

22. 孕妈妈不要长时间吹电扇

孕妈妈的新陈代谢十分旺盛，皮肤的散热量也同时增加，在炎热的夏季出汗很多，因此常常借助电风扇纳凉。如果孕妈妈用电风扇久吹不停，就会有头晕头痛、疲乏无力、食欲下降等不适出现。

这是因为，电风扇吹到皮肤上时，汗液蒸发作用会使皮肤温度骤然下降，导致皮肤毛细血管收缩，血管外周阻力增加，而使血压升高，表皮血管舒张状态，血流量增多，尤其是头部因皮肤血管丰富，充血明显，对冷的刺激敏感，所以易引起头晕头痛症状。还有，为了调节全身体温，达到均衡状态，全身的神经系统和各器官组织必须加紧工作。因此，吹风时间长，并不感到轻松，反而容易疲劳。

孕妈妈出汗时，更不要马上吹电风扇，因为这时全身皮肤毛孔疏松，汗腺大开，邪风极易乘虚而入，轻者伤风感冒，重者高烧不退，给孕妈妈、胎儿带来危害。

因此，孕妈妈应避免突然或长时间吹电风扇，更不可用吹电风扇的方法落汗。同样，使用空调也不宜将温度降得过低，更不应到空调下边吹风纳凉。

准爸爸必读

孕妈妈怀孕期间会经常出现腰酸背痛、下肢水肿的情况，准爸爸最好在每晚临睡前，帮助妻子按摩腰背、小腿和脚，用轻柔的按摩来缓解或预防这些情况发生。

23. 家电对孕妈妈的影响

孕妈妈使用空调适度，可以去暑防热，但用空调时间过长则不利。因为，打开空调后，房间门窗要紧闭，室内空气质量会降低。孕妈妈的新陈代谢快，长时间在有空调的房间停留，孕妈妈会头痛、头晕。另外，开空调房间与室外有一定温差，温差过大易使孕妈妈感冒，孕妈妈感冒后会给用药带来困难。

电冰箱、空调的噪声和微波炉的微波，对孕妈妈有可能造成一定影响，使用电器时要注意避免损害，以利于孕妈妈的健康。

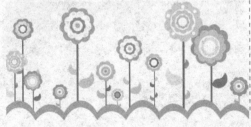

24. 孕妈妈看电影、电视应注意什么

在怀孕早期要尽量少看电影、电视，以免对胎儿产生不利影响；到了妊娠中、晚期看电视也应有所节制，且时间不宜过长，内容要有所选择，以风光片、娱乐片和柔情、喜剧片为好，不看武打片、凶杀片，不看惊险、恐怖的镜头，音量宜小些。

25. 孕妈妈可以使用手机吗

现在手机相当普遍，几乎是人手一部。而孕妈妈使用手机不利，在怀孕期间应控制使用手机。

人的重要器官——大脑的最强有力的电磁波源。手机的天线能接发强有力的微波，所产生的能量有60%能被人脑组织所吸收。大脑、眼睛、生殖系统是人体对微波辐射最敏感的部位，其对人体健康的影响主要是长期、缓慢的影响。有资料证明，手机严重的电磁波辐射对胎儿有致畸作用，手机还能引起内分泌紊乱，影响泌乳，因此说，孕妈妈不要常用手机，以免影响胎儿健康成长和影响孕妈妈分泌乳液，分娩后给哺乳造成困难。

所以，孕妈妈要慎用手机。如必须要

用，尽量缩短通话时间，使用次数和时间越少越好。

26. 孕妈妈一样可以很漂亮

女人，要学会对自己好一点，再好一点！爱惜自己的一切，爱自己多一点，才能让自己更漂亮。作为孕妈妈，绝不要让自己沦为"黄脸婆""孩子妈"，要知道，要成为美女就不能成为懒女人。好好学习，孕妈妈同样可以很漂亮。

❶ 要睡觉的时候，拿小黄瓜切片放置脸上过几分钟拿下来，1个月你的脸就会白嫩。

❷ 睡前用化妆水浸湿化妆棉，敷在脸上20分钟，每周3次，你的皮肤会有想不到的水亮清透。

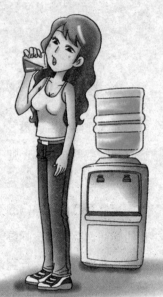

❸ 每天起床喝2杯水，其中一杯加些盐，可以清肠胃。

❹ 出门前一定要擦隔离霜及防晒乳，回到家记得要马上卸妆。

❺ 先用温水再用冷水洗脸会让肌肤既干净且毛细孔会变小。

❻ 一定要多喝水不熬夜，少吃油炸类的东西，保持皮肤清洁。

❼ 晚上少喝水，白天多喝水，睡前敷水亮面膜；多吃水果，不喝酒不抽烟不熬夜，定可以水亮。

准爸爸必读

怀孕期间，孕妈妈皮肤变黑：大多数孕妈妈在怀孕后皮肤色素加深，乳晕外阴，大腿内侧都会变黑，有的孕妈妈面部形成蝴蝶斑。这是由于雌激素和孕激素刺激了垂体分泌黑促素。准爸爸应该学会赞美妻子，长了蝴蝶斑的妻子有一种欧美风情。告诉她自己非常喜欢她现在的样子，消除妻子的顾虑。

27. 孕妈妈该怎么化妆

现在有很多女性喜欢化妆。适宜的化妆，使女性更加漂亮，更富魅力。可是孕妈妈化妆则与未怀孕时应有所不同，否则会伤害胎儿。

怀孕期间，由于女性身体内分泌改变，黑色素沉淀增加，孕妈妈易出现雀斑，为掩饰雀斑，有的孕妈妈化妆过浓，这不利于胎儿。化妆品中的有毒成分侵入人体后再通过胎盘，就会伤害胎儿，以致发育不良，甚至致畸。

孕妈妈自怀孕5个月起，皮肤会变得干燥和粗糙，适当的皮肤保养是可以的。但孕妈妈化妆应以淡为好，因为孕妈妈皮肤比较敏感，如果使用过多化妆品，浓妆艳抹，会刺激皮肤，引起过敏。孕妈妈化妆使用日常用的乳液或面霜即可，以保养皮肤，防止干燥。妊娠雀斑分娩后即会逐渐消失。

28. 孕妈妈能染发烫发吗

有的女性孕前有染发、烫发的习惯，但在怀孕后则应限制染发、烫发。这是因为，孕妈妈的皮肤敏感度较高，染发、烫发剂，会给自己和胎儿带来伤害。

一些染发剂接触皮肤后，可刺激皮肤，引起头痛和面部肿胀，眼睛也会受到伤害，难以睁开，严重时还会引起流产。有报道，染发剂对胎儿有致畸作用。其实长期染发也会对女性的皮肤有损害，有资料表明，不良的染发剂，可引起皮肤癌和乳腺癌，这对孕妈妈和胎儿健康十分不利。

有的孕妈妈烫发用冷烫精，也有害于头发。孕中期以后，孕妈妈的头发往往比较脆弱，且易于脱落，用冷烫精来做头发，会加剧头发的老化和脱落。

为了胎儿和自身的健康，孕妈妈应忌染发、烫发。

29. 孕妈妈能不能涂指甲油

有的女性喜欢在手指上涂指甲油，但是孕妈妈则不应涂指甲油，以免对胎儿造成损害。

目前市场上销售的指甲油大多是以硝化纤维为基料，配以丙酮、乙酯、丁酯、苯二甲酸等化学溶剂和各色染料制成。这些化学物质对人体有一定的毒害作用。孕妈妈用手拿东西吃时，指甲油中的有毒化学物质很容易随食物进入体内，并能通过胎盘和血液进入胎儿体内，日积月累，就会影响胎儿健康。此外，有的孕妈妈指甲脆而易折断，往往也是由涂指甲油造成的。

还有，孕妈妈涂指甲油，掩盖了指甲的本来颜色，医生在诊断是否有缺血现象和有无心脏病时很难做参考依据，这时产前检查的可靠性就减了砝码。

30. 孕妈妈变"丑"时怎么办

在现实生活中，有许多面容娇美，皮肤白皙，体态优美苗条的女子，一旦怀孕以后，便一改常态，不仅形体变得肥胖臃肿，而且在腹部、乳房等部位相继出现色素沉着和妊娠纹，有的甚至在面部出现了灰色或黄褐色的斑点、斑块，变得不复有怀孕前的那种窈窕风韵，因而感到忧愁和烦恼，深怕这种"丑"会延续下去。

一般说来，女性在孕期所出现的这种"丑"的变化，在分娩之后会逐渐消失的，因此，不必过于担忧。因为胎儿出生以后，体内的内分泌水平会逐渐恢复正常，肌肤亦会逐渐恢复原来的模样。但对于孕期"丑"的生理变化，要善于因势利导，采取适当的保养措施。例如，注意皮肤、乳房、腹部及外阴的清洁卫生，适当限制食盐的摄入，多吃些新鲜蔬菜和水果，减少冷热等物理、化学因素和不良精神因素的刺激，平时应注意避免在阳光下长时间暴晒，白天外出时最好戴上大沿白布帽，也可以打遮阳伞，搽一些防晒霜，以免在紫外线的照射下加快孕妈妈黄褐斑、蝴蝶斑的形成和发展。

为了弥补在怀孕期间变"丑"的模样，孕妈妈可以适当地化妆打扮。不过，有些化妆品如染发剂、香波、冷烫精和口红等则不宜使用，因为这些化妆品会对胎儿的正常生长发育和健康造成危害，其他化妆品只要使用适量并注意化淡妆，一般是不会对胎儿有什么影响的。怀孕初期，由于内分泌代谢原因，颜色不如孕前，化妆时可稍加色彩，所使用的化妆品除了用比自己皮肤颜色较深的粉底外，脸颊涂上淡淡的胭脂，这样会使脸色红润些，画眉和

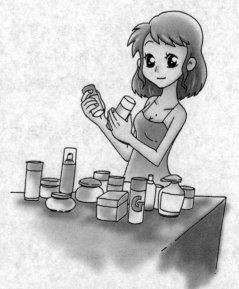

画眼线则会使人感到精神些，对于怀孕中期脸部出现的斑块，可每星期进行两次面膜，敷面剂的调制是：用面粉两勺，蛋清一个，蜂蜜1/4勺，橄榄油数滴，加半个柠檬的汁调成糊状敷面，这样对防治斑块有一定的作用。

31. 孕妈妈长痘痘该怎么办

❶ 保持脸部及全身的清洁。使用适合自己肤质的清洁剂洗脸。洗脸时，轻轻按摩患处，以利毛孔畅通。

❷ 注意饮食，多吃蔬菜、水果、少吃油炸、高热量及辛辣食物。怀孕当中，青春痘长得厉害的妈妈，坐月子时不要吃油腻的食物。

❸ 不当的外用品会引发青春痘，或是让青春痘更加恶化。常可见到孕妈妈们为了掩饰脸上的青春痘，擦了很厚的粉底，一层又一层的遮瑕膏。其实，这么做，只会让毛孔阻塞更严重，而对青春痘没一点好处。

❹ 保持心情愉快、睡眠充足。越紧张，越烦恼，青春痘长得越多。

❺ 不要挤捏青春痘，以免手上的细菌造成二次感染，或是留下永久性的凹洞。

❻ 配合医生的建议按时治疗，才能得到适当的控制。

32. 孕妈妈要预防黄褐斑

由于怀孕而损坏娇好的容颜，这对爱美的女性来说多少会有一点遗憾。孕妈妈在怀孕期间随着时间的延长，脸上往往容易出现深褐色的对称斑点，这便是女性的美容"杀手"——黄褐斑。黄褐斑的发生与孕妈妈体内的雌孕激素升高是密切相关的，因此如果调节人体的激素平衡，纠正人体的内分泌紊乱是防斑治斑的关键。

为了达到防斑治斑的目的，生活调理与药物治疗应当并驾齐驱。生活上主要是要从吃抓起。孕妈妈要切忌吃油腻的食物，烹调方法也应注意，尽量避免煎炸，以免"上火"，加重内分泌的失衡。富含维生素C的食物：狝猴桃、西红柿、柠檬、各类新鲜蔬菜；富含维生素E的食物：黄豆、牛奶、带谷皮类食物。这些都对防治黄褐斑有很好的疗效。药物治疗应当尽早，而且选择药物尤须谨慎，应以无毒副作用的中成药为主，听医嘱。

33. 孕妈妈如何减轻妊娠纹

孕妈妈从有小宝宝的那一刻开始，就会经历许多惊喜，也伴随着许多无奈。据美容专家统计，大约有七成的孕妈妈在怀孕6个月左右的时候，肚皮上会出现一条条弯曲的带状花纹，开始的时候是粉红色或紫红色的，等产下小宝宝后就会变成银白色。这些花纹就是传说中的妊娠纹，妊娠纹不仅仅出现在腹部，而且还广泛分布在乳房上、大腿内侧和臀部。妊娠纹一但形成，可是一辈子都不会消失的哦，这些可恶的皱纹，给爱美的妈妈们带来了极大的烦恼。因此孕妈妈必须掌握如何预防妊娠纹。

如果只要孕妈妈在怀孕期间，懂得做特别护理，妊娠纹是可以避免的，即使在生产后，仍可以拥有一个光滑的肚皮。要想摆脱妊娠纹的困扰，请你得做好以下的事情：

少吃甜品及碳水化合物：太甜的食品、碳水化合物以及油炸的食物，都含有过量的脂肪，除了使孕妈妈呕吐反应增强外，还能使体重暴增。

确保肌肤滋润：皮肤过分干燥，其拉扯感觉也会比较强烈，所以必须长期涂润肤露，保持肌肤的湿度。

严格控制体重：在怀孕期间，体重增加8公斤是正常的，但一超过这标准，或在短时间内体重急剧增加，便要向医生咨询情况了。

适当运动消耗掉多余的脂肪：孕妈妈应该每星期做适量的产前运动，来降低体内多余脂肪的积聚，这样也能使生产时痛苦减轻。

预备束腹带和束腹裤：在一般内衣店都有专为孕妈妈而设的束腹带和束腹裤，其作用是承托宝宝的重量，减轻孕妈妈的负担，承托下腹也能有效预防妊娠纹，详情可向医生咨询。

孕妈妈健康小贴士

孕妈妈最好在无压力的情形下进行胎教，因为压力会促使CRH（皮质促进素释放因子）的分泌，引起早产，也会使流向子宫胎盘的血液减少，胎儿发育受到影响，甚至发生早产、出血等。

34. 孕妈妈不可以扎紧腹部

有些孕妈妈认为衣服穿得宽大或裤带扎得过松，胎儿会长得过大，难于分娩，或者怕腹部增大不好看。因而，她们除了选紧身的衣服穿之外，还将裤带扎得很紧，或者用宽布带把腹部紧紧扎起来。这种做法不仅会使孕妈妈不舒服，而且还会影响胎儿的生长发育。更为严重的是，妊娠后期会出现垂腹和胎位不正。

孕妈妈如果用扎紧裤带或布带的方法来减小胎儿的体重是不科学的，这不利于胎儿生长发育。一般无特殊情况，胎儿也不会过大。正确的做法是注意饮食营养，不可吃得过多，才能保证新生儿体重在3200克左右。

35. 保护乳房该从何时开始

从怀孕的第四个月起，就要经常用肥皂和温水擦洗乳头，将上面干痂擦掉，抹上油脂，防止乳头破裂。

此外，一定要做妇产科门诊检查，注意乳头长短和有无凹陷，以免影响产后哺乳，如乳头扁平、内陷，就应开始作乳房按摩。

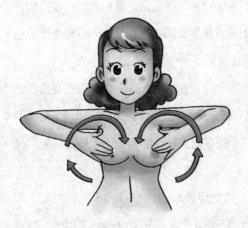

36. 孕妈妈还适合戴胸罩吗

孕期戴胸罩是必不可少的。因为孕期乳房为给哺乳做准备而日益增大。但是没有哪一块肌肉可以阻止乳房增大或撑起变得太重的乳房。此时戴上一个合适的胸罩，托住乳房，使其保持在原来位置上，就变得十分必要了。你要精心选择合适的胸罩。这个胸罩必须能托起你的乳房，但不会把它们压扁，并且要使两个乳房完全分开。胸罩的两个"兜"，必须深而且要加厚。最好选用专门为孕妈妈设计的胸罩，质地为布料更好，因为化学纤维的胸罩会使乳房摩擦裂伤。为了避免肌肉过度紧张，晚上应和白天一样戴上胸罩。

目前提倡母乳喂养，在用胸罩保持健美的同时，还应进行乳房护理。孕期每天均应用清水清洗乳房。孕末期分泌初乳的，应用肥皂及清水进行清洗，以防形成小痂盖。乳头内凹者应定期牵伸乳头，以免将来妨碍给婴儿哺乳。

37. 怀孕后要减少对乳房的刺激

孕期过多地刺激孕妈妈的乳房、乳头，乳房、乳头会充血兴奋，容易引起子宫收缩，如果捏挤乳房及乳头，子宫收缩可能会更加明显。当然短暂性的刺激引起子宫收缩从而造成早产的可能性很小，在正常的性爱中如果不是刻意而持续长时间地刺激乳头，不会有什么问题。但是如果长时间、反复多次、粗暴地刺激乳头，尤其是在怀孕早期或晚期，可能会引起子宫收缩，从而造成流产或早产。所以，孕期不要过多地刺激乳房及乳头。

孕妈妈健康小贴士

女性在怀孕后，由于激素作用，致使乳房开始增大，充血明显。孕妈妈有乳房发胀甚至刺痛的感觉，乳头增大变黑，容易发生勃起。乳晕着色变黑，面积增大。此时，由于受到内分泌的影响，孕妈妈的乳房会很敏感，对爱抚的反应更加强烈。

38. 孕期体重会有什么变化

医学界一度的风行看法，孕妈妈的体重增加应该限制在7千克以内，现在则察觉，这样的增加数量不足以保障婴儿健康，孕妈妈的体重增加总数如果少于9千克，便比较容易发生早产、胎儿太小以及在子宫内成长迟缓的现象。

与此同时，也不能尽情地吃，不用在乎体重的增加情况，原因是体重增加太多，会有许多严重风险，对胎儿的评估与衡量变得比较困难，过量的体重会造成肌肉的沉重负担，因而引起背痛、腿痛、容易疲劳和静脉曲张；如果饮食偏重高脂肪和碳水化合物而低蛋白质的话，可能导致妊高征；胎儿过大，无法自然生产。

那么，孕妈妈的体重一般以增加多少为好呢？一般而言，孕妈妈的体重增加量应该介于9~13.5千克之间，最多不可超过16千克。其中的分配量，胎儿约占6.3~10.8千克，胎盘、乳房、体液和其他副产品约介于6.3~10.8千克之间，在这种情况下，同时也能确保母体迅速恢复孕前体重。

一般体型的女性，在妊娠初期（前3个月）大约应该增加1.4~1.8千克，然后一周约增加0.5千克；在妊娠中期的增加总数大约5.6~6.3千克；在第7和第8个月时，体重应该继续维持一周增加0.5千克，到第9个月时，则全月只能增加0.5千克或1千克，或根本不增加，在妊娠后期（后3个月）的增加总数为3~4千克。

39. 孕妈妈能玩猫吗

孕妈妈玩猫，易感染弓形体原虫。胎儿从母体感染后可引起早产、死产或产后呈活动性疾病，表现为脉络膜视网膜炎、抽搐、发热、黄疸、肝脾肿大、皮疹等，以后还会发生脑积水，严重影响胎儿的身体健康与智力发育。所以，孕妈妈不应玩猫。

40. 孕妈妈不要久晒日光浴

阳光照射可合成维生素D，孕期缺少阳光照射会造成维生素D缺乏，影响胎儿早期大脑发育，增加患精神疾患的可能性。

孕妈妈在享受日光浴的时候要做好防晒工作，否则你的皮肤会受到阳光的伤害。所以，孕妈妈晒太阳必须要适当，不要过多进行日光浴，防晒霜的选择要SPF值在30左右的产品，而且要用那些比较温和的产品，否则就会对胎宝宝产生影响。此外，由于日光对血管的作用，还会加重孕妈妈的静脉曲张。

准爸爸必读

怀孕期间，孕妈妈呼吸加重：到怀孕晚期时，你会觉得妻子说话总是上气不接下气。随着子宫的增大，孕妈妈胸廓活动相应增加，并以胸式呼吸为主，以保持气体充分交换。她的呼吸次数不变，但每次呼出和吸入的量增加，每分钟通气量平均增加3升。妻子是为了宝宝的成长而在加紧工作，所以请不要在听妻子讲话时表现出不耐烦。

41. 孕期还能戴隐形眼镜吗

我国是近视高发生率国家，很多女性都近视。据资料统计孕前使用隐形眼镜的女性，80%的女性怀孕后继续使用隐形眼镜。但很多女性根本不知道，怀孕后应尽量避免戴隐形眼镜或经眼科专家同意后才能使用，否则引发角膜炎和结膜炎的可能性将比平时增大。

之所以如此，以下几点是主要原因：

❶ 孕妈妈由于内分泌系统发生很大变化，角膜组织发生轻度水肿，使角膜的厚度增加，而隐形眼镜本身就会阻隔角膜接触空气。

❷ 孕期如果继续戴隐形眼镜，将增加角膜缺氧，使角膜发生损伤引起敏感度下降，敏感度下降将带来视力减退、无故流泪等。

❸ 孕妈妈的泪液分泌量也比平常减少，黏液成分增加，眼角膜弧度也会发生一些变化，容易造成角膜损伤，引发眼睛有异物感、有摩擦感、眼睛干涩。

❹ 孕妈妈角膜的小动脉也会发生挛缩，使血流量减少，引发结膜炎的可能性比平时大。

42. 孕妈妈多看漂亮宝宝照片有利情绪

很多孕妈妈为了生一个漂亮的宝宝，怀孕时满屋子贴的都是各式各样可爱宝宝的照片，每天一睁眼，就能看到这些可爱的宝宝。因为听人说，想生一个什么样的宝宝，最好天天看着这个宝宝的照片，如果你眼睛小，就找一张大眼睛宝宝的照片天天看，生出来的宝宝就会漂亮。但看照片只是一种心理作用，其实在怀孕期间看可爱宝宝的照片便能生出一个漂亮宝宝，也只是一种心理作用，没有科学依据。可以说，这也只不过是舒缓孕妈妈心情的一种方式，让她天天看着这些可爱的宝宝，心情会变好。

43.怀了双胞胎要注意些什么

双胞胎孕妈妈罹患妊娠高血压的机会约为普通孕妈妈的4倍左右，所以一旦确认怀上了双胞胎，你就得将跟医生的"约会"安排得更频繁和有规律。双胞胎怀孕，因怀孕中胎儿患上各种病症的机会大大增加，所以产前检查要与一般单胎产检的时间有所区别，相对次数应更多，因为你需要更频繁的监测胎儿发育的症状，有时甚至需要住院安胎或监测胎儿的生长状况等。

所以双胞胎孕妈妈每次产检后应跟医生确定下次产检的时间，询问是否要增加产前照顾与检查的频率，以确保胎儿的健康。生产前可能需要多做一次超声波检查以确定宝宝们的胎位与体重，作为生产方式与时间的参考。

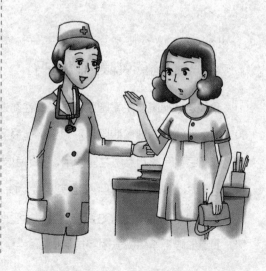

44. 乙肝妈妈孕期该注意些什么

患有乙肝的孕妈妈孕期该注意哪些内容：

❶ 怀孕期间要定期到指定医院进行孕期检查，包括肝功能系列指标、血常规、B超等，了解肝脏变化情况。

❷ 孕期用药要特别注意，可以在医生指导下，使用一些安全的保肝药物，尽量避免使用对肝脏有毒性作用的药物。

❸ 妊娠36周后，应绝对禁止性生活，防止流产、胎膜早破及宫内感染。

❹ 怀孕后，要在医生指导下及时进行联合免疫阻断，阻断母婴传播。

孕妈妈健康小贴士

乙肝患者如果怀孕期间出现明显的疲乏、食欲减退、尿色深黄、眼睛发黄等异常表现，应及时到医院检查，经产科和传染科医生共同会诊后，决定是否要继续妊娠。

45. 孕期可以养花种草吗

孕妈妈居室内不宜多放花草。因为有些花草对人体有不良影响，会引起孕妈妈的不良反应。

❶ 有些花草，如万年青、五彩球、洋绣球、仙人掌、报春花等能够引起接触过敏。孕妈妈皮肤触及它们后或花的汁液弄到皮肤上，会发生急性皮肤过敏反应，表现为瘙痒、皮肤黏膜水肿等症状，这对孕妈妈和胎儿都不利。

❷ 有些具有浓郁香气的花草，如茉莉花、水仙、木兰、丁香、夹竹桃等会引起孕妈妈嗅觉过敏，会降低孕妈妈的嗅觉和食欲，甚至引起头痛、恶心、呕吐等症状，这对胎儿也不利。

46. 什么时候该开始练习辅助动作

所谓辅助动作，指为使分娩尽可能顺利的动作，练习此动作是为了减轻阵痛的痛苦，减轻分娩时引起的肌肉发酸和疼痛，而且能使全身松弛，防止白白地消耗热量，同时也包含练习分娩时用力方法的动作。

练习辅助运作，应从怀孕36周开始，在这以前就开始做的话，有时会导致早产，特别是用力的动作，其危险性更大，因此，要掌握好要领。《怀孕分娩育儿同步百科》中曾对此辅助动作作了介绍，在这里就不一一地举例了。

47. 孕妈妈要尽量少乘电梯

通常人们坐电梯时都会有些失重的感觉，尤其是高速电梯，从上面下来时，会突然觉得心被悬到了空中，当电梯到达底层时又有"一块石头落地"的感觉，所以有些孕妈妈就会担心这对宝宝有影响。其实，一般电梯的行驶速度是有限的，给人造成的失重感也是常人可以承受的，因此孕妈妈乘电梯基本上不会对腹中胎儿造成伤害。

当然，这也要看个人的敏感程度，如果乘坐电梯时出现如头晕、心慌、出汗等问题，这样孕妈妈尽量避免乘坐。如果居住的楼层在四层以下，爬爬楼梯是可以的，但不提倡把爬楼梯当锻

孕妈妈健康小贴士

临床上有因乘坐高速电梯而流产的情况，那么孕妈妈尽量少乘电梯，尤其少乘高层电梯。

炼，因为随着妊娠的进展，孕妈妈体重增加，血容量及心搏出量也相应增加，这本身就增加了心脏的负担，而爬楼梯要克服重力，是一项较为费力的有氧运动，所以不适合孕期进行。

48. 孕妈妈要远离噪声

孕妈妈绝对不要忽视噪声的污染，要小心噪声。

噪声不光是我们平时注意到的交通噪声、建筑噪声等，还包括家电噪声。随着科技进步、社会发展，家用电器逐渐增多：冰箱、空调、洗衣机启动和运行所产生的噪声，堪称"隐形污染源"。

噪声有害于心血管系统和神经系统。容易引起孕妈妈烦躁，导致内分泌功能紊乱；本来怀孕期间情绪波动就比

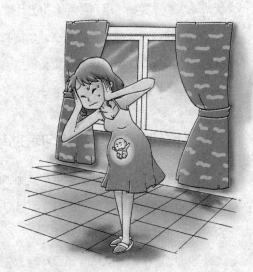

较大，噪声会加大孕妈妈烦躁易怒的情绪，影响孕妈妈的睡眠，造成疲倦。噪声还会加快胎心、增加胎动、损害胎儿的听觉器官。严重时，还会引起子宫强烈收缩，导致流产、早产。

噪声对胎儿有如此严重影响，因此，孕妈妈要警惕身边的噪声，不要受噪声影响，更不要收听震耳欲聋的刺激性音乐。

49. 孕妈妈要避免汽油味

生活在城市中，每个人都需要乘坐各种交通工具。现代的交通工具大都使用汽油作为动力，如汽车、摩托车、飞机等，因此，汽油作为动力燃料每个人都是离不开的。

一些航空汽油、车用汽油和溶剂汽油对人体的危害都较大，因为这些动力汽油为了防震防爆，都加入了一定量的四乙基铅，故又称为乙基汽油。乙基汽油燃烧时，四乙基铅即分解，放出铅，随废气排入大气中，人通过呼吸吸入体内的铅会在血液中积累，进而对人体包括孕妈妈腹中的胎儿产生危害，可引起铅中毒和胎儿先天性发育畸形。尤其是胎儿由于抵抗力不足，受害更大，因此，孕妈妈不宜多闻汽油。

孕妈妈假如由于用嘴虹吸分装汽油或手上粘有汽油误人口中，则会通过消化道吸收而引起严重中毒。因此，孕妈妈不宜从事生产、配制或保管四乙基铅、乙基溶液和乙基汽油的工作。

50. 孕晚期要学会腹式呼吸法

到了孕晚期，孕妈妈的耗氧量明显增加，并且胎宝宝生长发育最快，他居住的环境也变得越来越小，如果孕妈妈练习腹式呼吸，不仅能给胎宝宝输送新鲜的空气，而且可以镇静神经，消除紧张与不适，在分娩或阵痛时，还能缓解你的紧张心理。

❶ 挺直腰部，双腿自然盘坐于垫子上，双手轻轻放于腹部，指尖相触。

❷ 吸气，将空气直接吸入腹部，让气流带动双手自然分开，随着腹部扩

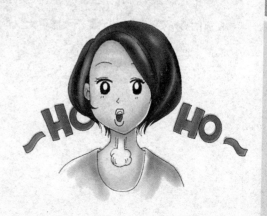

张，横隔膜下降；呼气，腹部向内、朝脊柱方向收，横隔膜自然上升。

功效：腹式呼吸能起到按摩腹腔、内脏的功效，增强脏器功能。

51. 孕晚期要为母乳喂养做准备

妊娠以后，由于激素的作用，孕妈妈的乳房都会有一个充分的发育，增长的速度非常快，在这个过程中，需要有一个正常的保健。

❶ 要适当地托起乳房，不要穿过于小的胸罩，限制乳房的增长。

❷ 在穿合适胸罩的过程中，一定要把胸罩托起来，让整个胸罩托住乳房，而不要穿一半，勒住乳房。

❸ 再一个不能穿带钢托的胸罩，因为那种胸罩会勒在乳房上，这样造成乳腺导管的打折，乳路不通。

因为妊娠期间体脂腺分泌非常旺盛，有很多体脂线分泌以后，阻塞在乳头乳腺导管开头处，所以在妊娠期间，定期用油脂类的东西清洁乳头，清除乳头阻塞的皮脂腺或者一些皮垢，保证乳腺的通畅。

孕妈妈健康小贴士

孕期如果乳房增长特别厉害，可能很多是脂肪组织增长，而不是真正乳腺细胞在增长，这种乳房产后很难有特别充足的乳汁，因为乳汁的分泌都是有乳腺细胞决定的，而不是由乳腺细胞外面的脂肪决定的。这就要求孕妈妈在饮食方面，要注意适当地增加蛋白质的摄入，而脂肪的含量不要吃得太多，高糖的东西吃多了以后，人体自然会转化成脂肪，但是很难转化成蛋白质。

第二节

小心翼翼地保胎养胎

1. 胎儿在腹，全仗孕妈妈护养

胚胎与母体之间有着重要的关系，母体与胚胎相通者为脐带；气血经脐带以供养胎儿，胎儿方能得以生长发育。所以中医十分重视脐带的作用，称之为"生门"、"命蒂"。

2. 不要让胎儿患佝偻病

佝偻病是小儿的常见病，这在人们的印象中已经形成了固定的概念。最近，一些研究结果表明，佝偻病并不全是小儿在生长发育过程中缺乏维生素D后发生的，有一部分小儿的佝偻病始于胎儿期。

几年来，经研究证实胎儿佝偻病是存在的，其发病率分别是14.6%和15.4%，其高发时期是在怀孕16~23周，出生时体重大于3500克、身长大于50厘米的新生儿中佝偻病的发生率可达20%。

胎儿佝偻病的发生原因很多。一是不少孕妈妈患有慢性肠道疾病、慢性胆囊炎、慢性肝炎、慢性肾炎等病，这些病的存在会影响维生素D的吸收；二是孕妈妈不注意营养平衡，食欲减退，进食减少，偏食挑食，致使维生素D的摄入不足；三是由于冬夏天气的过冷过热，孕妈妈晒太阳过少，使皮内的脱氢胆固醇不能转化为维生素D。以上几种原因导致孕妈妈体内维生素D缺乏，影响钙的代谢，使母体内钙平衡失调。孕妈妈缺钙，不仅影响其正常生理功能，对于胎儿来讲，可使其骨骼发育、体重增长受到影响，发生先天性佝偻病。

可见，只有预防孕妈妈维生素D缺乏才能不使胎儿患佝偻病。孕妈妈平时要多晒太阳，患病后要及时治疗，注意增加营养，奶油、蛋黄、动物肝

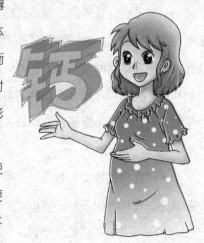

脏、鱼虾、瘦肉及豆类，都含有丰富的维生素D，孕妈妈可多吃一些含钙丰富的食品如鲜牛奶、蔬菜等，骨头汤等也应多吃。

3. 孕妈妈一定要会数胎动

胎动是胎儿肢体在子宫内运动，可使母体感觉到冲撞，它是胎儿在子宫内存活的标志。一般来说，胎动在怀孕2个月起就开始了，但大多数孕妈妈在妊娠16～20周才可以感觉得到。孕妈妈对胎动的感觉各不相同，有的觉得腹部动了几下、鼓了几下或顶了几下；有的只是觉得腹部鼓小包，来回窜动；还有的孕妈妈会有其他的一些感觉。这些感觉都一律称为胎动。

孕妈妈常数胎动，可知胎儿安危。如果在妊娠5～6个月还没有胎动，就应该及时到医院做详细检查。如果感觉胎动减少，则是胎儿危险的信号，也是临床常见的一种症状，表示胎儿在子宫内缺氧，准确率可达80%。而胎动消失则更为严重，往往预示胎儿在短期内有死亡可能，应引起高度警惕，并尽快去医院检查处理。

那么，正常的胎动次数是多少呢？一般认为，每小时应在4～5次以上，每12小时30～40次，不应低于15次。孕24

周的正常胎动为每12小时86次；孕32周为每12小时132次；孕40周为每12小时107次。即每小时分别为7、11、9次。晚间胎动最多，每小时为13次，早晨和午后一样，每小时7次。如果每小时胎动少于3次或连续12小时少于20次则表示胎儿在子宫内缺氧或有其他原因。

自己数胎动的方法：静卧，取侧卧位或半卧位，两手轻轻地放在腹壁上，这时手部就能感觉出胎动来。用这个方法，每日早、中、晚各测1小时，为避免忘记或计数不准确，可事先准备些小竹签或火柴梗之类的工具，胎儿每动一次拿出一根，数满1小时即为每小时动数。把每次测定的次数记录在本子上，把1日3次测得的次数相加后再乘以4，即得出12小时的胎动次数。

胎儿在缺氧死亡前的12～24小时内常先有明显的胎动减少或消失，在此阶段内如能采取紧急措施，可以抢救胎儿，避免死亡。总之，数胎动是孕妈妈最简单的自我监护的好办法。愿每个孕妈妈都能学会自己数胎动。

4. 在家里如何进行胎儿监护

即将当妈妈的女性，都希望自己能生下一个既健康又活泼的小宝宝，为此，做好胎儿监护显得极其重要。这就要求孕妈妈除了需定期上医院做产前检查外，还要在家里进行自我监护。这是整个孕期保健工作的一个重要方面，因为有许多异常情况可在自我监护中发现。那么，家庭自我监护胎儿怎么做，做起来难不难呢？

其实家庭自我监护胎儿做起来并不难，主要有这么几种方法：

胎动计数法。胎儿的活动情况，反映了小生命在母体内的安危状态。正常妊娠时胎动次数变化很大，由于每个胎儿的活动量不等，故孕妈妈要有自己的胎动规律。一般从怀孕32周起，每日早、中、晚（最好是饭后）分别静卧1小时，由孕妈妈主观感觉这3小时内的胎动数乘以4，作为12小时内的胎动数。如12小时胎动数低于10次，或逐日下降超过50%而不能恢复，或突然下降超过50%者，则表示胎儿有缺氧情况。严重缺氧者可达到胎动消失，正常胎心率的变化也消失。所以如果及时发现胎动消失，尚有挽救胎儿的余地。不过，胎动消失毕竟只是一种危险讯号，并非胎儿就一定有危险。因为孕妈妈自感胎动，与孕妈妈的敏感程度、羊水量、腹壁厚度、胎盘种植位置、胎头固定程度等因素有关。此外，还与用镇静剂药物有关。为了安全起见，孕妈妈自感胎动减少或消失，应立即到医院去诊治，这样才能增加胎儿在母体内的安全。

听诊胎心率。这也是家庭自我监护胎儿的一种常用方法。胎心率可经示教后由丈夫用产科特制的木听筒（药房有售），或用耳朵直接紧贴孕妈妈腹壁听取胎心，一般每次听取胎心率的时间至少为1分钟。正常的胎心率为120～160次/分之间，胎心率正常而不规则无临床意义。胎心率高或低于正常范围，均表示胎儿有缺氧状况存在，胎心慢而不规则是最严重的。若是由于药物或孕妈妈自身情况（如本身发热、心动过速和心脏病等）而引起的胎儿心动过速及过缓，则无临床意义。如遇到有胎心异常的情况，应立即去医院进行宫内复苏，以改

准爸爸必读

怀孕期间，孕妈妈体毛变重：人们一般不议论体毛，所以准爸爸们常常惊诧于妻子体毛的变化。准爸爸注意不要对此流露出不满情绪。许多孕妈妈在这时非常敏感，你应该尽可能地去接受并喜欢这种变化。如果你做不到的话，那就请记住它只是暂时性的，是亲爱的宝宝带来的。

善胎儿缺氧状况。

另外，还可测量孕妈妈腹围和子宫底高度，以了解胎儿的生长发育情况。

当然，为了能生下一个既健康又活泼的小宝宝，孕妈妈还要注意对自身各方面的保护，避免病毒感染和接触放射性物质，谨慎用药及防止被动吸烟等。只有这样，十月怀胎才会给妈妈带来幸福的果实。

5. 注意孕妈妈情绪对胎动的影响

人的个体差异在胎儿期就已显露出来。有的老实文静；有的活泼好动，又淘气、调皮。这既与先天神经类型有关，也和胎内外环境有关。正常情况下胎动多是好事，不但告诉你胎儿发育正常，而且也预示着出生后孩子的抓、握、爬、坐等各种动作将发展较快。但必须注意，孕妈妈的情绪过分紧张，极度疲劳，腹部的过重压力以及外界的强烈噪声等，都可使胎儿躁动不安，产生强烈的活动。这种反应是不好的征兆，它不但易引起流产、早产，而且易出现胎儿畸形或给出生后婴儿的行为带来不良影响。

根据大量的临床调查，在妊娠7～10周内孕妈妈情绪过度不安，可能导致胎儿口唇畸变，出现腭裂或唇裂，因为胎儿腭部的发育恰好在这个时期。在妊娠后期，孕妈妈精神状态的突然变化，如惊吓、恐惧、忧伤、严重的刺激或其他原因引起的精神过度紧张，能使大脑皮层与内脏之间的平衡关系失调，引起循环紊乱，胎盘早期剥离，甚至造成胎儿死亡。

另外，当孕妈妈情绪不安时，胎动次数会较平时多3倍，最多达正常的10倍。如胎儿长期不安，体力消耗过多，出生时往往比一般婴儿体重轻0.45～0.9千克。如有的孕妈妈与人争吵后3周内情绪不好，在此期间，胎动次数较前增加1倍。妈妈在孕期的情绪长期受到压抑，婴儿出生后往往出现身体功能失调，特别是消化系统容易出现紊乱。如一位孕妈妈因为丈夫突然去世而极度悲痛，腹内胎儿也常出现剧烈活动，于是婴儿出生后每次吃奶都呕吐，消化不好，因而瘦弱不堪。

妈妈与胎儿神经系统并无直接联系，为什么妈妈怀孕时情绪不好会影响胎儿呢？这是因为妈妈的情绪刺激能引起植物神经系统的活动，从而释放出乙酰胆碱等化学物质，同时引起内分泌的变化，分泌出不同种类、不同数量的激素。所有这些物质都通过血流经胎盘和脐带进入胎儿体内而影响其身心健康。另外，神经过度紧张使大脑皮层兴奋性增强，致使大脑皮层失去与内脏间的平衡，也会影响胎儿。

6. 要谨防胎儿窘迫

胎儿窘迫是胎儿在子宫内因为各种原因而出现的缺氧状态。怎样才能预防胎儿窘迫的发生呢？

首先做好孕期保健，积极防治妊娠期并发症，如心脏病、贫血、妊娠高血压综合征、肺结核等。

其次要及时处理过期妊娠。妊娠晚期，如果经医生检查后确定为胎头位、臀位、横位等，孕妈妈不要自行采用膝胸卧位的方法来纠正胎位，避免发生脐带缠绕、脐带打结的危险。此时，孕妈妈要按照医嘱注意休息，防止胎膜早破、孕妈妈脱垂。分娩时，孕妈妈要避免紧张、恐惧，防止因机体过度疲劳，引起产程延长、胎头受压过度而出现胎儿缺氧。

除此之外，在怀孕期间孕妈妈要特别注意做好自我监护，胎动计数是一种简便的自我监护方法。每天早、中、晚孕妈妈应定时各计数胎动1次，并将3次计数相加再乘4，即为12小时胎动数。正常胎动12小时应大于30次，每小时不少于3~5次。如果胎儿缺氧时，早期会有躁动、胎动频繁等表现，这是胎儿因缺氧在挣扎。如果缺氧继续时，胎动将逐步减弱，次数逐渐减少。因此，如果孕妈妈1日内感觉胎动次数过度频繁或逐渐减少或12小时未感胎动时，均应及时到医院诊查，千万不可贻误，以防不良后果的发生。

7. 孕妈妈增加体重对胎儿有益

医护人员为使孕妈妈的体重增加幅度减到最低程度而做的许多严格限制饮食的措施，今天，正受到美国国家健康统计中心公布的一项研究结果的挑战。他们认为，对于一些孕妈妈来说，只增加22~27磅（约8.2~10千克）体重，这一产科指标，是保守的。

这个结论，是该中心对美国6万孕妈

妈进行调查研究后得出的。报告说，实际上这些孕妈妈的体重可以逐渐增加到35磅（约13千克）。理由是：在体重增加26~35磅（约9.7~13千克）的孕妈妈中，胎儿的死亡率仅为3.8‰，生下来的婴儿也更健康；而在体重增加16磅（约6千克）的孕妈妈中，胎儿死亡率却达10.5‰，死胎或流产的危险也较大。而后者生下的婴儿体重较轻，故身上的毛病也比前者要多。由于许多孕妈妈担心体重增加太多而不敢吃东西，结果造成营养缺乏，并影响了健康。现在看来，那种害怕体重增加的担心是多余的。

8. 什么是宫内诊断

十余年来，随着计划生育、优生优育工作的开展，对出生缺陷和智力低下的诊断技术有了惊人的进展，仪器在不断地更新，而且技术的普及应用也在逐渐推广。因此，现在要想知道腹中的胎儿正常与否并不难。不信，请到医院做一下宫内诊断，你就会得到较为满意的答案。

胎儿宫内诊断就是当胎儿尚在母亲子宫之内时做出的诊断，又叫产前诊断。通过对胎儿的特异性的检查，可以明确诊断出胎儿是否患有某种先天性、遗传性疾病。

宫内诊断的方法有多种。主要的有：

羊膜腔穿刺：这是应用较早、较普遍的一种方法。从受精卵发育到第7天形成羊膜腔开始，羊水逐渐增多，羊水包围着胎儿，胎儿漂浮在羊水之中。羊水里有胎儿的尿和分泌物等液体，还有胎儿体表皮肤、消化道和泌尿道脱落的细胞。进行羊膜腔穿刺，可从羊水中获得很多有价值的胎儿信息。当怀疑腹中的胎儿有先天性、遗传性疾病时，征得医生同意，可做羊膜腔穿刺，以便解除你心头的疑虑。穿刺的时间，最好选在妊娠16~20周，因为这一时期胎儿小，羊水多，羊水细胞容易培养，又适合做生化测定。

超声波诊断法：是近几年用做产前诊断胎儿畸形方面的一项有效而简便的方法。它的应用范围，除一般胎儿发育情况、多胎妊娠、胎盘、胎儿和脐带定位外，可用超声波扫描出胎儿头颅的形状和大小，诊断无脑儿；也可从扫描图形诊断胎儿腹水、多囊肾、畸胎瘤等，还可诊断各类侏儒。近年应用胎儿超声心动图诊断胎儿心脏异常与节律异常的准确率很高，并可经胎盘给予治疗。

X线诊断法：用于诊断胎儿骨骼畸形。一般不多用。

胎儿镜：是当前用做宫内诊断较新的一种方法。通过它，医生能直接看到母体子宫内的胎儿体表有无畸形，更重要的是能取得胎儿血液、皮肤等组织做括检，弥补了羊水细胞培养的不足，提高了胎儿宫内诊断水平。

9. 要警惕产前胎头浮动

当初孕妈妈到妊娠末期时，特别是到预产期前2周时，胎头大都已进入骨盆。如果于分娩前，胎头尚未入盆者，即称为胎头浮动。发生胎头浮动后虽有部分孕妈妈可以自然分娩，然而多数造成分娩困难，成为一个难产信号。

胎头浮动的发生率大约10%。胎头发生浮动的原因有胎方位异常、骨盆狭窄、骨盆畸形、脐带过短、头盆不称和前置胎盘等。

妊娠末期胎头浮动可引起过期妊娠，其发生率大约为21%左右。胎头浮

孕妈妈健康小贴士

❶ 羊水细胞培养做染色体核型分析，可以诊断胎儿有无染色体异常，如先天愚型（常染色体异常）、先天性睾丸发育不全（性染色体异常）等。利用培养后的羊水细胞做酶和其他生化分析，可诊断先天性代谢病。❷ 测定羊水甲胎蛋白含量，诊断胎儿有无开放性神经管畸形。如当羊水内甲胎蛋白值几乎上升10倍以上时，可诊断为无脑儿或脊柱裂。甲胎蛋白值对胎儿的胎龄、Rh血型不合和其他畸形，如先天性肾病、脑积水等的诊断也有帮助。❸ 羊水细胞性染色质测定胎儿性别，诊断胎儿有无伴性遗传性疾病。如母亲是某种伴性遗传病致病基因的携带者，其胎儿若是男孩，发病的危险率高达50%，便应终止妊娠；若是女孩，便可保留。

动在分娩期可引起产程的潜伏期延长、宫颈扩张活跃期延长或阻滞。这样就引起了难产。难产威胁着孕妈妈和胎儿的生命安全，为了挽救母婴生命就必须进行必要手术，如剖宫产、会阴切开术、胎头吸引术或产钳术。总的手术率可高达50%~60%。

产前胎头浮动对胎儿同样会造成不良影响。胎头浮动的少见原因为脐带过短，在分娩时就会影响胎儿血流量，造成胎儿缺氧，发生宫内窘迫，给胎儿带来极大威胁。

如果女性在妊娠末期，经过产前检查发现有胎头浮动时，必须提高警惕，找出原因，如骨盆狭窄、胎儿巨大、头盆不称等。这些女性在分娩时一定要到有手术条件的医院去分娩，以保证母婴在分娩中的安全。

10. 要注意先天性心脏病

先天性心脏病是胎儿在母体内生长过程中的缺陷所造成的心脏结构的异常。这是由心脏在胚胎时期发生障碍造成的。在人胚发育的第2～3周，心脏开始发育，由一组内膜样细胞发育成原始管状心，再经过分节、屈曲、旋转、吸收、融合、再分隔等一系列复杂步骤，到人胚第7～8周时，心脏发育基本完成，形成有完整功能的四腔心，正常的心脏四腔分为左心房、左心室、右心房、右心室，左右心之间由房室间隔分开，各方发出大血管，互不相通。如果心血管发生异常，就使间隔生长不完整形成左心和右心部分相通或者是与大血管间的相通。原来从左心发出的血管开

口却在左右心之间。更有甚者，左右位置转换了，有的因移位造成关闭不全，也有的可发生心脏瓣膜的狭窄等不正常的现象，如血液从左心流向右心就可造成右心或肺循环的血量增加，使心脏的负担加重。又如间隔缺损，使右心的血流向左心，大量不带氧的血流向全身，出现皮肤发紫。先天性心脏病是心脏的某一部分发育不正常致使心脏结构发生异常，这就可能导致心脏扩大、心力衰竭、丧失生活和工作的能力，以致缩短寿命。

小儿心脏病大部分是先天性的。既然是先天性的心脏结构异常，那么后天自然矫正的可能性是极其微小的（部分动脉导管未闭或小的间隔缺损，有极少数人可自然闭合）。没有什么药物可以促使心脏继续生长发育来弥补这个不足，只有靠心脏外科手术才能够矫正。一般来说，患先天性心脏病的人，不论年龄大小，也不管症状的轻或重，一旦确诊，就应当及时争取手术矫正的机会，以免随着年龄的增长使病情加重，甚至失去手术的机会，遗憾终生。

患先天性心脏病的病因是非常复杂的，研究者也很多，但至今尚不十分清楚，遗传、社会环境因素、接触有害物质等等，观点颇多。临床上多见的是母

亲怀孕时曾被病毒感染或发风疹所致。那么就让我们从所知的这几个方面进行预防吧。

11. 肥胖孕妈妈如何保健

妊娠，对于一位母亲来说，都是一段难忘的经历，而对于身体肥胖的女性来说，它尤其显得不平凡。

肥胖孕妈妈，特别是同时患有高血糖的肥胖孕妈妈容易分娩巨大儿，即出生时体重超过4千克的新生儿。出生后6个月以内身体肥胖的婴儿，常被称为"小胖"、"胖胖"，但他们中的大多数到青年时期却并不肥胖。但是如果长到6个月以后仍旧超重，而且他的父亲或母亲身体肥胖时，孩子长大以后就有可能仍是胖子。出生时体重并不是肥胖的唯一原因。遗传、家庭、环境、过度营养、不适当的饮食方式等，对于身体是否肥胖的影响更为重要。如果我们对此能够高度注意，并尽可能克服某些环节中的不利因素，就可以避免肥胖。

目前已将孕妈妈肥胖视为围产期（即胎龄满28周至生后满1周前）的高危因素之一。因为肥胖孕妈妈孕期并发症较多，如：高血压、明显蛋白尿、妊娠期糖尿病、过期妊娠、分娩巨大儿等等。肥胖孕妈妈中需要手术产以及产后出血的人也比体重正常的孕妈妈多。这是因为肥胖孕妈妈盆腔内的脂肪充盈，影响胎头固定，而巨大胎儿又常引起头盆不称、宫缩无

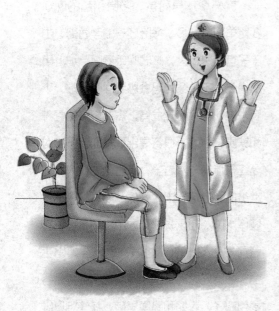

力、产力不良、产程进展缓慢、胎粪吸入、胎儿宫内窒息，以及难产、新生儿窒息、新生儿颅内出血等不利情况的发生，常需要使用催产素催产或做剖宫产。

为了避免分娩时意外情况的发生，肥胖孕妈妈应定期做产前检查，及时发现和治疗妊娠并发症。要加强产前监护，孕28周后的孕妈妈与未来孩子的爸爸应学会做胎动监测，及时为医护人员的产前、产时监护提供信息。为了避免低估胎儿的体重，可做B超检查，帮助预测是否为巨大儿，以便做好产前准备。

在肥胖孕妈妈中，有一部分人营养失调，摄入了过多的热量，但摄入的蛋白质却不足，造成血管内血浆胶透压下降，导致体内细胞外液潴留，以致超重。有的肥胖孕妈妈在孕期体重不增或反倒减轻，但仍能保证胎儿体重正常增长，说明肥胖孕妈妈体内储存足够数量的"燃料"，可满足自身和胎儿的热能需要。肥胖孕妈妈每日营养成分要合理，既不过分限制饮食，也不要过量饮食。每日需摄入热量9196千焦，其中纯蛋白质应占75克，如能使生理价值高的动物蛋白质占总蛋白质量的2/3，则最为理想。例如每天食入牛奶300克、瘦肉100克、鲜鱼100克、鸡蛋100克，它们含有优质纯蛋白质的量分别为10克、16克、13～18克、14克，共计47克左右，不足部分可用植物蛋白（如豆类或豆制品与主食）补足。这样就能保证胎儿身体，特别是胎儿大脑的正常发育了。

体重正常的孕妈妈，孕期平均增重12千克，肥胖孕妈妈孕期体重以增长8～9千克为宜。有可能分娩巨大儿的孕妈妈应警惕，需要以剖宫产结束分娩时，要提前做好精神准备，术中术后要与医师很好地合作。肥胖女性的新生儿出生6小时内需要接受血糖变化的监测，当出现无症状低血糖时，要早给婴儿喂糖水和母乳，必要时还需从静脉输入葡

萄糖。分娩以后，母婴一般需要住院观察7天，以确保母子平安。

12. 多胎妊娠需要多加注意

一次怀孕同时有两个或两个以上胎儿时，称为多胎妊娠。许多人家希望生下双胞胎，认为人丁兴旺是吉兆，合家欢喜。倘若一胎生下四五个，恐怕就不太妙了。

然而，近十多年来，由于促排卵、人工受精和试管婴儿等助孕技术的普遍应用，在给千万不孕家庭带来生育希望的同时，多胞胎妊娠也明显增多。真可谓"不孕则已，一孕惊人"。对这些盼子心切的不孕女性来说，能怀孕固然可喜，但怀上多胎未必是福。

就怀孕本身而言，多胎引起的麻烦要比单胎多得多。多胎妊娠的孕后期，由于子宫迅速长大，腹式呼吸受限，加上膈肌抬高，不少孕妈妈会感到呼吸困难、下肢水肿。多个胎儿发育，需要更多的营养和铁质，孕妈妈很容易出现贫血。多胎时还往往伴有羊水过多，子宫张力较大，加上贫血，更容易出现妊娠高血压综合征：肢体水肿、血压升高和尿中出现蛋白。重者可发生脑出血、抽搐，危及孕妈妈生命。多胎妊娠时，由于子宫过度膨大，容易引起子宫收缩和胎膜早破，往往难以维

持到足月。以双胎为例，约80%的孕妈妈要发生早产。怀的胎儿越多，就越容易早产，而且早产的月份越是偏小。早产的小儿体重若小于1500克，常因肺发育不成熟，生后不易存活。所以，多胎妊娠小儿的死亡机会要高于单胎十多倍，甚至数10倍以上。

多胎妊娠中部分系家族遗传性，尚无法预防。因此，对有多胎妊娠家族史的女性，孕后应及早到医院检查，B超检查能准确判断所怀胚胎的个数。若为遗传性多胎，一般以双胎多见。3胎及以上妊娠，一般为医源性引起。婚后多年不孕的女性在进行促排卵、人工授精、试管婴儿或胚胎移植治疗后怀孕时，容易出现多胎。

对已发生的多胎妊娠应及早处理，

准爸爸必读

怀孕期间，孕妈妈近视：怀孕后女性的激素分泌会发生很大的变化，如此会导致视力下降。待到生产以后激素水平下降，视力就会恢复正常。但这种情况也可能是糖尿病和高血压的症状，所以不要掉以轻心。

可采用毁胎术。做法是在超声波指导下，自孕妈妈腹部或阴道插入一个长针头，刺入1个胎囊后先吸出羊水，随后于胚胎内注入高浓度盐水或氯化钾溶液，胚胎即刻死亡。若欲毁坏多个胚囊，可间隔数日，以同样方法进行。行毁胎术的时间一般在怀孕2~3个月之间。术后定期B超检查，了解目的是否已达到。

13. 预防胎儿唇腭裂

影响胚胎发育、造成唇腭裂畸形的因素，主要包括遗传因素及环境因素。

（1）遗传因素

有20%左右的唇腭裂患儿显示存在遗传因素，在他们的直系或旁系血亲中，有类似的畸形存在，但对其遗传方式，目前还不十分清楚。而这种遗传性，可以因生活条件的改变或新陈代谢的变异面发生变化，不是一成不变地遗传给后代。

（2）环境因素

影响胚胎发育的环境因素是非常复杂的，导致胚胎期颌面部不能正常融合的原因还不完全清楚。目前认为可能与下列因素有关：

营养不良：在妊娠头3个月内，孕妈妈因妊娠反应、厌食、慢性疾病、消化吸收不良等造成营养失调，从而影响胎儿发育。有资料表明，产生畸形胎儿的母亲中有40%的人营养不良，有明显的钙、磷、铁及维生素B、C、D等缺乏，有60%的人贫血。

病毒感染：有学者报道，在妊娠头3个月内患风疹的孕妈妈，生出的婴儿有50%患有唇腭裂。除风疹病毒外，孕妈妈被其他病毒感染也可导致婴儿先天畸形。

其他：妊娠期间胎儿受到创伤；孕妈妈在怀孕早期长期缺氧；孕妈妈服用某些影响代谢的药物。某些化学物质中毒（如汞中毒）也可导致胎儿先天畸形。另外，还有精神因素，尤其是强烈的精神刺激，都可能导致胎儿畸形。

根据以上可导致唇腭裂发生的因素，可以采取积极的预防措施，以减少畸形的发生。

❶ 加强孕期保健。在怀孕前3个月内尤为重要。孕妈妈除做好卫生保健及定期检查外，要保证摄取充足的营养，尤应注意补充维生素A、B_1、B_2、B_6、C、D、E及钙、磷、铁等矿物质。但补充应适当，过量也会造成损害。如妊娠早期呕吐严重，可注射维生素B_1、C等，以缓解症状及补充维生素。

❷ 已婚女子及妊娠早期的孕妈妈，应注意身体的保健及孕期卫生保健，增强机体的抗病能力，以避免病毒性感染及疾病的发生。

❸ 妊娠期女性应避免强烈的精神刺激（尤其是妊娠早期）。

❹ 有慢性疾病的女性，如患有贫血、糖尿病、营养不良、甲状腺机能减退及妇科疾病等，应及时治疗，以免怀孕后影响胎儿的正常发育。

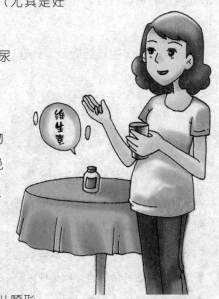

❺ 妊娠早期应避免接触放射线及有害物质；应避免到高原地区或缺氧环境中生活，以免因机体缺氧而致胎儿畸形；避免服用影响代谢及对胎儿发育有影响的药物。

❻ 直系或旁系血亲中有唇腭裂畸形的已婚女子，妊娠早期要服用适量的维生素A、B_2、B_6、C、D及补充钙、磷、铁等，有助于减少胎儿畸形的发生。

14. 胎儿电子监护仪可靠吗

产前检查时，医生总要听一听胎心音，以判断宫内胎儿的安危。但这种简便的方法并不可靠。比方说胎动或宫缩时，胎心率的变化对判断胎儿的状况十分重要，可这时候的胎心音往往听不清，计数也就不准确。再如，胎儿因宫内缺氧（窘迫）而引起心率的细微变化，靠听诊也不容易早期发现。

另一种常用的判断胎儿安危的方法是看羊水的颜色。未破膜时，要通过羊膜镜看，比较麻烦；破膜后，根据流出羊水的清亮度、颜色能大致判断出胎儿是否缺氧，因为胎儿缺氧会引起肛门括约肌松弛排便，羊水就会被胎粪污染而呈绿色、黄绿色、棕黄色，并伴混浊。但羊水污染也不能肯定就是胎儿缺氧。

20世纪80年代引进、90年代普及的胎儿电子监护仪正在广泛用于孕妈妈围产期保健中。每一位7个月以上的孕妈妈都可以接受这种监护。胎儿监护只需把一个宫缩压力探头和一个超声多普勒胎心探头分别固定在隆起的腹壁上，仪器便可以随时连续记录子宫收缩（包括胎动）的曲线和胎心率变化的曲线。即使宫缩时，胎心率也能记录得很清楚。医生从这两条曲线的变化以及两者之间的

关系上，就能分析出胎儿耐受缺氧的能力（储备力）和受损伤的程度，准确地预测胎儿安危，为及时决定处理方案提供依据。

如果临产，胎头先露，宫口开大3厘米以上，羊膜已破但在12小时之内，还可以做子宫内监护，但操作稍麻烦一些：消毒后，通过产道把一个特制的螺旋式电极轻轻贴挂在胎儿头皮上，就可以记录到清晰可靠的信号。有人担心这种电极会对胎儿有害。只要孕妈妈没有感染症状，也没有发现胎儿有出血性疾病，一般不会引起感染或损伤。腹壁上的探头对胎儿和孕妈妈也都是安全无害的。

孕妈妈一般都要定期检查B超，为什么还要做胎儿监护呢？B超是从形态上判断胎儿、胎盘发育状况，它能发现较明显的畸形，但对判断胎心功能就无能为力了。胎儿监护虽不能反映胎儿形态，却正好弥补了B超的不足，能反映胎心功能，借以间接推测胎盘功能是否良好，脐带是否缠绕受压。B超不能发现的心脏病，也可在胎儿监护中得到提示。

做胎儿监护时，孕妈妈需要仰卧位。由于巨大的妊娠子宫压迫腹腔的大血管，会使回心血量不足，引起心慌、气短、出冷汗、血压下降等症状，医学

上叫做仰卧综合征。这时只要改为侧卧位或半卧位，就可以纠正了。

15. 怎样改变"习惯性流产"

对于有过自然流产史的女性来说，孕期检查显得尤其重要，这将直接影响到孕妈妈的身心健康和胎儿的正常发育，定期做产前检查，医生可及时发现和处理异常情况，并可指导孕期保健。那怎样才能改变"习惯性流产"的劫难呢，具体应做好以下几点：

❶ 生活要有规律：起居以平和为上。

❷ 要注意个人卫生：不宜盆浴、游泳，腰带不要束紧，穿平底鞋。

❸ 要选择合适的饮食：食物要营养丰富易于消化。

❹ 要保持心情舒畅：采用多种方法消除紧张、烦闷、恐惧心理，以调和情志。

❺ 习惯性流产者应严禁性生活，尤其是在上次流产的妊娠期内。

16. 轻松应对早孕反应

在怀孕早期，孕妈妈出现恶心、呕吐等早孕反应，这些固然是正常的生理现象，但如果一直剧烈呕吐，准爸爸可就要当心了。孕妈妈严重的呕吐，会引起身体失水和电解质紊乱。而且，长期饥饿会使身体动用脂肪组织供给能量，造成体内酮体积聚，引起饥饿性酸中毒。不仅会影响孕妈妈的健康，甚至会造成宝宝在子宫内生长发育不良。另外，孕妈妈剧烈呕吐要警惕是不是因为葡萄胎而引起。葡萄胎会使血液中的绒毛膜促性腺激素水平明显增高，从而引起剧烈呕吐。

面对这些状况，准爸爸应该当机立断采取以下的措施来应对：

❶ 孕妈妈出现剧烈地呕吐时，一定要及时地带她去医院进行住院治疗。

❷ 为孕妈妈多选择西红柿、杨梅、石榴、樱桃、葡萄、橘子、苹果等新鲜的菜果，它们不但味道酸甜，可以帮助打开孕妈妈的胃口，让她尽可能吃一点东西，而且营养也很丰富。

❸ 请教中医为孕妈妈选用一些食疗方法，不仅有助于减轻妊娠呕吐，让孕妈妈尽量心情愉快一些，而且还可以补充营养。

17. 第一胎不宜做人工流产

调查表明，未生育过的女性第一胎做人工流产引起并发症的机会要比已经生育过的女性多得多。

怀孕期间，孕妈妈乳房漏奶：许多男人希望看到妻子怀孕期间有丰满的乳房，即使你更喜欢它们娇小的模样。一些孕妈妈只是偶尔沾湿衣服，而另一些孕妈妈却总在漏奶。不要对你妻子露出嫌弃之意。你会对此应感兴趣而不是感到可怕。

这是因为，未生育过的女性，其子宫颈比较紧，颈管较长，子宫位置又不易矫正，容易造成手术时的损伤和粘连。

尽管人工流产并发症经过治疗大多数可以痊愈，但也有少数久治不愈。流产对未生育过的女性来说，存在着一定不安全性，尤其是对于孕前即有月经稀少、经期不规律的女性更不利。

未生育过就先做人工流产，还有可能引起一些与将来妊娠分娩有关的产科方面的并发症，如早产、大出血、胎盘滞留等，严重时将威胁母子生命。

不想近期生育的新婚夫妇，要采取有效的避孕措施，尽量避免计划外生育，不做第一胎人工流产，这对健康和以后生育有利。

18. 新婚初孕要注意预防流产

流产俗称小产，多数发生在妊娠前3个月。流产的原因很多，对新婚后怀孕的女子来说，如不注意卫生保健。就有发生流产的可能。要是连续三次发生流产，就有可能导致习惯性流产，进而导致不孕。造成新婚初孕流产的原因大致有以下两种：

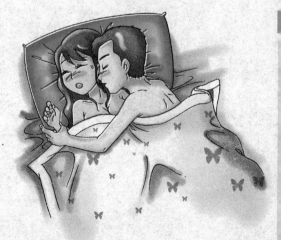

与旅游结婚关系密切。主要是旅游结婚时生活紧张，无规律，饮食不周，卫生差，睡眠不足，休息差，跋山涉水或乘坐车船所致的过度劳累，对刚发育的胚胎组织产生不良刺激而造成流产。

新婚夫妇性生活频繁，也易发生先兆流产。新婚夫妇性欲强烈，性交次数相应较多，孕妈妈子宫经常强烈收缩，就容易导致流产。特别是新婚女性，性兴奋较为强烈，体内雌激素分泌增多，孕激素分泌相应减少，也可诱发先兆流产。

为了防止初孕流产，新婚夫妇应讲究卫生保健，旅游结婚时，应坚持避孕一段时间，待精神，体力恢复正常后，再选择受孕时机。一旦妻子受孕，就要节制性生活，以利于新胚胎组织在母体内巩固和生长。

第三节

孕妈妈需要的检查

1. 高龄孕妈妈必须产检

一般来讲，高龄孕妈妈的胎儿宫内发育迟缓和早产的可能性较大。据统计，高龄孕妈妈的胎儿畸变率比年轻的孕妈妈高5~10倍，所以，高龄孕妈妈一定要严格做好产前检查，必要时进行特殊检查，以降低新生儿畸变率。通过严格的孕前检查可让医生及早发现问题，及早处理，并得到控制。为保证生个健康的宝宝，产前检查一次也不能落下。

高龄孕妈妈怀孕、生产的危险性要比年轻孕妈妈高，除了要按部就班地做好例行产检外，还必须做一些有针对性的检查，以确保母子均安。

❶ 胎儿颈部透明带（11~14周）：检查胎儿是否有染色体异常，特别是唐氏症。

❷ 母血唐氏症筛查（17—18周）：检查胎儿是否为唐氏症儿。

❸ 羊膜腔穿刺（16~18周）：主要是检查各种胎儿染色体异常，如神经管缺损等

❹ 绒毛膜取样（10~12周）：是进行细胞遗传诊断，基因分析及先天生化代谢疾病分析。

孕妈妈健康小贴士

一般情况下孕妈妈第一次妊娠年龄在35岁以上的统称为高龄孕妈妈。高龄孕妈妈最容易得的并发症是妊娠高血压征和妊娠糖尿病。

2. 如何早期发现葡萄胎

葡萄胎是一种病理妊娠，属于滋养细胞疾病，有良性及恶性之分，为胎盘绒毛基质微血管消失，从而绒毛基质积液，形成大小不等的泡，形似葡萄，故称为葡萄胎。葡萄胎的确诊并不困难，超声诊断是较可靠的方法。怀孕50天左右应到正规大医院进行超声检查，一来可定孕周；二来可排除异常妊娠，保障孕妈妈的健康。

葡萄胎往往有三大特征，一旦发现这些异常妊娠症状，一定要及早到医院就诊。

❶ 肚子长大得较快。

② 妊娠呕吐较正常妊娠早，持续时间长，且症状严重。

③ 停经后阴道反复流血。

葡萄胎后经过2年的观察，在医生全面检查后若一切恢复正常，才可以停止避孕。葡萄胎后有部分患者可能发展，演变为恶性葡萄胎或绒毛膜癌，这些恶变大多数发生在葡萄胎后的2年之内，而再次妊娠常常影响了对病人的观察，因此，这2年内必须避孕并严密随访及检查。

3. 什么情况下需做胎儿镜检查

胎儿镜检查是对技术有高要求的有创检查，而且存在一定风险，因此要严格把握适应症：

疑胎儿畸形：观察胎儿有无明显的体表先天畸形。

抽取脐血：协助诊断胎儿有无地中海贫血、镰状细胞贫血、遗传免疫缺陷、酶缺陷、血友病、鉴别胎儿血型。

胎儿组织活检：肝活检可发现鸟氨酸氨基甲酰基转换酶缺乏。

畸形胎儿的宫内治疗：用激光切除寄生胎以及宫内治疗腹裂。某些多胎妊娠中，只有一个胎儿具有先天异常可采用胎儿镜作选择性堕胎。

胎儿镜是产前诊断最直接有效的技术。胎儿镜检查的时间根据羊水量、胎儿大小、脐带粗细和检查目的而定。妊娠15~17周时，羊水达足够量，胎儿也较小，适宜观察外形；妊娠18~22周时，羊水继续增多，脐带增粗，适宜作脐血取样；妊娠22周后，羊水透明度下降，不利于观察。

孕妈妈健康小贴士

胎儿镜检查在孕妈妈的腹部做一个小切口，一个和腹腔镜类似的探测镜经腹部到达子宫。应当指出的是它是一种带有危险性的检查方法。事实上只有极少数孕妈妈需要进行胎儿镜检查，而且它造成的胎儿流产率可达5%，由操作引起的胎儿死亡率达4.7%。如果没有经过医生诊断，孕妈妈不要使用这种检查方法。

4. 孕期检查必须查性病

艾滋病病毒、梅毒等是每个孕妈妈的必检项目，不少人认为，只要遗传方面没有问题，就不会对下一代造成影响，而自己又不可能得性病，因此很多人在自愿选择检查项目时，大多不选择。而有个别孕妈妈直到妊娠中晚期才知道自己感染了性病，此时，胎儿已经受到了影响。实际上，如果孕妈妈得了某些性病，可经过胎盘传染给胎儿，梅毒是最典型的例子。

国家将HIV、梅毒、乙肝等传染病作为必检项目，其目的在于排除孕妈妈患有传染性疾病的可能，有助于优生优育。实际上，即使没有不安全性行为，也有可能感染性病，很多患有梅毒的孕妈妈患者在之前根本就不知道自己有病。孕妈妈应解除心理负担，正确对待这些正常的医学检查。

5. 怀孕后必须做唐氏筛查吗

按照母婴保健法规定，唐氏筛查有7种孕妈妈必须做：

❶ 年龄大于35岁。

❷ 曾经有过异常宝宝的分娩史，比如生了一个脑积水的宝宝。

❸ 有不明原因的胚胎停止发育或者胎停育。

❹ 产前出血。妊娠期间有阴道出血。

❺ 在妊娠早期有服药史，又不知道这个药到底有没有影响。

❻ 在妊娠早期的时候，有过有害物质的接触史。

❼ 有家族史。有明确的家族史，第一次怀孕就应该做唐氏筛查。

目前这7种情况，母婴保健法规定必须做唐氏筛查，其他的孕妈妈可以要求做，也可以选择不做。

6. 哪些孕妈妈要做羊膜穿刺

羊膜穿刺检查的目的主要是检查各种胎儿染色体异常（包括唐氏症），有下列情况的孕妈妈应做羊膜腔穿刺术：

❶ 高龄孕妈妈。

❷ 母血先天愚型综合征筛检结果，几率高于1/270者。

❸ 本胎次有生先天愚型儿的可能。

❹ 曾生育先天性缺陷儿者，尤其是生育过染色体异常的孕妈妈。

❺ 孕妈妈本人或丈夫是出生缺陷儿。

❻ 家族中有出生缺陷分娩史的孕妈妈。

分，但毕竟是一个循序渐进的过程，有一定规律可循。通过定期产前测量体重便可了解其增加是否符合规律。

要做到准确测量体重应脱掉鞋子，只穿单衣裤，最好事前排空小便，只有相同条件下真实的体重相互比较，才有意义。

孕妈妈健康小贴士

羊膜穿刺术是一种获取胎儿细胞的方法。常在B超监测下用穿刺针穿过腹壁和子宫进入羊膜腔吸取少量羊水的技术。使用胎儿脱落细胞进行细胞遗传学和分子遗传学检测，以便在胎儿出生前对胎儿有无遗传病或先天性疾病作出产前诊断。

7. 怀孕以后要定期称重

女性怀孕后，由于胎儿生长发育及自身一系列的变化，体重会不断增加。妊娠不同阶段体重增加的速度有快慢之

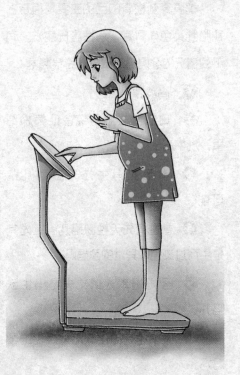

8. 运动时要检测体温

怀孕期间孕妈妈体温过高对胎儿是有害的。运动之后体温会上升更多。虽然你感到体温不算太高，但是要记住胎儿没有体温调节机制，因而如果你的身体不降温就可能伤及胎儿。所以，孕妈妈在锻炼时不妨带个温度计，以便随时监测自己体温的变化。孕妈妈在运动时或运动后，只要体温保持在38℃以下，就证明活动量没有超标。

9. 如何听诊胎心音

孕妈妈及其家属在家中能够测听胎心音，没有听筒也可由家属将耳朵贴在孕妈妈的腹壁上数胎心。听胎心时妻子仰卧，两腿伸直，丈夫可以直接用耳朵贴在孕妈妈腹壁上听胎心音，或者用专听胎心音的木听筒听胎心音。正常胎心音犹如枕边手表的嘀嗒声，具有一定的规律，一般情况下，在怀孕20周时便

可测听到胎心音了，它比胎动的出现要晚一些。正常的胎心率比较快且强而有力，每分钟120～160次。当胎心率突然变快或转慢，即出现了不规律的情况时，就应该被引起重视了。在孕28周后应每日听一次，每次一分钟，以便监测胎儿的健康状况。

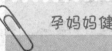

孕妈妈健康小贴士

听胎心音要注意区分妈妈的心跳声和肠鸣声等。

10. 有的孕妈妈要做眼底检查

有的孕妈妈要做眼底检查，这与检查妊高征有关。妊高征所引起的视网膜变化主要是视网膜动脉的变化。视网膜由最初的普遍性管径不均匀和狭窄，发展为普遍性小动脉痉挛；视网膜乳头出现水肿，可能会发生视网膜脱离。视网膜改变与血压高有联系，如果孕妈妈血压一旦超过150/100毫米汞柱，她的视网膜即可出现变化。

妊高征临床表现主要是高血压、水肿及急性肾炎等现象。重者会出现抽风、昏迷，甚至影响孕妈妈和婴儿的生命。多见于妊娠6个月以后（常见在9个月左右）的初孕妈妈、双胎、羊水过多或高血压家族史者身上，或孕前患有高血压或肾脏疾病者。它的发生与妊娠的精神、神经因素和胎盘产物的影响以及内分泌紊乱有关。

11. 做B超对胎儿有影响吗

一般认为妊娠期无特殊情况，超声检查约3次。第一次在早孕期，可较准确地估计胎龄，判断是单胎还是多胎，明确有无合并子宫畸形等。第二次超声检查在孕20～24周，主要用于筛查胎儿畸形。因为此时胎儿各个脏器已发育齐全，仔细的B超检查可看到重要的脏器有无异常，早期发现胎儿是否畸形。第三次超声检查可在临产前，用于评估胎儿的生长发育，了解胎盘的位置及羊水量的多少。但如果在妊娠期发现有异常的情况，如怀疑胎儿畸形、胎儿发育过大或过小、羊水过多或过少、胎盘有异常、妊娠过期等，都需随时做B超检查。

很多人认为B超有辐射，对胎儿不好，因此对做B超有抵制心理，其实临床超声检查是安全的。B超检查是利用人体不同组织对超声波（一种人耳听不见的声波，频率比我们听到的声音高一点，一般是20000Hz以上）反射特性不一的原理成像，与胸片、CT等利用X射线成像的原理有本质性区别。电磁波才会有辐射，比如，微波、手机发出的电磁波，还有做胸透或CT之类的放射性射线），声波是没有辐射的。因此，B超声检查对胎儿是安全的。但是B超也不是做得越多越好。

12. 孕妈妈在哪些情况下应该做B超

通过B超检查，可以监测胎儿生长发育情况、观察胎儿的生理活动、测量羊水量、了解胎盘情况以及发现胎儿畸形，如此意义重大的检查，在哪些情况下应该进行呢？

❶ 孕初期有阴道出血，排除是否有宫外孕，是否有先兆流产，是否有葡萄胎。

❷ 妊娠周数与腹部大小不符时，了解胎儿发育情况，是否有胎停育。

❸ 了解是否有胎儿畸形，应该在妊娠18～20周做。

❹ 了解胎儿生长发育情况，是否有胎儿宫内发育迟缓，多在妊娠中晚期。

❺ 临产前估算胎儿大小，确定是否能够经阴道分娩。

❻ 当检查怀疑胎位不正，又不能确定时，通过B超检查帮助诊断。

❼ 妊娠超过预产期，要通过B超了解胎儿、羊水、胎盘情况。

13. 孕期阴道内诊有何意义

在孕期通过阴道检查，便可以了解以下有关情况，达到防患于未然，实现优生的目的。

❶ 查看外阴：有无炎症、瘢痕，组织弹性如何。

❷ 查看阴道：有无炎症、畸形、瘢痕，取阴道内白带检查，看有无滴虫、霉菌、淋菌等。

❸ 查看子宫颈口：松紧、坚韧度如何，有无宫颈糜烂、炎症、畸形。

❹ 查看子宫：是宫内孕还是宫外孕，子宫大小与怀孕月份是否相符，有无肌瘤、畸形，如双子宫、双角子宫等。

❺ 查看卵巢、输卵管有无异常等。这些异常情况都会影响到胎儿的正常发育和日后的分娩。

14. 怀孕做B超多少次合适

B超是一种声波，并不是射线，一般3次是比较科学的，对胎儿也没什么影响。不过，这不是绝对的，孕期具体要做多少次B超，还要结合个人情况，具体要根据医嘱。

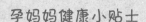

孕妈妈健康小贴士

阴道检查的最合适时间为孕早期，孕早期做阴道检查，这时子宫不太大，盆腔器官容易摸清楚，不易遗漏。

15. 应何时检查胎位

检查胎儿在子宫内的位置非常重要。胎位在20周以后就可以检查，但这是不固定的，可以通过医生的触诊或B超检查。在怀孕28周以后胎位基本就固定了，及时发现异常胎位，采用一定的辅助手法，尚可加以转位。而妊娠32周以后，胎位相对比较恒定，比较难以转位。

因此要定期去产检。检查时间、检查方式建议多和主诊医生联系。异常胎位可经腹部、阴道、B超检查证实。

16. 分娩前要检查骨盆

胎儿从母体娩出时，必须通过骨盆。除了由子宫、子宫颈、阴道和外阴构成的软产道外，骨盆是产道的最重要组成部分。分娩的快慢和顺利与否，都与骨盆的大小与形态是否异常有密切的关系。

骨盆不够大的孕妈妈，怀孕期间要合理摄取营养，注意不要过食，避免胎儿长得太大。发现胎位异常，需在医生指导下进行矫正，直至临产前转为正常胎位。孕期注意认真接受分娩健康教育，了解分娩过程。选择一个自己喜欢接受的分娩方式，以充分放松内心，能积极与医生配合，顺利分娩。

孕妈妈健康小贴士

胎儿能不能通过骨盆而顺利地分娩，既与骨盆的大小，形态有关，也和胎儿的大小有关。若骨盆大小正常，而胎儿过大，胎儿与骨盆不相称时，也会发生难产。

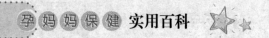

17. 最后一次产检要特别注意什么

临产前检查主要包括了解胎位正与不正、血压高不高、有无浮肿、尿蛋白等；了解骨盆的大小；测量孕妈妈体重等。这些检查中了解孕妈妈骨盆大小非常重要，因为胎儿从母体娩出，必须经过骨盆，即所谓的"骨产道"，孕妈妈分娩顺利与否和骨盆的大小、形态密切相关。骨盆的大小与形态因人而异，不同的身体状况、营养状况、遗传因素及种族等造成个体间骨盆的大小与形态各有差异。

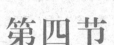

第四节

孕妈妈的饮食健康

1. 孕妈妈该怎样保持营养均衡

重视孕期饮食调理。孕妈妈的饮食状况，与胎儿的生长发育有着密切关系。有些孕妈妈故意少吃东西，怕吃多了胎儿长得过大而使分娩发生困难。其实，这种做法是不正确的。因为，当孕妈妈从饮食中所得的营养不能满足胎儿发育需要时，胎儿将夺取母亲维持本身代谢所需的营养，影响孕妈妈健康。如孕妈妈营养太差，胎儿发育也将不良。但进食过多或不当，会增加身体负担，或使胎儿过大，增加分娩困难，也是不恰当的。

孕妈妈营养比非孕妈妈高25%，在一般情况下，孕妈妈每日约需11720千焦。碳水化合物是热量的主要来源，平均每日0.4~0.45千克。

蛋白质

一般女性平均每天需蛋白质约60克，当怀孕4~6个月时，每日增加15克，7~9个月时每日增加25克。在增加蛋白质摄入量的同时，还要注意提高蛋白质的质量，多摄入优质蛋白质。如果膳食中蛋白质供应不能满足孕妈妈的需要，易使孕妈妈体力衰弱，胎儿生长缓慢，产后体力恢复迟缓、乳汁稀少，对母子身体都有不良影响。

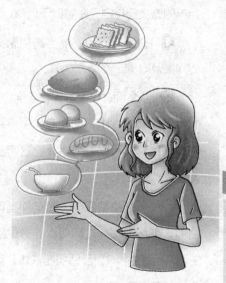

脂肪

脂肪类食物可供给人体需要的磷脂和必需的脂肪酸，孕妈妈所需脂肪约占总热量的25%。

矿物质

我国孕妈妈钙的供给量标准为：4~6个月为600毫克/日，7~9个月为1500毫克/日。孕妈妈铁的供给量标准为18毫克/日，比一般人多3毫克/日。

维生素

孕妈妈对维生素的需要量要比平时高，因为其充足与否与孕妈妈发病率、流产、早产等都有关系。例如，维生素D，每日应供给400～800国际单位；维生素B_1的供给量应比正常时增加0.6毫克。维生素C每日供给量应比正常时增加20毫克。

水与纤维素

为使孕妈妈能排出体内废物，每日应多饮水。为防止便秘，孕妈妈应适当多吃含纤维素高的食物。

为了保证孕妈妈和胎儿的健康，孕妈妈的饮食安排中应注意以下几点：

❶ 饮食要均匀，适当增加副食品的种类及数量。

❷ 杂合面、小米等粗粮含维生素E和蛋白质都比大米、白面高。多食用粗粮少食用精制米面，可以补充这方面的需要。

❸ 多吃蔬菜瓜果，蔬菜种类可依季节、地区而定。这样可以充分供应维生素A和维生素C以及钙质和铁质，但需要注意烹调方法。

❹ 多吃豆类、花生及芝麻酱等，黄豆及其制品含有大量易于消化的蛋白质，黄豆芽含有丰富的维生素C，花生、花生酱、芝麻酱等含有大量的维生素B、铁及钙等，又可供给一部分脂肪。

❺ 经常食用一些水产品，如虾、海带、紫菜等，这样可补充碘；虾皮中钙含量很高，可多食用。

❻ 动物肝脏也是一种值得推荐的食物，它含铁及维生素A和维生素B都较多，最好每周吃1～2次，每次100克。

2. 孕早期怎么吃才营养

孕早期，即前3个月，这一阶段由于胚胎组织尚小，对营养无特殊需要。一般说来，孕妈妈如能保证日常饮食，就能基本满足胚胎组织的正常发育需要。但有两点应该注意：

必须满足蛋白质尤其是完全蛋白质的供给。这需要比平时稍多吃一点瘦肉、鱼、蛋和大豆制品。

须防止孕吐，可在起床前吃些干食，如烤馒头片、饼干等，不要吃汤菜或稀粥；另外，少量多餐或吃清淡可口、少油腻的食物，也有益于防止孕吐。

3. 孕中期怎么吃才营养

孕中期是指妊娠4～7个月，这是胎儿发育生长最兴旺最迅速的时期，对营养的需求甚大，因此，这一阶段饮食的原则不仅数量要多，质量要求也较高，蛋白质、糖、维生素、矿物质和微量元素都不可缺少。一般说来，每天应吃1~2只鸡蛋，50~100克瘦肉，100~150克大豆制品，500克左右蔬菜；如果能常吃些动物肝脏、血、骨头汤、鱼类、新鲜水果更好；海带、紫菜、海米、虾皮等海产品，芝麻、花生、核桃等，对孕妈妈尤为有益，常吃有助于实现优生。

4. 孕晚期怎么吃才营养

孕晚期是指孕期的最后两个月，这一阶段的饮食原则是因人而异，因为每个孕妈妈原来的体质不尽相同，孕中期胎儿发育的情况也有差异。若孕妈妈本来就肥胖，胎儿又发育较快，长得较大，为防止胎儿长得过大而给分娩造成困难应适当限制孕晚期的饮食，不必和中期一样吃得那么多和好；相反，孕妈

准爸爸必读

怀孕期间，孕妈妈不喜欢自己的样子：孕妈妈面对自己的肥胖、妊娠纹、举止笨重、气喘吁吁的状况感到很不舒服。你要告诉她，她非常漂亮。这些话会使她心情舒畅。

妈原来体质较瘦弱，中期胎儿发育又较差，孕妈妈体重增长未达到正常水平，则应该继续加强营养，吃得更好一些，争取达到正常标准。

5. 临产前怎么吃才合适

临产前，由于子宫收缩给孕妈妈造成的疼痛和忙于做产前准备，往往在饮食方面注意不够，有些孕妈妈甚至因心情焦虑而不愿进餐。

分娩虽属于生理过程，但因孕妈妈体力消耗大，生理负担重，受伤机会多，并易产生意外，危及母婴两人的生命安全和健康。因此，除了应做好产前的各种准备外，还应重视产前的饮食调节，满足能量的供应，否则会造成难产。

临产前饮食选择的原则是：应该吃高蛋白、半流质、新鲜而且味美的食品。这是因为临产前，孕妈妈一般心情比较紧张，不想吃东西，或吃得不多，所以，首先要求食品的营养价值高和热量高，这类食品很多，常见的有：鸡蛋、牛奶、瘦肉、鱼虾和大豆制品等。同时，要求食物应少而精，防止胃肠道充盈过度或胀气，以便顺利分娩。再则，分娩过程中消耗水分较多，因此，

临产前应吃含水分较多的半流质软食，如面条、大米粥等。民间的习惯是于临产前让孕妈妈吃白糖（或红糖）卧鸡蛋或吃碗肉丝面、鸡蛋羹等。这些都是临产前较为适宜的饮食。应该注意的是，临产前不宜吃油腻过大的油煎、油炸食品。

为满足孕妈妈对热量的需要，临产前如能吃一些巧克力（不宜过多）很有裨益。因巧克力含脂肪和糖丰富，产热量高，尤其对于那些吃不下食物的孕妈妈更为适宜。

6. 孕期如何采用"逐月养胎法"

"因时择食"是指女性怀孕后，一是注意根据妊娠的月份不同，随时更换食谱；二是随着季节的变化，在饮食上有所差异。

随着胎儿在孕妈妈体内的生长发育，其营养需求也不同，故孕妈妈的饮食不应千篇一律，应根据胎儿和胎盘的成长，适应其生理性、代谢性需要，采取适宜的饮食。

妊娠一月：胚胎始成，孕妈妈多喜食酸，此时饮食应精细熟烂，主食宜食大麦粉，副食调味以酸味为主，酸味养肝血以养胞胎。

妊娠二月：勿食辛辣腥燥之品。此孕妈妈常有腰脊强痛，小腹拘急，自觉乍热乍寒反应，可服用艾叶汤治疗。

妊娠三月：孕妈妈易喜易怒，宜服雄鸡汤。

妊娠四月：孕妈妈常愠愠欲吐，食欲不振。日常饮食宜进粳米粥，菜肴常食鱼肉，并可服菊花汤。

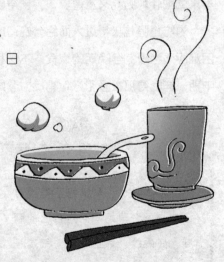

妊娠五月：主食米面杂粮，副食宜以高蛋白的牛、羊肉为主。若心烦欲呕，腹胀痛，胎动无常处，宜服阿胶汤。

妊娠六月：应常食粳米粥，副食常啖飞禽走兽之肉，以强肾坚骨，勿大饱，勿食坚硬之物。如有突然胎动剧烈，寒热往来，腹内胀满，身体水肿，可服麦门冬汤。

妊娠七月：饮食应避寒凉，如有精神紧张，腹痛腹满，手足冷，可用葱白汤。

妊娠八月：勿食燥热生火之物，如有周体疼痛，小便不利等反应者，宜服芍药汤。

妊娠九月：为防早产，可取猪肾一具，汆汤，另加白术12克，茯苓、桑寄生、干姜、干地黄、川芎各9克，麦门冬10克，附子3克，大豆15克。

7. 孕期不要吸烟喝酒

通过调查和动物试验，已经证明孕妈妈饮酒对胎儿是有危害的。酒里面主要含有酒精，酒精是一种致畸因子。酒精可以通过胎盘从母体进入胎儿体内，当孕妈妈饮酒后，胎儿体内酒精浓度与母亲一样高。怀孕后饮酒过多，胎儿可发生畸形、生长迟缓或死胎。国外报道几百例饮酒过多的母亲所生的儿童，具有一种特殊的面型，并有生长缺陷和中枢神经系统方面障碍。他们将这种儿童畸形称为"胎儿酒精综合征"。特殊的面型表现为：眼小、鼻梁低、短鼻子、内眼角有皱褶、鼻唇沟不明显、上嘴唇狭窄、小下巴及上眼皮下垂等。生长缺陷表现为：房间隔或室间隔缺损、法乐氏四联症等先天性心脏病、兔唇、腭裂等。中枢神经系统的障碍可表现为：智力低下、脑畸形及白痴等。这些畸形的出现率取决于孕妈妈饮酒量的多少。据统计，在饮酒过多的孕妈妈中约有20%～43%可发生"胎儿酒精综合征"。母亲怀孕期间吸烟，可引起死胎或胎儿生后死亡率增高，可使婴儿先天性心脏病增加一倍，还可使婴儿血胆红素水平降低。

在我国女性吸烟者较少，但父亲吸烟同样可使胎儿畸形。此外，一些不讲公德的人，在公共场所如火车上、开会时或看戏时大量吸烟，污染了空气，使很多不吸烟的人，被迫吸入尼古丁等有毒物质，虽然父母不吸烟，同样可危害后代。因此，在此也劝说诸君应戒烟，否则不但害己，而且还害他人，更危害着子孙后代。

8. 孕妈妈的饮食要多样化

女性在怀孕期往往大吃鸡鸭鱼肉，以为鸡鸭鱼肉才是营养品，但美国普杜大学著名营养学家柯克希教授对埃及、肯尼亚、墨西哥、中国和美国等十余个国家的数千名孕妈妈所作的营养调查证实，不论在西方还是在东方，也不论在发达国家还是发展中国家，大多数孕妈妈摄入的蛋白质并不缺乏，但占相当比例的孕妈妈明显缺乏各种维生素和微量元素。而一旦孕妈妈缺乏维生素A、维生素B$_2$、维生素B$_6$、维生素B$_{12}$和钙、铁、锌等微量元素，生下的新生儿就可能导致神经系统明显受损，表现为对外界反应迟钝。据对

100余名新生儿所做的反应测试，缺乏维生素和微量元素的孕妈妈生下的婴儿对光、声等刺激尽管也能作出反应，但此后却难以恢复平静，出现了信息处理失调的早期症状。

鉴于此，柯克希建议孕妈妈特别须注意饮食多样化，多多摄人富含各种维生素及矿物质的新鲜蔬菜和瓜果。

准爸爸必读

怀孕期间，孕妈妈多梦、睡眠不好。到了孕晚期，孕妈妈可能会睡眠很少，一夜醒好几次。她反复折腾时会把你弄醒，这时干脆坐起来陪她聊聊天，听会儿音乐。怀孕期间她比较多梦，这些梦总与怀孕、孩子性别有关。不要对她的诉说表现出心不在焉，积极回应她的猜想更有意思。

9. 孕期适合吃粗粮

人吃饭菜的目的不单是为了口福，更重要的是为了从食物中摄取机体所需要的蛋白质、脂肪、碳水化合物、矿物质、维生素等营养成分，以促进人体的正常生长发育和生理活动，满足组织修

复，进行新陈代谢，增强免疫功能等作用，避免营养不良、贫血、热能不足，某种物质缺乏所引起组织、器官功能损害，给人体健康带来危害。因此，吃东西要注意营养，不要只讲色鲜味美，香甜可口。

米、面是我国人民现阶段的主要食品，要是我们把米加工得过分精细，研磨得特别白，就会使营养成分丢失很多。长期吃精米，不摄人其他含矿物质、维生素较多的食物，就会引起钙、磷等微量元素、维生素B_1、烟酸、核黄素等的不足，从而导致骨质疏松、人体机能紊乱、智力下降、食欲减退、恶心、呕吐、烦躁不安、健忘、精力不集中、多梦、胸腹胀满、心跳增快、气喘、水肿，从而诱发神经炎、口角炎、睑缘炎、角膜充血、脂溢性皮炎等病症。土豆、红薯、玉米等粮食作物，虽然没有精米、白面好吃，可营养丰富、纤维素多，摄人后不仅可营养身体，而且可刺激肠蠕动，减少毒素的吸收，防止便秘和肠道肿瘤的发生，被营养学家誉为人类的平衡食物。兼搭着吃，有益于身体健康。

实践证明，土豆、玉米、大豆、红薯等一类杂粮，有的营养成分高于主食和鱼、肉。在人民生活提高的今天，不

只是要注重吃好，还要讲究科学进食，合理搭配膳食，从营养身体出发。如果我们在以标准米、面为主食的同时，加食一些豆类、玉米、土豆、红薯、植物油、猪或牛、羊肉、禽蛋、鱼、牛奶、蔬菜、瓜果，就能提供人体所需的蛋白质、脂肪、碳水化合物、矿物质、维生素，保证人体生理活动正常需要。有偏食习惯，或者进食精米、精面、肉食，厌其粗者，对维护机体的正常功能、新陈代谢等，都是不利的，应予以纠正。

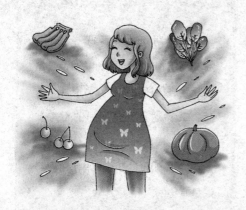

10. 孕妈妈不要常吃火锅

孕妈妈不宜常吃火锅，因为火锅原料大多为羊肉、牛肉、猪肉甚至狗肉，这些肉片中都可能含有弓形虫的幼虫。这些弓形虫幼虫，虫体极小，寄生在细胞中。人们吃火锅时，习惯把鲜嫩的肉片放到煮开的火锅中一烫即食，这种短暂的加热一般不能杀死幼虫，进食后幼虫在肠道中穿过肠壁随血液扩散至全身。孕妈妈受感染时多无明显不适，但幼虫可通过胎盘感染到胎儿，严重的发生小头、大头（脑积水）、无脑儿等畸形。

11. 孕妈妈可以节食吗

有人认为，怀孕时节制饮食，可使胎儿小些，便于分娩。另外，有的孕妈妈怕产后过度发胖，也要孕期节食，这些做法是不正确的，会直接影响优生。

小儿大脑发育的重要时期是怀孕4个月至出生后2周岁，而这当中最关键的一段时期又在孕期的最后3个月至出生后6个月里。人的脑组织发育有个特点，就是细胞增殖"一次性完成"。新生儿的脑神经细胞可达100亿至140亿个，此后其数量不再增加，而且每一神经细胞的体积也不再增加。假使错过了这段时间，是无法再补偿的。因此，在母亲整个孕期内，要保证营养充足，如果人为节食，势必影响营养素的摄入而使脑细胞达不到最大的增殖数目。在整个孕期内，要保证营养充足，如果人为节食，势必影响营养素的摄入而使脑细胞达不到最大的增殖数目。

不过，我们所说的保证孕期营养充足并非指多吃或想吃什么就吃什么，要讲究平衡膳食，亦即中医所说的孕妈妈饮食之"三宜三不宜"（宜淡不宜浓、宜轻清不宜重浊、宜甘平不宜辛热）。据此，孕妈妈只要每天交替吃上些蛋、鱼、肉、动物内脏、芝麻、核桃、大豆及豆制品等，即可保证脑发育必需营养素的摄入量。另外，要忌食油腻。孕妈妈每日营养摄入量一般应比正常人的热量增加1255千焦，蛋白质增加25克。打个比方说，100克鸡蛋中含热量670千焦，蛋白质13克，那么，孕妈妈每日应增加的营养素摄入量约相当于4个鸡蛋。

12. 孕妈妈可以吃水果罐头吗

妊娠早期孕妈妈体内的激素发生变化，喜欢吃些酸甜的水果，有些孕妈妈喜欢吃些水果罐头，但应注意的是，水果罐头吃得太多会影响胎儿的生长发育。

为了达到长期保存和增加水果的色佳味美的目的，在生产水果罐头的过程中就要加入一定量的添加剂如色素、香精、防腐剂等，这些物质通常是人工合成的化学物质，对人体影响不大，因为成年人排泄和解毒能力强。但是孕妈妈却不同。孕妈妈由于体内各系统发

生了一系列生理变化，解毒和排泄功能受到一定影响。孕妈妈若长期大量食用水果罐头，其中的化学添加剂如色素、香精、防腐剂等，会通过胎盘血液循环进入胎儿体内，引起慢性中毒，出现流产、早产或难产、胎儿畸形。因此，妊娠早期不宜多吃水果罐头，在水果淡季最好多吃些新鲜蔬菜，也可在菜中加些醋和糖，有益于胎儿生长发育。

准爸爸必读

怀孕期间，孕妈妈一天跑无数次厕所：怀孕早期和晚期，孕妈妈频频去厕所使你担心她有什么毛病。其实这是怀孕期间的正常反应。在少喝水和去厕所之间，你只能选择去厕所，因为少喝水对孕妈妈是有害的。

13. 孕期该多食哪些营养物质

妊娠期是胎儿大脑发育的关键期，蛋白质和核酸又是大脑细胞构成的物质基础。为保证胎儿的脑组织和其他组织的正常发育以及孕妈妈自身子宫、胎盘和乳房等的发育，孕妈妈的蛋白质摄入

量应比平时增加30%。对孕妈妈来说，最理想的蛋白质来源是鸡蛋、瘦肉、鱼、大豆制品和乳类。

妊娠期女性的胃肠道对脂肪的吸收量增加，如果孕妈妈每日脂肪摄入量少于6~8克，则容易引起酮尿症，影响胎儿的正常发育。其实，孕妈妈每日摄入的脂肪量若控制在25克左右，就不会引起肥胖。

维生素对孕妈妈来说是非常重要的营养物质。孕期中维生素缺乏或不足，严重者可发生死胎或流产，妊娠晚期缺乏维生素，则可导致胎儿宫内窘迫或胎儿死亡。母体的维生素可通过胎盘进入胎体。胎儿的肝脏可储存一定量的维生素A，以应付不良外因素的侵扰；水溶性维生素如维生素C不能储存，必须及时供给。

胎儿在4个月时，其骨骼系统就开始钙化；5个月时，胎儿的大部门乳牙开始钙化。胎儿在其发育阶段，共需钙30克，为正常母体存钙量的25%。孕妈妈本身也要存积30克钙，以供泌乳需要。在这一时期，孕妈妈每天要比一般女性多摄入500毫克钙。牛奶、豆制品、硬果类、芝麻酱、虾米皮、海带等，均是钙的良好来源。

碘是甲状腺素的成分。甲状腺素能促进蛋白质的生物合成，促进胎儿的生长发育。孕妈妈缺碘有可能使娩出的婴儿出现聋哑、智力低下等症，严重的还会出现克汀病。孕妈妈每日的碘需要量为125微克，较一般女性高25微克。含碘丰富的食物有海产品等。

14. 使胎儿聪明该采取的饮食方法

孕妈妈巧吃儿聪明。人类被称为万物之灵，是因为人具有高度发达的大脑。然而也有表现为愚、痴、呆、智力低下的弱智者。其原因不少与其母亲怀孕期的饮食密切相关。

孕妈妈的最初3个月胚胎剧烈演变，器官系统分化形成。脑的形成在孕后2~5个月，这是胎儿脑细胞生长的第一个高峰期。若不抓住这个稍纵即逝的时机加强营养，则一朝分娩将可能是一个低能儿。目前值得注意的是：

❶ 孕妈妈为了健美而节食。不少即将初为人母的孕妈妈为了身材苗条而节食。尤其是节制肉类脂肪，造成营养不足。她们不知道脂肪对大脑发育生长比蛋白质还重要。因此，孕妈妈平时应吃些鱼、动物脑、内脏、乳、蛋及豆类制品，以满足磷脂、糖脂及胆固醇的需要。

❷ 孕妈妈挑食、偏食易导致贫血。妊娠贫血不仅会导致孕妈妈心悸、眩晕、心肌损害等症，还会造成胎儿慢性缺氧，影响到胎儿的脑细胞与神经细胞的生长发育，使胎儿出生后智力低下，反应迟钝。防治妊娠贫血的首选食物，是富含铁的动物肝、血、肌肉等。

❸ 孕妈妈应多食富含维生素、矿物质的蔬菜、瓜果、杂粮。有学者指出，维生素B与智力发育相关，B₆缺乏可导致脑功能发育迟缓，影响胎儿脑发育过程中DNA的合成。为了孩子的聪明健康，孕妈妈饮食应放人一些及服用一些维生素B、C制剂等。

❹ 孕妈妈应食用碘盐或经常吃些富含碘的海产类食物，如海带、紫菜及海产鱼类。碘被称为"智慧之泉"，是孕妈妈必需的。碘缺乏是导致人类智力障碍的最主要原因。

孕妈妈合理的营养，能够为孩子的一生智力奠定基础。不注意孕期营养、挑食、偏食、节食、忌口等，可造成胎儿脑细胞生长发育不良，会贻误孩子的一生。年轻夫妇只有注意孕期的膳食营养，做到平衡膳食，才能生一个聪明、智力超群的孩子。这就是孕妈妈巧吃儿聪明的原因。

15. 孕妈妈不能乱吃酸

不少人都相信"酸儿辣女"这句民谚，其实，女性怀孕后吃酸吃辣与生男生女没有任何关系。

那么，女性怀孕后为什么想吃酸东西呢？这是由于女性怀孕后胃酸不足造成的。约有2/3的女性在怀孕的前6个月，特别是前3个月会出现胃酸不足的现象。因此，胃的活动和消化能力很差，胃内食物的排空时间也比正常人延长1～2小时，孕妈妈为了补偿体内胃酸的不足，也就自然想吃酸味的食物了。这就好比出汗过多的人想喝水一样，都是一种补偿性的自然反应，对孕妈妈自身和胎儿的健康来说，这都是有益的。但是，孕妈妈如果不加选择地乱吃酸食，对孕妈妈以及胎儿健康都会不利，如米醋、酸酒、腌制的酸菜以及酸性较大的刺激性食物等不宜多吃。

女性怀孕后最好吃一些枣、梨、杨梅和成熟的樱桃、海棠、西红柿等，这些水果或蔬菜含有充足的水分、酸汁和粗纤维，不但可以增加孕妈妈的食欲，帮助消化，而且可以避免便秘对子宫和胎儿的压力。同时，水果中还含有大量铁质，可以防止孕妈妈发生缺铁性贫血。另外，妊娠期间新陈代谢旺盛，最

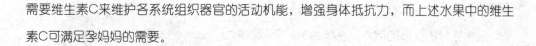

需要维生素C来维护各系统组织器官的活动机能，增强身体抵抗力，而上述水果中的维生素C可满足孕妈妈的需要。

16. 胎儿不能缺铜

众所周知，胎儿的生长发育是否正常，与母体对营养物质能否足够摄人有直接关系，如果孕妈妈摄人铜量不足，导致体内缺铜，不仅易使孕妈妈自己患病，更会影响胎儿的健康。

铜为人体不可缺少的微量元素之一，为体内各种含铜酶的必需成分或维持某些酶的活性所必需，缺铜时各种酶活性显著降低，从而导致多系统功能紊乱。胎儿缺铜可能引起中枢神经系统发育不良，出现胎儿小头畸形、智能及运动障碍，易发生动脉瘤和主动脉破裂；缺铜还可使胎儿骨质中的胶原纤维合成受损，骨骼发育受限，从而出现骨骼变形、关节畸形、发育停止；由于缺铜还可造成铁利用障碍，胎儿出生后会发生缺铁性贫血。

可见，孕妈妈只有摄人足够的铜，才能促进胎儿的正常发育。含铜丰富的食物很多，其中以动物肝脏（牛、猪肝）、硬壳果类、豆类、甲壳类食物中最多。

准爸爸必读

怀孕十月变得漫长：当怀孕的消息传来，你们会非常兴奋，但接下来的是没完没了地等待。你们计划着孩子在哪个医院出生、由谁看护、起各种各样的名字，直到考虑孩子入托、上学、工作等远大问题，而孕妈妈的肚子迟迟不能隆起。更可怕的是最后两个月，朋友同事一见你就问："生了吗？"似乎除了孩子没有其他感兴趣的话题。与孕妈妈享受临产前的每一天，想想两人世界随着宝宝的降生就跟你们拜拜了，珍惜吧。

17. 孕妈妈该补碘

已有研究证明，人类的脑发育存在两个突发期，也是对碘缺乏的两个重要易伤期。第一个易伤期是在妊娠的第12～18周之间，第二个易伤期是从妊娠中期开始到出生前后直至生后6个月之内。由此可见，孕妈妈随着妊娠时间的延长和胎儿的长大对碘的需求量逐渐增加，她们对碘的摄人量要同时满足胎儿和孕妈妈本身的双重需要。另外，孕妈妈

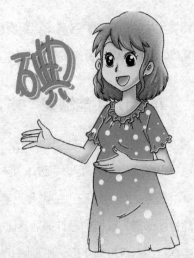

的碘代谢不同于非妊娠女性，女性妊娠后，较非妊娠期肾脏能够排出较多的碘而发生碘丢失，所以容易发生孕期碘营养不良。因此，国际组织建议孕妈妈每日碘摄入量应不低于200微克。

18. 孕妈妈不宜吃酒心糖

酒心糖，顾名思义，是以酒做心之糖果。据有关资料表明，当前市售的酒心糖，每颗含白酒4克左右，就一般而言，若吃1~2颗酒心糖，所摄入人体的白酒也只不过4~8克，是不为奇的，然而，当酒心糖以其独特的口味博得人们的青睐，一天吃它10~20颗亦是常有之事时，就有40~80克的白酒酒精悄然进入人的体内，这对某些人，特别是孕妈妈是不可掉以轻心的。须知，孕妈妈饮酒，乃为禁忌之事。据有关研究表明，孕妈妈饮酒可引起流产和新生儿出生体重降低，严重者，可造成"胎儿酒精综合征"，表现为中枢神经障碍，患儿智力低下，常伴有头小畸形，小脑发育不全，脑积水等；脸部畸形表现为短脸、睑下垂、鼻孔小或缺，并且还多伴有心脏或其他系统畸形。

19. 孕妈妈该注意摄入锰

锰是人体必需微量元素之一，它在人体内的肝、骨、脑下垂体部分中含量最高。肝线粒体及血液为锰的储存库，相对地说，人对锰的需要量是随年龄的增长而逐渐减少的。锰的每日供给量儿童为0.2~0.3毫克/千克体重，而成年人仅为0.1毫克/千克体重，孕妈妈应在此基础上有所增加。

锰与人体的生长发育关系极为密切，它直接影响到骨骼的生长、血液的形成及内分泌、生殖功能的维持，以及蛋白质、核酸的合成，糖类、脂肪的正常代谢。

成年人如果缺锰，则出现食欲下降，体重减轻，性激素水平降低以及性功能障碍等现象。对于孕妈妈更是大忌。因为这时不仅影响到胎儿的健康，严重的还会导致孕妈妈的惊厥或死亡。试验也证明：以缺锰的饲料喂母鸡，然后用这种母鸡生的蛋孵小鸡，小鸡就出现腿及翅膀短而粗，头骨畸形等软骨营养性发育不良状况。

食物中含锰量高的有坚果、粗粮、干豆类和绿叶蔬菜，其中粮谷类是人体锰最重要的来源，每千克小麦含锰量常常在10毫克以上。茶叶中也含有较丰富的锰，一杯浓茶的锰含量可高达1.3毫克以上，在嗜茶地区，人们每天从茶叶中几乎可以得到所需要量的1/3左右。因此，孕妈妈在保证充足的蛋白质及其他营养素的同时，也应注意补充含锰的食物。

20. 孕妈妈不宜吃有堕胎作用的水产品

许多水产品有活血软坚作用，食用后对孕妈妈早期妊娠会造成出血、流产等不良影响。比如螃蟹，虽然味道鲜美，但是性质寒凉，有活血祛瘀之功，尤其是蟹爪，有明显的堕胎作用；甲鱼，具有滋阴益肝肾之功，但是甲鱼性味咸寒，具有较强的通血络、散瘀块作用，因而可能导致孕妈妈堕胎。甲鱼壳的堕胎力比鳖肉更强。同时孕妈妈要避免吃鲨鱼、鲭鱼、旗鱼及方头鱼，因为这四种鱼的汞含量可能会影响宝宝大脑的生长发育。

21. 孕妈妈不能偏食

人体对营养的需要是多方面的，长期素食或食用单一的食品，会造成不同程度的营养缺乏。孕妈妈的营养供应不足，就会直接影响胎儿大脑的发育，引起脑细胞增殖量减少，而且是永久性的脑细胞总数的减少，使出生后的小孩智能低下。因此，孕妈妈不能挑食、偏食，要注意多食蔬菜、水果和富含蛋白质的食物。

22. 防流产要多吃绿叶蔬菜

绿叶蔬菜和动物的肝、肾中含有一种叶酸（维生素B族之一），对胎儿的生长发育十分重要。临床实践证明，叶酸具有维护细胞正常生长、增强人体免疫力的功能，对风疹、流感、肝炎等病毒有抵抗作用。如果孕妈妈体内叶酸缺乏，不但会出现巨细胞型贫血，还可导致流产。因此，女性在怀孕期间应多吃小白菜、卷心菜、菠菜以及动物的肝、肾等，保证体内有充足的叶酸。

23. 盛夏孕妈妈该吃什么

盛夏，怀有身孕的女性，由于体内生理变化和胎儿生长发育的需要，致使血液循环量增加，心跳加快，新陈代谢旺盛。所以，在夏季里孕妈妈比一般人更怕热。

夏季高温常使人食欲不振，此时孕妈妈常有恶心、呕吐等妊娠反应，若不注意调理，必然会影响孕妈妈和胎儿的健康。为使孕妈妈安全度过夏季，更应合理安排孕妈妈的营养膳食。

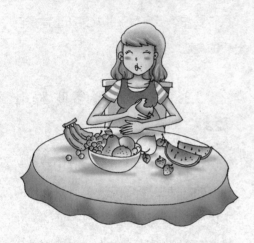

首先，应让孕妈妈多吃新鲜蔬菜，如小白菜、黄瓜、番茄、蒲瓜、扁豆、冬瓜等。

其次，孕妈妈应多吃豆制品，如豆腐、豆腐干、豆腐皮以及豆浆等。因为豆制品中含有35%～40%的植物蛋白质和人体所必需的氨基酸。

第三，孕妈妈可适量吃些鸡肉、猪肉，多饮爽口的菜汤、紫菜汤、金针木耳蘑菇汤。如果孕妈妈对肉类感到油腻，不爱吃，要改变烹调方法，如在肉末里加些面粉、蛋清，搅拌成糊状后，在铁锅上做成薄饼，或者做成肉丸子汤，这样可增加孕妈妈食欲且营养丰富。

另外，孕妈妈还应多吃些水果，如西瓜、龙眼、草莓等，多饮水和果汁，及时补充因出汗过多而失去的水分。但此时不要饮酒类、咖啡和可口可乐等刺激性的饮料。

24. 孕妈妈该多吃嫩玉米

孕妈妈多吃嫩玉米的理由有以下三个：

❶ 在嫩玉米粒的胚乳中，含有丰富的维生素E，而维生素E有助于安胎，可用来防治习惯性流产、胎儿发育不良等。

❷ 在嫩玉米中所含的维生素B_1，对人体内糖类的代谢起着重要作用，它能增进食欲，促进发育，提高神经系统的功能，使胎儿的大脑发育得更加完善。

❸ 在嫩玉米还含有丰富的维生素B_6，若缺乏之，常会发生妊娠呕吐，食欲不振，时间长了，容易引起胎儿发育不良。

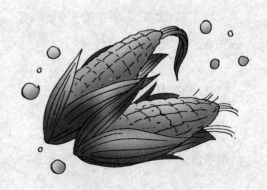

维生素B1有维护智力及促进智能活动的功能，早已被人们熟知。如果膳食中缺乏维生素B1，中枢神经活动便会受到影响。维生素B1有一个特性，就是身体制造不了，又留不住，基本上，你当天摄取的维生素B1，在第二天已经完全被排出体外了。所以为了保证身体的需要，我们每天都要吃一些含维生素B1的食品。

维生素B6对神经系统的健康至关重要。缺乏维生素B6会出现周围神经炎。婴儿缺乏维生素B6时会发生惊厥。

25. 孕妈妈不要忘了补叶酸

一些婴儿在出生时伴有先天畸形、缺损或者痴呆，更有甚者，生下来就是死胎，或早已胎死腹中了，原因何在呢？

有研究人员指出：神经管畸形是造成围产儿、婴儿死亡和残疾的主要原因之一。每年世界上大约有三四十万病例发生，而我国是神经管畸形的高发国家，平均每天有30个，每小时有两个这样的畸形儿出生，它居我国各种出生缺陷之首。

神经管及其覆盖物在胚胎发育过程中出现的异常称为神经管闭合不全，是非常严重的先天性缺陷疾病。因为神经管的前端发育成以后的头，其后端发育成以后的脊柱。若前端没有发育闭合好，便会发生无脑畸形，后端未闭合好，便发展为以后的脊柱裂。

经调查研究，女性在怀孕早期，体内维生素缺乏是造成胎儿神经管缺损的主要原因。在多种维生素中，已证实叶酸的缺乏可以造成脊柱裂和无脑畸形的发生，因此，孕期女性适时适量地补充叶酸可预防神经管畸形的发生。

在许多食物中都含有一定量的叶酸，蔬菜尤其是绿叶蔬菜中含有较多的叶酸，如菠菜、小白菜、油菜、香菜、雪里蕻等。

26. 孕妈妈需要补锌

所有孕妈妈都要经过分娩过程才能把可爱的婴儿带到人间。专家们研究发现，孕妈妈在分娩时子宫肌肉的收缩力与其血清中锌的含量密切相关。如果孕妈妈在分娩时血清锌含量过低，就会大大降低子宫肌肉的收缩力。由于宫缩弛缓无力，会增加孕妈妈的痛苦及出血量，同时极易导致分娩时的并发症和危险性。如果孕妈妈血清锌含量正常，则可使产程缩短，出血量降低，并发症减少，有利于胎儿顺利娩出和孕妈妈的健康。

进行剖宫产的孕妈妈，血清中锌的含量水平对伤口的愈合影响更大。经研究证明，术后局部区域锌含量明显增高，并聚集在创口周围，24～48小时锌的含量达到高峰，这说明术后锌被转移到创口部位，参与创面的修复过程。胶原纤维是创口修复过程中必不可少的重要成分，缺乏胶原纤维，不仅影响创口的愈合速度，也影响创口愈合的质量。锌在结缔组织生长，尤其是在胶原纤维成熟的过程中，具有非常重要的作用。

许多实验表明，肝脏是机体的"锌库"，它能在机体需要时，增加锌的供给量。一般可以认为，血清锌含量下降则说明体内缺锌，而肝脏锌含量下降则说明体内锌的储备将要耗竭。医学家们认为，缺锌影响细胞的分裂和再生，因此孕妈妈在整个孕期内及哺乳期，都应适当补锌。

目前含锌药物有硫酸锌、氧化锌、葡萄糖酸锌等，但人体对药物性锌的吸收仅为10%，所以补锌以不超过正常人每日需要量的10倍为限，即每日不超过

150毫克锌。补锌的最好办法是多吃含锌丰富的食物，动物性食物含锌量高于植物性食物。而且生物利用率也高，如肉类、动物内脏、鲜蛋、牛奶及鱼虾类。海带、银耳、豆制品、花生米等含锌量也很高，蔬菜中锌的含量普遍比较低，其中含锌量高的有菠菜、油菜、萝卜、韭菜、黄花、大白菜等。以上含锌丰富的食物，孕妈妈可自由选择食用。

27. 孕期该多吃植物油

科学研究发现，妈妈在怀孕期间吃植物油少，婴儿湿疹发生率就高。婴儿湿疹，是一种常见的与"变态反应"有密切关系的皮肤病，一般以剧烈的瘙痒，多种形态的皮肤损害、反复发作为特点。婴儿湿疹大多发生在出生后1～3个月，6个月后逐渐减轻，大多数病儿到一岁半后可逐渐自愈。

科学研究证实，人体所必需的脂肪酸，如亚油酸、亚麻酸和花生四烯酸等，人体自身不能合成，只能靠食物供给。而这些脂肪酸主要存在于植物油中，动物油含量极少，人体缺乏脂肪酸，可引起皮肤粗糙、头发易断、皮屑增多等，婴儿则易患湿疹，因此，为了预防婴儿患湿疹，孕妈妈应多吃植物油。

28. 孕妈妈不能多吃冷饮

女性怀孕期间,胎盘会产生大量孕激素,使胃肠道平滑肌张力减少,胃酸酸度降低,胃肠蠕动减弱,此时胃肠黏膜对冷热刺激非常敏感,孕妈妈多吃冷饮会使胃肠血管突然收缩、胃液分泌减少、消化功能降低,出现食欲不振、消化不良、腹泻、腹痛、胃痉挛等症状。此外,孕妈妈的呼吸道黏膜往往充血并有水肿,贪吃冷饮会使充血的血管突然收缩,血流量减少,致使抵抗力降低,潜伏在呼吸道里的致病微生物便会乘虚而入,引起上呼吸道感染和扁桃体炎等。据报道,胎儿对冷刺激敏感,孕妈妈吃冷饮时胎动次数增加,因此,孕妈妈不宜过多地吃冷饮。

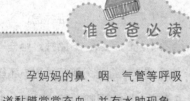

准爸爸必读

孕妈妈的鼻、咽、气管等呼吸道黏膜常常充血,并有水肿现象,如果大量贪食冷饮,充血的血管突然收缩,血流减少,可致局部抵抗力降低,使潜伏在咽喉、气管、鼻腔、口腔里的细菌与病毒乘机而入,引起嗓子痛哑、咳嗽、头痛等,严重时还能诱发上呼吸道感染或扁桃体炎等。

29. 孕妈妈不能贪食

现如今人们的生活水平提高了,市场上的东西又是极大的丰富,对鸡、鸭、鱼、肉、蛋等孕妈妈可着劲儿地吃、变着样儿地吃。那么对于孕妈妈而言是不是吃得越多真的越好呢?

营养过剩的恶果:孕期营养过剩有可能使母亲、胎而出现许多并发症。此外,孕期体重增长过多还会加重孕妈妈的心脏、肝脏负担,分娩后体重恢复到孕前水平的时间会延长,产褥期卵巢功能恢复缓慢,产后月经推迟,甚至会出现一系列卵巢功能不良的表现。

营养过剩的表现:营养过剩的主要表现为孕妈妈的体重增长过多、过快。所以,孕妈妈可以通过观察自己体重的变化来了解自己是否有营养过剩的表

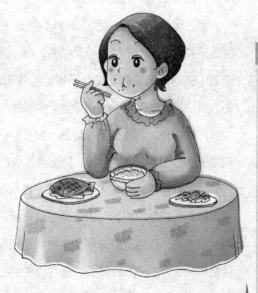

现。整个妊娠期体重平均增长应在10~11千克。通常孕妈妈的体重在妊娠20~32周增长最快，妊娠晚期增长会逐渐变慢，一般每周不超过200~300克。对于正常单胎妊娠的孕妈妈，如果孕期增长13.5千克以上则为肥胖型；增长9.0千克以上为中等型；增长7.2千克以下为消瘦型。

如何防止孕期体重过度增长？主要是避免营养过剩。在早期妊娠反应消失后，孕妈妈往往食欲大开。有的孕妈妈喜欢吃甜食如点心、巧克力或吃零食，一闲下来就不停地吃，花生、瓜子、糖果，随心所欲。有人认为水果有营养，就一天吃很多。如此这般地吃下去，再加上活动量小，体力消耗不大，造成人大于出，形成营养过剩的结果。

30. 孕期营养过剩会出现尿糖吗

由于生活环境、饮食条件以及个体差异等因素的影响，有一部分孕妈妈在孕期的不同阶段可能出现尿糖，尤以孕中期（13~28周）和孕晚期（28周以上）较多见。

尿糖对孕妈妈会有什么影响呢？有关专家研究认为，对孕妈妈而言，尽管她们中间的多数人产后能恢复尿糖阴性，但也有一部分人会持续下去成为糖尿病患者。胎儿是孕期糖尿的主要受害者。母体的高血糖可以通过胎盘到达胎儿体内，造成胎儿过于肥胖，而过多的脂质会影响胎儿的脑组织发育。有资料认为，尿糖和血糖同时明显升高的孕妈妈，如不设法控制尿糖、血糖，其子女出生后的智商较之正常孩子会下降4~5个百分点。此外，高血糖还能使新生儿肺成熟延迟，出生后易发呼吸困难综合征。

那么孕妈妈为什么会出现尿糖呢？这主要是由于随着胎儿的成熟，胎盘会分泌一些抗胰岛素物质，加上不少孕妈妈吃得过多，营养过剩，致使胰岛素细胞分泌的胰岛素不能将血液中的糖转化成糖元储存起来，导致血糖过高，过高的血糖使肾脏对糖的吸收负担加重，肾小管对糖的重吸收不完全，导致尿中糖含量上升。另外，随着怀孕月份的增大，腹中胎儿不断长大，压迫下腔静脉、腹主动脉等，使血液循环受到阻碍，全身血容量增加，这就进一步加重了肾脏负担，更促成了尿糖的出现。

大多数孕期糖尿病人并无症状，通常都是在产前体检做尿糖检验时才被发现。已经发现尿糖阳性的孕妈妈，可以先调整饮食结构，多吃蛋白质、牛奶（勿加糖）、鸡蛋、瘦肉等，少食糖。可常吃些洋葱、鱼类（特别是黄鳝）、水果等。如果经饮食调整仍不能控制血糖和尿糖，则应及时就医，请专科医生加以指导。

31. 孕妈妈吃坚果有哪些好处

对于胎儿来讲，身体发育首先需要的营养成分当然是蛋白质。但是对于大脑的发育来说，需要的第一营养成分却是脂类（不饱和脂肪酸）。据研究，脑细胞由60%的不饱和脂肪酸和35%的蛋白质构成。另外，坚果类食物中还含有

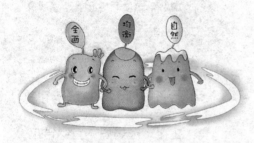

15%～20%的优质蛋白质和十几种重要的氨基酸，这些氨基酸都是构成脑神经细胞的主要成分，同时还含有对大脑神经细胞有益的维生素B₁、维生素B₂、维生素B₅、维生素E及钙、磷、铁、锌等。因此无论是对孕妈妈，还是对胎儿，坚果都是补脑、益智的佳品。

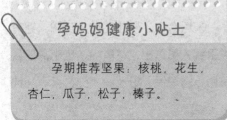

孕妈妈健康小贴士

孕期推荐坚果：核桃，花生，杏仁，瓜子，松子，榛子。

32. 孕妈妈不适合喝咖啡因饮料

学者研究证明，咖啡因会抑制胎儿在母体中的正常生长。如果喝咖啡过多，则自然流产率增高，生下的婴儿体重往往过轻，自然死亡率也高。早在1980年美国食品和药物管理局就提出建议，为了女性和胎儿的健康，孕妈妈应减少咖啡的饮用量。专家建议，孕妈妈每天喝咖啡不要超过300毫升。

33. 孕妈妈不要过多食用鱼肝油

通常，人们都认为鱼肝油和钙片是一种"滋补品"，有增强体质的功效，于是，怀孕以后，有些孕妈妈为了能使胎儿优生，便盲目地大量服用浓鱼肝油和各种钙质食品。那么，这种想法是否有科学依据呢？

实际上，这种做法的结果却适得其反。因为长期服大剂量的鱼肝油和钙质食品，会引起毛发脱落、皮肤发痒、食欲减退、感觉过敏、眼球突出、血中凝血酶元不足和维生素C代谢障碍等。此外，血中钙浓度过高，还会出现肌肉软弱无力、呕吐和心律失常，使胎儿在发育期间出现牙滤泡移位，甚至使分娩不

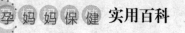

久的新生儿萌出牙齿。所以，怀孕期间不宜服食过多的鱼肝油和钙片。

34. 克服早孕反应不能滥服维生素B₆

在出现食欲减退、恶心、呕吐等早孕反应时，为了减轻不适，可适当服用维生素B₆，一般每次5~10毫克，每日三次，但不要加大剂量和增加服药次数，原因是大剂量服用会出现维生素B₆中毒的症状，甚至还能影响胎儿的健康发育，形成"维生素B₆依赖症"。

35. 孕妈妈不能吃田鸡

市场上出售田鸡者比比皆是，食田鸡者也为数不少。吃田鸡对人体健康危害很大。有人剖检267只虎斑蛙，发现在160只蛙的肌肉中就有383条裂头绦虫的蚴虫。这些蚴虫进入人体后容易寄生在软组织内脏，它们具有极强的活动能力，善于钻孔，破坏性极大。裂头绦虫的蚴虫进入组织后，能引起局部组织发炎、溶解、坏死，形成脓肿和肉芽肿等。如寄生于要害部位便会导致失明、瘫痪、抽搐、癫痫发作等并发症，严重时还可引起死亡。孕妈妈被感染蚴虫，还能穿过胎盘侵害胎儿，造成胎儿畸形。

孕妈妈健康小贴士

苦瓜营养丰富，所含蛋白质、脂肪、碳水化合物等在瓜类蔬菜中较高，特别是维生素C含量，约为冬瓜的5倍、黄瓜的14倍、南瓜的21倍，居瓜类之冠。中医认为苦瓜味苦，性寒冷，能清热泻火。吃苦瓜能刺激人体唾液、胃液分泌，令人食欲大增，清热防暑。因此，夏季吃苦瓜最相宜。

36. 怀孕以后要少吃苦瓜

有人主张，孕妈妈不宜吃苦瓜。首先苦瓜内含有奎宁，奎宁会刺激子宫收缩，引起流产。所以虽然奎宁在苦瓜中的含量很少，孕妈妈适量吃点并无大碍，但是，为了慎重起见，孕妈妈还是少吃苦瓜。

37. 茶垢对孕妈妈的不利影响

茶垢有毒，但往往有人疏忽。据有关研究人员指出，茶具内壁长出的一层茶垢，含有镉、铅、铁、砷、汞等多种金属物质。

它们在饮茶时被带入身体，与食

物中的蛋白质、脂肪和维生素等营养化合，生成难溶的沉淀，阻碍营养的吸收。同时，这些氧化物进入身体还会引起神经、消化、泌尿及造血系统病变和功能紊乱，尤其是砷、镉可致癌，引起胎儿畸形，危害健康，故凡有饮茶习惯者，应经常及时清洗茶具内壁的茶垢，以免其危害健康。

38. 孕妈妈不要吃久存土豆

土豆在我国北方特别是东北三省地区产量高、不退化、耐贮藏，因而多少年来一直是这些地方居民的"当家菜"之一。这一地区的人们（尤其是在农村），每年秋末都要存上好几袋子，一直吃到来年春天。

土豆存放久了会发芽，发芽的土

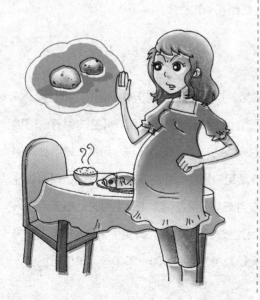

豆含有较多的龙葵素，可引起食用者急性中毒，这一点早已为人们所熟知，并都懂得注意避免。但那些未发芽的贮藏土豆对人会有什么影响，人们却知之甚少。

据专家研究发现，如果孕妈妈长期大量地食用生物碱含量较高的土豆，蓄积在体内就可能导致致畸效应。有一定遗传倾向并对土豆生物碱敏感的孕妈妈，食入44.2～252克的土豆，即有可能出现致畸作用。当然，人的个体差异相当大，并非每个人食用了土豆都会出现异常。但是，孕妈妈妇还是以少吃或不吃土豆为好，特别是不吃长期贮存、发芽或霉变的土豆。这点对于正处于胚胎组织器官分化时期的早孕女性来说尤其重要。

39. 孕妈妈如何杜绝食物过敏

孕妈妈食用过敏食物不仅能流产、早产、导致胎儿畸形，还可致婴儿多种疾病。因此，可从下面五个方面进行预防：

❶ 以往吃某些食物发生过过敏现象，在怀孕期间应禁止食用。

❷ 不要吃过去从未吃过的食物或霉变食物。

❸ 在食用某些食物后如发生全身发痒、出荨麻疹或心慌、气喘，或腹痛、腹泻等现象，应考虑到食物过敏，立即停止食用这些食物。

❹ 不吃易过敏的食物，如海产鱼、虾、蟹、贝壳类食物及辛辣刺激性食物。

❺ 食用异性蛋白类食物，如动物肉、肝、肾、蛋类，奶类，鱼类等应烧熟煮透。

> **孕妈妈健康小贴士**
>
> 吃素也会不利于脂溶性维生素的吸收。维生素A、维生素E、维生素D、维生素K需要有脂肪的协助才能被人体吸收。

40. 孕妈妈吃素对胎儿有哪些害处

平时我们提倡多吃素食，但对孕妈妈来说如果全吃素食则不利。其中最重要的一点就是会损伤胎儿的视力。

孕妈妈光吃素食而不吃荤食，就会造成牛黄酸缺乏。实验证明，牛黄酸有助于视力正常发育，孕妈妈如果缺牛黄酸，就会造成胎儿视力不佳，甚至生出失明的新生儿。

荤食大多含有一定的牛黄酸，再加上人体自身亦能合成少量的牛黄酸，因而正常人的饮食不会出现牛黄酸缺乏。

而对孕妈妈来说，由于需要牛黄酸的量比平时增大，人体本身合成牛黄酸的能力又有限，再加之全食素食，必然造成牛黄酸缺乏，使胎儿视力受损。

41. 孕期不宜多食动物肝脏

怀孕的女性不要多吃动物肝脏之类的食物，以减少胎儿先天性缺陷的危险性。

为什么吃动物肝脏会使胎儿致畸呢？人们对此感到十分奇怪。动物肝脏的营养价值确实很高，它含有20%的蛋白质、多种动物维生素、钙、磷、铁、锌等，均属人体所必需的营养物质。特别是吃猪肝还有补血、护肝、养颜和防治夜盲症的食疗保健作用，可谓是经济实惠的食中佳品。但是经实验研究证明，女性妊娠期内，尤以前3个月时，每天所摄入的维生素A量若超过15000国际单位，则增加胎儿致畸的危险性。其维生素A的来源主要为动物肝脏做成的食品和药物。通常孕妈妈每天补充维生素A3000～5000国际单位已足够，而猪肝每500克即含有维生素A43500国际单位，同量的牛、羊、鸡、鸭等动物肝脏中含维生素A量均高于猪肝，其中鸡肝竟数倍于猪肝。因此为保障下一代的健康和安全，孕妈妈不宜多吃动物肝及其制品。

那么怎样才能保证孕妈妈在妊娠期内所需的维生素A呢？可以多吃一些富含胡萝卜素的新鲜果蔬之类食物，因为胡萝卜素可以在人体内转变成维生素A，同时还可获得孕妈妈所必需的叶酸。它有助于预防先天性无脑儿，可谓是一举两得。

42. 孕妈妈能吃柿子吗

孕妈妈可以吃柿子，柿子汁多味甘，是一种物美价廉的水果。每100克柿子含糖20克、蛋白质0.7克、脂肪0.1克、碘49.7毫克，还富含多种维生素及钾、铁、钙、镁、磷等，其矿物质的含量超过苹果、梨、桃等水果。柿子性寒，有清热、润肺、生津、止渴、镇咳、怯痰等功效，适用于治疗高血压、慢性支气管炎、动脉硬化、痔疮便血、大便秘结等症。其营养及药用价值均适宜孕妈妈适量食用。尤其是妊娠高血压综合征的孕妈妈可以"一吃两得"。柿子的蒂和叶都是中药。柿蒂可以降逆气、止恶心，治疗呃逆、嗳气等。柿叶有抗菌消炎、止血降压等作用，是民间常用的草药。

43. 孕妈妈吃桂圆

桂圆中含葡萄糖、维生素、蔗糖等物质，营养很丰富。中医认为，桂圆有补心安神、养血益脾之效。但性温大热，一切阴虚内热体质及患热性病者均不宜食用。女性怀孕后，阴血偏虚，阴虚则滋生内热，因此孕妈妈往往有大便干燥，口干而胎热，肝经郁热的症候，中医一贯主张胎前宜清热凉血。桂圆甘温大热，孕妈妈食后，不仅不能保胎，反而易出现漏红、腹痛等先兆流产症状。据统计，这类病人往往占先兆流产总人数的90%以上。为了避免漏红，所以孕妈妈不宜食用桂圆。

44. 孕妈妈怎么喝蜂蜜最好

蜂蜜中对孕妈妈有益的营养成分有：

❶ 可被孕妈妈直接吸收的葡萄糖和果糖，约65%～80%。

❷ 各种氨基酸，包括孕妈妈体不能合成的8种必需氨基酸，约0.3%。

❸ 蜂蜜与孕妈妈体内血清所含比例几乎相等的20余种矿物质，约0.06%。

❹ 蜂蜜含有20余种促进孕妈妈生长和代谢的维生素。

❺ 多种活性酶。

孕妈妈每天在上、下午的饮水中各放上数滴蜂蜜，可以有效地预防妊娠高血压综合征、妊娠贫血、妊娠合并肝炎等疾病。同时，蜂蜜缓下通便，能有效地预防便秘及痔疮出血。孕妈妈睡前饮一杯蜂蜜水，有安神补脑、养血滋阴之功效；能够治疗多梦易醒、睡眠不香。如果用蜂蜜调匀适量面粉涂在面部及手背上，还有滋润皮肤、养颜美容之功效。

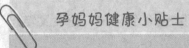

孕妈妈健康小贴士

蜂蜜如果饮用太多，容易导致腹泻，甚至导致流产。所以孕妈妈不宜过多饮用蜂蜜。

45. 白开水是孕妈妈的最佳饮料

有些孕妈妈常用饮料代替开水喝，并且认为这样做既能解渴，又能增加营养。其实这种认识是错误的。

研究证明，白开水是补充人体孕的最好物质，它最有利于人体吸收，且极少有副作用。各种果汁、饮料都含有较多的糖及其他添加剂，含有大量的电解质。这些物质能较长时间在胃里停留，会对胃产生许多不良刺激，不仅直接影响消化和食欲，而且会增加肾脏过滤的负担，影响肾功能。摄入过多糖分还容易引起肥胖。因此，孕妈妈不要用饮料代替白开水。

46. 怀孕了还能吃巧克力吗

吃巧克力可以调节情绪，产生快感，让人身体很容易高兴，对孕妈妈来讲，心情好了以后，对胎儿生长发育以及胎儿的中枢神经系统的功能都会有良好的影响。但是巧克力也不能吃太多了，第一，因为它含的脂类比较高，吃多了以后，可能会影响其他营养物质的摄入。第二，吃太多的食物会引起机体代谢增加，使耗能增加，反而使胎儿得不到相应的营养。巧克力想吃的时候吃一点，不要使劲地吃。每天食用不超过100克巧克力对健康是大有益处的。

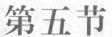

第五节

孕妈妈的职场保健

1. 孕妈妈如何应对孕期工作

对于职场的孕妈妈有如下的建议：

❶ 如果你的工作是长期坐在办公室中的，那么你可以在预产期的前一周或两周回到家中静静地等待宝宝的诞生。

❷ 如果你的工作是饭店服务员，销售人员，或每天工作需要至少4小时以上行走的，建议你在预产期的前两周半就离开工作回到家中待产。

❸ 如果你的工作运动性相当大，建议你提前一个月开始休产假，以免发生意外。

怀孕期间在工作的时候出现身体不适如何应对？

医生的建议是在办公室里准备好毛巾，呕吐袋，同时尽量让自己的位子离洗手间近一些，以方便呕吐时尽快到达。通常妊娠反应在怀孕的3个月以后会自动消失，如果你的反应持续并未见一丝好转，建议你尽快到医院咨询医生，以免耽误某些隐藏的病情。

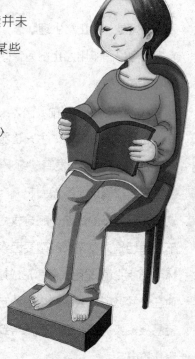

以下这些细节也可以帮你在工作中减少一些麻烦：

❶ 你可以在座位前放一只箱子把脚放在上面，减少腿部浮肿。

❷ 穿舒适柔软的平跟鞋，减少脚部压力。

❸ 穿舒适柔软的保暖的衣服。

❹ 工作一段时间后要适当地做做伸展运动，抬腿并适当按摩小腿部以放松压力。

❺ 多喝水。

❻ 不要憋尿。

2. 孕妈妈上班争取定时吃三餐

如果孕妈妈从事媒体、广告、医生等职业无法保证朝九晚五、定时上下班,生活很无规律。在工作不定时的情况下,三餐也一定要按时吃,也不要贪方便总是吃快餐,规律而营养的饮食对孕妈妈的健康和宝宝的成长都是很必要的。孕妈妈可以身边带些健康小零食,每当感到饥饿,又没有办法吃饭的时候,可以拿来充饥。

3. 出差的孕妈妈要注意什么

妊娠是一种正常生理状态,健康的上班族孕妈妈不用停止出差,但以下情况值得慎重考虑:

❶ 怀孕3个月以前,胎盘未完全建立,到孕12周才成为一个完整器官,以维持胎儿的正常生长发育。约3/4的流产发生在孕12周前。虽然引起流产的原因较多,但过多的活动、旅途疲劳、生活不规律也是诱发流产的重要因素,而且怀孕3个月以前是胎儿器官形成期,过多地在公共场所、人群密集的地方逗留,容易被传染病毒、细菌疾病导致流产或胎儿畸形。

❷ 孕晚期,上班族孕妈妈行动不便

而且需要定期产前检查,以便及时发现异常情况并及时处理,所以不宜外出。

❸ 孕期最后1个月,胎儿已趋成熟,随时可以临产,更不宜出差或旅游。

❹ 高原地区的气压、氧分压均低,易导致人体缺氧,对孕妈妈、胎儿有害。

❺ 孕中期,即使是必要的、短期的出差,也应根据上班族孕妈妈的具体情况来决定。

❻ 妊娠期出差,路途中可能遇到许多对妊娠不利的因素,如车船的震动,上下车的劳累,旅行中的孕妈妈,再加上道路不平受颠簸,或行车快突遇急刹车,或因人多拥挤无座位等,都很容易引起流产或早产。孕早期外出,还可能会因为感染病毒而引起胎儿畸形。

因此,孕早期及孕晚期一定不要外出。必要的出差,可以安排在孕中期。此期最安全,因为妊娠反应已过,沉重的大腹与脚肿胀尚未出现,这是最好的时机。这时早孕反应已过,生活恢复规律,精神状态好转,腹部不算太大,行动也比较灵活。但仍应注意防止过劳,乘船坐车事先订好座位,要坐卧铺,最好结伴而行,万一出现异常情况,能帮助找医师及送医院治疗。

4. 工作中缓解早孕反应的方法

六成以上的孕妈妈有过早晨起床后呕吐的经历，早期孕妈妈的妊娠反应十分厉害，每天在办公室工作时可能会突然感到要吐，然后就拼命往卫生间跑。这也许会防碍怀孕期的正常工作，那么我们孕妈妈事先做好准备，到时就不会那么狼狈了。

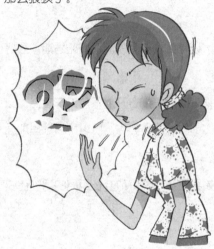

如果你有呕吐现象，最好随身携带毛巾和漱口用品，上下班时注意沿途的公用设施，随时计算出去卫生间的最快路程。如果你因为种种原因，暂时还不能把怀孕的事情告诉单位，那么应预先想好一个比较有说服力的理由，但这也只是权宜之计。特别是你已经下决心要这个孩子时，就应该尽早告诉单位领导，以免影响单位整体的工作安排，也

便于得到同事的理解和体谅。

如果你的呕吐过程持续时间比较长，而且比较严重，那么趁早告知公司，并提前做好你的孕期工作计划。呕吐通常会在怀孕3个月时终止，现在需要你做一个比较详细的有、弹性的时间计划表，根据实际情况估计自己的承受能力和可能遇到的困难，对工作做出实事求是的承诺，尽量把工作安排好。

5. 砷对职场孕妈妈的影响

砷在自然界，多以化合的形态混杂于各种金属矿石中。砷化合物种类很多，常见者为三氧化二砷、五氧化二砷、砷酸铅等。砷元素不溶于水、无毒，砷化合物有毒。

砷的氧化物和盐类可经呼吸道、消化道或皮肤进入体内。职业中毒主要由

呼吸道吸人引起。主要经肾排出，还可经毛发、汗腺、乳汁排出，除口服砷剂外，粪便排出不多。砷是原浆毒，对体内酶蛋白的巯基具有特殊的亲合力，使酶失去活性，影响细胞正常代谢，导致细胞死亡，因而引起神经系统及其他系统的功能与器质性病变。

鉴于砷的化合物对多种动物有致畸作用，故虽然对人的影响资料较少尚不能最后肯定，尚有待进一步观察的必要，但须高度重视并提高警惕。我国目前规定，孕妈妈禁忌从事作业场所空气中砷化合物浓度超过最高允许浓度的劳动。

6. 上下班中的难题巧应对

怀孕期间，许多孕妈妈还要到单位上班，在选择使用交通工具时需要学会保护自己和腹中的宝宝。

❶ 在怀孕初期和中期，只要骑车时间不太长，还是比较安全的。在妊娠后期，最好不要骑车，以防羊水早破。

❷ 乘坐公交车是最经济而且安全的选择，但乘车时间应该避开上下班乘车高峰，以免因为空气质量差而加重恶心的感觉。公交车后部比前部颠簸得厉害，所以应该选择前面的座位。

❸ 若是短距离驾驶，孕妈妈可以自己开车，如果路况不好，放弃长距离的驾驶比较安全。

7. 自行车族孕妈妈的防护措施

自行车已成为人们的主要交通工具和健身工具。特别是怀孕以后，孕妈妈骑自行车上下班比挤公共汽车好处更多。它不但是孕妈妈的一种适量的体育活动，而且还能避免因乘公共汽车遭受碰、撞、挤而发生意外。不过以下几件事是孕妈妈骑自行车时应该引起注意的：

❶ 适当调节车座的坡度，使车座后边略高一些，座垫也要柔软一点，最好在车座上套一个海绵座套，以缓冲车座对会阴部的反压力。

❷ 孕妈妈要骑女式车，不要骑带横梁的男式自行车，以免上下车不方便。骑车速度不宜太快，防止因下肢劳累，盆腔过度充血而引起不良后果。孕妈妈因体态的关系，上下车子不太方便，所以不要搭载重物。

❸　一般情况下，孕妈妈不适于骑车长途行驶，因过于疲劳及气候环境的变化，对孕妈妈和腹中的宝宝都是不良的刺激。骑车遇到上下陡坡或道路不太平坦时，不要勉强骑行，因剧烈震动和过度用力容易引起会阴损伤，也容易影响宝宝。

❹　孕妈妈在怀孕后期，由于体型、体重有很大变化，为防止羊水早破出现意外，最好步行上班，以保母子安全。怀孕期间，一旦出现小腹阵痛，阴道出血等情况，应立即就近诊断和采取保护性措施，切不可麻痹大意。

8. 孕期停止工作的最佳时间

医生一般认为，孕妈妈所从事的工作类型决定她们在40个周的孕期中工作时间长短。孕妈妈停止工作的最佳时间：

工作性质或内容	停止工作的最佳时间
秘书、工作较轻松的职员	40孕周
教授、管理人员	40孕周
间断地举重物（20千克以下）	40孕周
偶尔举重物（20千克以上）	30孕周
经常弯腰（达10次/小时）	28孕周
长时间站立（每天长于4小时）	24孕周
重复举重物（10~20千克）	24孕周
重复举重物（10千克以上）	20孕周

9. 孕妈妈工作期间要经常活动

如果孕妈妈经常需要伏案工作，每小时应试着做一些伸展肢体运动，如做一下伸展腿部的练习。在练习前，请脱掉鞋子，把腿在体前伸直，然后把脚弯曲绷脚尖，重复4~5次。这种练习可以帮助脚部的血液循环，并可能减轻肢体的部分水肿。

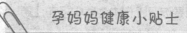

孕妈妈健康小贴士

由于个体差异的存在，变化范围也比较大，停工时间要看个人情况灵活调整。

10. 孕妈妈不能忽视自己的职业形象

怀孕期间，工作会受到一定程度的影响，在怀孕后期会出现疲劳、心不在焉、做白日梦等情况，这时你也许期待自己能够精力充沛地工作。如果同事问及你的情况并给你提供帮助，你可以与那些已经有了孩子的女同事交流一下自己的感受，大家可能会给你最好的鼓励和帮助。

怀孕时你的体态虽说变化很明显，但毕竟这是你自己的事，如果你想继续做一个职业女性，不要太多地去抱怨或与同事谈论你的孕事。在你个人的工作区，你可以尽情感受怀孕的感觉，做白日梦、触摸你隆起的腹部等，但在公共场合，特别是会议期间应避免做这些事情。

另外，怀孕后期更应该注意自己的着装，穿上一身得体的孕妈妈装会把你的形象衬托得更利落。这时还应注意皮肤的变化，由于孕期体内激素水平的变化，怀孕后会出现妊娠斑，这时要注意多吃富含维生素C的食物，多准备一些苹果、草莓等水果，随时补充。还要保证充足的睡眠，以确保皮肤得到充分的休息。

你应该树立这样的新观念，在怀孕期，心理与身体健康是怀孕的基础。因此，虽然怀孕是一件艰苦的事情，但更是创造幸福的一个美丽过程，希望每一个孕妈妈都心情愉快地度过这个时期。

11. 上班族孕妈妈如何用电脑

调查结果显示，在长期使用电脑的孕妈妈中，早期自然流产的发生率较高，而且不利于宝宝的发育。所说结果也许很严重，但是孕妈妈也没有必要谈电脑就色变，甚至于为了躲避电脑的辐射一怀孕就休假在家，这些都是没有必要的。只要你在工作中生活中多加注意，问题还是会解决的，宝宝能够健康成长，你也能够安心工作。

为了防止或减少电脑对人体健康的危害，长期从事电脑操作的孕妈妈，必须要注意以下几点：

❶ 穿戴能防电磁波的防护服，同时要保持工作

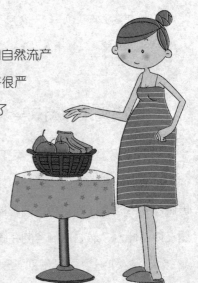

室的空气流通.以免影响宝宝的正常发育。

❷ 电脑屏幕的X光辐射，只需要一个纤维玻璃就可以阻隔，或只需保持从电脑荧幕到键盘的距离超过30厘米即可避免。而且现在的显示器一般都是低辐射的，所以影响不会太大。如果有条件的话，最好使用液晶屏。

❸ 尽量不要在电脑背面作业，因为电脑背面的电线圈辐射较大。如果有孕妈妈是在电脑机房上班的则要注意，尽量避免在电脑背后作业。将后方电脑的朝向往旁边移，或改用笔记本电脑。

❹ 桌面的颜色选择浅色，黑色的辐射指数最高。

❺ 不使用的时候，把显示器关掉。

❻ 长时间以固定姿势坐在电脑前，将会影响孕妈妈的心血管系统及神经系统的功能，盆底肌和肛提肌也会因此而劳损，影响分娩的顺利进行。因此，女性一旦怀孕，特别是在孕早期，应尽量避免持续操作电脑。

12. 如何选择防辐射服

防辐射服孕妇装对孕妈妈特别是从事电脑工作的孕妈妈和接触电磁辐射比较多的孕妈妈来说，是必不可少的。

防辐射孕妇装款式选择：防辐射服孕妇装款式有防辐射肚兜、吊带、围裙、马甲、孕妇裙、孕妇套装。这些款式该如何选择呢？春夏可以选择孕妇裙或者肚兜，秋季套装或者围裙或者吊带都可以，冬天可以套装或者马甲。另外，要看孕妈妈的工作性质及周围的辐射环境。如果其周围辐射很强，建议选择防辐射马甲，这样对自己及腹中的胎儿有最强的保护作用；如果其周围辐射很弱（如没有接触电脑同时很少接触其他电器），可以选择防辐射肚兜。孕妈妈即使在其周围辐射源很弱的情况下，怀孕3个月以上也建议选择防辐射马甲，这样可更好地保护胎儿的健康。

防辐射面料选择：到目前为止，防辐射面料发展了四代。目前，纤维银和离子银都是不错的选择。

❶ 第一代金属丝面料，这种防辐射孕妇装有较好的手感和透气性，可以轻柔水洗。其缺点是：金属丝易折断，影响屏蔽效果。因为是金属丝，多数都是采用不锈钢，对于孕妈妈敏感的肚子来说是不适合的（有可能会引起肚皮过敏）。

❷ 第二代涂层面料是屏蔽效果好，但是手感硬，透气不好，不能水洗，最大缺点是镀在表面的金属物容易脱落面变成粉末状，若被孕妈妈不慎吸入，则会影响胎儿的健康。

❸ 第三代是纤维镀银的防辐射服装，其屏蔽值效高，同时具备杀菌、透气功能。缺点是容易氧化，易变色。

❹ 第四代采用的都是离子银面料，柔软、透气、轻薄，具有抗菌、抑污的功效，效果持久，并且可以水洗，即使长期穿着也不会氧化、变色，是一种安全无毒绿色产品布料，不会对人体有副作用。经国家权威检测中心测试，在10～3000Hz超宽频对电磁辐射的屏蔽效果可达99.99%以上。

❺ 防辐射服尽量选择透气性比较好的，穿着美观的，要做一个孕妈妈，也要做一个漂亮的孕妈妈。

13. 要不要为孩子辞去工作

很多准妈妈会存在这样的考虑。

随着现代生存压力的增大，孩子教育意识的增强，我们开始意识到家庭的建设在社会生活日益变化的今天，同任何其他社会事业的建设一样需要我们付出心力和精力。但是，就其价值而言，因为局限于每个独立的家庭本身，它却并不能像社会事业那样带给我们认同和价值成就感。

于是，中国女性不得不面临着双重人生诉求，既要建设好家庭，同时还要到社会上寻求自我价值实现。男性在这方面也起到不小的推波助澜的作用，他们以妻子有个体面的工作而在同学或朋友中倍觉骄傲。

如今再不是将孩子生下来，交给社会的教育机构，就算尽了孩子教育责任的时代了。越来越多的受过良好教育的爸爸妈妈们，更愿意自己成为孩子所受教育的主导者，而不满足于学校的书本知识。

所以要不要为孩子辞去工作，是爸爸妈妈两个人的事情。认识到家庭责任的重大并且重要是首要的。而只有认识到这点，才可能涉及我们这个问题的存在。吃进去的饭不经心烹制还有不可下咽的时候。家庭营建，没有用心就当然不会有它的繁荣。而这里的用心，绝不是准妈妈一个人的事情。

14. 什么样的情况适合做全职妈妈

最适合做全职妈妈的情况，不是工作压力大，找不到工作或者对当前工作不满意的妈妈。而是那些对家庭责任有足够认知，并且不认为承担起这个责任较之承担起社会责任是自己的某种牺牲，同时可以从中领悟到某种价值实现的妈妈。

当然，做到这一点很难。以中国现状来看，全职妈妈毕竟不是女性生存的主流，虽然你可以将此并不视为牺牲，但事实上，你确实牺牲了很多，首先，也许你的父母就不能认可。

所以，适合做全职妈妈的人，需要有足够的能力屏蔽外界的眼光，议论。可以活在自己认为正确的道路上，不受别人的影响。

丈夫是你最重要的支持力量，他同时是妈妈全职最大的受益者，你们通过不同的但同样重要的职责承担，共同构筑你们的家庭。取得他的支持即只有丈夫也从内心真正认同你的选择，认同你所付出的同样是一种创造——和他所做的一样，最终是在创造你们幸福的生活，你就可以成为真正快乐自足的全职妈妈。

15. 哪些情况需要在怀孕期间停止工作

健康的你正在经历着一次普通的怀孕过程，如果你的工作环境又是安全的，那么你当然可以继续工作直到你的预产期临近。但当出现下列的情况时，你可能要停止工作或是缩短你的工作时间：

❶　有早产征兆或是怀了双胞胎的孕妈妈；

❷　有高血压或是先兆子痫；

❸　如果你宫颈无力，最近有过流产经历；

❹　如果胎儿生长出现问题。

16. 准妈妈如何应对职场环境

电脑

电脑辐射，是每个职场准妈妈都担心的问题。事实上只要每日使用电脑不超过4小时，并做足防辐射的功课，对胎儿发育并无大碍。

准妈妈可以使用一个电脑保护屏，穿上一件防辐射马甲或围裙。同时，养成一完成检索或打印马上关掉电脑的习惯。

不要在网上无限制地浏览或打电玩。据统计，每个"迷恋电脑"的上班族，约45%的时间是开着电脑在工作，其他时间，都在上网冲浪或娱乐，戒除全天开着电脑的习惯，可使您所承受的电磁辐射至少减去一半。

此外，要留心别人的电脑从你侧背面散放的辐射。如果有一个电磁辐射测定仪，我们会发现，在显示屏的正面，因为有保护屏的遮挡，测定仪只发出蜜蜂一样轻微的嗡嗡声，而在电脑的侧面和背面，测定仪发出的声音，则如一群被激惹的大黄蜂。

因此，坐在几台电脑的围挡中，是最危险的，您可请求将座位调换到靠窗的角落里，只让您自己的电脑靠近您。

电话

电话是一项最容易在写字楼里传播疾病的办公用品。电话听筒上2／3的细菌可以传给下一个拿电话的人。电话是办公室里传播感冒和腹泻的主要途径。

如果办公室里有人患感冒，或是如厕后未把双手洗干净，疾病就会在办公室里蔓延开来，很可能殃及你和你腹中的宝宝。

所以你最好拥有一部独立的电话机。如果不得不和其他同事共用，你至少应该减少打电话的次数。或者干脆勤快一点，经常用酒精擦拭一下听筒和键盘。

空调

写字楼里的中央空调人工制造了一种凉爽宜人的环境。刚从户外步入写字楼，你也许会感觉很舒适，但在里面待久了，你可能会像许多人一样出现头昏，疲倦，心情烦躁的感觉。这多半是身体在提醒你：小心空调！

德国一项研究显示，长期在空调环境里工作的人50%以上有头痛和血液循环方面的问题，而且特别容易感冒。这是因为空调使得室内空气流通不畅，负氧离子减少的缘故。担负着两个人的健康责任的准妈妈们，可要特别小心了。

预防的办法很简单：定时开窗通风，排放毒气。还有，怀孕期间，尽量每隔两三个小时到室外待一会儿呼吸几口新鲜空气。

复印机

由于复印机的静电作用，空气中会产生出臭氧；它使人头痛和晕眩，启动时，还会释放一些有毒的气体，有些过敏体质的人会因此发生咳嗽、哮喘。

如果你的办公室里有一台复印机的话，你可以跟同事商量，把它放在一个空气流通比较好的地方，并要避免日光直接照射。

你还要经常减少与复印机打交道。并要适当增加含维生素E的食物

17.职场准妈妈心理

坚持工作的职场孕妈妈会在工作中感受到很大的心理压力，怀孕可能会改变上司对你所能承担责任的评估，你很

可能会感觉到上司不再重视你了，把不重要的工作分配给你；你会失去好的出差机会；失去职位升迁的机会等等。甚至要眼睁睁看着工作能力或者资历不如自己的人却比自己得到更多的肯定。

不要灰心沮丧。也许你现在认为工作是第一位的，但在宝宝出生之后，你的想法有可能发生变化。何况失去的机会只是暂时的。

不要因此而抑郁不安，坏的情绪暴露不仅对你的工作无补，还可能会影响周围人的情绪，进而影响到整个办公室的气氛。也因此反而会误会你，有一个不好的个性而对你长久的职业生涯产生不好的影响。

培养良好的情绪对于职场准妈妈来说很重要的。

首先要乐于享受身边同事的热心照顾，你会感到心情比以前更加舒畅。人与人之间的关系最易引起人的情绪变化。紧张的关系，易引起不满意、不愉快的情绪反应，不利于身心健康。多想想每天大家对你的善意笑容。

职场妈妈在工作中肯定会遇到一些所谓的"不公平待遇"，加之孕激素的影响，也许你很容易就把领导的某项决定跟自己怀孕的状态联系起来，甚至把有些同事们的好意当作是对有孕在身的

你的一种歧视。不要急于承担更重的职业职责。努力做好领导交待给你的每一件工作，是你可以向所有人展示的最好的职业态度。

学会主动地控制自己的情绪。只有善于驾驭自己的情绪，才能在人际交往中掌控更复杂的局面。在工作中不随意发脾气、使性子，任意放纵消极情绪滋长，不仅仅对自己和宝宝的健康有力，而且可以为自己在人际关系中赢得更多的信赖。

18. 为什么职场妈妈易生出缺钙儿

先天性佝偻病似乎更钟情于职场女性的宝宝。资料显示，先天性佝偻病患儿的母亲大多是写字楼里的白领。

缺乏日照，是造成这种恶果的主要原因。

影响佝偻病的两大营养物质——钙元素与维生素D。钙做为人体骨骼中的重要"材料"，需要在维生素D的协助下才能被肠道吸收。怀孕阶段女性对钙的需求量伴随着胎儿的发育不断增加，相应地对维生素D的需求较平时也大大增加。而维生素D的一个重要来源是晒太阳。

阳光中，皮肤在紫外线的刺激下能够"制造"出大量维生素D。如果孕妇得

不到足够的阳光照射，体内维生素D自然"入不敷出"，最终导致钙元素吸收不良，致使胎儿因缺钙而影响骨骼的正常发育。

白领女性长期生活在密闭的空调环境里，上下班"打车"，户外活动少。所以更要创造机会摄入足够的维生素D。

第一，孕期要纠正不良的饮食习惯，不可偏食、挑食，食谱力求广泛，荤素搭配，切不可忽视富含维生素D的食物。

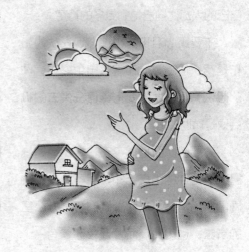

第二，孕期要与阳光经常"亲密接触"，尤其是在冬季，更要多做户外活动，不要隔着玻璃晒太阳，应让皮肤直接接受阳光照射（因为紫外线不容易透过玻璃窗）。

第三，必要时在医生指导下服用维生素D的药物制剂，以防止缺钙儿降生。

19. 为什么职场妈妈易奶水不足

精神压力导致奶水不足

现代社会竞争激烈，生活节奏快，工作环境紧张，人际关系复杂，常使职场妈妈的心态产生极大的波动，烦躁、惊喜、忧愁、抑郁等负面情绪随时都可发生。这些负面因素可以通过产妇的大脑皮层影响垂体活动，进而抑制乳腺分泌，导致奶水缺乏。

晚婚晚育导致奶水不足

由于工作原因，不少白领女性过分晚婚晚育，而婚育过晚同样可影响母乳的分泌。研究表明，女性的最佳生育年龄段为23～30岁，超过这个年龄，乳腺的分泌能力就将下降。

饮食习惯导致奶水不足

偏食、节食等不良习惯，导致三餐饮食结构不平衡，造成蛋白质、脂肪等养分摄取不足，不仅减少乳汁的分泌量，而且其质量也降低。

过分追求"骨感美"而导致奶水不足。

白领女性常将保持苗条身段作为目标，有些人甚至到了追求"骨感美"的境界，导致形体偏瘦，乳房偏小，从而影响到奶水的质与量。

在女性的生命历程中没有比孕育宝宝更重要、更伟大的事情了，为了它，什么都可以让步。保持平和的心态，减少负面情绪。合理安排食谱，保证三餐营养平衡。坚持在生命最适合的时候孕育宝宝。

20. 孕期工作纠纷有哪些解决途径

如果孕妈妈或哺乳妈妈劳动权利受到了侵犯，可向本单位劳动争议调解委员会申请调解；调解不成，当事人一方要求仲裁的，可以向劳动争议仲裁委员会申请仲裁。

按《女职工劳动保护规定》，也可以向当地劳动检察部门提出申诉，受理申诉的部门应当自收到申诉书之日起30天内作出处理决定，女职工对处理决定不服的，可以在收到处理决定书之日起15天内向人民法院起诉。

当事人一方也可以直接向劳动争议仲裁委员会申请仲裁。对仲裁裁决不服的，可以直接向人民法院提起诉讼。

21. 了解职场妈妈的三期权益

三期特指孕期、产期、哺乳期。

原劳动部在《关于〈劳动法〉若干条文的说明》和《关于贯彻执行劳动法若干问题的意见》中均规定：

不得在女职工怀孕期、产期、哺乳期降低其基本工资，或者解除劳动合同。

女职工的劳动合同在孕期、产期、哺乳期内到期的，应自动延续到女职工"三期"届满为止。

女职工有下列情形的，在"三期"内，单位可以解除劳动合同：

❶ 在试用期不符合录用条件的；

❷ 严重违反劳动纪律或用人单位规则制度的；

❸ 严重失职，营私舞弊，对用人单位利益造成重大损害的；

❹ 被依法追究刑事责任的。

22. 关于产假的规定

《中华人民共和国劳动法》第六十二条：女职工生育享受不少于九十天的产假。

《女职工劳动保护规定》第八条规定，产假为九十天，分为产前假、产后假两部分。即产前假十五天，产后假七十五天。所谓产前假十五天，系指预产期前十五天的休假。产前假一般不得放到产后使用，若产妇提前生产，可将不足的天数和产后假合并使用；若产妇推迟生产，可将超出的天数按病假处理。

对于难产的，增加产假15天。多胞胎生育的，每多生育一个婴儿，增加产假15天。

晚婚晚育夫妻双方中有一方可申请增加产假天数。丈夫休护理假受是否是晚育及所在省份的规定。大多数省份《人口与计划生育管理条例》中都规定了晚育者丈夫休护理假的时间，一般在7~10天，有的地方甚至可长达1个月！

终止妊娠产假：怀孕28周以上终止妊娠的享受正常生育产假90天，其中包括产前休假15天。

孕妈妈健康小贴士

Q：休产假能否提前或推后？

A：国家规定产假九十天，是为了能保证产妇恢复身体健康。因此，休产假不能提前或推后。

Q：教师产假正值寒暑假期间，是否能延长寒暑假休假时间？

A：教师产假正值寒暑假期间，能否延长寒暑假的时期，由主管部门确定。

23. 了解哺乳期的规定

为了使婴儿得到正常哺乳，保证孩子的健康成长，《劳动法》第六十三条规定，"不得安排女职工在哺乳未满1周岁的婴儿期间从事国家规定的第三级体力劳动强度的劳动和哺乳期禁忌从事的其他劳动，不得安排其延长工作时间和夜班劳动"。

对哺乳未满1周岁婴儿的女职工，其所在单位每班工作时间内应给予两次授乳（含人工喂养）时间，每次授乳时间单胎为30分钟，多胞胎生育的每多哺乳一个婴儿，每次哺乳时间增加30分钟。如路途较远，可将两次授乳时间合并使用（含人工喂养）。

哺乳时间和本单位内哺乳往返中的时间，算作劳动时间。

24. 了解公司的产假规定

首先你应该清楚公司对产假的规定，一般公司的规章制度里会清楚地写明产假的相关规定。如果你手头上没有关于产假的相关规定，可以向公司的人事部门索取，也可以向已经有产假经验的同事请教。如果公司根本没有这些方面的相关规定，那么，就从你开始，趁着这个机会，建立起一套公司的产假计划。

最好在与主管沟通之前，多搜集一些同行业或其他公司的产假制度作为参考。

在了解公司产假制度之前，确定你想要清楚的事宜：

公司在你产假期间的薪水支付。

公司能不能出具留职证明，以保证你的工作机会不受剥夺？

公司可以给你最长多长时间的产假？

公司是否允许你以其他的假（病假、事假、年假）来延长产假？

公司对于产假延期有何相关规定：支薪？不支薪？还是部分支薪？

兼职在家工作的可能性如何？

25. 产假期间要与代替人保持沟通

如果你的项目正进行到一半，或者是你的工作专业技能很高，代替人可能没有办法马上上手。你应该适时的表现出诚意，积极地协助支持代替人，真诚地表明自己在产假时，也能够尽可能协助代替人来完成未完的工作。如果真有必要，你也可以告诉主管通过电话、传真机、网络等可以找到你，给主管一种随叫随到的积极、负责任的感觉，相信你可以借此向主管争取到更优厚的福利。

有些职场妈妈担心，过多地给代替人以工作上的引导可能导致自己终将被取代。仔细想想，如果在你离岗期间，不给代理人任何支持，公司是不是就找不到合适的人取代你。事实上，如果公司想取代你的话，总会找到人的。所以，与其这样，不如让公司觉得你时时以公司的利益得失为重，首先在人品和敬业精神上得到加分。相信，在同样的职业能力的情况下，公司会更愿意选一个人品值得信赖的人。

第六节

孕妈妈的运动

1. 孕妈妈参加体育锻炼的好处

怀孕以后，女性在生理上会发生很大的变化。如果能根据各人的具体情况进行适当的体育活动，就可以调节神经系统，增强内脏器官功能，减少妊娠高血压综合征和其他妊娠并发症的发生率，降低剖腹产率，使产程缩短，减少静脉曲张的发生，减轻腰酸背痛。同时，孕妈妈心情舒畅，有利于母婴的身心健康。具体来讲，孕妈妈参加体育锻炼，有以下几点好处：

❶ 适当的体育活动能调节神经系统功能，增强四肢功能，帮助消化，促进腰部及下肢血液循环，减轻腰酸腿痛、下肢浮肿等压迫性症状。

❷ 在室外参加体育锻炼，能呼吸到新鲜空气，经受阳光中紫外光线的照射，使皮肤中的脱氢胆固醇变成维生素D，促进身体对钙磷的吸收利用，有助于胎儿的骨骼发育，防止孕妈妈发生骨质软化症。

❸ 孕妈妈参加锻炼，通过肌肉的收缩运动，能增强腹肌的收缩力量，防止因腹壁松弛造成的胎位不正和难产。由于运动和锻炼，增强了腹肌、腰背肌和骨盆肌肉的力量及弹性，从而能缩短分娩时间，防止容易发生的产道撕裂伤和产后出血现象。

❹ 有利于增进母婴健康和优生。

❺ 研究发现，妊娠期运动可减轻产痛。

2. 孕期保健操

在著名妇产科专家林巧稚主编的《实用育儿指南》一书中曾介绍过一套妊娠体操，现摘录于下，以供孕妈妈健身用。

第一节坐椅子

❶ 尽可能坐靠背椅，以减轻孕后上半身体重增加的负担。

❷ 两脚并拢，左脚平稳地向后挪动，轻稳地坐在椅子的中部。

❸ 挪动臀部，后背自然地靠在椅背上，稳稳坐定，脊背伸展放松。

第二节脚部运动

❶ 活动踝骨和脚尖的关节。由于胎儿体重的增加，直接影响到母亲的腰部和下肢，因此，脚部运动应经常坚持进行。

❷ 脚心不离开地面，脚尖尽量向上翘，呼吸一次把脚放平一次，如此反复进行。

❸ 把腿搭起来，以上面一只脚尖和脚腕为中心点，慢慢地上下活动。

第三节鼓胸呼吸运动

❶ 每天练习几次为宜，先把身体保持松弛状态，把两手放在胸前。

❷ 随着慢慢地吸气，让胸部向两侧扩展，再轻轻地把气吐出来。

第四节从站到坐的姿势

❶ 孕妈妈由于重心不稳，日常生活作要从容，防止跌倒等事故发生。

❷ 上身垂直站立，然后一个膝盖脆地取得平衡。

❸ 两膝着地，脊背伸直，注意身体要垂直。

❹ 两膝直立的姿态放松，慢慢地变成横坐。

第五节使乳腺发达的动作

松快地坐在椅子上，将两手放在肩上，边画圈边转动，直到肩部酸痛为止。

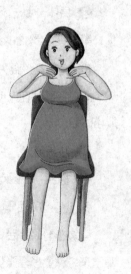

第六节盘腿坐运动

这项运动可以起到放松腰关节、伸展骨盆肌肉的作用，有利于分娩时胎儿顺利通过产道。

❶ 盘腿坐定，把两手交叉着放在膝盖上。

❷ 两手轻轻向下推。

❸ 每呼吸一次，把手放松收回一次；早晚各作一次，每次2~3分钟；可逐渐延长至10发钟左右。

第七节从侧坐到就寝的姿势

❶ 改变姿势时不要过急，动作应徐缓自然，感觉疲劳后，可稍躺一会儿就可恢复。

❷ 由侧坐使上身慢慢躺下，用胳膊支撑，把头部缓缓放在枕头上。

❸ 取右侧姿势躺着，以减轻胃的负担，有利于消化，是饭后休息的良好姿势。

第八节松弛法

❶ 为防止肌肉持续紧张引起的疲劳，要注意松弛一下，每次一两分钟即可；

❷ 头部枕着枕头，微微侧卧，让手和脚弯曲着，什么也不想，使身心完全放松。

第九节按摩和压迫运动

❶ 这项运动，主要在分娩阵痛时进行；平时感到疲劳时可适当进行按摩；应和呼吸练习结合进行。

❷ 按摩腹部进行鼓腹深呼吸，吸气时手向上抚摸，边呼气边向下抚摸。

❸ 用拇指按压腰骨内侧，呼气时用力压，吸气时放松。

第十节鼓腹呼吸

从分娩阵痛开始时进行；平时要多练习，以便熟练掌握，以下分两个步骤：

❶ 仰卧，身体完全放松，嘴微闭，呼气时要发出"噗！噗"的声音。

❷ 身体一上一下慢慢地做深呼吸，每呼吸一次10秒钟左右。

第十一节骨盆的振动运动

❶ 在骨盆、腰关节松弛的同时，锻炼下腹部及产道出口的肌肉。

❷ 把腰贴在床上，使肚子轻轻挺起，让背和床之间出现空隙；可慢慢做10次，然后放松休息。

❸ 膝盖着床，头下垂，脊背向上弓，支撑住上半身的重心。

❹ 抬头，把腰向前移动，使重心也随之前移，再逐渐恢复原姿势。

第十二节短促呼吸运动

可减少分娩痛苦，方法是略微提气，用鼻子短促地反复呼吸五六次，然后再慢慢把气呼出来，嘴要轻轻张开；这种呼吸方式也适于在妊娠晚期进行。

3. 孕妈妈进行运动前要先检查身体

现在，越来越多的孕妈妈加入了积极地锻炼身体的行列之中。在孕妈妈进行体育锻炼时，检查母体及胎儿的脉搏就会发现，母体的脉搏随着运动而明显增加，而胎儿的脉搏则几乎没有变化，这证明运动对胎儿来说是安全的。

有人担心，运动会使母体血液集中到运动系统的血管中去，从而导致子宫血液量减少，引起胎儿氧气不足。而实验证明，一般程度的运动对子宫血液量几乎没有影响，只有剧烈的运动才会使子宫血液量减少约30%。

但是，高危妊娠，尤其是同时还患有高血压、肾炎、贫血等病的孕妈妈由于子宫血流量明显减少，一般孕妈妈可以进行的运动对她们来说就可能给胎儿带来危险，因此这类孕妈妈不宜进行身体锻炼。

所以，孕妈妈如果要进行运动，必须事先检查身体。那种认为进行运动就会平安分娩的想法是片面的，因为运动并非适合每位孕妈妈。

4. 孕妈妈进行锻炼要注意的问题

在锻炼期间孕妈妈要注意的第一个问题，是准确计算心率，身体有无其他症状，是否出现呼吸困难、心动过速、心前区疼痛等。如果锻炼后15分钟之内心率恢复到锻炼之前水平，表明无衰竭现象。锻炼中要注意的第二个问题，是要保持运动的规律性。如果仅偶尔进行锻炼是达不到预期目的的。相反还会产生肌肉疼痛现象，从而进一步降低其适

应性。如果在锻炼中长时间感到疲惫不适，就需要降低运动强度。

有下列情况之一，则应视为可锻炼的禁忌证：感染、贫血、甲状腺机能亢进、多胎妊娠等。另外有产科合并症，如习惯性流产、妊娠合并高血压、妊娠期流血、有早产史等，也不宜进行锻炼。

孕妈妈健康小贴士

这里需要指出的是，有不少女性喜欢跳舞，一般地说，在妊娠早期和晚期均不宜跳舞，妊娠中期也少跳为妥，尤其不能跳动作激烈的舞蹈。

5. 适合孕妈妈的6种运动

孕妈妈运动之前要先热身，让关节和肌肉得到充分放松。如果感到不舒服或者有疼痛感，要立即停止运动。起身时要放慢速度。运动后，要在原地踏步几分钟或做伸展动作。

摇摆运动：两腿向前平伸，分开30厘米。两手手指紧握，向前伸直，在双脚上方形成一个圆圈，尽可能将身体向前方倾斜，然后尽力向后倾斜。每个方向重复做10次。

与朋友一起运动：如果怀孕前不爱

运动,那么要有意识寻找一些喜欢的运动项目,只做5分钟的练习比不做要好。与朋友一起散步是很好的运动方式,还可以听到一些新消息。

C形曲线:坐在一个结实的椅子上,放松腰背、吸气;再呼气、收缩深层腹部肌肉,轻轻地下降,使腰脊柱弯成C形。随后放松胸部和双肩;吸气并恢复到笔直的坐姿。连续做10次,每天重复2~3次。

跳舞:在卧室里边听乐曲边跳舞,可以促进血液循环,但不要做跳跃或旋转动作。为防止快速、突然地转变方向,要始终保持重心平衡。抬膝的时候,臀部要保持水平,胳膊不要举高,注意收腹。

小腿伸展:睡前适合做这种运动,将身体斜靠在墙或者其他结实物体表面,一条腿向后伸展,脚跟始终着地,全身向墙的方向倾斜,加强对小腿的伸展力度,保持20~30秒,然后换另外一条腿重复该动作。

孕妈妈瑜伽:瑜伽运动可以按摩腹部器官,增加脊椎的灵活性,舒展背部肌肉、肩膀和大腿韧带,可以增加脊柱的力量和灵活性,伸展脊柱和髋部,使会阴和骨盆底部得到锻炼。在分娩时,帮助控制和放松骨盆肌肉,并防止子宫

下垂,还可以使体内器官和胎儿在重力压迫的状态中得到放松,减轻静脉曲张的症状。

6. 孕妈妈游泳应注意什么

游泳是孕妈妈夏天最佳的解暑运动,不仅使孕妈妈身体得到清凉,而且还可通过游泳锻炼而使得孕妈妈腹产肌肉得到加强,对未来分娩有利。孕妈妈游泳应注意以下几点:

❶ 游泳前要做体检,听取医生意见,是否可以游泳及游泳中注意什么。

❷ 孕妈妈游泳必须选择正规游泳池,水温在30℃左右,清洁卫生。

❸ 孕妈妈游泳要有亲人、朋友一同前往,以随时照应,保证安全。

❹ 孕妈妈游泳动作不宜剧烈,可在水中漂浮,轻轻打水,如做仰泳更适合孕妈妈。

❺ 孕妈妈游泳要避开游泳池人多的时间。如在室外泳池游泳,还要避开阳光强烈的时间段,上午10时至下午4时不宜去游泳。

❻ 孕妈妈若身孕未满4个月,或有流产、早产、死胎病史,或阴道出血、腰部疼痛、妊高症、心脑病者不宜游泳,妊娠晚期也不要去游泳。

7. 孕妈妈参加游泳有什么好处

许多国外专家研究发现，职业游泳女教练，热带地区经常游泳的女性及长期从事水上作业的女性、如下海采贝的女性，女潜水员等，怀孕后经常游泳，分娩时大多顺产。

有实验表明，举办孕妈妈游泳训练学校，凡参加游泳训练的女性，在分娩时都很顺利，同时分娩时间缩短一半，并且有些胎位不正常的孕妈妈在训练中胎位恢复了正常，从未发生过流产或早产。研究得知，孕妈妈在游泳中身体得到了锻炼，产力显然增加，胎儿在腹内运动也会增强，其调正胎位的机会增多。

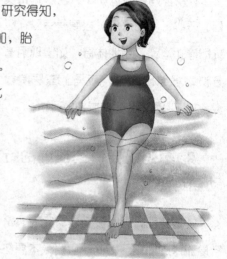

当然，并不是所有的孕妈妈都适合游泳，比如有流产、早产、死胎史或患有心、肝、肾及妊娠高血压综合征、阴道流血的孕妈妈则不应参加游泳。

另外，孕妈妈参加游泳的时间应该在怀孕5～7个月。游泳的动作不宜剧烈，应以水中漂浮、轻轻打水、仰泳为合适。

8. 孕妈妈参加体育运动有哪些要求

孕妈妈可以先从散步、做操开始，然后过渡到慢跑或骑车，随着体重的增加，活动可以变得轻微柔和些。但无论做哪种活动，都要注意以下几点：

❶　孕妈妈每周至少运动3次。运动量的大小以心率在每分钟140次以下为宜。需氧运动每次不超过20分钟。

❷　孕妈妈应在运动前多喝水。多喝水，运动时出汗多，体温散得快，体温不会升高。

❸　运动前要做好准备活动，使全身关节和肌肉活动开。

❹　孕妈妈运动时衣着要宽松舒适，要穿运动鞋、戴乳罩。

❺　孕妈妈要加强腿部力量和腹部力量的锻炼，以使双腿适应体重的快速增长和减轻胎儿对后背下部的压力。怀孕后期要加强阴道肌肉力量的锻炼，有助于分娩。

❻ 孕妈妈妊娠前期不应骑自行车运动，孕中期骑自行车运动时，也要做到不急不赶，不急启动，不急刹车。

❼ 孕妈妈在闷热天、酷暑天要严格控制运动量。

❽ 孕妈妈在运动中，若感觉有头晕、恶心、局部疼痛、极度疲劳时，应立即停止运动，当地休息。如出现阴道分泌物多或出血时，应马上去医院检查，并在以后停止运动或减轻运动。

9. 孕妈妈要讲究正确的行动姿势

妊娠初期，胚胎没有发育完全，是容易流产的时期。因此，应避免不要在腹部施加强力或持续维持一种勉强的姿势。随着妊娠时间的增加，腹部向前突出，重心位置发生变化。此外，骨盆的韧带出现生理性松弛，腰椎容易向前倾斜，背部的肌肉负担加大，容易疲劳，

孕妈妈健康小贴士

孕妈妈参加运动大多数没有危险，除了高血压、心脏病、糖尿病和肾炎的孕妈妈患者外，应坚持适当的运动。当然，孕妈妈也要避免剧烈运动和过度疲劳。

也都成为腰痛的原因。因此，女性在妊娠中站立、行走、坐椅、睡卧、取东西时都要有正确的姿势，同时必须注意日常的动作，否则会使孕妈妈更加疲劳，甚至压迫胎儿，影响其生长发育或造成胎儿死亡。所以，孕妈妈比正常人更应注意讲究正确的姿势。

10. 孕妈妈什么坐姿既轻松又安全

孕妈妈坐的时间较多。坐有个轻松与否和安全与否的问题。尤其是孕妈妈，坐姿不当会发累，稍不注意还可能坐空或坐歪椅子而摔倒，可不是小事，有引起流产的危险。

孕妈妈坐椅子的正确姿势应该是：要深深地正正地坐在椅子上，后背笔直地靠着椅背。两腿股关节和膝关节要呈直角，大腿呈水平状态。坐在椅子边缘上容易滑倒，如果椅子放不稳还有跌倒的危险。坐椅子一定要先检查椅子稳不稳，然后把屁股放在椅面上，再一点一点向后移动，靠上椅背。孕妈妈最好坐有椅背的椅子，不要坐无椅背的方凳，方凳无依靠，危险性大，容易摔倒。坐椅子时间长时，要在脚下放一木台阶，有利于休息。

11. 孕妈妈该怎样走路

行走姿势得当，会使人不感觉发累，而且还显得精神抖擞，也有利于安全。很多人用猫腰或过分挺胸的姿势行走，这不但不好看，而且会感到劳累。尤其是孕妈妈这样走，会压迫腹部或使重心后移，不但劳累，而且很不安全。

孕妈妈应选择正确的行走姿势：抬头，伸直脖子，挺直后背，绷紧臀部，使身体重心稍有前移，并能使较大的腹部抬起来，保持全身地平衡地向前行走，眼睛既能远眺前方又能平视脚前。这样一步一步踩实了再往前走，既可防止摔跤，又能轻松不累。

12. 孕妈妈该选择怎样的站立姿势

平时有些人在站立时不讲究姿势，或两脚并立，直挺身子，或歪腰斜脖，站不正，立不稳。这当然不利于身体休息。但因无孕妈妈般的额外身体负担，也倒不甚重要。孕妈妈则不然，必须有一个正确的站立姿势，这既有利于稳定安全，更显得人精神有力。如长时间站立时，隔几分钟就要把两腿的位置前后倒换一下，把体重放在伸出的前腿上，可以减少疲劳。

13. 孕早期不宜做背部锻炼

孕早期不要做背部的锻炼。这样做会让给胎儿供血的血管承受过大的压力，影响对胎儿的供血。

14. 怀了多胞胎的孕妈妈运动安全吗

当你已经得知怀上了双胞胎或多胞胎，医生会跟你说要尽量避免有氧运动，因为有氧运动很容易引起潜在的问题。所以你最好先跟医生商量，寻求另外的安全方法来保持体力。

如果你在怀孕之前就经常进行运动，而且医生也觉得安全的话，你就可以继续保持你的运动计划。如果你在怀孕之前每天都散步，那么在你怀孕的前半段时间里面你可以继续这种习惯。但应该远离那些需要平躺在平面上的运动。千万不要进行任何的负重和耐力锻炼。

孕妈妈健康小贴士

因为多胎妊娠的特殊性，大多数医生会建议怀多胞胎的女性在怀孕20周开始要减少其运动量（怀单胎的孕妈妈则在28周开始）。但如果你出现其他的并发症需要卧床休息的话，可能就要在更早的时候停止运动计划。最后，要牢记在你进行任何运动计划之前都要保证先向医生咨询过其安全性。

15. 孕妈妈在什么情况下要停止运动

❶ 出现疲惫感就应该休息。

❷ 如果在孕妈妈运动的过程当中出现身体不适，比如有腹痛、腰酸或者腿抽筋这种不舒服的感觉也应该停下来，到医院看一下会不会有其他的异常情况出现。

❸ 如果运动过程当中出现了下腹部不适或者疼痛，应该赶紧停下来，严重的话可以到医院看一下是不是有宫缩过强的情况出现。

❹ 出现阴道出血甚至是血性分泌物，应该尽量把运动停下来，因为每个孕妈妈的情况不一样。

16. 孕妈妈可以外出旅行吗

当前，旅游已成为一种时尚，对于孕妈妈来说是否适宜呢？一般地说，孕妈妈不宜长途旅行，孕晚期应禁止。但是孕妈妈如果身体健康，怀孕后又没有特殊的不良反应，在妊娠的适当时机是可以外出旅游的。不过，要特别注意防止流产。具体地说，在旅游中防止流产，要注意以下几点：

选择好旅游时机：孕妈妈旅游最好选择在怀孕第4～6个月之间，此期最为安全。这是因为：第一，此时剧烈的妊娠反应已经过去，沉重的大腹便便与腿脚肿胀尚未出现，孕妈妈具有一定的对旅游辛劳的承受能力和愉悦的心境。第二，胎儿此时已经初步"站稳脚跟"。

充分做好准备工作：出发前的准备工作要做到三个必须：必须去医院看一次妇产科医生，将整个行程向医生交底，以取得医生的指导；必须准备宽松、舒适的衣裤和鞋袜，带

一只符合自己心愿的枕头或软垫供途中使用；必须有亲人陪
同，确保途中的周全照顾与安全。

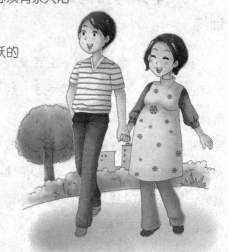

乘坐平衡舒适的交通工具：乘坐颠簸、跳跃的
交通工具极易引起流产。若有条件，自然应选择
乘坐飞机。因为飞机最为平稳、舒适、快捷。
如果乘坐火车或内陆轮船，必须是卧铺或一、
二、三等舱，这样比较平稳，也能保证休息。
长途行路乘汽车是下策。此外，要尽可能坐在
靠近通道的座位，经常活动下肢，防止下肢浮
肿，也便于上下车和去厕所。如在机（车）
上，可请乘务员协助安排。

防寒保暖，讲究饮食卫生：感冒发热、腹泻脱水是引起流产的另一个重要原因，因
此，孕妈妈在旅游途中要注意防寒保暖，根据气候变化，随时增减衣服。旅游途中还要特
别讲究饮食卫生，饭前便后要洗手。不管沿途摊点的食物有多大的吸引力，都不能光顾。
饮水最好自备，不要买小贩叫卖的饮料。

劳逸结合：孕妈妈在旅游途中运动量不宜过大，要注意劳逸结合，保证充足的睡眠。
途中行走要选择平路避免陡坡。走路要慢，步态要稳，防止滑倒跌跤。对有噪声、烟尘、
辐射等污染严重的场所，要及时避开，以免对身体造成危害。

登山不宜高：孕妈妈登山不要超过海拔1000～2000米。因为孕妈妈对缺氧十分敏感，
缺氧会影响胎儿的生长发育。此外，还应避免攀登悬崖峭壁，以免摔倒引起外伤、流产。

17. 孕妈妈可以坐飞机吗

乘坐飞机的优点是快，适宜长途旅行，几个小时的旅程不会使孕妈妈感到不便，
对胎儿也没有影响。有人怀疑飞机飞得很高，人会缺氧，对这点不必顾虑，因为民用
飞机是气密座舱，氧气供应正常，但有人坐飞机容易晕吐，所以孕早期最好避免乘
坐。一般航空公司规定，孕妈妈怀孕7个月后不要乘坐飞机，以免早产或在机舱里分
娩。患有高血压、心脏病的孕妈妈最好不要乘坐飞机。

18. 孕妈妈如何进行助产训练

孕晚期的"助产训练"主要是为平安分娩作准备，练习一些有利于分娩的辅助动作，其目的在于分娩时缓和宫缩的痛苦，减轻分娩时发生的肌肉疲劳和疼痛。还可使孕妈妈放松，减少能量消耗。其中还包括练习分娩时使劲的动作，以防止产时不会使劲。

孕妈妈可以进行的助产运动有：

腰部运动：以双手扶椅背慢慢吸气，同时手臂用力，脚尖立起，使身体向上，腰部挺直，使下腹部紧靠椅背，然后慢慢呼气，手臂放松，脚还原，早晚各做5～6次。这样做可以在生产时加强腹压及会阴部弹性，使宝宝顺利产出。

腿部运动：以双手扶椅背，右腿固定，左腿做360°转动，做完还原，换腿继续做，早晚各做5～6次。这样做可加强骨盆附近肌肉及会阴部弹性。

腹式呼吸运动：平卧在柔软的地垫或床上，腿稍屈，闭口，用鼻吸长气，使腹部凸起，肺部不动，吸气越慢越好，然后慢慢吐出，使腹部渐平。每天早晚各做10～15次即可。如此做，在生产前阵痛时可以松弛腹部肌肉，减轻痛苦。

闭气运动：平躺深吸两口大气，立即闭口，努力把横膈膜向下压如解大便状（平时在家练习时勿真的用力），每天早晚各做5～6次。这个动作平时可练习，实际用上是在生产时子宫口全开之后做，可加强腹压、帮助让宝宝较快产出。

孕妈妈健康小贴士

辅助练习在妊娠32周时开始，过早做有早产危险。练习要有毅力，每天坚持练习。担心早产的孕妈妈可请教医生，是有早产可能的，不得练习。

19. 缩肛练习对孕妈妈有什么好处

孕期进行缩肛练习有助于分娩。医学实践表明，女性在怀孕期间如果保持适度运动，将可以使她们的分娩时间缩短3小时。缩肛运动可以促进阴道的收缩，提高阴道的伸张力，帮助孕妈妈更顺利地产出婴儿。

缩肛运动的步骤：两膝分开，再用力向内合拢，同时收紧肛门，然后双膝分开，并放松肛门。

准爸爸必读

怀孕后孕妈妈会经常觉得腰酸背痛，到了妊娠的中、晚期，孕妈妈的腿或脚还可能肿。每天花几分钟为她擦擦背或者做做足底按摩，这些亲密小举动将会永远保存在孕妈妈的甜蜜回忆里。

20. 准爸爸要多陪孕妈妈散步

准爸爸哪怕工作再忙，也要争取每天抽出时间陪孕妈妈散散步。散步的场所要选择噪声少、尘土少，最好是有树的地方；陪孕妈妈散步的时间可以固定在晚饭后、睡觉前这段时间，避开车辆高峰期，因为污浊的空气对孕妈妈和胎儿都会产生不良影响。

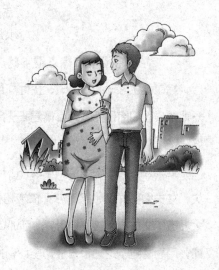

21. 孕七月后不宜多做运动

在怀孕后期，也就是7个月后，孕妈妈不适宜多做运动，因为这时胎儿已经长得很大了，多运动有可能导致早产等问题。

第七节

孕期的夫妻生活

1. 孕期剧吐与孕早期性生活

妊娠6周左右有严重反应，持续恶心，频繁呕吐，不能进食，称为妊娠剧吐，严重者可引起脱水、代谢障碍。剧吐原因还不十分清楚，可能与绒毛膜促性腺激素显著增加有关，以初次妊娠者为多见。

治疗应注意患者精神状态，了解其思想情绪，解除顾虑。轻症者可门诊治疗，给以维生素B_6、C、B_1，止吐可用鲁迷那，无效者给氯丙嗪等药。重症需住院补液、短期禁食。如治疗无好转，体温高于38℃，脉搏多于120次/分，黄疸不退，应考虑终止妊娠。

妊娠剧吐可使性功能下降。由于反复呕吐，甚为难受，加之软弱无力，性欲全然消失，丈夫勉强性交，患者亦无快感和性高潮，并可能对丈夫产生反感，影响夫妇感情。绝大多数的丈夫，在妻子剧吐期，亦心情抑郁，性欲消失。所用止吐药物，如鲁米那、氯丙嗪，用后嗜睡、乏力，对性功能均有抑制作用。

在剧吐期，个别丈夫勉强与妻子性交，将会激发呕吐，增加呕吐次数。有肝肾功能损害者，将会加重损害程度。有视力模糊，视网膜出血者，将会加重出血。这是由性交时进气，血压升高引起的。因而，妊娠前3个月内夫妻不要同房。

2. 妊娠过夫妻生活要注意清洁

由于妊娠时孕妈妈的阴道分泌物增加，对细菌的抵抗力也会减弱，易感染，造成流产，所以平时要注意保持局部清洁，性交前应认真清洗外阴。丈夫也应采取同样的清洁措施，而且在性交时，手指不要进入阴道，以免引起感染。

3. 孕期什么情况不宜过性生活

❶ 在孕妈妈有阴道出血或腹痛症状，医生认为有流产危险的时候；

❷ 有习惯性流产的孕妈妈；

❸ 有妊娠高血压综合征等严重合并症时；

❹ 妊娠期前3个月和后3个月内。

4. 孕妈妈患病时的性生活

原则上讲，患有各种慢性疾病的女性是不宜妊娠的，但也有个别情况是已经怀孕，而且出于各种原因希望能生育孩子，对这样的孕妈妈要更加关心爱护，应尽量减少以至杜绝性生活，以便给孕妈妈的健康和胎儿的发育创造一个良好的环境。要特别指出的是，患妊娠高血压综合征或有心脏病合并症的孕妈妈要保持身体上和精神上的安宁。由于性交、性兴奋等都会引起心跳、呼吸加快和血压上升，因此孕妈妈应根据情况的轻重，尽可能与丈夫分房。

准爸爸必读

值得注意的是：妊娠期的性生活应该建立在情绪胎教的基础上。舒心的性生活充分地将爱心和性欲融为一体。另外，性生活之前夫妻双方应注意卫生，以免引起阴道感染。

5. 孕妈妈何时应禁止性生活

男女青年的性生活比较频繁，但在女性怀孕以后，夫妻双方必须节制性生活，而且有的时候应禁止过性生活。

从妻子妊娠开始到妊娠3个月末，胎盘正处在发育阶段，特别是在此时期胎盘和母体宫壁的联结还不够紧密，此时过性生活可使子宫受到震动，很容易造成流产。还因为，性交时因孕妈妈盆腔充血，子宫收缩，也会造成流产。因此，这3个月内夫妻应尽可能禁止性生活。

孕妈妈妊娠晚期，特别是临产前的1个月即妊娠9个月后，胎儿开始向产道方向下降，子宫逐渐张开，倘若这个时期过性生活，羊水感染的可能性很大。可能发生羊水外溢（即破水）。同时，孕晚期由于子宫比较敏感，受到外界直接刺激，很易突发子宫加强收缩而诱发早产的可能。所以，孕晚期孕妈妈必须绝对禁止性生活。

6. 孕妈妈何时可以过性生活

孕妈妈在妊娠4～7个月期间可以过性生活，但也不是任意过性生活，而是减少性生活或有节制地过性生活，并应注意一些问题。

妊娠4～7个月之间，胎儿比较安定，孕妈妈也比较适应妊娠生活。此期间夫妻之间可每周性交1次。但要特别注意，过性生活时每次性交时间不宜过长，并注意不要直接强烈刺激女性的性器官，动作要轻柔一些，且不可动作过大或过猛，不要压迫孕妈妈的腹部。性生活后孕妈妈要充分休息。倘若此阶段性生活过频，用力较大，或时间过长以及不注意保护孕妈妈的腹部，就会使胎膜早破，胎儿因得不到营养和氧气，会很快死亡，或者导致流产。即使胎膜不破，未流产，也可能使子宫感染，重者致胎儿死亡，轻者胎儿身体和智力发育受到不良影响，不利于优生。

7. 孕期性生活有什么好处

妊娠中期，早孕反应过去了，胎盘已经比较牢固，妊娠进入稳定期；孕妈妈的心情开始变得舒畅。由于激素的作用，孕妈妈的性欲有所提高。加上胎盘和羊水的屏障作用，可缓冲外界的刺激，使胎儿得到有效的保护。因此，妊娠中期可适度地进行性生活，这有利于夫妻恩爱和胎儿的健康发育。国内外的研究表明：夫妻在孕期恩爱与共，生下来的孩子反应敏捷，语言发育早而且身

体健康。

妊娠期，舒心的性生活能充分地将爱心和性欲融为一体。丈夫给妻子或者妻子给丈夫亲吻与抚摸，爱的暖流就会传到对方的心田。体贴的性生活又促进夫妻白天的恩爱，使孕妈妈的心情愉快，情绪饱满，无形中又起到了情绪胎教的作用。

准爸爸必读

妻子怀孕后，由于激素的影响，使阴道内的糖原增多，妊娠期阴道内的化学变化非常有利于细菌的生长和繁殖。在妊娠早期一段时间的禁止性交之后，恢复性生活时，丈夫务必将包皮垢及龟头冲洗干净，以避免妻子的阴道遭受病原微生物的侵袭，从而诱发宫内感染。因为，宫内感染是危及胎儿生命的重要诱因。妊娠中期的性生活以每周1～2次为宜，切忌劳累。

8. 孕期性生活最好戴避孕套

医学专家告诫孕期夫妇，在妊娠4～7个月的时候，如进行性生活宜用避孕套，以防子宫收缩而腹痛或流产。

男子的精液中含有大量的前列腺素，性交时可经女子阴道黏膜吸收，参与多种代谢活动，影响局部的循环，产生一系列反应。据医学研究发现，前列腺素共有13种，在人体内各种类型的前列腺素含量也不一样，对子宫的作用也可因是否妊娠而有区别。如果女性没有受孕，前列腺素F可以抑制子宫生理

性收缩，使子宫肌肉松弛，以利精子向输卵管移动，促进精卵结合。前列腺素E虽说对子宫有收缩作用，但含量较少。而女性受孕期间，情况就不同了。有关资料证实，无论是前列腺素E或F，对子宫的收缩作用都明显增强，它可使子宫发生剧烈收缩，故在性交后不少孕妈妈会出现腹痛现象。如果性生活过于频繁，子宫经常处于收缩状态，就有导致发生流产的危险。

第八节

孕期心理调适

1. 孕早期怎么保持心理健康

孕妈妈在外界条件影响下所产生的喜、怒、哀、乐等精神活动，不但能够直接影响机体的循环、消化、呼吸及内分泌等系统的功能，还能进而间接地影响子宫内胎儿的发育状况，因此，孕妈妈一定要做好精神上的保健。

女性妊娠1月情绪上相似于经前症候群，情绪更为不稳。包括易怒、喜怒不定、欠缺理性、哭泣、焦虑、恐惧、喜悦、得意——其中一项或全部囊括。

一些孕妈妈可能会产生忧郁症，这种忧郁症的罹患是10%。以下因素能使孕妈妈成为这种忧郁症的高危险群：

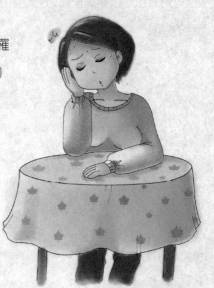

❶ 具有个人或家族性的情绪异常病史；

❷ 有社会、经济性压力；

❸ 缺乏腹中胎儿父亲的精神支持；

❹ 由于妊娠并发症而入院或卧床休息；

❺ 对自己的健康产生焦虑，尤其曾经有过妊娠并发症，或曾在妊娠期间生过病；

❻ 为宝宝的健康焦虑。

怀孕后的女性要尽量开心，少生气，凡事要看得开一些，即使你不为自己着想，也要为自己肚子里的宝宝着想，你若精神不振萎靡，情绪低落，可严重影响胎儿的健康，因此，怀孕后一定要注意调整情绪，免刺激。

常言说得好："爱子先爱妻"，当妻子一旦确诊怀孕，做丈夫的应倍加关心、爱护体贴妻子，让妻子体会到家庭的温暖，保证妻子心情愉快，精力充沛地度过孕期。

2. 孕妈妈的情绪对胎儿的影响

科学研究表明，虽然母胎之间没有直接的神经传递，但当孕妈妈情绪发生变化时，体内就如同经历了一段"坏天气"一样，可激发起体内自主神经系统的活动，使由自主神经系统控制的内分泌腺分泌出多种多样的不同激素，这些激素为化学性物质，在向胎儿输送养分时，经由脐带进入胎盘，使胎盘的血液化学成分发生变化，从而间接性地与母亲体内建立起神经介质传递关系，对正处在形体和神经发育关键时刻的胎儿进行刺激。不同的情绪会产生不同的激素，有的有益，有的有害，会对胎儿产生不同的影响。

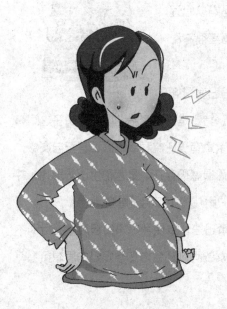

因此，孕妈妈应该注意精神修养，做到心怀博大，性情开朗，情绪平和，举止端正。抛弃和避免悲伤、急躁、焦虑、愤怒等不良的情绪，这样，会使腹中的胎儿动缓而有规律，按照正常生命的节律而良好地发育，对未来孩子的性格、智力以及形体发育有着良好的促进作用。

3. 孕妈妈不要大怒大喜

孕妈妈发怒，心情激动，必然损害自身的健康，而且也会殃及胎儿，可使胎儿把母亲的情绪"复制"，并承袭下来。孕妈妈发怒还可导致体内血液中的白细胞减少，从而降低机体的免疫功能，也会使下一代抗病力减弱。医学和心理学专家实验证明，孕妈妈发怒的时候，血液中的激素水平会很快升高，体内的有害化学物质的浓度也会在短时间内增多，这些物质通过血液循环很快遍及全身，而且能够通过胎盘屏障进入羊膜腔，奇怪的是，这些物质会在胎儿身上直接发生作用，用专家的话说，就是"胎儿可以复制出母亲的心理状态"，日后在性格、情绪上会还原母亲的性格和情绪。可见，这样的结果是很不好的。

此外，血液中的白细胞是健康的"卫士"，人在生病时，白细胞，特别是白细胞中的巨噬细胞便进入"战斗"，与侵入体内的细菌、病毒进行搏斗。而孕妈妈发怒，恰恰会使血液中的白细胞减少，这无疑会使体内抵抗疾病的战斗力减弱，降低了人体免疫功能。所以，有可能更多地感染疾病。这不光对自身健康不利，也会由于经常生病而影响胎儿的生长发育，而且，孩子出生之后抵抗疾病的能力也比正常孩子差一些。由此可以说，怀孕期间孕妈妈的情绪不佳，造成对健康不利的后果是多方面的。

孕妈妈发怒不好，那么大笑好吗？笑是愉快的表现，愉快当然无害。但有的孕妈妈愉快的心情难于控制而发生大笑，或称"捧腹大笑"，这就变益为害了。如果孕妈妈妊娠初期大笑，就会牵动腹内胎儿，导致流产；如果妊娠晚期大笑，子宫波动较大，就会诱发早产。

总之，孕妈妈在整个妊娠期情绪都应该稳定，大怒大喜都不利。因发怒或大笑导致流产或早产，是较危险的事。怒可以消，笑可以控制，何必酿成大祸呢。

4. 孕期情绪有哪些变化

女性怀孕后，内分泌的变化带来了心理和情绪上的改变，这种变化可分为三个阶段。

妊娠1～3个月为情绪不稳定期。怀孕后的妊娠反应以及社会角色的变化使孕妈妈产生羞怯恐怖和反感的心理。从初"为人妻"到即将"为人母"，是一个质的变化。妊娠反应给女性带来身体上的不适和对分娩的恐惧，使孕妈妈从心理上还不大愿意接受这个小生命。此时期，孕妈妈情绪很不稳定，爱发脾气。

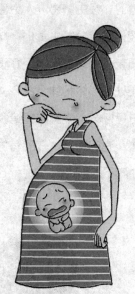

妊娠4～8个月为逐渐适应期。此时期，孕妈妈已度过妊娠反应期，身体状况好转，心理上也开始接受现实。特别是出现了胎动以后，母子之间有了情感交流，孕妈妈开始充满了希望，对未来的宝宝富有责任感和幸福感，甚至自豪感。同时，孕妈妈的食欲旺盛，情绪稳定，幻想增加，恐惧感仍存在，是害怕生出畸形儿，并能尽力避免涉及胎儿的危险、损伤、死亡事件，保护胎儿的意志明显增强。

妊娠5～10个月是孕妈妈过度负荷期。胎儿发育迅速，致使孕妈妈负担过重，行动不方便，临近分娩思想压力增大，尤其是担心生男生女的问题还会增加孕妈妈的思想负担。因而，孕妈妈精神压抑、焦虑、易激动。

以上孕妈妈情绪的变化是正常现象，有对怀孕有利的一面，也有不利的一面，因此，孕妈妈的家庭成员尤其是丈夫，要体谅孕妈妈，并帮助解除忧虑和不安，使她平平静静而又愉快自信地度过怀孕的10个月，迎接宝宝的到来。

准爸爸必读

在整个妊娠期，丈夫应该想到的是使妻子的情绪平稳，避免妻子有愤怒、惊吓、恐惧、忧伤、焦虑等不良情绪的刺激，不要为了一些鸡毛蒜皮的事就和妻子争吵，要尽量忍让一些，即使是妻子做错了事，也不要大发脾气和训斥自己的妻子，有话要慢慢讲，心平气和地说。

5. 孕妈妈心理紧张会降低免疫力吗

女性在怀孕和分娩前后，免疫力相对比较低。同时，这个阶段的女性心理非常紧张，尤其是长期的情绪紧张会使身体更加衰弱，这种紧张也会对机体免疫力产生不良影响。因为紧张的情绪可以引起大脑一系列反应，当大脑中的下丘脑受到紧张情绪的刺激后，脑垂体也随之受到刺激，而脑垂体又去刺激肾上腺，促使肾上腺分泌的糖皮质激素增高，这将导致抗体产生减少，最后影响免疫反应的完成。所以，紧张的情绪通过机体这一特殊途径，可以大大削弱孕妈妈对疾病的免疫力。

6. 调节紧张焦灼的情绪

孕妈妈的不健康情绪对胎儿有不良影响。因此，孕妈妈为了胎儿的性格和智力的健康发展，就要想方设法调节不良的情绪，做到拥有博大的心怀，拥有平稳、乐观、温和的心境，这也是良好的胎教启蒙。孕妈妈在日常生活中难免有很多烦恼，这些烦恼会左右孕妈妈情绪，使之发脾气、抑郁。此时，孕妈妈应采用一些方法克制自己。

告诫法：孕妈妈经常用些警句、名言告诫自己，让自己保持好心情，每当发脾气时，要想到胎儿正在看着自己呢。

转移法：孕妈妈在遇到不顺心的事而烦恼时，尽快使不愉快的事情转移掉，做一些喜欢、高兴的事，如听音乐、欣赏画册，看一看令你愉快的往日照片，以及读有兴趣的书刊、与朋友下棋、去郊游等。

释放法：把自己不高兴的事，向爱

人或朋友或姐妹倾诉一番，也可以写封信说一说，都可以释放出一大部分，调整情绪。

社交法：心绪不好时，去找积极乐观的朋友，在一起玩上一天或半天，朋友会给你快乐。

改变形象法：换换自己的发型，穿上一件新衣服，或装点一下自己的房间，给自己带来新鲜感，从而改变沮丧的心情。

散心法：在心情不好时，走出家门，到林荫大道、河边、田野上散步，观赏大自然和美景，消除紧张不安、郁闷不乐的心情。

7. 孕妈妈如何调理心情

在我国，人们普遍把怀孕称作是"有喜"，这个比喻是很有意思的，因为，怀孕意味着妻子就要做妈妈，丈夫就要做爸爸，而爷爷奶奶就要抱孙子了，这当然是值得高兴的喜事。其实，从健康保健的角度讲，把怀孕看做"喜事"，也是在提醒孕妈妈：应该保持心情愉快，情绪乐观，避免不良情绪的发生和影响，即使遇到不痛快的事也不要苦恼成怒，这对孕妈妈自身的健康，特别是对于腹中胎儿的健康发育，是非常有好处的。

科学研究表明，孕妈妈的情绪如何，既关系到自身的健康，也关系到下一代的生长发育，的确是一个应该认真看待的大事。至于在怀孕期间如何保持健康、良好的情绪，需要注意的方面很多，比如，家庭要尽可能创造和谐、欢乐的生活气氛，夫妻之间要多交流，多理解，尤其是发生不愉快的事情的时候，要多从积极的方面开导孕妈妈，避免孕妈妈受到不良刺激。作为孕妈妈自己，同样要正确对待生活中发生的大大小小的矛盾。对一些无足轻重的事情不要过分认真和计较，尤其不应该多疑多虑，尽量减少对家人的误解，即使遇到不顺心的事情，也要想办法让自己大度一些，应该学会多作一些自我安慰，这样，情绪就不容易受到影响而不稳定了。要知道，保持健康的情绪，让自己始终有一种良好的心境，对自己和胎儿都有好处，自然对家庭也就有好处。

8. 孕妈妈心理受创易致畸胎

孕妈妈的心理活动、精神状态常常会影响胎儿的健康。国内外资料都表明，夫妇、婆媳关系不好的女性生有缺陷的孩子的几率比夫妇、婆媳关系和睦的女性高将近1倍。过度的精神恐怖也可以造成胎儿大脑畸形。以德国为例，1933年希特勒上台前的7年间，新生儿神经管畸形发生率是1.25%；第二次世界大战期间，畸形率上升为2.58%；战后1946～1950年的5年期间，畸形率竟高达6.5%。这一事实充分说明孕妈妈的情绪与胎儿的大脑发育有密切的关系。

孕妈妈在恐惧、愤怒、烦躁、悲哀等消极情绪之下，会影响身体的机能，增加体内有害于胎儿神经系统和其他组织的物质生成，而使胎儿脑血管收缩，减少供给血量，影响脑的发育而致畸。例如，有一位女性，怀孕期间，爱人在外工作，回家就找岔子吵嘴，闹离婚，她经常生气，哭哭啼啼，怀孕7个月就流产生下一个男性无脑儿。还有一位女性新婚后因丢了衣物，而心情不好，在此期间怀了第一胎，怀孕七个半月流产，娩下一男性无脑儿。这些事例都充分

准爸爸必读

当妻子怀孕后，做丈夫的还应尽可能地多做点家务，尤其是当妻子有妊娠反应，感觉不适时，更要多干些家务活，如洗衣、做饭、买菜、照顾家中老人等。在妻子去医院做检查时，做丈夫的最好陪着去，在医院里可帮着挂个号，拿拿化验单，在路上注意安全等。

表明，孕妈妈的心理与优生有密切的关系，因此孕妈妈应保持愉快的心情。

9. 产前抑郁症，问题严重吗

产前抑郁症的危害性远远大于产后抑郁症，严重的话甚至还会做出伤害自己的行为，诸如自残、自杀等，累及胎儿的性命。怀孕期间体内激素水平的显著变化，可以影响大脑中调节情绪的神经传递素的变化，使孕妈妈比以往更容易感觉焦虑，因此，当孕妈妈开始感觉比以往更易焦虑和抑郁时，应注意提醒自己，这些都是怀孕期间的正常反应，以免为此陷入痛苦和失望的情绪中不能自拔。

造成女性抑郁情绪常见有10种情况：缺少自尊、疲劳和压力、婚姻生活中的寂寞和孤独、浪漫爱情的消逝、财务困难、婚姻中的性问题、月经与生理问题、宝宝问题、姻亲问题、年龄问题。

一旦孕妈妈有抑郁的症状出现，家人要尽一切可能关心她、体贴她，特别是丈夫要多陪伴妻子谈心、散步，多承担家务。而孕妈妈自身要对分娩和产后的卫生常识有所了解，以减轻恐惧感和紧张感。另外，孕妈妈还应该及时调节情绪，放松心情，注意饮食均衡，适当

进行户外运动。

10. 孕妈妈为什么爱发脾气

许多丈夫发现，妻子怀孕后脾气变得古怪起来，尽管做丈夫的小心呵护殷切关怀，但是妻子还是百般不满。其实，女人怀孕后身体的内分泌系统处于变动过程中，加上孕妈妈本人及家属对妊娠的态度，常使孕妈妈处于应激状态之中，易发生精神状态的变化，严重者可出现以情绪不稳、冲动、行为异常为主要表现的妊娠期精神障碍。

11. 孕妈妈要拒绝消极情绪

孕期的种种不适会让孕妈妈忧虑不安，容易被消极情绪的阴影笼罩。建议用以下方法摆脱消极情绪：

❶ 积极改变自己的形象，如变变发型、换换衣服、美化一下自己的家等，在改变中让自己保持积极乐观的心态。

❷ 和心态好的人交朋友，闭门索居只会让自己更加郁郁寡欢，要走出去跟性格比较乐观的人交朋友，充分享受友情的快乐，从中得到感染，从而摆脱消极情绪。

❸ 适当布置小宝宝的用品。在家中添置一些婴儿用的物品，让那些可爱的小物品随时提醒自己小宝宝即将到来。

12. 孕妈妈情绪差，宝宝胎动多

正常情况下，胎动多是好事，不但告诉胎儿发育正常，而且也预示着出生后孩子的抓、握、爬、坐等各种动作将发展较快。但必须注意，孕妈妈的情绪过分紧张、极度疲劳、腹部的过重压力等，都可使胎儿躁动不安，产生强烈的活动。这种反应是不好的征兆，它不但易引起流产、早产，而且易出现胎儿畸形或给出生后婴儿的行为带来不良影响。

当孕妈妈情绪不安时，胎动次数会较平常多3倍，最多达正常的10倍，如胎儿长期不安，体力消耗过多，出生时往往比一般婴儿体重轻1千克左右。

孕妈妈健康小贴士

如孕妈妈与人争吵后3周内情绪不好，在此期间，胎动次数较前增加1倍，母亲在孕期的情绪长期受到压抑，婴儿出生后往往出现身体功能失调，特别是消化系统功能容易出现紊乱。

13. 在孕期要努力克服的不健康心理

担心心理：孕妈妈会担心胎儿的健康，应把你的担心说出来依靠科学的手段来确定，不要盲目担心。

烦躁心理：孕妈妈不要因妊娠反应而心情恶劣，烦闷不安，应保持心情舒畅，情绪稳定，保持心理平衡。

抑郁心理：抑郁情绪会造成孕妈妈失眠、厌食、性机能减退和植物神经功能紊乱。对胎儿的生长不利。

淡漠心理：妊娠期间，孕妈妈可能只关心体内的胎儿而对其以外的事情漠不关心，这样会影响夫妻感情。

暴躁心理：有些女性怀孕后，爱发脾气，尚不知孕妈妈发怒时，血液中的激素和有害化学物质浓度会剧增，并通过"胎盘屏障"使胎儿直接受害。

羞怯心理：怕别人看出自己怀孕了，羞于出现在公共场所，这完全是不必要的。

猜想心理：总在想宝宝是男孩还是女孩，担心宝宝的性别给自己的压力（来自夫家），无形中造成心理负担。

焦急心理：期盼宝宝、担心宝宝而整天焦躁不安。

紧张心理：片面听信长辈的话对分娩产生一种恐惧。

14. 准爸爸的妊娠心理反应

一般来说，在妻子有了身孕后，丈夫们高兴异常，对妻子是更加关心体贴，但人们通常忽略了另一个事实，即妻子有了身孕后，惊喜的丈夫另一层面的心理反应。

焦虑反应：即有的丈夫会担心妻子体质虚弱，或担心妻子年龄偏大、身材矮小，或害怕妻子食欲不佳影响胎儿成长等，这些都是丈夫的焦虑心理。

倦怠心理：主要原因是妻子怀孕后，丈夫的家务负担也随之加重；上班忙忙碌碌，来去匆匆，下班回家更是锅碗瓢盆，清污洗垢，也就难免身心疲乏，若再碰上挑剔的孕妈妈，就会加剧丈夫的精神紧张，诱发心理障碍，极易使丈夫产生厌倦、烦心。

性心理障碍：由于孕妈妈在妊娠早期和晚期的性欲都有明显的降低，再加上担心受压影响胎儿的成长，故一般夫妻性生活皆有明显减少；有些娇弱的孕妈妈，还怕性生活有损身体健康，在整个孕期都拒绝与丈夫同房。上述的做法会大大影响丈夫的性兴趣，尤其是青壮年丈夫可能会产生不同程度的性心理障碍，出现头痛、易怒、血压升高等，势必影响夫妻之间的感情。

对于丈夫的上述妊娠心理反应，做妻子的一定不要掉以轻心，在要求自己的丈夫照顾好自己时，孕妈妈们也不要忘记辛勤为你们服务的丈夫们，夫妻之间一定要比平时多作沟通、相互体贴，这比任何时候都显得重要。

15. 准爸爸孕期的三大纪律

要做一个好爸爸，不是从宝宝出生之后才开始，而是要延伸到知道妻子怀孕的那一刻，并以此为起点始终分享妻子的感受。这期间准爸爸要遵守三大纪律：

❶ 把臂膀作为妻子最踏实的依靠。可以说，从怀孕之初起，孕妈妈就处于喜悦与忧虑的矛盾之中。经历从未体验过的生理变化、畅想着宝宝的成长、担心孩子的健康；面临竞争的压力，担心自身未来的发展；生理的变化引起自身容貌的改变，担心失去丈夫的爱；宝宝的吃穿用玩哪一样都得保持高水准，担心陡然增加的经济支出可能压得自己透不过气来……孕妈妈变得多虑，内心也非常敏感和脆弱，甚至会产生恐惧感。对丈夫的精神依赖比以往任何时候都要强烈，对准爸爸的期望值也更高。这时候，她需要丈夫坚实的臂膀成为自己精神上有力的支撑。

❷ 做到肚子里能撑船。孕妈妈经历突然的生理心理变化，会一下子变得小心眼。这时，准爸爸的宽容往往能化干戈为玉帛。濒临精神崩溃
的边缘，她甚至偶尔控制不住自己、歇斯底里地
发脾气，嚷嚷着不想要这个孩子了。面对妻子
间断性地丧失理智，你要是和她一样火冒三
丈、各不相让，那就会大错特错了。她出现这
种问题，是因为她需要把种种不舒服、内心的
不良情绪释放出来。这对她们调整心态，从不
平衡走向平衡是有好处的。作为准爸爸的你，应
时刻保持宽容、耐心，对妻子的坏脾气视而不见，
当个好听众，接纳所有抱怨，心甘情愿当妻子的出

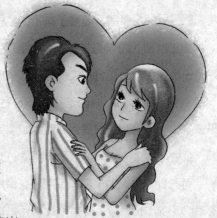

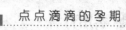
气筒。切忌孕妈妈的坏心情会影响宝宝的健康成长哟！

❸ 做到积极地充电。不是有了孩子你就能升级为一个好爸爸。相应的知识储备是你"提升"自己的必要阶梯。而且，这还能让你的妻子有种幸福和踏实的感觉。

16. 产时心理保健要从孕期开始

怀孕期，许多心理和生理的变化交织在一起，形成孕妈妈独特的心理应激反应。这些心理和情绪的变化会延续到产时，并逐渐加重。孕妈妈对分娩的认识，对疼痛的心理准备以及家庭成员和周围朋友的态度，都将对分娩过程产生巨大的影响。因此，产时心理保健应该从孕期开始，消除对分娩的紧张恐惧心理。

❶ 了解分娩知识孕妈妈要知道，分娩能否顺利完成，取决于产力、产道、胎儿这三个传统的要素。最近研究认为，精神心理因素对分娩过程影响很大，被认为是第四要素。四个要素中任何一个不正常，都会影响产程顺利进行。只有四个因素相互协调配合，才能顺利完成分娩过程。

❷ 了解正常分娩经过自然分娩经历三个阶段，称为三个产程。孕妈妈只有充分了解分娩中各个产程的特点，并在分娩前开始积极做好心理准备，分娩时才能充满信心，积极与医护人员配合。

17. 孕妈妈情绪不良易导致宝宝多动症

如果在焦虑时期受孕，这种不良情绪很可能传递给胎儿，产生种种不适的感觉，使胎儿活动频率猛增。若这种过度活动贯穿整个胎儿期，使胎儿长期不安，孩子出生后往往身体瘦弱、喜欢哭闹，长大后情绪不够稳定，自我控制能力差，易患多动症。

孕妈妈良好的情绪是胎儿健康发育的前提，为此孕妈妈要积极调理好自己的情绪，使自己的精神处于最佳状态。

18. 了解分娩的应激反应

分娩应激反应，是孕妈妈对内外环境中各种因素作用于身体时，所产生的非特异性反应，从妊娠期间就开始了这种心理应激反应。

❶ 对怀孕后身体的生理变化不适应，尤其是妊娠早期。胎儿作为一种异物刚刚被接受，加上妊娠反应引起的呕

吐不适等，孕妈妈对怀孕及分娩有不同程度的恐惧心理。

❷ 过于关注怀孕过程，如经常担心妊娠不顺利，担心胎儿发育不正常。研究表明，对怀孕表现出消极态度，对胎儿状况太担心的孕妈妈，在孕期容易发生并发症，分娩时也常常更危险。

❸ 担心分娩不顺利，害怕手术，害怕分娩时的宫缩痛。

❹ 害怕陌生的分娩环境，害怕周围孕妈妈痛苦的呻吟或嚎叫，害怕医务人员冷漠的面孔或语言刺激。

❺ 为胎儿性别烦恼，担心分娩后遗症，担心胎儿不能存活，担心产后无人照顾及经济费用等。

19. 分娩时的生理和心理反应特点

分娩时生理反应特点表现为：

❶ 血压升高、心率加快、呼吸增加、血糖升高、肌肉紧张等。

❷ 内分泌系统发生变化，尤其是垂体-肾上腺皮质系统，使得肾上腺素分泌增加，导致子宫收缩乏力，影响产程的顺利进展。

分娩时心理反应特点表现为：

❶ 焦虑、恐惧、抑郁是心理应激最常见的反应。适当的焦虑，可提高

个体适应环境的能力，而过度焦虑则不利于适应环境，易导致子宫收缩乏力，是增加助产率和产后出血的一个可能因素。

❷ 不良的情绪反应可使痛域下降，加重疼痛。紧张-疼痛综合症可使产程延长，同时减少子宫血流，使胎儿缺氧。

❸ 应激状态的孕妈妈心理承受能力下降，自我评价下降，缺乏自信。

❹ 由应激引起的强烈情绪反应，会使孕妈妈分娩的自控力降低或丧失。

20. 学会减轻分娩疼痛的心理疗法

❶ 增强分娩的信心，保持良好的情绪，可提高对疼痛的耐受性。

❷ 想象和暗示：想象宫缩时宫口在慢慢开放，阴道在扩张，胎儿渐渐

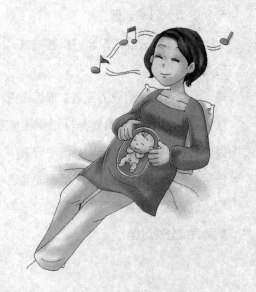

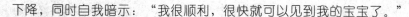

下降，同时自我暗示："我很顺利，很快就可以见到我的宝宝了。"

③ 有助于放松的方法：如肌肉松弛训练、深呼吸、温水浴、按摩、改变体位。

④ 分散注意力：与他人交谈、听音乐、唱歌，看看喜欢的照片或图片，看书、看电视等。

⑤ 微弱宣泄：如借助于哼、呻吟、叹气等减轻分娩疼痛。

孕妈妈健康小贴士

怀孕以后，难免有依赖心理，总希望丈夫能时时陪在身边，但过分依赖丈夫或母亲显然不行，孕妈妈应体谅丈夫的事业和工作，应学会自强自立，学会在心理上进行自我调理和自我平衡。

21. 让孕妈妈得到大家的支持

社会和家庭的支持，是影响心理状态的主要因素。良好的社会支持可对应激状态下的孕妈妈提供保护，有缓冲保护作用。

产前要对包括丈夫、公婆及父母等家庭成员进行有关心理卫生宣教，处理好他们与孕妈妈之间的关系。

对生男生女均持正确的态度，让孕妈妈有一个充满温馨和谐的家庭环境，感到舒适安慰，心理负担减轻，全身心投入到分娩准备中去。

家人应多关心、鼓励孕妈妈，并督促她们定期检查。

熟悉分娩环境及工作人员，可通过各种途径，如播放录像、参观、咨询和交流，设法使孕妈妈熟悉医院。熟悉分娩环境和医护人员，减少入院分娩的紧张情绪。

22. 孕妈妈待产时不要精神紧张

孕妈妈临产时的心理负担不容忽视，孕妈妈的情绪对能否顺利分娩起着相当重要的作用，所以我们要特别重视产妇的心理保健。这个工作需要医务人员去做，讲解分娩的知识

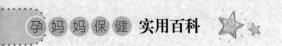
和安全性，同时，更需要家属的积极配合。尤其是孕妈妈的丈夫，应该给予即将分娩的妻子以无微不至的关心和照顾，针对妻子思想上存在的一些不必要的顾虑，耐心地解释，特别是在妻子分娩期间，尽量不要外出，要守在妻子身边，做好妻子的心理安慰工作。

作为孕妈妈的母亲或婆婆，应该采取"现身说法"的方法给孕妈妈解除精神负担。特别是对生男生女亲人都不要表态，应该说，生男生女都是家里的好宝宝。家里的亲人通过做细致的工作，可给孕妈妈创造一个安静、轻松的临产环境。那种为生男生女向孕妈妈施加精神压力的做法，不仅无济于事，而且会给本来思想负担就很重的孕妈妈火上浇油，使其精神更加紧张，容易出现意外。

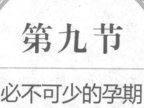

第九节

必不可少的孕期胎教

1. 拟订一份胎教计划书

谁也不希望自己的孩子输在起跑线上，而越来越多的调查研究表明，科学合理地对胎儿进行胎教，有助于孩子的智力和人格的发展。

普天下父母都希望自己的宝宝聪明、漂亮、活泼。特别是在社会飞速发展的今天，更希望自己的孩子智力超群，才能出众，以便在将来激烈的竞争中立于不败之地。而人才的培养不是短时间内所能完成的，必须从胎儿做起。胎儿具有惊人的能力，为开发胎儿这一能力而施行的胎教，越来越引起人们的关注。

2. 宝宝借由母亲获取精神营养

过去人们认为胎宝宝处于被动状态，没有任何精神和感情活动。而最近的心理学研究证明，胎宝宝有看、听和感觉的能力，能够理解妈妈的思想和感情。

甚至在妊娠4个月前，胎宝宝就产生了自我意识的萌芽。当准妈妈极度不安时，胎宝宝感到与周围环境保持联系的整体遭到破坏，处于一个孤立无援的境地。准妈妈的不安使胎儿紧张、恐慌、困惑，他会蹬腿、扭动身体、想摆脱不安，这就是在建立一种原始的自我防卫机制。

几个月后，胎宝宝应付不安的体验日益丰富，他不仅能很快理解母亲，还知道他该怎么对待。所有准妈妈的不舒适、不愉快、异常的、出乎意料的变动，都会带给胎宝宝一定的刺激，给他留下记忆的痕迹。

经过实验可以发现，妊娠6个月以前的胎宝宝的反应，大部分是躯体上的，这时的大脑尚未成熟到将母亲的情感转换为情绪的程度。

妊娠6个月以后，胎宝宝开始能把感觉转换为情绪。这时，胎宝宝的性格逐渐根据母亲的情感信息得以形成。最初，他只能接受极简单的成分，但是随着记忆和体验的加深，胎宝宝变得越来越复杂，逐渐形成自己独特的精神世界。

3. 宝宝在子宫内的学习是怎样发生的

胎儿借由子宫内外环境进行学习。

内环境，包括母亲的精神状态、母亲的自身品格和修养、思想意识活动、母亲自身营养状况以及母亲的内脏器官、内分泌系统等。内环境直接作用于胎宝宝。

外环境是指母体之外的能够对母体产生影响，引起母体内环境发生变化，进而对胎宝宝产生影响的自然和社会环境。外界环境，正是通过准妈妈的眼、耳、口、鼻等感觉器官，以及大脑的思维活动，间接地对胎宝宝发生影响。积极的、高尚的、乐观的事物有有利的影响，消极的、低级的、悲观的事物有不利的影响。

准妈妈与胎宝宝之间虽无直接的神经联系，但胎宝宝可通过母体中化学物质的变化来感受母亲的情感和意图。母亲的情绪会直接影响胎儿神经系统的发育和性格的形成，这正是优境养胎的原理。

4. 胎教顺应宝宝不同发育状况

胎宝宝在发育中，逐渐产生各种感觉，即听觉、视觉、味觉、嗅觉和触觉。正是由于胎宝宝具有感觉，才使得胎教具有了可行性。

视觉：胎宝宝的视觉在孕期第13周就已形成。这时候的胎宝宝对光很敏感。在第4个月时，如果用胎儿镜观察，就不难发现，当胎宝宝入睡或有体位改变时，他的眼睛也在活动。怀孕后期如果用光照射准妈妈的腹部，胎宝宝的眼球活动次数就会增加，而且从脑电图还可以看出胎宝宝的大脑对光的照射产生反应。新生儿出生后不到10分钟，就能发挥视觉作用。但是新生儿的视力只能观察30~40毫米以内的东西，这恰好与他在子宫内与子宫壁间的距离相等。

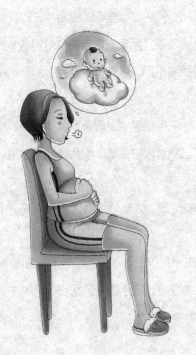

触觉：相对视觉而言，触觉发育要早一些。由于黑暗的宫内环境限制了视力的发展，所以胎宝宝的触觉和听觉就更为发达。有人通过胎儿镜观察发现，当穿刺针接触到胎宝宝手心时，他马上就能握紧拳头做出反应。运动胎教正是由于胎宝宝有了触觉才来实行的。通过抚摸训练，使胎宝宝的身体活动、手脚的灵活性得以锻炼。

听觉：胎宝宝还能听到声音，在整个发育过程中，听觉给胎宝宝带来的影响最大。因此，胎教的内容中，利用胎宝宝的听力实施教育也相应占据重要地位。

味觉：胎宝宝的味觉神经乳头在孕期第26周形成，从第34周开始，胎宝宝喜欢带甜味的羊水。

知觉能力和记忆能力：胎宝宝除了上述四种感觉外，还具有知觉能力和记忆能力，能够综合不同刺激，识别事物，并产生记忆，正是由于胎宝宝的这两种能力，才使的胎教具有了意义。

5. 胎盘联系着孕妈妈和宝宝

胎盘是宝宝的生命线，它替宝宝呼吸、排泄和消化。通过胎盘，宝宝得到最好的供养，而妈妈的营养、健康和血液决定和影响着胎盘的功能。胎盘能阻止大量的有害物质和大部分感染性物质进入宝宝体内。

值得一提的是不论妈妈和宝宝之间的物质交换是多么得密切，妈妈的血液不会直接流入宝宝的身体，宝宝的血细胞也只有很少一部分能进入妈妈的血液循环系统。胎盘向内伸出的绒毛组织像树根一样深入子宫壁，它们不许母亲的血细胞通过，但会把营养物质和氧气通过绒毛中的血管输送给宝宝。

上千根的绒毛中的血管汇集成脐带中的两条胎儿动脉和一条胎儿静脉。静脉把富含氧气、营养和抗体的血液从胎盘运输到宝宝体内；动脉则把宝宝的代谢废物运输到胎盘，这些代谢废物从胎盘进入妈妈的血流，经由妈妈的肾脏排泄到体外。

6. 宝宝脑发育的高峰期

准妈妈只有了解了胎宝宝脑发育的特点，才能主动补充健脑营养素，帮助宝宝长得更聪明。

胎宝宝的脑发育开始于胚胎的第3个月，此后脑细胞的增殖呈现出两个高峰。

第一个高峰发生在妊娠3~6个月时。

第二个高峰发生于妊娠后期，即妊娠7~9个月时。而第二个高峰，脑细胞发育得好坏，对人一生的智慧来说显得更为重要。

如果胚胎期营养不良，其大脑细胞的总数最少可能只有正常胎宝宝脑细胞的80%。为此，如果在脑发育的这两个"关键时刻"，发生任何一种与脑有关的营养素的缺乏，将导致脑发育受阻，最终导致宝宝不够聪敏。

7. 情绪成长是宝宝发育的一部分

在孕12周，胎盘已经发育完全，但是生长任务仍艰巨——直径要从3厘米增长到20厘米。到孕后期，胎盘将重达0.45千克左右。整个孕期，藉由胎盘，宝宝和母亲的情感在真正意义上融为一体。

宝宝的发育不仅仅是身体器官的发育——当然这很重要，还有情感上的发育。

胎宝宝有自身完整的内分泌系统，能像成人一样分泌激素。同时胎盘也会产生一些激素。

这些激素进入准妈妈的血液循环后可以帮助妈妈适应怀孕期间的一系列变化。宝宝通过胎盘直接接受妈妈的内分泌系统所分泌的激素。其中一些激素能反映妈妈的情绪。比如在你锻炼和游泳时释放的"感觉良好"的内啡肽，在你害怕或激动时释放的肾上腺素。这种情绪上的同感是宝宝在子宫内发育的一部分，对于你们母子的交流来说必不可少。

在整个怀孕期间，胎盘不断地分泌激素，将与宝宝释放的激素共同发挥作用，为宝宝自己的降生做好准备的同时，也试图影响妈妈的感情，促发着准妈妈由一个女人变成一个母亲，培养其做母亲的感觉。由此，母亲和宝宝的生命在内在的心灵上成为紧密地不可分的一体。

8. 宝宝第一次听到声音

听觉是宝宝在子宫内最易受到刺激的感觉，在怀孕15周的时候，宝宝还不到15厘米长，只有100克重，却已经具有了听力。听觉帮助宝宝收集周围世界的信息，刺激大脑发育，为日后学习语言能力和动作发育做好准备。我们需要做的就是及早地帮助宝宝保护和训练他的听觉。

宝宝生活的环境中丰富多彩的、各种各样的声音中首先听到的是妈妈体内的声音：

妈妈的心跳、血液通过大动脉和大静脉形成的交流声，以及来自母亲胃肠道的间歇的咕噜声。

妈妈每次讲话时引起的腹腔共鸣，并根据声调的抑扬顿挫以及吐字时声带的紧张与松弛，隐约感觉声音的不同。

胎宝宝在子宫内的听力已经能听到和分辨各种不同的声音，并能进行"学习"，形成"记忆"，可影响出生后的发音和行为。因此，我们应该利用胎宝宝听觉的重要作用，给予良性的声音刺激，促进胎宝宝听力的发展。

9. 注意保护宝宝的听觉

听力的重要性不言而喻。胎儿是生活在母体内的，做好妊娠期母体的健康保护和分娩时的安全顺利生产，对保护胎儿的听力有积极的作用。

母亲怀孕的第2～3个月（即胚胎的8～12周），是胎儿内耳发育形成的关键时期。这个时期母体受伤、患病、用药，都可能导致胎儿听力受损；分娩过程产程过长、难产、产伤也可使胎儿因缺氧窒息而导致先天性耳聋。

所以，对于保护胎宝宝的听力我们要从以下几点做起：

做好疾病的预防和治疗工作

一些传染病或发高烧致使内耳受到损害是造成儿童耳聋的常见原因。怀孕期间母体的抵抗力较低，因此应注意预防疾病，尤其是病毒感染性疾病，如流行性感冒、腮腺炎、风疹等。对已患有梅毒、糖尿病、肾炎者宜先积极治疗，待痊愈或病情稳定后再怀孕。

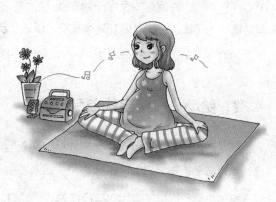

禁用耳毒性药物

许多耳毒性药物可以通过胎盘直接进入胎儿的血液循环，引起中毒，影响听力。若早期怀孕自己不知道而又服用过某些药物的孕妇，也应及时把情况反映给医生。

避免接触强烈噪声

母亲接触强烈噪声可对胎儿的听觉发育产生不良后果。因此，女性在怀孕期间应该避免接触超过卫生标准（85～90分贝）的噪声。

避免受伤

做好产前检查，如发现有异常情况应及时采取有效措施，避免产程过长、难产、产伤给胎儿带来损伤致聋。

10. 触摸的力量——宝宝皮肤的信号传递

触觉能向宝宝提供许多关于人性和互动的教育。妈妈充满爱意的抚摸能给予宝宝受保护和受重视的感觉。大多数在爱抚和拥抱中成长的宝宝，一般会长成为意志坚强，有安全感和自信的人。而长期得不到触摸爱抚的宝宝，长大以后会变得自闭而神经质，甚至可能造成身体发育迟缓。

触觉是宝宝还在子宫中就已经发展起来的一种感觉。宝宝会在触摸中探索学习成长。他不断地用自己的身体去感受周围环境：感受羊水和衬在子宫壁上的羊膜的爱抚；感受身体的一些部分相互碰撞或相互依靠时，皮肤接触的感觉。每一次碰触都会在宝宝的大脑中建立联系。碰触丰富宝宝视野的同时，再一次将其神经系统的发展向前推进一步。

触觉是宝宝最早发育起来的一种感觉。随着宝宝的长大，通过触摸，他可以和你交流。他在子宫中蠕动和踢来踢去回应你的话语。对于刚出生的宝宝来说，触摸不仅仅是一种感情上的抚育，它同时还刺激了皮肤，促进了皮肤、组织和深部肌肉的修复。

触摸——无论宝宝长到多大——始终是妈妈和宝宝沟通的最佳方式。

11. 胎动——宝宝的自我完善

除了睡觉的时候，宝宝很少安静地待着。他在子宫里滚动、转身、打嗝、伸展胳膊和腿。通过运动，宝宝具有了本体感觉。运动提供了宝宝感知身体各部分是什么以及它们如何连接的机会。促进了宝宝对自己作为一个独立实体的理解。

通过运动，特别是在子宫中的翻滚动作，宝宝视野获得了巨大改变，同时锻炼了自己的协调能力。他开始有了位置感觉。即使在充满水的世界里，他也能感受到自己方位的变化。当准妈妈走来走去时，当准妈妈坐、躺、跑、弯腰时，宝宝都能感受到。

我们知道，一个简单地捡起茶杯的动作，都需要大脑提供大量的信息，手的位置，茶杯的位置，手和茶杯的距离等等。胎宝宝也是一样，每一个动作都需要激活一个感觉通路，在大脑的许多区域间进行信息的传递；每一次运动，会在令身体各项器官发挥功能的同时促进着这些功能的完善。

12. 孕妈妈感觉到的胎动

尽管胎动很早就有了，但并不是孕妈妈一开始就能感觉到的。每一位孕妈妈的状况不同，对胎动的感觉也不同，有人能很早就明显地感觉到胎动，而有些则不容易分辨。

影响胎动的因素有很多

妈妈腹壁的薄厚。腹壁厚的人感觉稍稍迟钝一些，腹壁薄的准妈妈到妊娠后期，在宝宝胎动的时候，都有可能从肚子外面看到鼓了一个小包。

羊水多少。羊水多的孕妈妈，对宝宝胎动的感觉会迟钝一些。

妈妈的敏感度。每个人的感觉灵敏度不同，因此，开始的时候，宝宝的胎动还很微弱，有人会比较敏感，有人就会感觉不到。

胎动对孕妈妈很重要，可以了解胎儿活动情况以及羊水多少、供氧是否充足等。至于胎动到底是什么样的感觉呢？还需要孕妈妈自己去体会，这种感觉独一无二，属于你自己。

13. 宝宝伸手够东西——感觉和动作联系

随着宝宝身体的发育，骨骼也逐渐变硬。孕6月，胎儿出现了觅食反射，协调性更好了——能伸手去够、抓和敲打脐带，因而一出生便会握住你的手指。

当我们抱起新生的宝宝，可能没有注意到过他怎样使用双手。出于本能，他会抓紧碰到的任何东西。而对妈妈的抓握，给宝宝一种被爱和被保护的感觉。就是在这样简单而有力的动作中宝宝接受信息并与大人交流。

一个简单地抓够，宝宝要调动起身体全面的感觉系统，大脑会利用视觉听觉的信息向肌肉发出指令，这是一个反复练习，不断完善的过程。所以刺激宝宝的胎动，并与之互动不仅仅加强的是与宝宝的交流，更重要是在不断地刺激中完善宝宝的认知。

14. 宝宝长出味蕾

怀孕6个月后，宝宝长出味蕾，能尝到羊水的味道。羊水的味道与准妈妈所吃的食物息息相关。借由羊水宝宝能品尝到苦、甜、咸和酸味。

宝宝的味觉在出生以前便受到妈妈饮食习惯的影响，建立宝宝良好的味觉系统，准妈妈更要特别在意吃进肚中的食物，人工调味剂地过多摄人会扭曲宝宝的味觉认知，以失去对天然食品味道的喜爱，从而养成只追求人造味道的不好的食物取舍习惯。

所以准妈妈的饮食偏好影响宝宝的味觉偏好，正确健康的饮食不仅仅培育宝宝健康的体魄，更重要的是，影响他的饮食偏好，为他完好的饮食喜好的建立打下坚实的基础。

另外，一些味道可能带来某种生理反应，比如，吃过巧克力之后，血糖会升高，短时间内你就会感到精力充沛，宝宝也能感觉这些反应。所以饭后与宝宝嬉戏应该是你们双方最有精神的时候。而在胎宝宝休息的时候，准妈妈应避免吃刺激性食物。

15. 宝宝如何听到外界的声音

4个月的胎儿就有了听觉。6个月时胎儿的听力几乎和成人相等。

凡是能透过身体的声音，胎儿都可以感知到。这是因为人体的血液、体液等液体传递声波的能力比空气大得多。这些声音信息不断刺激胎儿的听觉器官，并促进其发育。

6个月时，宝宝大脑的听觉皮质已经形成许多通路，能听到一个复杂范围内的音调和响度。宝宝在有了听觉之后，他就要不停地听，只要落在他的听觉范围内，他便收人耳内产生听觉，传人大脑，留下痕迹，一直到人睡为止。

听觉在人体的智力发育中起着非常重要的作用，听觉不仅使宝宝辨认周围环境中的多种声音，而且凭此掌握人类的语言。婴儿期是儿童语言发展最迅速的时期，在这个时期，听觉的发展将为宝宝在婴儿期学习语言打下良好的基础。

16. 宝宝喜欢听妈妈的声音

我们知道，出生几天的婴儿，哭闹是常有的事。但是如果母亲把婴儿抱在左胸前，婴儿会很快静下来，安然人睡。这是因为胎宝宝在母亲体内时，就已习惯了母体血流的声音和血管（心脏）的搏动。

出生后，婴儿的耳朵贴近母亲的左胸脯（即心脏的位置），这种声音和搏动，把婴儿带回昔日宁静的日子和安全的环境中，这种早已体验过的安全感是任何优美的催眠曲都无法比拟的。

外界的许多声音可以传到子宫里。但在宝宝听到的声音中，最持久的是母亲的声音。一方面母亲发出的声音通过空气传人宝宝耳内，另一方面，母亲说话时产生的震动通过身体传播进入宝宝耳内。

外界的声音，经过厚厚的腹部，子宫和羊水，大部分声波被反弹回去，或者被衣物和皮肤吸收，而只有母亲的声音是宝宝最能清楚认知的声音。

所以，得天独厚的，胎教乃至出生后宝宝最好的教导者是宝宝的妈妈。

17. 给宝宝全方位的感觉刺激

当胎儿发育到五六个月时，数以百万计的联结在神经元之间形成。每一个新的刺激又会激发起神经元建立新的联结，并通过反复刺激巩固已经存在的联结。

只有大脑形成越来越多的联结，它才能有效地运转，并在认识世界的过程中存储许多可以作为参考的信息点。这些信息网络的发展促进胎儿的各种感觉器官——听觉、触觉、视觉、味觉、嗅觉日趋成熟，同时，更加成熟的感觉系统能以更强大功能增长着大脑存储的信息点。

总之，大脑在越来越多的神经元网络的覆盖下，形成非常有活力的特殊区域。以各种方式进行胎教，给胎儿全方位的感觉刺激，会让胎儿对于触摸、温度、光线、声音和味道的感觉得到全方

位的加工并储存下来。为日后的学习和认知奠定良好的基础。

这就是我们之所以要进行胎教，并且胎教并非纸上谈兵的根本所在。

18. 宝宝能够分辨出节奏强度

孕晚期，宝宝不仅能辨别妈妈的声音，还能辨别经常播放的音乐。每当听到熟悉的音乐就会做出相似的反应，如踢腿、有节奏的运动或静止不动。

音乐响起的时候，宝宝快速发育的大脑中，一系列的复杂联系正在形成。宝宝把自己听到的和自己所做的反应联系起来，了解声音的类型、风格，记住自己的体验。宝宝已经不仅能够跟上节奏，还会在曲调中放松自己。

一位法国产科医生曾做过一项试验。他将一个小麦克风放在正在分娩的母亲的子宫内，记录通过子宫听到的声音强度。结果发现，绝大多数的声音都能穿透子宫和腹壁。在子宫内完全能分辨出声音的强弱，能区别出母亲体内由于呼吸、血流产生的声音和房间内正在播放的贝多芬第9交响乐。同时，这些医生还观察了胎儿对声音的不同反应（如心跳快慢、活动等），发现胎儿能适应各种类型的声音。

19. 古典音乐是不是更适合胎教

因为喜欢妈妈的声音，所有和妈妈的声音音频相近的声音都易于被宝宝所接受。古典音乐就是这样的声音。

当然没有证据表明在子宫中接受古典音乐熏陶的德宝宝一定能成长为特别聪明的小孩，然而，有研究显示，在子宫嘈杂的声音背景下，古典音乐比流行音乐更容易被宝宝听清。此外，钢琴与合唱乐曲与人的声音最接近，因而特别具有安抚效果。

但从另一方面讲，对宝宝来说，听什么都无所谓，宝宝听得内容越广泛，大脑对节奏音调的了解也越多。在出生前的2周，宝宝已经能辨别不同的音乐流派，还会通过踢腿等动作让妈妈知道自己正在接受的特定刺激。

所以，播放多种类型的音乐，可以让胎宝宝体验各种不同的韵律、节奏。

孕妈妈健康小贴士

妈妈的歌声是最好的胎教音乐。

歌声有旋律、节奏，是声音更丰富的律动。较之音乐，母亲唱歌能通过自己的身体振动，更好地刺激胎儿的听觉。妈妈唱歌时，歌声与她的呼吸、心跳和胸腹腔运动是协调一致的，可以更多地传递给胎儿一种和谐的感觉和情绪上的安宁感。

20. 文学艺术与胎教相结合

各种形式的美都可以通过准妈妈的感受传递给胎宝宝，文学、艺术更能感染准妈妈的心灵，使胎宝宝受到美的教育。

准妈妈可以在闲暇之时阅读文学作品。

古今的优秀散文是最适合准妈妈阅读的，这些散文思想境界较高，情景交融，感情细腻，易引起共鸣。如朱自清的《荷塘月色》、杨朔的《荔枝蜜》、陶渊明的《桃花源记》、柳宗元的《永州八记》等，都是值得反复阅读体味的。

清新婉约的古代诗词也是陶冶性情的好教材，特别是白居易、王维、温庭筠等人的作品，神采飘逸，落落大方。古代诗歌音韵优美，读起来朗朗上口，低声吟诵，对胎宝宝十分有益。但不要读那些悲怆、伤感的诗词。

如果读小说，应进行选择。长篇小说不适合孕期阅读，因为需要长时间阅读，而且如果其中充满缠缠绵绵恻恻的伤感、人生坎坷的境遇、血腥的暴力凶杀，会使准妈妈的情感陷于其中，情绪失控，加重心理负担，对胎宝宝也不利。

如果有兴趣，准妈妈可读一些世界著名童话，童话中所描述的善与恶，美与丑的故事表现了人们对美好事物的追求。

21. 美的熏陶与胎教

准妈妈可尽量多欣赏艺术作品，如参观工艺美术展览、历史文物展览、美术展览等，也可买些画册，在休息时细细品读玩味。西方的人体艺术往往高度融合了人的内在美和形体美，使人产生对完美的人与自由的生命的渴望。

民间有种说法，想要孩子漂亮，就要多看漂亮宝宝的图片，这恐怕没有什么科学依据，但是多看让人身心愉悦的东西，让准妈妈得到美的享受，宝宝也同样会有相同的感受。

文艺复兴时期的圣母像，以圣母的博爱、恬静吸引着人们，准妈妈看了更能体会到为人母的幸福和满足。

除此之外，准妈妈也可以在自己的生活中创造美，领略生活中的艺术。心灵手巧的准妈妈可以做些手工，为婴儿编织鞋帽衣服，做几个娃娃等，使母爱静静地流淌，胎宝宝对这些都是能体味到的。

22. 胎儿的视觉

在充满水的世界里，视觉是最少受到刺激的一种感觉，因而也最晚发育。

胎儿的眼睛视网膜在4周大时形成，视力在怀孕第7个月左右就会产生。但胎儿并未张开眼去看，而是透过母亲来区别黑夜或白昼。由于人脑中的"松果腺素"在眼睛看亮的地方时，所分泌的激情素减少，看暗的地方时则反之。在母亲脑子中"松果腺素"的分泌讯号，会传至胎儿脑中。

母亲将感觉到的明亮程度的信息传给胎儿，并以此通知胎儿脑中的生物时钟。胎儿借此感知到妈妈的作息时间，并获得规律正常的生活。

大约27周的时候，胎儿睁开眼睛，看到一个偶尔会亮起来的世界。当一个灯光在母亲腹部一亮一暗时，通过超声观察能够看到胎儿眨眼。

33周开始，宝宝的瞳孔就能够开大、缩小了。这时宝宝甚至可以分辨出模糊的轮廓。

23. 准爸爸的声音是胎宝宝美妙的音乐

虽然没有像准妈妈那样承担孕育生命的重任，却从准妈妈怀孕那一天起就扮演宝宝人生中一个至关重要的角色，从第4个月开始，宝宝就能听到和分辨准爸爸的声音。

经常的在讲话的时候抚摸子宫里的宝宝，轻轻地拍打妻子的腹部，让宝宝感受到你抚摸的压力。习惯了准爸爸这样做的宝宝，甚至会对你的声音、抚摸更为敏感，而每当你的到来，他似乎期盼已久似地做出反应。

不要以为你的声音和外界的声音没有两样而忽略了和宝宝的交谈，通过你全方位的感觉刺激，宝宝会辨识出你、妈妈还有他在这个世界上是不同于别人的一家人。

相信你的声音，对于腹中的这个胎儿来讲，胜过美妙的音乐。

24. 准爸爸是胎宝宝最好的游戏伙伴

如果说孕育宝宝是妈妈的特权，那么和腹中的宝宝玩耍，准爸爸却有着得天独厚的便利条件。准妈妈只有一种方式触摸到腹部，准爸爸则不然，可以用耳朵贴近宝宝，用唇亲吻宝宝，用整个怀抱拥抚宝宝。

所以准爸爸更是胎教的主力军。

经常把手放在妻子的腹部，呼唤宝宝。当宝宝有反应时，要及时主动迎接并加大抚摸的力度。像是在跟宝宝做一问一答的游戏。

妻子仰卧时，在腹部最松弛状态，双手轻轻捧起胎儿，可以慢慢水平移动，然后松手放下。反复几次，让胎儿感觉到运动，像荡秋千一样。

可以稍微用力一点地拍打胎儿，强迫胎儿改变一下肢体体位，让胎宝宝做出比较明显的举动。当然不可过频，之后，还要轻轻抚摸胎儿。

所有的游戏都要在谈话交流中进行，让宝宝习惯在有你的时候有游戏。

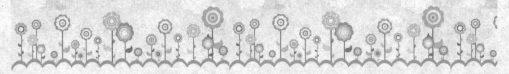

25. 用亲切的乳名呼唤胎宝宝

有人做了这样一个实验。在孕妇妊娠期间，给宝宝起一个小名，并让父母常常向腹中的胎儿呼唤他的小名。胎儿出生以后，当他听到呼唤他的小名时，会突然停止吃奶或在哭闹中安静下来，有时甚至会露出似乎高兴的表情。这说明，宝宝对这个在腹中经常听到的发音宝宝是很敏感的。

怀孕6个月时，准爸妈就应当给腹中的宝宝取一个乳名。要经常用亲切的乳名呼唤宝宝，和他交流，这样可以更好地同宝宝进行感情的传递。

26. 了解出生后宝宝天性中的学习本能

现代科学研究证明，婴儿天性中有自我学习的本能，婴儿倾向于在特定的时期学习特定的东西。并从人们的照看中获得帮助和支持。换句话说，尽管宝宝的生长发育遵循一个可以预知的框架，但是在只有几个月大的时候，宝宝就懂得了靠自己的努力和凭借妈妈的帮助到达生命的每个里程碑。

在宝宝全身分量最重的部位——大脑里，存储着每个活动和所有感受，由此形成了描绘现实世界的一张地图。毫无疑问，宝宝按图索骥，在大脑发育的每个特定阶段学习发展特定技能。

当然这个过程他需要你的帮助。并不是需要你的干涉和人为的教导计划，而是需要你了解他的发展特定阶段，提供给宝宝相应模仿的对象，并在宝宝学习的过程中，让他感受到被爱和感受到表扬和鼓励。

确实，所有的宝宝都遵循着相似的顺序学习基本的运动技能，但掌握这些运动的年龄取决于基因和环境，不同的宝宝之间可能差异很大。有些宝宝在学习某项运动时可能会比较快，但学习另一项运动时可能就未必，所以爸爸妈妈们也没有必要把宝宝生长发育的每个阶段都看得特别重要，发育较早并不表明宝宝有了较高的智商和较好的协调性，也更不表明父母有了更好的教育方法

27. 音乐胎教

每位家长都想使自己的小宝宝成为聪慧的小精灵，但如何在孕育之中入手呢?在这里

给家长提供一条途径，即音乐欣赏及其熏陶。下面不妨让我们一起进行一番探讨和研究，事实会告诉你这样做有效、可行。音乐欣赏可使孕妈妈和胎儿同时得到打开心灵的金钥匙。

音乐的特性之一就是它的娱乐性。孕妈妈在妊娠期有不同程度的不适之感。为此，您会采用各种措施来排除那些不快和厌烦，如休息时有清洁舒适的环境，饮食上要美味可口而卫生。但这些只能让母亲的身体得到充足的物质供应和适当的休息，却很难在心理上和精神上给予足够的"补养"。因此，建议您准备一台音质纯净的录音机，经常听听动人心弦的音乐，调节孕妈妈紧张的心绪，可使胎儿在喜脉中有节奏地跳动，享受音乐中美的憧憬。这一时期的音乐要以欢快的轻音乐和钢琴乐曲为主。早、午、晚饭前后十来分钟欣赏，曲目自选。

当孕妈妈怀孕5个月时，一般女性的妊娠反应基本结束，随之越来越明显的是体态的不便和臃肿。因胎儿在母体内急速地长大，所以母体中的物质消耗增大、循环增进。母体内不仅需要大量的多种物质补充，更需要精神上愉快和充实的音乐欣赏。这样，不仅母体得到精神上的松弛和思想上的充实，而且还会

使胎儿在大脑生成时期，从细胞组织上到细胞活动中，增进聪慧的音乐成分和强烈活跃的生长刺激因素，这就是先天性聪慧音乐细胞的渗透。为了影响胎儿对音乐因素的接收，孕妈妈最好尽可能地随着音乐的旋律，哼唱出乐曲的主题直到几个乐句或乐段来，并尽可能地引起兴趣而随节奏微微做出动作，这就是所谓的音乐产前胎教。

以下提供一些欣赏曲目供您在胎教期参考：

❶ 《动物狂欢节》，这首漫画式诙谐的狂想管弦乐组曲，由法国作曲家圣桑创作。作品中将一些大师的名曲用夸张变形的手法和利用各种乐器音色上的特征巧妙地糅合在一起。

❷ 《彼得与狼》，是前苏联作曲家、钢琴家普罗科菲耶夫的作品。

❸ 《天方夜谭》，由俄国作曲家里姆斯基·柯萨科夫创作。

❹ 《蓝色的多瑙河》，是奥地利轻音乐作曲家约翰·施特劳斯的杰作。

❺ 《马捷帕》，是匈牙利作曲家李斯特的作品。

❻ 《仲夏夜之梦序曲》，是德国作曲家门德尔松所作。

❼ 《水上音乐》是英籍德国作曲家亨德尔于1717年写成后经英国曼彻斯

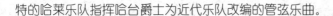

特的哈莱乐队指挥哈台爵士为近代乐队改编的管弦乐曲。

❽ 《嘎达梅林》是中国女作曲家辛沪光于1956年根据蒙古民歌主题创作的。

以上8曲的欣赏既可当做休息，又可当作学习，每天欣赏三次，每半月调换一曲，尽可能在临产前欣赏完。

28. 语言胎教

由于母子一体相连，孕妈妈的声波容易传到胎内。准爸爸靠近孕妈妈的腹部讲话，胎儿也能听到，但效果没有孕妈妈讲话效果好。因此，语言胎教的责任主要落到孕妈妈的身上。孕妈妈必须充满感情地对胎儿讲话或讲故事，发出的声音要欢快、明朗、柔和，最好带着笑声，这样容易感染胎儿。向胎儿叙述的事物是自己熟悉的、能理解的，而且要声情并茂、绘声绘色地讲，就像托儿所里的阿姨对2岁左右的孩子讲话一样。讲话结束时，不要忘记对胎儿说：“你真是一个聪明的孩子，妈妈讲的故事你都听懂了。”使胎儿具有自信，并喜欢听妈妈的话。

父母还要给胎儿起个名字。胎儿虽然还没有出生，给他起个名字，可使父母对他更为重视，和他“对话”更为方便。还有，经常叫唤他的名字，能引起他的条件反射，一听到叫他的名字就知道和他讲话了。胎儿出生后，你叫唤他的名字，他会转头寻找声源，感到熟悉，对你亲热。当然，给胎儿起的名字要响亮一些，两个字一样，如“贝贝”、“灵灵”“辉辉”，容易叫，容易听，也容易记住。当爸爸妈妈轻叫唤胎儿的名字时，必然会有一种温馨、亲昵的感情荡漾在心中，必然觉得胎儿已经成为你家庭中不可缺少的一员——虽然他还没出生，虽然你还不能见到他，但对他的身心发育和健康生长却是很有益的。

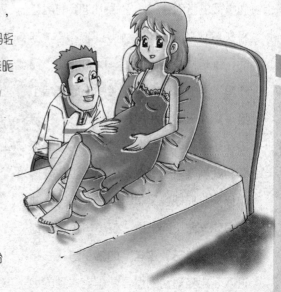

儿童教育讲究教育内容的形象性和形象美，因为儿童的思维带有很大的直观性和形象性。对胎儿来说，尤其如此。语言胎教，一定要体现形象性和形象美的要求。

❶ 语言讲解要视觉化。不能对胎儿念画册上的文字解释，而要把每一页的画面细细地讲给胎儿听。例如画册上画着金鱼，你可以对胎儿说："这种鱼叫金鱼，你看，它有红红的头红红的尾，身上的鱼鳞闪耀金色的光芒。它在水中游起来慢悠悠的，圆圆的眼睛瞪着你，好像在对你说：'你看，我这个金鱼公主是多么美呀！'"像这样的话，就是把画的内容视觉化了。胎儿虽然不能看到画册上画的形象或外界事物的形象，但孕妈妈用眼看到的东西，胎儿可以用脑"看"到，即感受到。孕妈妈看东西时受到的视觉刺激，通过生动的语言描述就视觉化了，胎儿也就能感受到了。

❷ 要将形象与声音同时给胎儿。先在头脑中把所讲的内容形象化，像看到影视的画面一样，然后用动听的声音将头脑中的画面讲给胎儿听。这样的话，就是"画的语言"。例如讲"小猫钓鱼"的故事时，要声情并茂地描绘小猫兴冲冲去钓鱼和后来在河边三心二意的样子，有声有色地讲述河边美丽的花草和翩翩飞舞的蝴蝶，栩栩如生地表现小猫又想抓蝴蝶又想钓鱼的心情，惟妙惟肖地流露小猫最后一条小鱼也没有钓到的懊丧感觉。这样，你就和胎儿一起进入了小猫活动的世界，小猫遇到的种种事物及其个性特点，也就通过形象和声音输入了胎儿的头脑里。

❸ 还要把形象和情感融合起来，创造出情景相生的意境。例如你到公园里散步，一边走一边看，感到轻松愉快，有一种安详、宁静的情绪荡漾在心头。这时，你就用这样的心情把所见所闻讲给胎儿听：儿童乐园里的小朋友们玩得多么高兴呀，他们在笑，他们在跳，他们胸前的红领巾迎风飘。小贝贝，你看见了吗？你听到了吗？等你长大了，妈妈带你到这里来和小朋友玩，一起笑，一起跳，胸前也有红领巾飘呀飘。

在语言胎教时，只有形象、声音、情感三者统一在一起，形象生动，孕妈妈才能感到语言胎教的有趣和快乐，胎儿的听觉才能感受到美好的信息，胎儿的心灵才能留下美好的痕迹。

语言胎教除了父母和胎儿相互交流的功能，还有一个语言学习的功能，使胎儿得到语言启蒙。苏格兰有个女教师说，经过语言胎教后出生的孩子，长大后在学校学英语简直像简单的饭后散步，轻而易举。她的方法是在孕妈妈腹部绑上收放机，让胎儿听英语录音，每次10分钟，每日3~4次，此外还让胎儿听音乐。7年中她在100多个孕妈妈身上进行了这种试验，大多数孩子出生后在语言学习时非常顺利，发音很标准。现在，我国出版的有些胎教录音带也可以让胎儿听英语字母和英语歌，未来的妈妈们，是不是也让你的小宝贝在你的肚子里就学习语言呢？

29. 心情胎教

宝宝在孕妈妈体内并不只是甜甜入梦，而是一开始就接受孕妈妈的生理和心理变化的影响。孕妈妈的精神情绪通过神经和体液的变化，影响到宝宝的血液供给、宝宝的心率、宝宝的呼吸和宝宝的运动等许多方面。因此，要求孕妈妈在孕期要清心养性，避免被七情所伤。事实表明，过度的喜、怒、哀、乐会通过神经介质的变化，影响胎儿的生理机能。因此，不少儿童心理学家都主张孕妈妈在妊娠期间多听音乐，多欣赏美术作品，保持心情愉快，情绪安定，这样既有利于自身健康，减少某些妊娠合并症的发生，也有利于宝宝的生长与发育。

怀孕期间孕妈妈应注意的事项，用我国传统的观念，概括起来就是：饮食营养、调和情志、形景感化、言行端正和节制房事五句话。最重要的一点，就是要始终保持美好的心境和愉快的情绪，不要让胎儿受到任何不良刺激，使之一直生长发育在温馨的环境中，这对孩子未来的性格行为的形成可能有着良好的影响。

与此同时，做为家庭主要成员的丈夫，应当经常关心和体贴怀孕的妻子，不仅从家务劳动和饮食起居上，经常帮助和照顾自己的妻子，还要经常关注妻子的思想和情绪，及时发现问题并给予适宜的开导或是具体的帮助，用实际行动来做好妻子的解脱工作。

任何胎教方式的主要目的是要使孕妈妈心情平静，所以为了孕妈妈和宝宝的双双健康，孕妈妈和准爸爸要努力做到以下几点：

❶ 胸怀宽广，乐观舒畅，多想孩子远大的前途和美好的未来，避免烦恼、惊恐和忧虑。

❷ 把生活环境布置得整洁美观，赏心悦目。可以挂几张健美的娃娃头像，孕妈妈可以天天看，想象腹中的孩子也是这样健康、美丽、可爱。多欣赏花卉盆景、美术作品和大自然美好的景色，多到野外呼吸新鲜空气。居住的环境恶劣会影响心情，如吵杂、脏乱等环境，长期下来也会影响胎盘功能。

❸ 饮食起居有规律，按时作息，进行行之有效的劳动和锻炼。衣着打扮、梳洗美容考虑有利于宝宝和自身健康。

❹ 常听优美的音乐，常读诗歌、童话和科学育儿书刊。不看恐惧、紧张、色情、斗殴的电视、电影、录像和小说。

❺ 准爸爸了解怀孕会使妻子产生的一系列生理、心理变化。更加爱护、体贴妻子，做她有力的心理支柱，尽可能使妻子快乐，多做美味可口的食物。

孕妈妈健康小贴士

孕妈妈最好在无压力的情形下进行胎教，因为压力会促使CRH（皮质促进素释放因子）的分泌，会引起早产，也会使流向子宫胎盘的血液减少，胎儿发育受到影响，甚至发生早产、出血等。

30. 饮食胎教

想要孕育优质宝宝，就必须在怀孕前开始调养身体，怀孕期也要摄取均衡的营养。宝宝在孕妈妈的肚子里，身体器官系统的发育和日后的饮食习惯都与孕妈妈的孕期的饮食有关，所以为了宝宝的健康，为了宝宝的未来，孕妈妈在孕期一定要做好饮食胎教。

（1）饮食胎教的守则

挑选新鲜的食品：在挑选食物材料的时候、应选择新鲜的、季节性食品、外形漂亮干净的、有光泽的东西。与速食食品相比自己动手做食品，可以调查是否含有添加剂、农药的残留、有效期等方面。

树立良好的饮食态度：孕妈妈虽然要多吃有营养的食物，但是饮食的态度也非常重要。即使是相同的食物津津有味地吃与勉强地吃，对营养的摄取是不同的。孕妈妈津津有味地吃完后的那种满足感会直接传达到宝宝的大脑。

有规律地的饮食：在怀孕初期，因为妊娠反应可能在饮食上有些困难。但是从形成胎盘的第3个月开始，宝宝开始吸收母体的营养，所以孕妈妈应该摄取充分的营养。孕妈妈要做到三顿主餐定时、定量、定点。最理想的吃饭时间为早餐7~8点、午餐12点、晚餐6~7

点，不论多么忙碌都应该按时吃饭；不能一边吃饭一边做其他的事情，比如开会或是看电视之类的内容，如果希望自己的宝宝以后能够踏实坐在桌前吃饭，孕妈妈就一定要注意自己此期间的饮食习惯了。

饭桌要整洁：在收拾整齐的餐桌上就餐也是一种胎教。宝宝知道妈妈正在吃什么，正在想什么。宝宝也喜欢妈妈一边品尝一边慢慢地吃饭。妈妈一边吃一边对宝宝说："宝宝呀，这是菠菜，你也吃下去快快地长大。"这样跟宝宝对话，对于营养的吸收效果会更佳。

不吃有刺激性的食物：尽量避免吃咸、过甜、油性太大的食物。特别是太咸的食物对于孕妈妈是最忌讳的。盐分吸收过多会导致肾脏里的毛细血管收缩过滤功能下降。体内的毒素因为肾脏的过滤功能下降而对母体和宝宝造成损害，并且容易导致怀孕中毒症。所以尽可能地吃得清淡一些。即使是出去吃饭也要挑选一个干净的餐厅，并且事先告知对方有孕妈妈拜托不要太咸或太辣。

禁止食用过凉的食物：太凉的食物会使肾脏的功能降低。不能饮用凉水，因为体温的急剧下降会使宝宝感到紧张。

（2）怀孕不同阶段的饮食胎教内容

怀孕早期（0~3个月）

❶ 远离咖啡因。

❷ 食用能减轻怀孕反应的食物。从孕妈妈开始产生妊娠反应的时候开始，就应该食用能减轻怀孕反应的食物。生的海鲜或色拉等能够减轻妊娠反应，并且在呕吐的时候应多食用牛奶或水果等以保证摄入充足的水分。

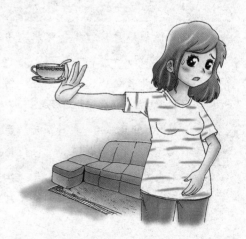

❸ 摄取维生素E以防止流产。在预防流产方面维生素E有一定的功效。含有大量的维生素E主要糙米、菠菜等。

❹ 应该摄入适当的盐酸。在这个时期虽然不需要摄入什么特别的营养素，但在这个时期是婴儿脸部的各器官、腿、性器官等开始发育的时期，因此需要摄取一些细胞分裂所需要的盐酸。含有盐酸的食物有生菜、茼蒿、韭菜等绿黄色野菜。

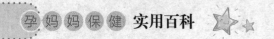

怀孕中期（4~7个月）

❶ 注意调节自己的体重。

❷ 吸收充分的维生素C。为了预防贫血应摄取铁成分及有助于吸收铁成分的维生素C。铁成分主要存在于动物的肝脏、黑芝麻中；维生素C存在于草莓等水果当中。

❸ 摄取充足的蛋白质和钙。大脑、肌肉、各个器官发育的时期，也是最需要蛋白质的时期。并且因为宝宝的血管和骨头正在发育，因此急需铁和钙。蛋白质主要存在于肉类、海鲜、豆类当中；镁主要存在于海产品、豆腐当中。

怀孕后期（8~10个月）

摄入充足的纤维素以预防便秘。越到怀孕后期子宫越是受到压迫，导致胃消化功能降低。并且这个时期孕妈妈容易腰痛、便秘、痔疮等容易加剧。所以应多摄取含纤维素的野菜和水果。并且为了预防怀孕中毒，盐分的摄入也要减少。再有这个时期宝宝的脑部发育非常快，必须均衡地摄取营养。

宝宝器官系统发展与所需营养对照表

宝宝生长月数	器官系统发育	所需营养	食物来源
$\frac{1}{2}$-$\frac{3}{4}$	血液循环开始、甲状腺组织、肾脏、眼睛、耳朵	均衡营养	奶、鱼、蛋、红绿色蔬菜、肝、内脏、牛奶、鱼肝油
1	四肢开始发展、脑部、脊髓、口腔、消化道开始形成	钙、铁、铜、维生素A	脂肪、牛奶、鱼、蛋、红绿色蔬菜
$1\frac{1}{4}$	脑神经出现肌肉中的神经开始、分布骨架形成	脂肪、蛋白质、钙、维生素D	肝、蛋、牛奶、乳酪、鱼、鱼肝油、黄绿色蔬菜
$1\frac{1}{2}$	肌肉发育、口鼻腔发育、气管、支气管出现、肝脏制造红细胞	镁、钙、磷、铜、维生素A和D	胚芽米、麦芽、米糠、酵母、牛奶、内脏、黄绿色蔬菜、蛋黄、胡萝卜、豆
$1\frac{3}{4}$	胃发育完成，视神经形成、性器官分化出来	维生素B_1和B_2、维生素A	牛奶、蛋、肉、鱼、豆、黄绿色蔬菜
2	指头形成、唇部形成、耳朵形成	蛋白质、钙、铁、维生素A	肝、蛋、牛奶、乳酪、鱼、黄绿色蔬菜、红绿色蔬菜
$2\frac{1}{2}$	膀胱形成、手指甲、脚趾甲形成	维生素A、蛋白质、钙	肝、奶、蛋黄、乳酪、黄绿色蔬菜

宝宝生长月数	器官系统发育	所需营养	食物来源
3	肺部出现雏形、甲状腺分泌激素	维生素A	蛋、牛奶、海产、豆、鱼、红绿色蔬菜、骨制食品
4	中央门牙牙床长出、毛发出现	钙、氟、蛋白质、硫	肝、蛋、牛奶、乳酪、黄绿色蔬菜和鱼
6	眼睛完成	蛋白质、维生素A	蛋、肉、鱼、奶、绿叶蔬菜、糙米
7	神经系统、调节身体功能	钙、钾、钠、氯、维生素D、烟碱酸	糖、蛋、肉、鱼、奶、马铃薯、米饭、面条、玉米
9	皮脂腺活动旺盛	蛋白质、脂肪、糖	肝、蛋黄、牛奶、内脏、绿叶蔬菜、豆类
10	分娩时将出血	铁	蛋黄、肝、肉、鱼、贝类

31. 色彩胎教

人接受外界刺激及从外界获取信息绝大部分是由眼完成的，因此可以说人的第一感觉是视觉。对视觉影响最大的就是色彩，也就是人们所说的红色、橙色、黄色、绿色、青色、蓝色、紫色等。色彩能影响人的精神和情绪。色彩对于人来说是一种间接的刺激，不同的颜色所引起的刺激强度不同，因而人的感受也不同。相比较来说：红色、橙色、黄色、黑色给人的刺激强度较大，而绿色、青色、蓝色、白色给人的刺激强度较小，尤其以冷色调的绿色、蓝色刺激强度最小。所以精神的舒畅或是沉闷都与色彩的视觉效果有着一定的关系。

而对于孕妈妈来说，色彩的意义就更加重大了。因为色彩的冷暖不仅关系孕妈妈自身情绪的好与坏，还间接影响着腹中宝宝的现状和未来。所以，为了使孕妈妈和宝宝双双健康，给你提出以下建议，请参考。

孕妈妈的穿衣问题：孕妈妈穿对了色彩，可以让孕期心情特别好；穿错了色彩，反而容易急躁不安，所以孕妈妈在怀孕期间应特别注重穿着的色彩，把好的光源色彩穿在身上，久而久之，不仅会让孕妈妈的情绪稳定，也能让孕妈妈的身体更健康，透过色彩营造出来的好心情，无形中也会传达给宝宝，这正是良好胎教的开始。孕妈妈在怀孕初期,最适合的颜色是粉红色,粉红色能够引起大家的关爱与照顾。到了怀孕中期,可以选择黄色,除了让自己心情开怀之外,黄色属于沟通的色彩,可以让孕妈妈和宝宝轻易地沟通交流。到了怀孕晚期,可以选择绿色来放松待产。此外,浅蓝色、白色都是孕期可以运用的颜色。值得强调的是,穿对了色彩,无形中就是在做胎教,只要能够均衡地穿着每一种适合的颜色,宝宝日后发展也会比较均衡。孕妈妈在穿着上应避免黑色,因为它除了会影响孕妈妈的情绪之外,黑色的光还会挡住宝宝可以吸收的光源,无形中宝宝也会不快乐、不健康,出生之后也容易体弱多病。因此,许多孕妈妈想借着黑色来修饰孕期变胖身材的观念就要改变了。

孕妈妈的活动场所布置:家是孕妈妈主要的活动场所,也是孕妈妈实施胎教的主要环境,因此居室的色彩设计就必须着重考虑。总的原则就是:安静、幽雅、舒适、整洁。对孕妈妈来讲居室的主色调应该以冷色调为主,如:浅蓝色、淡绿色等。在主色调的背景上,不妨布置一些暖色调,如黄色、粉红色等,这样一来,当孕妈妈在工作和劳动之余,可以尽快摆脱烦躁情绪,减轻疲惫,在精神和体力上都得到休息。如果

孕妈妈还想在其他方面美化的话,也可以从以下几点着手:第一,选择几幅风景优美的画或者书法作品挂在卧室,从而使孕妈妈获得美的享受。第二,可以在阳台种上几盆花或在客厅摆放几束鲜花,闲暇时可以养花弄草,放松心情。这可让孕妈妈精神振奋,提高食欲。所以,我们在胎教中让孕妈妈处于某些特殊的色彩环境里,以此来刺激孕妈妈体内的激素发生变化,从而取得较好的胎教效果。如用绿色、蓝色使孕妈妈保持情绪稳定,防止情绪发生波动,使孕妈妈体内的宝宝安然平和健康地成长。避免过多接触红色、黑色、紫色等刺激性较强的色彩以免影响宝宝的生长发育。

事实上,色彩对宝宝有着潜移默化的影响:黄色可以培养宝宝成为科学家;浅蓝色、紫色可以培养宝宝成为音乐或艺术家;粉红色可以让宝宝成为体贴的孩子;白色会让宝宝成为懂得照顾自己或是比较完美主义者;绿色会让宝宝的人际关系良好。

32. 抚摸胎教

抚摸胎教,它是准爸妈与宝宝之间最早的触觉交流。指的是孕妈妈本人或是准爸爸用手在孕妈妈的腹壁轻轻地抚摸宝宝,引起宝宝触觉上的刺激,以

促进宝宝感觉神经及大脑的发育。宝宝还在孕妈妈腹中的时候，体内的绝大部分细胞就已经具有了接受信息的能力，并且可以通过触觉神经来感受体外的刺激，而且反应渐渐灵敏。父母可以通过抚摸的动作配合声音与子宫中的宝宝沟通信息。这样做可以使宝宝有一种安全感，使宝宝感到舒服和愉快。

进行抚摸胎教的好处：

❶ 抚摸胎教可以锻炼宝宝皮肤的触觉，并通过触觉神经感受体外的刺激，从而促进了宝宝大脑细胞的发育，加快宝宝的智力发展。

❷ 抚摸胎教还能激发起宝宝活动的积极性，促进运动神经的发育。经常受到抚摸的宝宝，对外界环境的反应也比较机敏，出生后翻身、抓握、爬行、坐立、行走等大运动发育都能明显提前。

❸ 在进行抚摸胎教的过程中，不仅可以使宝宝感受到父母的关爱，还能让孕妈妈身心放松、精神愉快，也加深了一家人的感情。

正常情况下，怀孕2个月开始，宝宝就在母体内活动了，但这时的活动幅度很小，孕妈妈不能感知。随着妊娠月份的增加，活动幅度会越来越增大，从吞吐羊水、眯眼、吸吮手指、握拳，直到伸展四肢、转身、翻筋斗等。一般过

了孕早期，抚摸胎教就可以开始实施。抚摸可与数胎动及语言胎教进行结合，这样既落实了围产期的保健，又使孕妈妈、准爸爸和宝宝的生活妙趣横生。

下面介绍几种抚摸胎教的方法。

❶ 来回抚摸法。

实施月份：怀孕3个月以后，可以进行一些来回抚摸的练习。

操作方法：孕妈妈在腹部完全松弛的情况下，用手从上至下、从左至右，来回抚摸。

注意事项：抚摸时动作宜轻，时间不宜过长。

❷ 触压拍打法。

实施月份：怀孕4个月以后，在抚摸的基础上可以进行轻轻地触压拍打练习。

操作方法：孕妈妈平卧，放松腹部，先用手在腹部从上至下、从左至右来回抚摸，并用手指轻轻按下再抬起，然后轻轻地做一些按压和拍打的动作，给宝宝以触觉的刺激。刚开始时，宝宝不会做出反应，孕妈妈不要灰心，一定要坚持长久地有规律地去做。一般需要几个星期的时间，宝宝就会有所反应，如身体轻轻蠕动、手脚转动等。

注意事项：开始时每次5分钟，等宝宝做出反应后，每次5～10分钟。在按压拍打宝宝时，动作一定要轻柔，孕妈妈

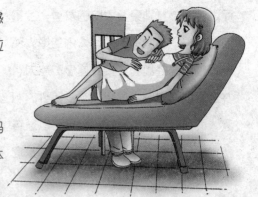

还应随时注意宝宝的反应和反应速度，如果感觉到宝宝用力挣扎或蹬腿，表明他不喜欢，应立即停止。

❸ 推动散步法。

实施月份：怀孕6、7个月以后，当孕妈妈可以在腹部明显地触摸到宝宝的头、背和肢体时，就可以增加推动散步的练习。

操作方法：孕妈妈平躺在床上，全身放松，轻轻地来回抚摸、按压、拍打腹部，同时也可用手轻轻地推动宝宝，让宝宝在宫内"散散步、做做操"。

注意事项：此种练习应在医生的指导下进行，以避免因用力不当或过度而造成腹部疼痛、子宫收缩，甚至引发早产。每次5～10分钟，动作要轻柔自然，用力均匀适当，切忌粗暴。如果宝宝用力来回扭动身体，孕妈妈应立即停止推动，可用手轻轻抚摸腹部，宝宝就会慢慢地平静下来。

❹ 亲子游戏法。

实施月份：怀孕5个月以后，有胎动了就可以进行亲子游戏。

操作方法：每次游戏时，孕妈妈先用手在腹部从上至下、从左至右轻轻地有节奏地抚摸和拍打，当宝宝用小手或小脚给予还击时，孕妈妈可在被踢或被推的部位轻轻地拍两下，一会儿宝宝就会在里面再次还击，这时孕妈妈应改变一下拍的位置，改拍的位置距离原拍打的位置不要太远，宝宝会很快向改变的位置再作还击。这样反复几次，别有一番情趣在其中。

注意事项：这种亲子游戏最好在每晚临睡前进行，此时宝宝的活动最多，时间不宜过长，一般每次10分钟即可，以免引起宝宝过于兴奋，导致孕妈妈久久都不能安然入睡。

不适宜进行抚摸胎教的情况：

❶ 一般在孕早期以及临近预产期不宜进行抚摸胎教。

❷ 有不规则子宫收缩、腹痛、先兆流产或先兆早产的孕妈妈，不宜进行抚摸胎教，以免发生意外。

❸ 曾有过流产、早产、产前出血等不良产史的孕妈妈，也不宜进行抚摸胎教，可用其他胎教方法替代。

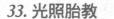

33. 光照胎教

光照胎教，是指当宝宝有胎动时，用手电筒的微光一闪一灭地照射孕妈妈腹部，以训练宝宝昼夜节律，即夜间睡眠，白天觉醒，促进宝宝视网膜光感受细胞的功能尽早完善和脑的健康发育。光照胎教能促进宝宝视觉功能的建立和发育，光能够通过视神经刺激大脑视觉中枢。光照胎教成功的宝宝出生后视觉敏锐、协调，专注力、记忆力也比较好。适当的光照对宝宝的视网膜以及视神经有益无害。光照胎教可选择在每天早晨起床前与每晚看完新闻联播和天气预报之后进行，以便日后养成孩子早起床、晚上学习的好习惯。

光照胎教有这么重要的作用，孕妈妈该如何实施呢？具体有哪些情况要注意呢？

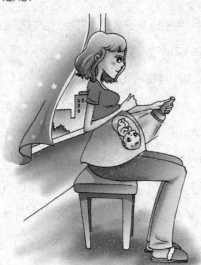

❶ 光照胎教开始的时间。在宝宝的感觉功能中，比起听觉和触觉，视觉功能的发育较晚，在孕妈妈怀孕7个月时，宝宝的视网膜才具有感光功能，对光才有反应。光照胎教可以在孕妈妈怀孕6个月以后开始。

❷ 光照胎教的实施工具。可以拿手电筒作为光照胎教的工具。手电筒紧贴孕妈妈的腹壁，光线透入子宫，羊水因此由暗变红。而红色正是宝宝比较偏爱的颜色。用手电筒进行光照胎教正可谓投其所好。

❸ 光照胎教的具体时间。要配合宝宝的作息时间进行光照胎教。不要在宝宝睡觉时进行，以免打乱宝宝的生物钟。光照胎教还是要配合宝宝的作息时间，仍然要在胎动明显时，即宝宝醒着的时候做光照胎教。孕妈妈经过这么长时间和宝宝的相处，也应基本知道宝宝的作息规律。当然也有作息不太规律的宝宝，这就需要孕妈妈细心体察宝宝的情况了。

❹ 光照胎教的具体步骤。孕妈妈每天定时用手电筒微光紧贴腹壁反复关闭、开启手电筒数，一闪一灭照射宝宝的头部位置，每次持续5分钟。结束时，可以反复关闭、开启手电筒数次。手电筒的光亮度比较合适，不要用强光

照射，而且时间也不宜过长。胎教实施中，孕妈妈应注意把自身的感受详细地记录下来，如胎动的变化是增加还是减少，是大动还是小动，是肢体动还是躯体动。通过一段时间的训练和记录，孕妈妈可以总结一下宝宝对刺激是否建立起特定的反应或规律。

❺ 光照对宝宝无害，子宫内宝宝能否看到光？利用彩色超声波观察，光照后宝宝立即出现转头避光动作，同时心率略有增加，脐动脉和脑动脉血流量亦均有所增加。这表明宝宝可以看到射入子宫内的光亮。所以，不必担心自己所下的功夫付之流水。

不过，并不是说只是用光来刺激腹内的宝宝，他的脑子就一定聪明。他还会受到准爸爸和孕妈妈的各方面因素的影响。

准爸爸必读

准爸爸坚持每天对子宫内的宝宝讲话，让宝宝熟悉准爸爸的声音，这种方法能够唤起宝宝最积极的反应，有益于宝宝出生后的智力及情绪稳定。尽情地说吧！因为人的大脑一生（包括胎儿时期）可以储存1000万亿个信息单位。

34. 游戏胎教

游戏胎教，是一种寓教于乐的方式即透过游戏的亲子互动刺激宝宝脑部的成长。宝宝的成长就如同幼儿发育一样，如果时常以游戏来刺激幼儿手脚的反应，幼儿会在游戏中成长，对脑部发育也有相互回馈的作用。所以，以幼儿的成长来推测宝宝的成长，也是如此。

宝宝发育最重要的是脑部的发育，如果人体处于营养缺乏的状态，那么，脑部是最后一个才会碰到营养缺乏的器官，而且，脑部发育关系到未来的发展。透过外界的刺激，会对脑部发展有帮助。宝宝在3个月左右，听觉、触感神经已经发展，所以，孕妈妈在4个月左右照超音波，可以看见宝宝在子宫中玩耍。透过游戏胎教，可以使宝宝与母亲之间的互动增加，促进彼此的感情，有助于胎教未来的发展，宝宝也有好心情，并且可以增加宝宝与母亲的知识交流。

进行游戏胎教的最佳时间。

孕妈妈怀孕7～8个月时是胎动最明显的时候，所以可在此时进行；一般而言宝宝需要8～12小时的睡眠，所以如果在饭后1～2小时陪宝宝玩耍，母亲可以明显的感受到胎动，宝宝的手脚也会随着母亲的动作，而产生不同的反应。

胎教游戏的种类。

游戏胎教最好是在团体中、有音乐的良好环境中进行，以不危险，有趣味性为原则。

❶ 用一只手压住腹部的一边，然后再用另一只手压住腹部的另一边，轻轻挤压，感觉宝宝的反应。这样做几次，宝宝可能有规则地把手或脚移向妈妈的手，宝宝感觉到有人触摸他，就会踢脚。

❷ 以有节奏性的东西拍打肚子，感觉宝宝的反应，通常重复几次下来，宝宝会有反射动作。

❸ 用两、三拍的节奏轻拍腹部。如果你轻拍肚子2下，宝宝会在你拍的地方回踢2下，如果轻拍3下，宝宝可能会回踢3下。

游戏胎教对宝宝很有好处，借着听音乐、运动、游戏对宝宝有好的刺激，可以增加宝宝动作的敏感度；透过游戏胎教，使宝宝的胎动明显，以此来判断宝宝健康于否，如果宝宝不爱动、不活泼，就要特别注意。

35. 阅读胎教

阅读胎教，就是将优雅的文学作品或诙谐有趣的儿童故事等以柔和的语言传达给宝宝，以促进宝宝情感、语言和智力的发育。比如读诗文，诗文能启迪人的心智，特别是我们伟大的祖国是诗的国家，流传下不少让人赞不绝口的精美诗篇，那是前人的智慧宝藏和才华结晶。如此深邃的内涵、多变的形式，无比丰富的情感，不仅斟酌着我们的困惑，更滋润着我们的心田。孕妈妈如果每天有一段时间能沉浸在唐诗宋词或现代诗文那璀璨的文化与优美的意境里，在诗的蕴藉幽远、词的瑰丽典雅陶冶中会产生深挚的情感，这些传到宝宝的大脑里，会成为最深刻的内涵，在潜移默化中改变着宝宝的气质，可能孩子生来就会酷爱读书，就会慢慢有着儒雅的气质。可见孕妈妈如能每天一卷在手，宝宝则受益匪浅。

一般人都认为孕妈妈是否有求知的欲望，会直接影响宝宝。因此，孕妈妈们最好每天多读一些书，并把书上的事情告诉给宝宝听。定时念故事给腹中的宝宝听，可以让宝宝有一种安全与温暖的感觉，孕妈妈若一直反复念同一则故事给宝宝听，会令其神经系统变得对语言更加敏锐。

阅读胎教实施的时间。怀孕第8个月直到生产前，是施行阅读胎教的最佳时机。宝宝的意识萌芽大约产生在怀孕第7~8个月的时候，此时宝宝的脑神经已经发育到几乎与新生儿相当的水平，一旦捕捉到外界的信息，就会通过神经管将它传达到宝宝身体的各个部位。此时，宝宝脑外层的脑皮质也很发达，因此可以确定宝宝具有思考、感受、记忆事物的可能性。

阅读胎教练习的方式。选一则你认为读来非常有意思、能够感到身心愉悦的儿童故事、童话或童诗，将作品中的人、事、物详细清楚地描述出来，例如：太阳的颜色、家的形状、主人公穿的衣服等，让宝宝融入到故事描绘的世界中。故事要避免过于暴力的主题和太过激情、悲伤的内容。选定故事内容之后，设定每天的"说故事时间"，最好是夫妻二人每天各念一次给宝宝听，借说故事的机会与宝宝沟通、互动。

阅读胎教的注意事项。

❶ 为了让孕妈妈的感觉和思考能与宝宝达到最充分的交流，最好孕妈妈要保持平静的心境并保持注意力的集中。

❷ 在念故事前，最好先将故事的内容在脑海中形成影像，以便比较生动地传达给宝宝。

❸ 如果没有太多的时间，只能匆匆地念故事给宝宝听，至少也要选择一页图画仔细地告诉宝宝，尽量将书画上的内容"视觉化"地传达给宝宝。"视觉化"就是指将鲜明的图画、单字、影像印在脑海中的行为。每天进行视觉化的行为，会逐渐增强将信息传达给宝宝的能力。

❹ 在选择胎教书籍时，不要有先人为主的观念，自以为宝宝会喜欢哪些书籍，尽量要广泛阅读各类图书。

阅读胎教的初步验收。在练习了"说故事时间"1个月之后，不妨试试看是否有些特别的字或句子可以引起宝宝的特定反应。宝宝听到某一特定的字或句子时是否会踢脚？宝宝是否对不同的故事做出不同的反应？故事的某一段是否特别容易让宝宝感到平静？对妈妈或爸爸的声音是否也有不同反应？借着宝宝的不同反应，可以和他形成良好的互动、沟通，达到"母子情深"、"父子连心"的感情联系作用。

36. 环境胎教

从受精卵到胚胎到宝宝出生瞬间成为新生儿，大约经历了10个月。妊娠过程中宝宝能否正常生长发育，除了与父母的遗传基因、孕育准备、营养因素有关外，还与孕妈妈在孕期间的身处环境有着密切的联系。这样，环境胎教就应运而生。它的出现有利于造就优境来养胎。

我们可以将宝宝所处的环境分为内环境和外环境。"内环境"指的是宝宝居住于母体内的环境，它与母体的健康状况和身心状态息息相关；"外环境"指的就是孕妈妈所处的环境，包括工作环境、居住环境等。建议从准备怀孕的时候就好好地经营"内环境"，"外环境"胎教可以在怀孕7个月时开始实施。

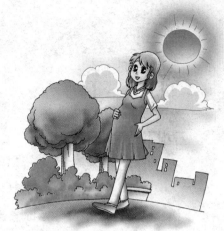

　　进行内环境胎教时，除了要保持健康愉快的身心，养成良好的生活习惯，注意居家环境的品质之外，还要经常摸着肚皮和腹中的宝宝说说话，这样胎教的功效会更好。

　　良好的环境，能使宝宝受到良好的感应，不良的环境，能使宝宝受到不良的感应。外界的色彩、音响和声乐，乃至无限美好的大自然的景色等，不仅使孕妈妈置身于舒适优美的环境中，而且，孕妈妈也得到了美与欢快的感受，自觉心情轻松愉快，进而影响她腹中的宝宝，真正达到"气美潜通，造化密移。"所以，年轻的父母们在工作之余，应常常带着你的"小宝宝"去感受、享受大自然的美，来进行外环境的胎教。

　　为了保证宝宝的健康发育，孕妈妈应该避免以下几种不利于妊娠的内外环境：多次堕胎或流产后受精；夫妻体弱患病受精；不洁的性生活引起的宝宝宫内感染；放射线伤害；职业与嗜好的不良刺激；污染与噪声等。

　　值得强调的是：孕期的性生活与宝宝的发育与健康关系密切。在妊娠早期，子宫为了适应受精卵的分裂增殖，以及胚胎期的细胞分裂，尤其是脑细胞的分裂，本能地处于安静状态。为了确保宁静的内在环境，防止流产，受精后的性生活应该调整姿势，不要太过激烈。

孕妈妈健康小贴士

　　如果孕妈妈在怀孕的时候感受到压力并且无法放松，那么生出的宝宝会在社交、交流和语言等方面的发育受到影响，严重的还可能患上孤独症。

第十节
孕期谨慎用药

1. 主要致畸药物有哪些

❶ 抗感染药

抗菌类：绝大多数抗生素药物都能通过胎盘，进入胎儿体内，如链霉素、庆大霉素、卡那霉素等。这些药物会影响胎儿听神经，一般不用，不得不用时慎用。磺胺类、四环素可引起胎儿先天畸形，所以禁用。而目前，广泛用于抗感染的第三代喹诺酮类药物氟哌酸虽抗菌，作用强，但经研究发现可影响软骨的发育，因此孕妈妈不要使用氟哌酸。

抗病毒药：阿糖腺苷、无环鸟苷均为有效地抗疱疹病毒药品，但因抗病毒机制尚不清楚，所以只有在孕妈妈患威胁生命的全身弥漫性疱疹的情况下方可使用，一般情况尽量不用此药。而治疗病毒感染的金刚脘胺则禁用。

抗霉菌药：治疗霉菌性阴道炎常用药如咪康唑类慎用。

抗寄生虫病药：滴虫性阴道炎是常见的合并症，特效药灭滴灵一般在妊娠早期慎用。治疟疾的奎宁可致畸胎，孕妈妈禁用。

❷ 抗高血压药　噻嗪利尿降压药双氢克尿噻及氯噻嗪，在妊娠早期应慎用或不用。

❸ 抗癫痫药　抗癫痫药可引起胎儿精神不全，临床已不用于妊娠期。

❹ 降糖药　常用的口服降糖药乙磺酰脲类（如D860）及双胍类（降糖灵）均经胎盘到胎儿，有致畸胎的可能性，因此孕妈妈不宜用口服降糖药。

❺ 激素类药　如雄激素和雌激素、合成孕激素等均禁用。

❻ 抗癌药　均禁用。

❼ 其他药物　如镇静用的巴比妥安宁、利眠宁、妥宁；治疗精神病的氯丙嗪、丙咪嗪苯丙胺、锂盐；治胃病和十二指肠溃疡的制酸剂；治疗甲状腺疾病的碘化钾、他巴唑、丙基硫氧嘧啶；还有退热止痛药、阿司匹林等等。俗话说："是药三分毒。"孕妈妈患病时，能不用的药尽量不用，一定要谨遵医嘱，不可擅自用药。

此外，许多孕妈妈认为服西药可致畸胎，而中药相对于西药来说，副作用小，对孕妈妈和胎儿影响不大，实则不然。中药多为复方药，成分不明，对机体的作用机理更是复杂，而且不同的药物有不同特性，对孕妈妈和胎儿的损害程度也不尽相同。

一般常见的禁用药多为药性猛、毒性强的药，如芒硝、巴豆、砒石、大戟、麝香、牛膝、乌头、水蛭、三棱、莪术等；慎用药包括活血化瘀、辛温破气等药物，如沉香、降香、附子、枳实、穿山甲、大黄、乳香、桃仁、红花等。禁用或慎用药都可能伤害到孕妈妈和胎儿，应尽量避免或谨慎使用。

虽然，妊娠期用药对孕妈妈和胎儿不利，但也不绝对禁止。如果孕妈妈患病非用药不可，只要药性得当，剂量适度，也可以保证母亲和胎儿的安全。切记孕妈妈服药必须遵医嘱，千万不可擅自用药。需要特别指出的是，孕妈妈不能使用和轻信道听途说的所谓"偏方"，以免轻率用药酿成流产、早产、死胎等严重后果。

2. 孕期是不是什么药都不能用

药物引起胎儿畸形，屡有报道。有些孕妈妈，生病怕就医，惟恐用药后，引起不良影响，结果轻病变重病，遭致不幸。

其实，造成胎儿畸变的因素是多方面的，药物只是诸因素中的一种。

就药物作用来说，还有机体方面的因素，如妊娠月份、胎盘情况、遗传素质和个体差异，以及药物本身的因素等。

药物影响胎儿，有一定的时限性。受孕后三个月内是胚胎各器官发育形成阶段，对药物最敏感。而妊娠后期，胎儿器官已基本形成，引起畸胎的可能性即减少。

有的药物影响胎盘功能，而间接影响胎儿。还有的药物直接收缩胚胎血管，使胎盘功能降低，胎儿因营养不良而导致智力低下、畸形甚至死亡。

此外，药物还可影响染色体，诱发畸胎的形成。药物分子量小于600的就易于进入胎儿体（如华法令），大于1000的则很难进入。解离度低、脂溶性大的药物（如磺胺类）也容易进入胎儿体内。

对胎儿有害的药物是极少数的，而且还受种种因素影响。有时，妊娠某一时期用药对胎儿不利，另一时期应用则无妨。例如：

抗生素类：氯霉素、新生霉素——妊娠晚期使用，对胎儿有害。四环素类——妊娠头3个月内使用，对胎儿有影响，其他时期影响较小。红霉素、链霉素、庆大霉素、卡那霉素、先锋霉素——孕期皆不宜使用。而青霉素则无影响。

磺胺药类：特别是长效磺胺，妊娠头3个月内应用有害。

各种抗肿瘤药：特别是妊娠早期使用，肯定有害。而其他时期，可在医生指导下选择使用。

镇静安定药类：氯丙嗪、苯巴比妥、利眠宁、眠尔通等——妊娠皆不宜使用；安定——妊娠晚期，最不宜使用。

激素类：口服避孕药及可的松——妊娠早期使用，可以致畸；而其他雄性激素和雌性激素——妊娠皆不可使用。

镇痛、退热药：非那西汀、水杨酸制剂（包括阿司匹林）——妊期皆不宜使用。

现已查明：中药砒石、磁石、雄黄、陀僧、铅粉、朱砂、银朱以及朱砂安神丸、磁朱丸、代赭石等都易引起胎儿异常；白果、苦杏仁、桃仁、大枫子仁也可致畸。

妊娠期间，并非皆忌用药，在医生正确指导下，选择和掌握用药时限，就可避免胎儿畸形和不良反应。

3. 不可自服堕胎药

擅自服用堕胎药，会给女性健康带来极大的危害。

药物堕胎在医学上是非常慎重的，如果未经检查而擅自服用堕胎药，一旦是宫外孕，就会发生大出血，如果抢救不及时就会危及生命。即使是宫内孕，也不能私自服用堕胎药堕胎，因为堕胎药并不能完全流产，如果不能经过刮宫清理，流产不全会患上子宫内膜炎、输卵管炎和盆腔炎等疾病，并可导致不孕。而且子宫内膜炎还会使女性再孕时胎盘黏连、胎盘前置等，造成产前出血或产后大出血。

所以，建议药物流产要到正规医疗保健机构，必须在专门妇产科医生指导下进行。

4. 可致胎儿先天性耳聋的药物

据有关资料介绍，小儿患先天性耳聋与母亲孕期使用某些耳毒性药物关系极大。如果孕妈妈在怀孕头3个月中使用耳毒性药物，即可导致胎儿发生先天性耳聋。

药物中毒导致的先天性耳聋多见于氨基糖甙类抗生素，以链霉素对听神经的损害最大，其次是庆大霉素、卡那霉素、新霉素。另外，紫霉素、万古霉素、春雷霉素、瑞斯托霉素、托布霉素、多黏菌素B、巴龙霉素、尼泰霉素等抗生素也有不同程度的耳毒性，导致胎儿先天性耳聋。奎宁可通过胎盘屏障进入胎儿体内，破坏胎儿的听觉器官，引起先天性耳聋。其他药物或化学物质如水杨酸类、磺胺类、利尿酸、速尿、心得宁、吗啡、烟、酒、砷、铅、磷、汞、苯、土荆芥油、一氧化碳等均可致聋。

由于药物中毒性耳聋目前尚无特效疗法，所以，孕期用药应该慎之又慎，特别是孕期前3个月，最好不用或尽量少用耳毒药物，凡属可用可不用的药物，应一律不用，切忌自行任意用药，需要用药时，应在医生指导下合理用药，用药时间不宜长，用量不宜大。

准 爸 爸 必 读

因为不少妊娠女性的丈夫大多是年轻人，身体发育良好，体力、精力都非常旺盛，因而对性的要求也非常强烈，但作丈夫的一旦确知自己的妻子怀孕，就一定要尽量克制自己，大大减少自己的性生活次数。特别是在妊娠早期及后期最好不要过性生活。

5. 孕妈妈使用抗菌药的方法

随着优生优育的普及，孕妈妈患病后的用药，特别是如何选用抗菌药，成为孕妈妈及其亲属所非常关心的问题。据目前研究所知，绝大多数抗菌药对胚胎及胎儿均有不良影响。调查资料表明，由于用药不当和其他因素造成胎儿各种畸形的约占胎儿总数的6%左右。孕妈妈应用抗菌药后，药物从母体血液通过胎盘转运或扩散到胎儿体内。进入胎儿体内的多少取决于药物的理化性质、用药量的多少及胎盘血液供应情况。进入胎儿体内的药物越多，对胎儿影响就越大。

现就孕期禁用和可以使用的抗菌药介绍如下。

（1）整个妊娠期禁用的抗菌药：

❶ 链霉素、庆大霉素、卡那霉素、新霉素、万古霉素等，对胎儿有耳毒作用。

❷ 多黏菌素、黏杆菌素等，对肾脏和神经系统有毒性作用，并能通过胎盘影响胎儿。

❸ 四环素能使胎儿牙齿变色和影响骨骼生长发育。在妊娠晚期孕妈妈大剂量使用四环素可引起肝脏脂肪变性和造成孕妈妈死亡。

❹ 两性霉素B、灰黄霉素等，对神经系统、血液、肝脏和肾脏有较大的毒性。灰黄霉素对胎儿有致畸作用，也可能引起流产。

（2）妊娠某阶段禁用的抗菌药：

妊娠早期即妊娠前12周内禁用氯霉素、乙胺嘧啶、利福平、磺胺药等，妊娠28周后禁用氯霉素、乙胺嘧啶、磺胺药和呋喃类等药物。因为氯霉素、利福平、乙胺嘧啶可致新生儿尿道和耳道畸形、耳聋、肢体畸形、脑积水、死胎及新生儿死亡。磺胺药可致新生儿核黄疸及溶血性贫血。呋喃类可致新生儿溶血。

（3）整个妊娠期都可使用的抗生素：

青霉素类、头孢菌素类、红霉素和洁霉素，这四类抗生素在妊娠期使用，对胎儿不会引起不良反应。需要注意，青霉素类药物在使用前必须做青霉素过敏试验，以免发生药物过敏反应。

6. 孕妈妈为何不能涂清凉油、风油精

清凉油生活中特别是夏秋季节，清凉油成了家庭必备之药。

但是，孕期不可随意使用清凉油、风油精，否则影响优生。这是因为，清凉油、风油精中含有樟脑、薄荷、桉叶油等成分。樟脑可经皮肤吸收，对人体产生影响，尤其樟脑，孕妈妈使用后可穿过胎盘屏障，影响胎儿生长发育，严重的可导致胎儿畸形、死胎或流产，尤其怀孕头3个月，正是胎儿处于器官分化阶段，其伤害更明显、危害更大。因此，孕妈妈不宜涂用清凉油、风油精、万金油、一心油之类药物。

7. 孕妈妈能不能用阿司匹林

阿司匹林作为解热镇痛药，广泛地用于受寒、头痛、发热及其他部位的疼痛，被医生们誉为20世纪80年代的奇药。这种古老而易于制造的阿司匹林可以使很多病人减轻痛苦，但千万不要忘记它对人类优生的影响。

阿司匹林对优生的影响，表现在两个方面。一是导致胎儿畸形。如果孕妈妈间断地

服用阿司匹林，则新生儿的畸形率较每日服药者更多。二是阿斯匹林能够抑制血小板聚集胶原和降低血小板因子的活性，干预血小板的聚集并延长分娩时的出血时间。这些影响能够发生在服用小剂量的药物之后，而且在停药后其影响维持5～7天。产前服用此药，产时孕妈妈出血明显增多，还能引起胎儿在产前和产程中出血。

鉴于上述原因，孕妈妈应该避免服阿司匹林，包括去痛片、感冒宁等一些含有阿司匹林的药物。

8. 服用中药对胎儿肤色有影响吗

不少孕妈妈在妊娠期间会发生妊娠呕吐、妊娠水肿、高血压以及先兆流产等妊娠反应或疾病。当她们到医院就诊后，有时医生会给其开些中药调服，以保母子健康。但年轻的父母都希望自己的孩子皮肤白皙娇美，担心妊娠期间吃中药会影响胎儿肤色，怕生一个"黑"孩子。事实上，人体皮肤颜色的黑与白，主要取决于黑色素细胞产生的黑色素小体的大小、形状、数量以及黑色素小体黑色素化的程度，这些与孕妈妈服中药没有联系。

由此说来，孕妈妈生病后服中药

不会使胎儿的皮肤变黑。但孕妈妈服中药必须要由医生开处方，切勿久服、乱服，更不能擅自服用"转胎"（即女孩转为男孩）的单方、验方，以免危害母子健康。如果想使胎儿的皮肤白皙，孕期女性可常吃些富含维生素C的食物，如番茄、橙子、柠檬、酸枣、苹果、柑橘等。

孕妈妈健康小贴士

抚摸宝宝之前，孕妈妈应排空小便；孕妈妈避免情绪不佳，应保持稳定、轻松、愉快、平和的心态。进行抚摸胎教时，室内要环境舒适，空气新鲜，温度适宜；如能配合语言胎教和音乐胎教等方法，效果会更佳。

9. 孕期肾盂肾炎发生时怎么用药

妊娠期一旦得了肾盂肾炎，必须用有效的抗菌药物治疗，当然，应警惕对孕妈妈与胎儿有害的药物。理想的药物要求安全而有效。但有些药物对孕妈妈有利而对胎儿有可能不利，为了孕妈妈的治疗急需，仍不能不用，可采用较小的有效剂量与较短的有效疗程。对此，病人必须跟医生充分合作，并应相互理解。

在用药前，必须做尿液细菌培养、菌落计数及药物敏感试验。医药界对孕期尿路感染的药物选择有如下见解：

氨基糖甙类：常用的庆大霉素、卡那霉素可损害胎儿的听神经而引起先天性耳聋，故不宜使用。

复方新诺明：在妊娠16周以前使用可能致畸胎；在产前2周使用可引起新生儿"核黄疸"。故只适用于妊娠中期。

呋喃类：一般可使用。对个别人可引起溶血性贫血。

氨苄青霉素：对于对青霉素不过敏的病人，可以放心使用。

头孢菌素类：可以使用。第一代头孢菌素（如头孢拉定）疗效较差；第二代头孢菌素对尿路感染的疗效甚好，但对青霉素过敏者要慎用。

喹诺酮类：目前使用的第三代喹诺酮药有氟哌酸、氟嗪酸、环丙氟哌酸等。氟嗪酸口服使用很方便，对尿路感染的疗效甚佳。

总之，妊娠期合并尿路感染用药虽然须谨慎，但并不是任何西药都不可用。俗话说，"投鼠须忌器"，但是总得把"老鼠"（指侵入尿路的细菌）消灭掉，才能顺利地度过孕期。怕用药影响胎儿，消极地"硬挺"不就医，或是不跟医生保持合作，都是很不明智的。

10. 孕期哮喘时的用药

孕期女性哮喘的用药是哮喘治疗中的一种特殊情况。既希望哮喘得到良好的控制，使母婴顺利度过孕期和分娩，又要求能预见和避免药物可能给胎儿带来的危害。因此，哮喘药物的选择与应用恰当与否，对孕妈妈及其家庭都具有重要的现实意义。

哮喘孕妈妈最关心的莫过于哮喘药物的致畸作用，事实上导致胎儿畸形的关键时期是在妊娠第8～12周，之后用药则一般不会引起胎儿严重畸形，但有可能影响胎儿组织器官的功能。专家们对哮喘药物的致畸作用做过以下分类：

一是无危害类，但实际上这类药物目前并不存在。

二是无明显危害类，如间羟舒喘灵、色甘酸钠、氯苯吡胺等，这类药物是安全的，常规使用无妨。

三是不能排除危害类，如舒喘灵、异丙喘定、氨茶碱等，这些药物也可使用。但氨茶碱大剂量使用可能有害，小剂量或服用控释剂，因避免了血液药物浓度波动过大，不但安全而且有助于减少哮喘夜间发作，但因其刺激性大而不能以雾化吸入制剂使用。一般剂量口服或雾化吸入激素类药物如地塞米松、氢化可的松、强的松等对治疗孕期哮喘有良好效果，且不会对胎儿产生不良影响，目前被认为是哮喘治疗的首选药物，但大剂量长期使用对孕妈妈及胎儿都是十分有害的。

四是明显危害类，如去甲肾上腺素、盐酸肾上腺素等，对这类药物除病情危急非用不可外，一般不应使用。

五是绝对禁忌类，如抗代谢类药物及细胞毒性类药物。

此外，孕期哮喘患者还应避免使用诸如四环素、链霉素、卡那霉素、丁胺卡那霉素、庆大霉素、环丙氟哌酸和磺胺类药物，并不宜使用未经灭活的病毒疫苗，一些免疫疗法亦不适用于孕期哮喘患者。

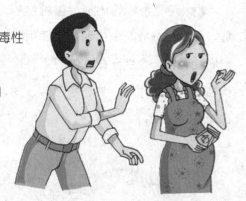

鉴于吸入性药物具有避免或减轻药物全身毒副反应的优点，因而是孕期哮喘用药的理想选择。

除了医生对药物的选择及应用外，孕妈妈及家人有必要了解一些有关哮喘方面的医学知识，学会最基本的病情观察方法，掌握哮喘雾化吸入制剂的操作要领以及药物剂量、用药间隔时间、疗效判定标准等，这无疑有助于提高孕期哮喘患者的治疗效果，增加孕妈妈及胎儿的安全性。

11. 孕妈妈要掌握用药的原则

若要求每一位孕妈妈都能掌握用药的品种和知识，似乎很不容易。但是，无论如何孕妈妈要掌握用药的原则，也可以有利于安全渡过孕期，减少胎儿致畸的机会。

❶ 准备怀孕的女性和育龄未避孕的女性，如果月经过期时，应想到有怀孕的可能。此时若有不适，应慎重用药。

❷ 对于孕妈妈来说，用药的时间越早（孕后头3个月），持续用药的时间越长，用药的剂量越大，对胎儿的影响越大。孕早期应尽量少用药或不用药。

❸ 若是由于各种原因必须用药时，应在医生指导下选择那些对胎儿没有影响或影响小的药物。用一种药解决问题，绝不选择多种药。多用中药，少用西药。

❹ 若是孕妈妈出现严重的合并症，不治疗会危及生命时，即使用药对胎儿有害，也要在医生指导下，权衡利弊，合理用药，然后考虑是否终止妊娠。

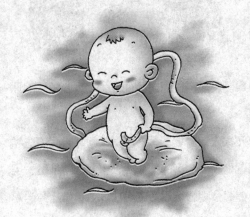

12. 哪些中成药孕妈妈不能用

孕妈妈禁用的中成药有：牛黄解毒丸、大活络丹、小活络丹、至宝丹、六神丸、跌打丸、舒筋活络丸、苏合香丸、牛黄清心丸、紫血丹、黑锡丹、开胸顺气丸、复方当归注射液、风湿跌打酒、十滴水、小金丹、玉真散、失笑散、龙胆泻肝

丸、益母草膏等。这些中成药对孕妈妈均有明显伤害，必须禁用。

孕妈妈慎用的中成药有：藿香正气丸、防风通圣丸、上清丸、蛇胆陈皮散等。

13. 孕妈妈服补品应注意什么

中医认为，女性在妊娠后月经停闭，脏腑经络之血皆注于冲任以养胎，母体全身处于阴血偏虚，阳气相对偏盛的状态。即为"阳常有余，阴常不足"、"气常有余，血常不足"，因此，容易出现"胎火"。

补品人参属于大补元气之品，孕妈妈久服或用量大，就会使气盛阴耗，阴虚则火旺，即"气有余，便是火"。胎儿对人参的耐受性很低，孕妈妈服用过量人参有造成死胎的危险。

桂圆中含葡萄糖、维生素、蔗糖等物质，营养丰富，也是重要补品。桂圆甘温大热，孕妈妈食后，会出现漏红、腹痛等先兆流产症状。

此外，还有鹿茸、鹿胎胶、鹿角胶、胎盘等补品也属温补助阳之品，孕妈妈也应忌服。

14. 孕妈妈不可多服维生素B₆

前边已经说过孕妈妈要补充维生素B₆，主要是指饮食中摄入维生素B₆。含维生素B₆的药物，在有妊娠反应时适量用一些，可以镇静止吐，是必要的。但是为了防止恶心、呕吐，大量服用维生素B₆药物则不利。孕妈妈服用维生素B₆药物过多其不良影响主要表现在胎儿身上。由于孕妈妈长期服用维生素B₆，致使胎儿产生依赖性，医学上称为"维生素B₆依赖性"。当小儿出生后，维生素B₆来源不像在母体里那样充分，结果出现一系列异常表现，如

容易兴奋、哭闹不安、容易受惊、眼球震颤、反复惊厥，还会出现1～6个月体重不增，如诊断不及时，将会留下智力低下的后遗症。

15. 孕妈妈服用"叶酸片"好吗

孕妈妈体内叶酸缺乏是造成早产的重要原因之一，而且孕妈妈缺乏叶酸还可引起胎儿的多种畸形。我们已讲过孕妈妈为何不可缺乏叶酸，现在讲一下孕妈妈应怎样补充叶酸。

育龄女性体内普遍缺少叶酸，所以孕妈妈补充叶酸应该从孕前开始，一般在怀孕前1个月至怀孕后3个月内服用叶酸增补剂，往往可使孕妈妈体内叶酸缺乏的情况得以纠正。

国家目前批准孕妈妈服用的叶酸增补剂只是"斯利安"片。每片斯利安含叶酸0.4毫克，孕妈妈每天1片即可。

有些孕妈妈却去药店购买"叶酸片"，它与"斯利安片"完全不同。"叶酸片"每片含叶酸5毫克，其叶酸含量是"斯利安"片的12.5倍，它主要用于治疗巨幼细胞性贫血。若长期服用大剂量的叶酸片，不但不能起到预防胎儿畸形的作用，反而会给孕妈妈和胎儿

带来其他不良作用。因此，孕妈妈服用"叶酸片"要在医生指导下进行。

16. 孕妈妈患寄生虫病该怎么办

肠寄生虫病，特别是蛔虫病，在卫生习惯不太好的人群中相当普遍。患寄生虫病的人一般采用吃驱虫药和泻药的方法进行治疗。可是孕妈妈如患寄生虫病用驱虫药和泻药则不利，可致流产、早产以致孕早期（妊娠后3个月内）还会使胎儿致畸。

妊娠期因蛔虫症引起剧烈腹痛，通常有以下两种情况：

❶ 蛔虫性部分性肠梗阻，一般以保守治疗为主，如暂时禁食、胃肠减压、补液，以及酌情应用解痉剂等。若发展成完全性肠梗阻，保守治疗无效，不得已时可行手术治疗。

❷ 胆道蛔虫症，通常经控制饮食，应用解痉药，辅以镇痛剂及抗生素等，绝大多数可以缓解，确定不能缓解的只能手术治疗。妊娠期内一定要进行驱虫治疗时，加缓泻药如液体石蜡、生豆油等润滑剂，但需要注意预防流产和早产。最好是在女性怀孕前发现寄生虫时，及早治疗，减少孕后的麻烦。

17. 孕期患性传播疾病如何用药

孕期得了性病，为了母子的健康，对疾病要进行治疗，在用药上必须讲究。

阴道炎：

❶ 细菌性阴道炎首选用药为甲硝唑（灭滴灵）250毫克口服，每日3次，共用7天。注意，若无症状（如白带增多、外阴瘙痒）的孕妈妈无须常规治疗。对于有早产史及所有有症状的阴道炎女性应该治疗，以降低由细菌性阴道病所致的早产率。

❷ 滴虫性阴道炎，孕妈妈治疗可选用甲硝唑2克，单次顿服法。

❸ 霉菌性阴道炎，孕妈妈可选用咪唑类抗真菌药，如咪康唑（如达克宁栓）、克霉唑、布康唑及特康唑阴道用药，共7天。

衣原体感染：孕期首选红霉素500毫克口服，每日4次，共7天；或羟氨苄青霉素500毫克口服，每日3次，共7天。注意孕期禁用四环素、强力霉素及氧氟沙星，不要用罗红霉素。

淋病：若为无并发症的淋病（包括子宫颈炎、尿道炎）首选头孢三嗪125毫克，单次肌肉注射，或头孢克肟400毫克，单次顿服。若为全身播散性淋病，则用头孢三嗪1克，肌肉注射或静脉滴注，每日1次，待临床病情改善24～28小时之后用头孢克肟400毫克口服，每日2次，共7天。孕妈妈禁用喹诺酮类及四环素类药物。

梅毒：苄星青霉素140万国际单位肌肉注射，每周1次，共3次。

尖锐湿疣：可用80%～90%三氯醋酸局部涂药，每周1次。

孕妈妈健康小贴士

孕妈妈得了性病，不要恐慌，应该立即到医院去，在医生指导下用药治疗。

18. 孕妈妈过量服用维生素有什么副作用

维生素A：成人中毒剂量是一次服用150万国际单位。其急性中毒症状为嗜睡、头痛、呕吐、视乳头水肿及婴、幼儿前囟膨出等。慢性中毒表现为皮肤干燥、粗糙、脱发、唇干裂、皮肤瘙痒，还可出现口舌疼痛、骨质肥厚、眼球震颤、指甲易碎、高钙血症、肝脏肿大、低热等，可导致胎儿各种畸形。

维生素D：最易使人中毒，其使用量为6万国际单位，可引起高钙血症、肌无力、头痛、厌食、恶心、呕吐、蛋白质、高血压或心律失常等中毒症。慢性高钙血症可致全身血管钙化，肾内钙质沉着和肾功能衰退，亦可引起胎儿主动脉硬化，还因囟门早闭而影响大脑发育。平时多晒太阳的孕妈妈，可不必补充鱼肝油和维生素D。

维生素E：服300毫克以上维生素E，可出现疲卷、头痛、恶心和肌肉无力等症状。

维生素C：日服1克有时可以引起腹泻，1次服4克可以引起尿酸症，还可以使一些患者形成泌尿系统的草酸盐结石。如果孕妈妈长期大量地服用维生素C，其婴儿可能发生维生素C缺乏性坏血症，并可降低吸取抗凝剂的效应。

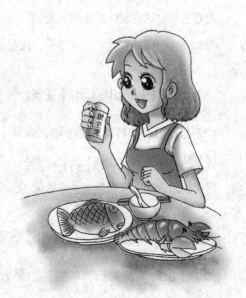

维生素B₆：逐渐增加维生素B₆的服用量达6克，并连续服2个月后可出现口周麻木、手足麻木、运动不灵活等严重末梢神经症状。

维生素K：孕妈妈大量服用维生素K，可使新生儿发生病理性黄疸。

烟酸：大量服用烟酸可导致肝中毒、血清转氨酶升高。

所以，孕妈妈不可盲目补充各种维生素制剂，维生素C缺乏时，应以食物补充，比较安全可靠，而且营养全面。即使需要补充维生素制剂时，也要在医生指导下服用。

19. 孕妈妈能服鱼肝油吗

鱼肝油的主要成分是维生素A、维生素D，所以也叫维生素D。孕妈妈适当服一些鱼肝油有利于胎儿发育，可促进孕妈妈血钙增多，防止因缺钙而发生孕妈妈抽搐现象。

但是，有许多孕妈妈把鱼肝油当作是营养品，认为吃得时间越长，量越多越好，其实不然，鱼肝油用量太大或长期服用，有害于孕妈妈和胎儿的健康。

如果维生素A用量过大，能直接刺激胎儿骨膜中的破骨细胞和骨细胞，使其功能亢进，引起严重的骨骼畸形和并指（趾），也可引起颅骨骨缝增宽、颚裂、眼畸形及脑畸形。

如果维生素D过量，可引起胎儿血中含钙量过高，甚至造成主动脉及肺、肾动脉狭窄、主动脉发育不全及智力发育迟缓等。

过量的鱼肝油在孕妈妈体内大量蓄积，还可以引起皮肤瘙痒、脱发等其他疾病。

因此，孕妈妈补充鱼肝油要适量，过多则有害。

20. 孕妈妈不可服用蜂王浆

蜂王浆是滋补调养身体的上品，有滋补强壮、益肝健脾之功效，所以有些孕妈妈也服用蜂王浆，以求滋补身体和胎儿。其实，孕妈妈服用蜂王浆并不利，而且会产生不良后果。这是因为，蜂王浆有刺激子宫收缩的作用，对胎儿发育不利，甚至会出现流产。

21. 孕妈妈怎样注射破伤风抗毒素

为防止破伤风毒素伤害新生儿，最好的办法是对孕妈妈早日注射破伤风抗毒素进行预防。如果孕妈妈过去接种过破伤风类抗毒素，只要在孕中期，最迟在分娩前3周，注射1针破伤风类抗毒素，体内很快会有足够的破伤风抗体，并通过胎盘使胎儿也获得这种保护性抗体，从而达到预防新生儿破伤风的目的。

如果孕妈妈过去没有注射过破伤风类抗毒素，则应在首次注射后4周，再注射1针，以作加强。凡接受过破伤风类抗毒素预防的育龄女性，均可获得5年以上的免疫力，包括在此期间生产的新生儿也可获得对破伤风的免疫力。这对孕妈妈预防破伤风杆菌也很有好处。

22. 孕妈妈不要接种风疹疫苗

风疹是一种常见的传染性疾病，主要在春季发病。风疹本身是一种危害甚微的疾病。但是，它一旦和妊娠连在一起，则会变得令人生畏。

因为，如果孕妈妈患了风疹，就可能把疾病传给胎儿。假如在妊娠头3个月传染给胚胎，就会使胚胎夭亡，或者胎儿发育不全或畸形。即使在妊娠3个月以后孕妈妈得了风疹，风疹病毒也会导致胎儿各种病变。所以有的女性怀孕以后要接种风疹疫苗，目的是预防风疹病发

生，其实效果更糟。

孕妈妈绝对不能接种预防风疹的疫苗。这是因为，这种疫苗是用一种活的病毒配制成的，尽管这种病毒得到了一定抑制，但毕竟还是活病毒，仍然可给胎儿带来危险。妊娠4个月内孕妈妈患风疹，应终止妊娠。

23. 孕妈妈能使用妇科外用中药洗剂吗

苦参、茵陈是妇科外用洗剂的常用成分，具有清热、利湿、退黄疸、消炎的作用。妇科洁洗剂稀释后浓度降低了几倍，短时间的坐浴被皮肤吸收的很少。

据李时珍的《本草纲目》介绍，苦参性苦，无毒；茵陈性苦、微寒、无毒。此两种药物均不是妊娠的禁用药，孕妈妈可适当使用。

24. 孕妈妈不能使用利尿剂来消肿

女性怀孕后，随着月份的增加，下肢等处可出现不同程度的浮肿，俗称"胎肿"。对于孕期浮肿，一般不需要处理，除非是高度浮肿并伴有大量蛋白尿，要到医院做适当处理。有些孕妈妈

为了减轻浮肿，便自己使用利尿剂来消肿，这是不利的，甚至是危险的。

利尿剂特别是噻嗪类药物，不但可导致低钠血症、低钾血症，还可引起胎儿心律失常、新生儿黄疸、血小板减少症等。同时，在妊娠期间使用利尿剂，还可使分娩时产程延长、子宫无力及胎粪污染羊水等。还有报道，使用噻嗪类利尿剂可导致胎儿出血性胰腺炎。这些对孕妈妈和胎儿健康都不利，孕妈妈应忌用利尿剂。

孕妈妈为减轻浮肿，可以适当活动，也有利于排尿，减轻浮肿。

25. 孕妈妈打防疫针有限制

孕妈妈有些防疫针必须打，而有些防预针则不应打和不需打。这主要从有利于母子健康考虑。

不应打和不需打的预防针　如麻疹疫苗、卡介苗、百日咳疫苗、乙脑疫苗和流脑疫苗等。

必须打的预防针

❶　狂犬病疫苗。孕妈妈一旦被疯狗咬伤，很可能发生狂犬病，因此，必须立即注射狂犬疫苗，否则死亡率很高。

❷　白喉疫苗。当某地区白喉暴发流行时，孕妈妈若与白喉病人有过密切接触，为防止染上白喉，孕妈妈应紧急接种白喉疫苗。

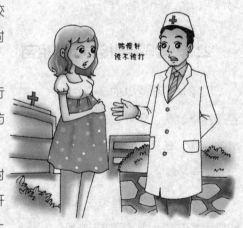

❸　破伤风疫苗。2/3的孕妈妈和新生儿对破伤风没有免疫力，因此，一旦受到破伤风杆菌感染，就可能发病。而分娩对于母亲和新生儿都是一个容易感染的机会。为此，孕妈妈应注射破伤风疫苗。

打预防针的时间除了立即注射外，一般应在预产期1个月内注射，因为抗体产生于注射后的2～4周。

第十一节
孕期疾病早治疗

1. 怎样防治皮肤瘙痒

有的孕妈妈，在妊娠中、晚期，常常发生皮肤瘙痒，由于痒得难以忍受，只得用力搔抓止痒，以致将表皮抓伤抓破。对于这种瘙痒，医学上称为"妊娠期皮肤瘙痒症"。此病主要是由于妊娠后，孕妈妈的内分泌机能改变，孕激素增多，肝内胆汁淤积、胆红质排泄紊乱而引起的。有的孕妈妈在发生瘙痒数日或数周后，出现皮肤及巩膜发黄，并伴有恶心、乏力、腹胀、腹泻等症状，对此应引起高度重视，及时就医，以防止病毒性肝炎等严重疾患的发生。

妊娠期皮肤瘙痒的治疗，以外用药为主，局部使用温和的止痒药和低浓度的皮质类固醇激素药物，尽量少用或不用全身性药物，以避免对母体及胎儿产生不良影响。平时孕妈妈的饮食宜清淡，多食新鲜蔬菜、水果，少吃刺激性食品。居室内保持一定的湿度，防止皮肤干燥，对预防皮肤瘙痒也是有好处的。近年来，科学研究发现，穿由蚕丝制成的真丝织品衣裤对妊娠期皮肤瘙痒有一定的防治作用。如果瘙痒得难以忍受，可以服用苯海拉明、扑尔敏等抗组织胺类药物。安太乐类药物有致畸的危险，应避免使用。一般，孕妈妈在分娩后1～2周内，瘙痒可自行消退，预后良好。

2. 怎样防治缺铁性贫血

缺铁性贫血是一种常见病，也是孕妈妈的一种世界性通病，特别在发展中国家更严重。在我国，孕妈妈患缺铁性贫血率也很高。

铁是人体所必需的微量元素之一，是红细胞血红蛋白的重要组成部分。缺铁，便缺少制造血红蛋白的原料，可导致血红蛋白降低，红细胞数量减少，进而降低了输送氧、带走二氧化碳的能力，而引起厌食、疲乏、头晕、气短或下肢浮肿等一系列贫血症状。分娩时，由于贫血，孕妈妈稍有流血，便有可能发生休克。孕妈妈贫血，还会影响胎儿，引起胎儿发育迟缓，甚至发生早产、死胎。因孕妈妈贫血，可使胎儿贮铁不足，出生后容易发生贫血，婴儿的抗病能力下降，常多病，严重时还可能影响孩子的智力发育。

一般来说，当验血时发现血红蛋白量在10克以下时，即应视为贫血。因此，最好在妊娠之前化验一下血液，如果已发生贫血，应查明贫血原因，并加以治疗，待血红蛋白恢复正常后再怀孕。同样，孕期里如果发生贫血，就必须加强营养。由于缺铁性贫血往往是与营养不良联系在一起的，因此，孕妈妈要常吃富含蛋白质、维生素和矿物质的食物，如肉类、鸡、鸭、鱼和动物肝脏、新鲜蔬菜、水果等食物，它们都含有一定数量的铁质，常吃这些食物，既可保持营养的平衡，又可防止贫血。但是应该注意，必须把荤素食物搭配在一起，才能大大提高铁的吸收率。另外，还可以在医生的指导下服一些铁剂，如硫酸亚铁片含有人体易于吸收的二价铁，是较理想的补铁药物，若同时配以能够促进铁吸收的维生素C，补铁的效果更佳。做菜时使用铁锅，可使菜肴中的铁质明显增多。严重贫血的孕妈妈则必须住院治疗。

3. 不能小看的腹痛

（1）异常妊娠所致的腹痛

在妊娠12周以前（妊娠早期），只要孕妈妈有腹痛出现，就应该想到流产和异位妊娠。在妊娠中期以后出现腹痛，要考虑到早产及正常位的胎盘早剥。

流产时的下腹痛，在先兆流产、流产过程发生感染时，表现不尽相同。主要有少量的阴道出血，有时伴有轻微的下腹痛、腰痛及下坠感。进一步发展，阴道出血量增加或因官腔内存在血液或血块，可刺激子宫收缩，导致下腹部阵发性剧痛，或痉挛痛，并有坠胀感。随着子宫体部的强烈收缩，子宫颈口逐渐开大，出现交替的反复性腹痛。

异位妊娠时的下腹痛多发生在妊娠部位破裂时，常见的是输卵管妊娠，少见的还有间质部妊娠及卵巢等其他部位妊娠。

输卵管妊娠：无论是输卵管流产还是输卵管破裂均能发生剧烈的腹痛。输卵管流产、破裂，首先感觉是侧下腹部剧烈刺痛，在反复发生刺痛的同时或在其前后出现阴道出血。由于输卵管破裂或输卵管流产可迅速发生腹腔内大量出血，因而引起全腹持续性疼痛、腹壁紧张，及明显的腹膜刺激症和放射到会阴部、阴部及肩胛部的疼痛。

卵巢妊娠：其症状与输卵管妊娠相似，有轻微的下腹痛及阴道出血。

子宫颈妊娠：本病症状有下腹痛、腰背痛及阴道出血。一旦发生流产或破裂，出血很多。

腹腔妊娠：多于种植处穿破，发生腹腔内出血，引起腹膜刺激症状及出血性休克。

妊娠中期以后因胎盘早期剥离（早产）所致的腹痛，其疼痛程度取决于胎盘剥离面积。轻度胎盘早期剥离，外出血量少，腹痛是由血液对子宫的刺激产生宫缩所致；中度胎盘早期剥离，外出血量超过400毫升，此时疼痛也不十分剧烈；严重胎盘早期剥离时，胎盘后有大量出血，若血液渗入子宫壁肌层，腹痛可呈刀割样剧痛。

（2）妊娠期间合并腹痛的疾病

妊娠期间引起腹痛的妇科疾病，往往是妊娠前就存在的，有些是妊娠前已诊断，有些是妊娠过程中随着子宫的增大或某种妊娠生理变化，诱发出妇科疾病的症状或导致某些妇科疾病严重化而表现出来。常见的有以下几种疾病：

妊娠合并卵巢肿瘤：在妊娠早期，肿瘤嵌入盆腔易引起流产；在妊娠中期，肿瘤容易发生蒂扭转、出血及变性，引起剧烈腹痛；在妊娠晚期不仅可以压迫产道而发生梗阻性难产，而且容易被压破，发生剧烈的腹痛。

子宫肌瘤合并妊娠时的腹痛：在妊娠早期由于黏膜下肌瘤的存在，常易发生流产，引起腹痛；随着妊娠增大的有蒂的浆膜下肌瘤，容易引起子宫收缩等因素发生蒂扭转、坏死，产生剧烈的腹痛；当子宫肌瘤生长加快时突然或慢性血运不足，可发生中心性缺血，造成子宫肌瘤红色变性，引起腹痛、发热及白细胞增加等。

妊娠子宫扭转：多见于妊娠晚期，多在活动中以突发性下腹部剧痛发病，疼痛多为持续性，可遍及全腹，与卵巢瘤蒂扭转的临床症状相似。

子宫破裂：多发生在分娩开始后，其破裂有自然破裂（多因子宫肌纤维组织变性、胎盘异常及先天性子宫发育不良等）和损伤破裂（多为不适当的用催产素催产或各种产科手术损伤）。子宫破裂时，突然发生锐性剧痛，部位均在耻骨上区域。

（3）妊娠期间妇科以外的腹痛性疾病

一般能引起腹痛的疾病在妊娠时也均能发生，如肠系膜血管闭塞、急性阑尾炎、肠梗阻、尿路结石、急性膀胱炎等。若发生在妊娠初期，可按常规诊断和治疗。若发生在妊娠中期以后，因子宫的逐渐膨大，腹部的逐渐膨隆，诊断和治疗就越来越不容易，临床上应从各个角度去分析，结合妊娠这一特殊情况考虑治疗。

(4) 妊娠腹痛的治疗

妊娠期，因胞脉阻滞或失养，气血运行不畅而发生小腹疼痛者，称为妊娠腹痛。本病的发生，主要是因血虚，气郁，虚寒等。

血虚妊娠腹痛的治疗：素体气血虚弱，妊娠以后血聚养胎，阴血益虚，气血运行无力，胞脉失养，因而腹痛，其痛为绵绵作痛，兼见面色萎黄，或少寐心悸，苔薄白，舌质淡，脉细滑弱，宜用养血安胎止痛之药膳治疗。

气郁妊娠腹痛的治疗：素性忧郁，孕后血以养胎，肝血偏虚，肝气失于条达，血海气机失调，胞脉阻滞，气血不畅，以致腹痛。证见：小腹胁肋胀痛，或情志不爽，或急躁易怒，脉弦滑，苔薄黄，宜用舒肝解郁，止痛安胎之药膳治疗。

虚寒妊娠腹痛的治疗：素体阳虚，孕后胞脉失去温煦，有碍气血畅行，因而发生腹痛。证见：妊娠小腹冷痛，绵绵不止，形寒肢冷，面色白，或纳少便溏，舌淡苔薄白，脉细弱，宜用暖宫止痛、养血安胎之药膳治疗。

4. 孕期要防肾结石

据有关资料报告，女性妊娠期肾结石的发生率比较高，每100个孕妈妈中会有一个患肾结石，尤其以右侧肾更为多见。女性怀孕后输尿管会发生一定程度的扩张、积水、尿流减慢，从而诱发结石。妊娠时的孕妈妈内分泌功能变化也很大，这些变化使肾盂和输尿管的正常排尿功能出现异常，表现为收缩蠕动作用减慢、郁滞或不甚通畅，这样也会诱发肾结石。

为了防止妊娠期肾结石的发生，首先，孕妈妈每天要保持适量的运动如散步等，这

孕妈妈健康小贴士

孕妈妈要多饮水，特别是夜间也要尽量喝点水，以增加尿量，促进输尿管蠕动，防止尿液浓缩，出现结石。

样既能促进肾盂、输尿管的蠕动，又能改变体位，防止子宫持久地压迫尿道。其次，孕妈妈不要偏食，尤其不要过多地进食某些诱发肾结石的食物，如可可、咖啡、菠菜、白薯及动物内脏等。

5. 孕期呕吐时要防止低钾血症

大多数孕妈妈在妊娠初期都会不同程度地出现反应，表现为恶心、呕吐、食欲下降、饮食习惯改变等等。反应的程度因人而异，轻者很轻松就能"扛"过去，重者有的就会发展成妊娠剧吐，合并低钾血症。

妊娠剧吐的发病率约为0.4%，大都是由妊娠呕吐转变而来，主要与精神因素和身体内激素水平的改变有关。在剧烈的呕吐中，消化液大量丢失（消化液中钾的含量比血浆中钾的含量还要高），加上不能进食，钾的摄入量不足，使血钾降低，从而出现低钾血症。患有低钾血症的病人可出现肌肉无力、精神萎靡、表情冷漠，重者甚至会出现昏睡、死亡，若不及时治疗，可危及孕妈妈及胎儿的生命。

孕妈妈在妊娠反应期应如何防止低钾血症呢？解决问题的关键是提高食欲，保证进食，从食物中获得充足的钾。要增加食欲又要从以下几个方面入手：

一要保持乐观的情绪。从临床观察看，比较娇气的人，反应往往也相对重一些，而比较坚强乐观的人，反应大都相对较轻。如果能懂得反应是正常的生理现象，因而抱无所谓的态度，保持良好的心理状态和乐观的情绪，把进食当作一项任务来完成，反应再重也要吃，就能多吃一些。

二要进行适当的活动。适当的活动可以促进胃排空，减轻饱胀感，进而刺激食欲；同时也能分散注意力，减少病人对自己身体不适的过分关注。这样的活动包括散步、听音乐、简单的家务劳动或者并不耗费较多体力的上班。当然如果反应较重，呕吐剧烈，不能进食，还得适当休息。必要时还应及时就医，输液补钾，以免延误病情。

三要选择可口的饮食。妊娠反应后会不同程度地出现择食，口味异常。这时应尽量迎合自己的口味，想吃什么就吃什么。吃了总比不吃好，哪怕是吃一个水果，喝一杯果汁。千万不要因吐而拒食。同时也要摸索自己的反应规律，争取在反应轻的时候多吃些。如早晨刚起床时一般反应比较明显，这时应尽量避免进食，可稍过一段时间再吃。少量多餐也能减轻恶心、呕吐的发生。此外可尽量多吃含钾较多的食物，如香蕉、红枣、花生、海带、紫菜、豆类等，以补充因呕吐丢失的钾。

6. 发现血小板减少时该怎么办

血小板对于血液的凝固有着至关重要的作用。在正常人血液中，血小板的含量为（100～300）×10^9/升。当血小板的数量减少到100×10^9/升以下时，或是血小板的质量有问题时，就会发生出血倾向。女性在怀孕期间如果血小板减少，不仅分娩时可能出血不止，影响健康和生命，而且对于胎儿和新生儿也会产生不同程度的影响。如患原发性血小板减少性紫癜的孕妈妈，体内可产生"抗血小板抗体"，这种抗体能经胎盘进入胎儿体内，使胎儿的血小板遭受破坏，导致胎儿颅内出血等严重后果。这种抗体又能经乳汁进入婴儿体内，使婴儿产生出血倾向。

因此，女性怀孕后发现血小板减少时，就必须注意以下几点：

❶ 向医生讲明自己的病史。血小板减少的明显症状是出血，但某些疾病，如原发性血小板减少，在脾切除手术后，出血症状可以暂时不发生，甚至

血小板计数也不减少，但体内的抗血小板抗体却仍然可以产生，并进入胎儿体内。因此孕妈妈如有这类情况，应如实向医生说明，以争取得到积极有效的治疗。如从产前两周开始口服强的松，这样不仅可以提高血小板数量，减少分娩时的出血量，而且可以阻断胎儿体内的出血倾向。

❷ 避免使用对血小板有损害作用的药物和检查手段，如阿司匹林、磺胺类药物，以及X射线检查等。

❸ 外伤出血和感染等均能增加血小板的消耗，使血小板数量更为减少，应注意尽量避免。

❹ 提前一周住院待产。这样可以得到医生的观察和治疗，为分娩做好准备。如产前血小板低于50×10^9/L时，可使用丙种球蛋白或输入鲜血、血小板，并使用抗生素预防感染的发生。

❺ 分娩后应有一段住院观察的时间，注意原发病有无变化，有无产后感染，以便得到及时的治疗。对于新生儿，医生也会观察有无出血倾向，并检查孩子的血小板是否正常，注意他的发育状况。

❻ 产后要避孕。一般不要再生第二胎，要根据自己的具体情况接受医生的避孕指导，但一般不宜使用宫内节育

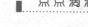
器，以防发生宫内感染和出血。

❼ 由于原发性血小板减少性紫癜患者体内的抗血小板抗体可以经乳汁进入婴儿体内，治疗这些疾病的激素等药物也能经乳汁进入婴儿体内，影响孩子的正常发育，因此有这类疾病的孕妈妈不应用自己的乳汁喂养婴儿。

7. 要重视孕妈妈的孕晚期反应

妊娠晚期由于胎儿的不断增大，孕妈妈的负担也逐日加重。在妊娠的后3个月中，也正是孕妈妈最易出现不正常妊娠反应和染上某些疾病的时候，故应该予以高度重视。切莫把病理现象当成生理改变，听之任之。因为在整个的妊娠过程尤其是在妊娠晚期，如出现不正常反应和染上某种疾病，这不仅不利于优生优育，而且严重时还会对母子健康构成威胁甚至危及母子生命。故此，如果出现以下情况，应格外警惕，及时去医院就医诊治。

突然头痛：在妊娠晚期孕妈妈突然出现头痛，往往是子痫的先兆，尤其是有血压升高或严重浮肿症状的孕妈妈更不可忽视，此时可能已是妊娠高血压综合征，如不及时诊断治疗，还会诱发抽搐、昏迷甚至危及母子生命，故应及时就医，适时诊治处理。

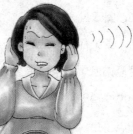

剧烈腹痛：在妊娠中末期，由于外伤、负重或同房后突然出现剧烈腹痛，多为胎盘早期剥离，要去医院检查。另外，妊娠晚期如出现有规律的腹痛，这常是分娩前的征兆，要做好临产准备。

胎膜早破：孕妈妈尚未到临产期，而从阴道突然流出无色、无味的水样液体，为胎膜早破。早期破水可刺激子宫，引发早产，并会导致宫内感染和脐带脱垂，影响母子健康，甚至还可发生意外，要找医生处理。

阴道出血：妊娠晚期的阴道出血，常见于产兆和无原因的、无痛的、反复多次出血的前置胎盘，突发持续性出血并伴有持续性腹痛的胎膜早破及有少量出血，突然一阵痉挛性剧烈腹痛后，宫缩立即停止并有休克体征，有子宫破裂等。这些对母子的安全均构成严重威胁，应该去医院就医，千万不可忽视。

严重心悸：妊娠晚期因为子宫增大，心脏负担加重，可以出现心跳加快。如此时患上或原有心脏病，则会造成严重心悸心慌，气促不能平卧，使心脏病之病情加重。孕妈妈原有或妊娠晚期患有心脏病，对母子的生命威胁很大，应及早就医，以防止心力衰竭的发生，避免母子的死亡。

过期妊娠：妊娠期超过42周即妊娠期超过预产期半月仍不分娩者称过期妊娠。过期不生对母子均有害，主要容易发生胎儿宫内窒息，引起胎儿突然死亡，要去医院检查。

身染疾病：妊娠晚期由于孕妈妈的免疫力低下，常可患上某种疾病尤其是病毒感染如肝炎等。此外，还有甲状腺功能不全、孕妈妈患有糖尿病及妊娠合并阑尾炎、肺结核等。无论何种疾病，对孕妈妈和胎儿都有一定影响。如出现了长期乏力、食欲不振及黄疸、恶心、呕吐等症状，应去医院进行全面检查，以便能及早发现是否染病及对症处理，以确保母子平安健康。

8. 怎样防治腰痛

民间常把怀孕叫做"有喜"，是件值得高兴的事，但生理上却常有一些不舒服的反应，比如大约有一半以上的孕妈妈会发生腰痛。

这种腰痛一般不太严重，大多数在怀孕5～7个月时发生。通常局限在下腰部，每天只痛一会儿，或每周只痛一次。有人则稍重一些，当站、坐、弯腰、提重物时，便感到腰痛。走路、打喷嚏、用力解大小便时，疼痛更加厉害，或引起臀部和大腿酸痛，以致不能走远路、做家务，极少数还需要住院治疗。

引起孕妈妈腰痛的原因较多：

一是怀孕后腰椎前方负担加重。脊柱是人体的中轴，上身80%的重量通过腰椎向下传递。怀孕以后，子宫内的一个受精卵，逐渐发育成为几千克的胎儿，附属的胎盘、羊水等同时也在发育，增加了腰椎前方的负担。为了保持平衡，孕妈妈站立时腰背肌必须用力收缩，使骨盆前倾，形成特有的挺腰姿势。腰背肌老是收缩，无法休息放松，时间久了即会疲劳引起腰痛。

二是怀孕以后，体内激素发生改变。孕妈妈卵巢可产生韧带松弛素，使骨盆韧带松弛，以适应胎儿长大和分娩的需要。它也可能同时使腰部韧带、筋膜松弛，弹力减低，因而容易发生劳损，引起腰痛。

三是怀孕后期，子宫明显增大，压

迫后方的腹主动脉和下腔静脉，影响下肢血液的供应和回流。血液回流受阻后，常引起足、踝部浮肿不适；动脉供血不足，则引起下肢供氧不足。神经对缺氧十分敏感，即引起疼痛感觉。所以有的孕妈妈腰痛也伴有腿痛。

孕妈妈腰痛基本上是一种生理性反应，对此不必过于忧虑。怀孕前应注意经常锻炼，增强体质。主要从事重体力劳动，经常锻炼身体的人，腰背肌和腹肌比较发达，怀孕后不易发生腰痛。即使发生，症状也比较轻微。而怀孕前即有腰腿痛的女性，怀孕后症状可能加重。怀孕期间，要注意劳逸结合，特别是不要增加腰部负担。平卧睡觉的时候，可在膝关节后方垫以枕头或软垫，使髋关节，膝关节屈曲起来，帮助减少腰腿后伸，使腰背肌肉、韧带、筋膜得到更充分的休息。孕妈妈不要穿高跟鞋，防止因此加重挺腰的姿势，又影响足部的血液供应。多次怀孕者比较容易发生腰痛，所以计划生育大力提倡一对夫妇只生育一个孩子，落实避孕措施，对预防孕妈妈腰痛也大有好处。

孕妈妈健康小贴士

孕妈妈腰痛绝大部分不需要治疗，如症状严重，除了休息外，可以对症治疗。但要注意，不少治疗腰痛的中药常含有活血化瘀的成分，孕妈妈不宜服用，也不宜贴膏药，以免影响胎儿发育，甚至流产。分娩以后，这些症状就会消失。个别孕妈妈腰痛是患了腰椎间盘突出症，宜采用卧硬板床休息、牵引等方法治疗。

9. 怎样防治小便不通

妊娠期间，小便不通，甚至小腹胀急疼痛，心烦不得卧，称为"妊娠小便不通"。本病的发生，主要是胎气下坠，压迫膀胱，以致膀胱不利，水道不通，尿不得出。临床有气虚、肾虚之分。

❶ 气虚小便不通

素体虚弱，中气不足，妊娠后胎儿逐渐长大，气虚无力举胎，胎重下坠，压迫膀胱，溺不得出。证见：妊娠期间，小便不通，或频数量少，小腹胀急疼痛，坐卧不安，面色苍白，精神疲倦，头重眩晕，短气懒言，大便不爽，舌质淡，苔薄白，脉虚缓滑，宜用补气升陷、举胎之药膳治疗。

❷ 肾虚小便不通

素体肾气不足，胞系于肾，孕后肾气愈虚，系胞无力，胎压膀胱，或肾虚不能温煦膀胱化气行水，故小便难。证见：妊娠小便频数不畅，继则闭而不通，小腹胀满而痛，坐卧不宁，畏寒无力。宜用温肾扶阳、化气行水之药膳治疗。

10. 怎样治疗胎漏、胎动不安

所谓胎漏，是指女性妊娠期阴道少量出血，时下时止而无腰酸腹痛者；所谓胎动不安，是指妊娠期患有腰酸腹痛或下腹坠胀，或伴有少量阴道出血者，二者常是堕胎、小产的先兆，现代医学称为"先兆流产"。

本病的发生有母体和胎儿两方面原因，但终须导致冲任气血不调，胎元不固，方能发病。具体到母体方面，是因素体虚弱，肾气不足，或因房事不节，耗损肾精，或由气血虚弱，或因邪热动胎，或受孕之后兼患其他疾病，干扰胎气，以致胎动不安。具体到胎儿方面，是因夫妇之精气不足，两精虽能结合，但胎元不固，以致发生胎漏，胎动不安。

❶ 肾虚胎漏，胎动不安

禀赋素弱，先天不足，肾气虚弱；或孕后房事不慎，损伤肾气，肾虚冲任不固，胎失所系，以致胎元不固，而成胎漏，胎动不安。证见：妊娠期阴道少量出血，色淡暗，腰酸腹坠痛，或伴头晕耳鸣，小便频数，夜尿多甚至失禁，或曾屡次堕胎，舌淡苔白，脉沉滑而弱，宜用固肾安胎佐以益气之药膳治疗。

❷ 气血虚弱胎漏，胎动不安

平素体弱血虚，或孕后脾胃受损，化源不足。或因故损伤气血，气虚不摄，血虚失养，胎气不固，以致胎漏，胎动不安。证见：妊娠期，阴道少量流血，色淡红，质稀薄，或腰腹胀痛或坠胀，伴神疲肢倦，面色苍白，心悸气短，舌淡苔白，脉细滑，宜用补气养血、固肾安胎之药膳治疗。

❸ 血热胎漏，胎动不安

素体阳盛，或七情郁结化热，或外感热邪，或阴虚生热，热扰冲任，损伤胎气所致胎漏、胎动不安。证见：妊娠期阴道出血，色鲜红，或腰腹坠胀作痛，伴心烦不安，五心烦热，口干咽燥，或有潮热，小便短黄，大便秘结，舌质红，苔黄而干，脉滑数或弦滑。宜用滋阴清热、养血安胎之药膳治疗。

④ 跌仆伤胎胎漏，胎动不安

跌仆闪挫或劳力过度，损伤冲任，气血失和，致伤动胎气，脉滑无力。宜用补气和血、安胎之药膳治疗。

11. 孕期浮肿怎么办

妊娠后，肢体面目等部位发生浮肿叫妊娠水肿，亦叫妊娠肿胀。如在妊娠晚期，仅见脚部浮肿，且无其他不适者，为妊娠后期常见现象，可不必做特殊治疗，多在产后自行消失。

本病的发生主要是素体脾肾阳虚，孕后更感不足，脾阳虚不能运化水湿，肾阳虚则上不能温煦脾阳，下不能温化膀胱，水道不利，泛溢肌肤，遂致水肿。此外，胎气壅阻，气机滞碍，水湿不利，也成肿。故水肿临床上多因脾虚、气滞等所致。

① 脾虚妊娠水肿

孕妈妈脾气素弱，或过食生冷，内伤脾阳，脾虚传输失职，不能制约水分，水湿停留，溢于四末则为肢肿。证见：妊娠数月，面目四肢浮肿，或遍及全身，肤色淡黄或白，皮薄而光亮，胸闷气短，懒于言语，口淡无味，食欲不振，大便溏薄。舌质胖嫩，苔薄白或薄腻，也有齿痕，脉缓滑无力，宜用健脾行水之药膳治疗。

② 肾虚妊娠水肿

禀赋肾虚，命火不足，孕后胎阻气机，有碍肾阳敷布，膀胱气化失职，不能气化行水。且肾为胃之关，肾阳不布，则关门不利，聚水而从其类，水遂泛溢而为肿。证见：孕后数月面浮肢肿，下肢尤甚，按之没指，心悸气短，下肢逆冷，腰酸无力，苔白润，脉沉细，宜用益肾化气行水之药膳治疗。

③ 气滞妊娠水肿

素多忧郁，气机不畅，当妊娠4个月以后，胎体渐长，更碍气机升降，遂致气滞肿胀。证见：妊娠三四月后，先由脚肿，渐及于腿，皮色不变，随按随起，头晕胀痛，胸闷胁胀，食少，苔薄腻，脉弦滑。宜用理气行滞、佐以健脾化湿之药膳治疗。

12. 怎样防治孕期心烦

孕妈妈在妊娠期间出现烦闷不安、郁郁不乐，或烦躁易怒等现象，称为妊娠心烦。本病的产生，主要是火热乘心，所谓"无热不成烦"，热邪扰心，则神明不宁，但临床上有阴虚、痰火之不同。

❶ 阴虚妊娠心烦

素体阴虚，孕后血聚养胎，阴血益感不足，心火偏亢，热扰心胸，而致心烦。证见：心中烦闷，坐卧不宁，或午后潮热，心烦，口干咽燥，干咳无痰，渴不多饮，小便短黄，舌红，苔薄黄而干，脉细数而滑。宜用清热养阴、安神除烦之药膳治疗。

❷ 痰火妊娠心烦

素有痰火积于胸中，孕后阳气偏盛，阳盛则热，痰热互结，上扰于心，遂致心烦。证见：妊娠心胸烦闷，头晕心悸，胸脘满闷，恶心呕吐，苔黄而腻，脉滑数。宜用清热化痰之药膳治疗。

13. 要预防前置胎盘

正常妊娠时的胎盘，一般附在子宫体的前壁、后壁或侧壁。胎盘如果附在子宫内口，即称"前置胎盘"。前置胎盘病人在怀孕早期无任何异常现象，主要症状是在妊娠晚期或分娩开始后，出现不明原因的无痛性阴道出血，有时孕妈妈往往在睡眠中感觉内裤潮湿，醒来才发现是出血，大多数孕妈妈在妊娠晚期或临产期开始断断续续地反复出血。出血的迟早多少，以及间隙时间的长短，与前置胎盘发生的部位大小有密切关系。完全性前置胎盘出现流血的时间较早，有的在妊娠6个月即可发生。孕妈妈出血越早、越多，胎儿或新生儿的死亡率就越高。

前置胎盘是妊娠晚期严重的并发症，也是妊娠后期出血的主要原因。前置胎盘随时都有出血的可能，即使胎儿出生后，孕妈妈仍然有出血的危险。由于孕妈妈产前发生反复多次的阴道出血，会阻碍胎儿在子宫内倒转，影响胎

孕妈妈健康小贴士

为了正确实施胎教，使宝宝真正受益，孕妈妈必须认真学习胎教内容，准确掌握胎教的正确方法。在实施胎教过程中，严格按胎教的方法去做。母亲和宝宝相互配合，相互协作，乐趣无穷。在这种乐趣中，宝宝的发育得到激励，心智发展得到激励。

头下降，引起胎位不正，从而发生早产或难产。在分娩过程中，由于前置胎盘部分早期剥离，常可造成胎儿严重缺氧，导致宫内窘迫，引起窒息甚至死亡，前置胎盘病人的围产儿死亡率可高达15%以上。孕妈妈也可因大出血造成严重休克甚至死亡。

造成前置胎盘的致病原因，可能是子宫内膜不健全或受精卵发育迟缓所致。一般说来，多发生在生育、流产、刮宫过多过密，以及子宫内膜受过损伤的孕妈妈。

前置胎盘对孕妈妈和胎儿的危害极大。为了预防前置胎盘的发生，要大力宣传计划生育和开展女性保健工作，并要避免反复流产刮宫，还应积极地预防、治愈各种妇科疾病。在妊娠晚期，只要出现不明原因的无痛性阴道流血，哪怕出血量极少，也应及时到医院就诊，以便明确诊断。对于前置胎盘，B超能准确诊断，早期诊断和及时治疗极为重要。一旦怀疑是前置胎盘，要绝对禁止无准备的阴道检查及肛诊，以免引起大出血，造成母子生命危险。

14. 怎样防治黄疸

在怀孕期间发生黄疸（目黄、身黄，俗称"起黄"），叫做妊娠黄疸。

提到黄疸，总会让人联想到传染性肝炎。其实，妊娠黄疸与任何一种肝炎病毒都没有瓜葛。它是一种并不罕见的女性良性疾病。

妊娠黄疸可发生于妊娠的第6～37周，有3/4的病人发生于第25～36周。它的特点主要有：

❶ 黄疸，一般为轻、中度，即化验检查结果：总胆红素升高（正常胆红素为17微摩/升以下）。

❷ 大便颜色变浅，呈灰白色。

❸ 皮肤黄染不明显，瘙痒却很严重，痒得人夜里睡不好觉。大便变色和皮肤瘙痒多在两周后自行消失。而肝炎病人无瘙痒，或仅在发病初期有轻微瘙痒，很快便消失。

❹ 黄疸于分娩后迅速消退。

❺ 几乎没有肝炎病人通常会有的恶心、呕吐、厌油腻、食欲下降、发热、腹痛等伴随症状，这是和传染性肝炎的最显著的区别之一。

❻ 仅有1/4的病人伴肝大，但脾不大。胆囊增大者占60%左右。

❼ 血清转氨酶正常，仅少数人有轻度升高，升高幅度一般不会超过正常值的5倍。肝炎病人则转氨酶明显升高。

❽ 血清转肽酶（γ-GT）、碱性磷酸酶、胆固醇等明显升高。

❾ 肝功能正常。

以上第3、4、5、7项是妊娠黄疸与急性黄疸型肝炎的区别要点。

妊娠期发生黄疸主要是孕妈妈体内激素水平增高或女性在孕期对雌激素的敏感性增高所致。研究认为，雌激素可以使胆红素在随着胆汁经过微胆管排出的过程中发生障碍，结果胆红素返回肝内，经肝血窦进入血循环。当血中胆红素增高超出正常值时，便会出现黄疸。雌激素还可以使胆汁中的水分向血液中渗透，使胆汁变得黏稠，流动性降低，甚至发生阻塞，胆汁中的主要成分胆红素也容易返流入血。

妊娠黄疸对孕妈妈没有太大的影响。它绝对不同于妊娠期并发肝炎，所以不用惧怕，也不必因此而终止妊娠。病人一般无需特殊治疗，只要注意休息就可以了。对皮肤黄疸不必过于担心，分娩后会自然消退。如果皮肤瘙痒剧烈，可试用胆酪胺，有降黄止痒的效果。

15. 怎样防治异位妊娠

正常情况下，精子与卵子在输卵管"亲吻"、"拥抱"、"结合"后，受精卵在输卵管及其纤毛的作用下，运行至子宫腔内"定居"、发育。如果受某种因素的影响，受精卵被阻止在输卵管，或运行至卵巢、盆腔、腹腔等处"定居"，便为子宫外孕，又名异位妊娠。除了子宫腔，受精卵无论在哪个部位着床，都不可能正常发育。当受精卵生长到一定程度，受精卵包膜就会自动破裂或在某种外力的作用下发生破裂，包膜内的血管也随之破裂出血。这时患者多表现为下腹一侧性的突然剧烈疼痛，也常有全腹痛的，甚至引起反射性肩痛。失血多的常有面色苍白、心跳加快、全身大汗、血压下降等症状。

异位妊娠的早期症状隐匿，大多数患者多在突然发生剧烈腹痛时才会警惕，但此时受精卵包膜多已快破或已经破裂，必须立即去医院治疗。临床上，有的患者因离医院路太远或因

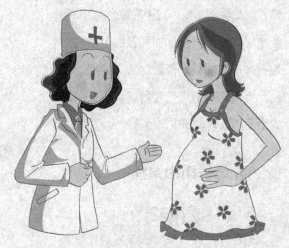

其他原因治疗太晚，导致腹腔内出血太多，或因剧烈疼痛而发生严重的休克，从而失去了宝贵的手术机会。那么，宫外孕能不能预防呢？要了解这个问题，就要认识一下宫外孕的发病因素。

有人曾对已婚女性中吸烟与不吸烟者异位妊娠的发病率进行了回顾性调查，结果发现吸烟者异位妊娠患者是非吸烟者的15～40倍。这是因为烟草中的尼古丁可改变输卵管的纤毛运动，并引起体内免疫功能低下，容易使输卵管等盆腔器官发生感染。

据研究，长期喝酒或突然大量喝酒的女性，其输卵管腔容易发生狭窄，纤毛摆动功能低下，输卵管壁的蠕动性也差，不利于受精卵到子宫去"安家落户"。

患急性、慢性输卵管炎的人，由于输卵管黏膜充血、水肿，黏膜皱襞发生黏连，使管腔变窄、管壁平滑肌蠕动减弱，不利于孕卵运行，也可导致异位妊娠。

因经血倒流等各种原因引起的子宫内膜异位症，是发生异位妊娠的高危因素。尤其是子宫内膜异位在输卵管间质部时，受精卵很可能就在此"安营扎寨"。

患子宫底部肌瘤或卵巢囊肿的女

性，由于肿物的挤压和牵引，子宫和输卵管发生移位，出现形态变化，阻碍受精卵的正常着床，也将引起异位妊娠。

输卵管发育不良或畸形发育，如输卵管弯曲、螺旋状、双输卵管口等，都会妨碍受精卵进入子宫腔。

此外，输卵管结扎后再次接通的女性，受精卵可能被阻止于再接通的狭窄处，形成异位妊娠。

明白了上述道理，便懂得异位妊娠是可以预防的。不吸烟、不喝酒，注意孕前检查，积极医治妇科疾病，正确掌握受孕时机，是可以减少异位妊娠发病率的。

16. 怎样防治急性阑尾炎

急性阑尾炎是一种十分常见的外科疾病。人的阑尾附着在盲肠下方，长5～7厘米，直径0.5厘米，像条蚯蚓。发生炎症后先是脐周围或上腹部疼痛，后来转移到右下腹部，伴有轻度发烧，胃肠道不适如恶心、呕吐、腹泻或便秘。血象化验可以发现白细胞数增多，其中中性粒细胞比例增高。经过手术即可治愈，且不再引起麻烦。一部分病人也可以不经手术，通过应用抗生素消炎而好转。而怀孕的女性得了急性阑尾炎有什么表现，又该如何处理呢？

据统计，妊娠期女性急性阑尾炎的发生率与非妊娠期女性相同，约2000次妊娠当中，有一次发生急性阑尾炎。而孕妈妈是社会和家庭的"重点保护对象"，得了急性阑尾炎理应十分重视，处理起来更要慎重。

妊娠早期发生急性阑尾炎的表现与非妊娠女性没有大的差异。晚期由于子宫增大，阑尾的位置发生变化，向上移动至靠近胆囊的部位，加之腹壁变薄变松弛，即使疼痛，也不像一般急性阑尾炎那样出现肌肉紧张及反复跳痛，容易放松警惕以致漏诊或误诊。所以，孕妈妈一旦有腹部疼痛等可疑症状时，不要轻视，应及时到医院检查观察。

一旦确诊为急性阑尾炎，就面临着治疗方法的抉择。妊娠期阑尾切除术较危险，除了一般急性阑尾炎手术危险以外，还有对子宫内小生命的影响。医生经过多年的临床观察，认为怀孕早期做阑尾切除术影响很小，犹如没有怀孕时一样。妊娠晚期发生的急性阑尾炎，由于阑尾位置变化，离具有保护作用的大网膜较远，感染不容易局限，如不手术，发生腹腔严重感染的可能性大大增加，不但可危及母亲的生命，也威胁到胎儿的安全。即使能渡过劫难，胎儿出生时的体重也会明显下降，造成先天发育不足。所以，医生们认为，对于孕妈妈来说，无论是妊娠早期或晚期发生急性阑尾炎，采取手术治疗是最为明智的选择。妊娠35周以后发生的急性阑尾炎，如果同时发生弥漫性腹膜炎，为防止脓毒症引起胎儿死亡，可以同时施行剖宫产。

妊娠期进行阑尾切除手术当然要分外细心，操作轻柔，减少对子宫的干扰。手术切口也不像一般阑尾炎那样采取右下腹部斜切口，而要根据病人的具体情况决定。手术前后的每一个环节，都要充分注意，如手术前病人的情况不佳时，应抓紧处理，采取各种措施，如补充适当水分，纠正脱水或酸碱平衡紊乱。绝大多数止痛药同时具有呼吸抑制作用，且均可通过胎盘进入胎儿体内，使用时应慎重考虑，用量更不可过大。巴比妥类镇静药虽可在几分钟内透过胎盘，但对胎儿呼吸无明显抑制，可以如常应用。手术前常用阿托品抑制腺体分泌，减少心血管神经反射性抑制，防止

孕妈妈健康小贴士

只要早期发现，正确处理，怀孕期急性阑尾炎并不可怕，治疗得当就完全可以使母子平安，顺利恢复健康。

支气管痉挛，该药对胎儿影响较小，可以应用。如合并心脏病、高血压或甲状腺机能亢进，可以改用东莨菪碱。而异丙嗪、氯丙嗪等药进入胎儿体内，有引起畸形的可能，不可随便使用。抗生素中卡那霉素、链霉素、庆大霉素之类，可损害胎儿的听神经和肾功能，不宜应用。四环素可引起畸形，目前已禁用。

17. 怎样防治牙病

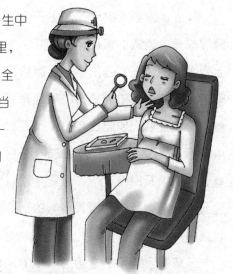

　　"十月怀胎，一朝分娩"。怀孕期是女性一生中身体变化最大的时期。在这期盼与等待的日子里，由于体内雌、孕激素和胎盘激素分泌的变化及全身免疫力的降低，口腔疾病也乘虚而入，使相当多的孕妈妈有这样或那样的牙疾。俗话说"生一子，掉一齿"，就很形象地说明了这方面的问题。此时用药唯恐影响胎儿，拔牙又怕引起流产或早产，医生左右为难，未来的母亲也痛苦难言。故对孕期牙病的积极预防、适时适当的治疗是非常重要的。下面就孕期常见的牙病及预防治疗的措施做一简略地介绍。

　　妊娠期牙龈炎：是孕期最常见的牙病，为牙周疾病中的一类，表现为牙龈肿痛，刷牙、进食时出血。检查可见单个或多个牙龈充血及牙乳头增生。妊娠期牙龈炎多因体内孕激素增多和口腔不洁引起，也可由孕妈妈体内维生素相对缺乏所致。防治的方法是去除牙结石，早晚刷牙饭后漱口，保持口腔清洁卫生。多吃富含维生素的食物，也可适当服用多种维生素片。

　　智齿冠周炎：18～27岁是第三磨牙萌出期，第三磨牙也就是我们通常所说的智齿。由于食物越来越精细，加之人类的进化，许多人颌骨发育不良，常常发生第三磨牙萌出困难或生长方向异常，引起牙冠周围软组织的炎症及疼痛，重者还有畏寒、发热等全身症状。孕妈妈年龄多处于第三磨牙萌出期，加上免疫能力较正常人低下，若发生阻生更容易感染。由于此时用药会影响胎儿，拔牙又可能引起早产或流产，故一般建议在孕前即拔除阻生牙以除后患。如孕期发生感染，则主要是局部用药，用3%双氧水、生理盐水局部交替冲洗，之后用2%碘甘油涂搽，另外饭后可用稀释了的双氧水漱口。症状较重时还需全身治疗，一般选用对胎儿无害的青霉素等抗生素。症状控制后一般在怀孕3个月到7个月的这段时间内拔除阻生牙，此时对胎儿的影响较小。

龋齿：俗称"虫牙"。由于孕期唾液成分、齿龈血流循环的改变，加上受增多的孕激素的影响，此时龋齿有好发倾向，且原先较浅的病灶有可能向深层发展而引起疼痛、发炎等。所以孕妈妈要定期去医院做口腔检查，对龋齿及时治疗，并且要注意口腔卫生，加强营养，摄入足够的动植物蛋白、维生素和钙。

牙病在孕妈妈中是相当常见的，为了免受它的骚扰，不防婚前就去医院做仔细的口腔检查，发现牙疾及时治疗（如去除牙结石、拔除阻生牙、修补龋洞等），这样就不至于怀孕时治疗棘手了。

18. 怎样防治牙龈出血

女性怀孕后，常有牙龈水肿，显得肥厚而松软，牙龈的颜色由淡红色变为深红色或紫红色，而且容易出血，嘴里经常黏糊糊的，刷牙的时候出血就更多了，这就是妊娠性牙龈炎。如果妊娠性

牙龈炎急性发作，除有上述表现外，还可出现牙龈疼痛。有时，个别牙龈肿大突出、发红，即称为"妊娠牙龈瘤"。出现这些异常变化，往往给孕妈妈带来精神负担。

妊娠后牙龈发炎，是因为孕妈妈体内雌性激素、黄体酮、绒毛膜促性腺激素等明显增加，这些女性激素的急剧增加可以促使牙龈毛细血管扩张、弯曲、弹性减少、渗透性增加、血液积滞。一般说来，妊娠期的第二、三个月和产前两个月炎症的发展比较厉害，出血现象也比较严重。此外，不注意口腔卫生，牙齿排列不齐，有大量牙垢，用口呼吸等，也是引起妊娠性牙龈炎发生的因素。

中医认为，妊娠期牙龈出血多由于阴虚胎火上炎，灼伤齿龈血络，迫血外渗所致。可用滋阴清火、护养齿龈的方法治疗。

19. 孕妈妈拔牙要谨慎

大量的临床资料表明，在妊娠最初的2个月内拔牙可能引起流产；妊娠8个月以后拔牙可能引起早产；只有妊娠3～7个月时拔牙，才相对安全一些。因此，妊娠期除非遇到必须拔牙的情况，一般不可拔牙。

女性在妊娠期间身体产生了一系

列的生理变化，口腔常常出现个别牙牙龈充血、水肿以及牙龈乳头明显增生，如果拔牙则很容易出血。另外，妊娠期对各种刺激的敏感性增加，即使轻微的不良刺激也有可能导致流产或早产。有习惯性流产、早产的孕妈妈更忌拔牙。

对于妊娠期间必须拔牙的孕妈妈，时间要选择在妊娠3个月以后，7个月以前，并要在拔牙前做好充分的准备工作，要保证患者有足够的睡眠，避免精神紧张。在拔牙前一天和拔牙当天可肌内注射黄体酮10毫克，拔牙麻醉剂中不可加入肾上腺素，麻醉要完全，以防止因疼痛而反射性引起子宫收缩导致流产。

20. 孕期阴道出血怎么办

当确定是子宫内正常怀孕后，仍有阴道出血的情况，就要按照如下操作：

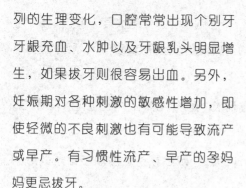

孕妈妈健康小贴士

怀孕早期阴道出血，切忌盲目保胎。早期阴道出血常表明有流产、绒毛膜下血块、葡萄胎、胎盘前置状态等多种情况，因此应及时到医院诊治，找到出血原因，对因对症治疗，否则，会引起严重后果。

❶ 禁止性生活。

❷ 安定情绪，卧床休息。

❸ 在医生的指导下使用药物。

❹ 如果流血多，胚胎已经死亡，则应行清宫术，并且进行抗感染治疗。

21. 孕妈妈便秘怎么办

怀孕便秘，是孕妈妈相当困扰的一个问题。其主要的原因是运动量减少，或是纤维食物摄取过少，另外由于体内黄体素分泌增加，胃酸减少，所以肠胃蠕动会变得缓慢，多多少少都会影响到正常的排便功能，所以有些平常没有便秘困扰的妈妈，在怀孕的时候，也为此伤透了脑筋。

不过，会便秘的阶段通常在怀孕初期和后期，中期的时候，因为黄体素分泌减少，一般不会害喜了，因此孕妈妈恢复食欲，同时也比较有心情去做运动，便秘的情形自然而然就会获得改善。不过，到了后期，因为腹部越来越大，将导致子宫压迫到肠道，影响肠子的蠕动，加上肚子大了，不方便用力上厕所，便秘的困扰又会出现了。

为了预防便秘，孕妈妈可以遵循以下的生活守则：

❶ 养成规律的生活习惯，早睡早起，三餐定时；

❷ 除了均衡饮食外，也要多多摄取含粗纤维多的绿叶蔬菜和水果，帮助排便（像熟透的香蕉、青苹果、黑芝麻和新鲜红枣等均有较强刺激肠蠕动的作用，可早晚各吃1～2个）；

❸ 多喝水，可在每天早晨空腹饮用一杯温开水，有条件的话，可在温开水中加入适量蜂蜜冲服（水温不宜超过60℃）；

❹ 适度的运动（如果不想进行特别运动的话，做做家务、散散步都是很好的活动）；

❺ 养成固定排便的习惯，每天早餐后，就算没有便意，也应该养成上厕所的习惯。

除了以上的生活守则，孕妈妈可以尝试凉拌芹菜、白菜奶汁汤、醋溜白菜、炒白萝卜丝、海米烧菜花、拔丝红薯等食谱来治疗或是预防便秘。

22. 孕妈妈得了阴道炎怎么办

怀孕期间阴道分泌物明显增加，阴道的酸碱度被破坏，加上出汗多，很容易得阴道炎，其中以霉菌性阴道炎最为常见。

孕妈妈得了阴道炎后不仅自己遭受痛苦，腹中胎儿也会受到影响。因为该病菌会使患病孕妈妈在妊娠期发生胎膜早破、早产及产褥感染等。如果不及时治疗，胎儿被感染后，皮肤上会出现红斑疹，脐带上出现黄色针尖样斑，若胎儿从阴道分娩，则有2/3的新生儿发病，出现鹅口疮和臀红。

23. 怀孕了怎么还会有血性分泌物

少数女性在怀孕初期会发现，阴道还有少量的出血。发现这种情况，不要惊慌，阴道出血不是个别现象，许多孕妈妈在孕期都曾遇到过，而且一些人的阴道出血还会持续整个孕期。而妇科许多疾病都可出现类似的症状。如果医生排除了先兆流产、过期流产引起的阴道少量出血以及异位妊娠、葡萄胎等情况后，就可以认为出血原因是孕卵着床的生理反应，也可能是机体抑制正常月经来潮的作用不够完全。大部分的孕妈妈在孕3个月以后，胎盘功能开始健全，这种出血便会停止。

24. 孕妈妈感染了水痘怎么办

孕妈妈如果在怀孕期感染水痘，建议采取如下措施：

❶ 如果是在怀孕3个月内感染水痘，可考虑做流产手术。

❷ 如果怀孕3～5个月感染水痘，建议孕妈妈在胎儿6个月大时，做胎儿脐血取样，检查胎血中有无水痘抗体，以便做进一步评估。

❸ 如果怀孕超过5个月才出水痘，由于危险性极低，可以继续怀孕，不过仍须定期检查有无胎儿发育异常。

❹ 如果在接近预产期才感染水痘，应尽量避免在4天内生产。如果已经有阵痛现象，应施予安胎。一般而言，如果出疹5天以后才生产，新生儿不会有严重的全身性感染。

❺ 如果生产后2天内，母亲出水痘，可以考虑对有感染症状的新生儿施以免疫球蛋白。

❻ 生产前后感染水痘，母亲要与新生儿隔离，并暂停喂食母乳。

孕妈妈健康小贴士

孕妈妈在怀孕期有皮疹产生，应立刻求医诊治，以便检验是何种感染，了解是否会影响到胎儿。

25. 孕妈妈易得干眼病

干眼病是由维生素A缺乏所引起的表现之一。维生素A缺乏还会引起皮肤、呼吸道、胃肠道、泌尿道以及分泌系统等疾病。

女性怀孕后由于对维生素A的需要量较怀孕前大幅增加，或由于机体抵抗力降低、慢性腹泻、肠结核、肝硬化、先天性胆道阻塞、吸收障碍及感染或高热，都会导致维生素A缺乏，引起干眼病。

维生素A具有多种生理功能，对胎儿的视力、生长、上皮组织及骨骼的发育、都是必需的。因此一旦发生干眼症，应马上补充维生素A。

富含维生素A的食物有：动物肝、河螃蟹、鸡蛋黄、牛奶、黄油、乳酪等。富含胡萝卜素的食物有油菜、菠

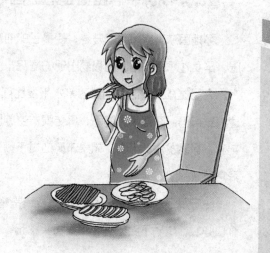

菜、甘蓝、韭菜、芹菜叶、香菜、雪里蕻、胡萝卜、苋菜、荠菜、黄花菜、南瓜、豌豆苗、甜薯等。

26. 什么情况下孕妈妈感冒必须治疗

严重感冒一定要在医生的指导下用药，才可以避免胎儿脑细胞的发育受到影响。

发烧超过39℃：发烧一旦超过39℃，可能会引起胎儿残废，造成流产。此外，有些时候类似感冒的症状，却可能是肾盂炎（在有血尿的情况下，我们即可判断是肾盂炎）。

久咳不愈：严重的咳嗽如果持续1个星期，或10天都无法治愈时，也许患的是霉浆菌属型的肺炎（特征是轻微发烧，且持续地久咳）。

27. 哪些疾病可导致体重迅速增加

孕期体重增加包括母体、胎儿两方面。每位孕妈妈子宫增大、乳腺增生和血容量的增加所差无几。营养过度引起的脂肪堆积和胎儿体重过高是体重增加过多的一个原因；另一原因是子宫压迫下肢静脉，使下肢血回流受阻，致使体内液体的贮留过多，体重亦增加迅速，一般容易出现下肢浮肿。大多休息后可以自行消失。巨大胎儿、双胎、羊水过多、先兆子痫等疾病原因都会造成隐性水肿，也可使孕妈妈体重增长过多过快，但与宫高、腹围成正比，结合妊娠图、B超检查，可作出诊断。

28. 孕期鼻子总出血是怎么回事

孕期因激素水平大幅升高，使鼻子的血管扩张血供增加，常会出现鼻出血、鼻塞或肿胀，是女性怀孕中期以后极易出现的情况，多发生于单侧，出血量不大。怀孕以后，胎盘产生大量雌激素，血中的雌激素水平要比妊娠前明显增加，尤其是妊娠7个月以后，可能达25～40倍。在激素影响下，鼻黏膜发生肿胀、软化、血管壁脆性增加，易破裂稍遇外界刺激，极易发生鼻出血。如果流鼻血过于频繁，建议到医院检查凝血功能，以除外血小板异常所致的出血。

一旦鼻子出血，应立即用拇指及食指将两侧鼻翼向鼻中隔捏紧，头向前倾，面向下张口呼吸，或躺下头垫高。不要将头昂起，如果血液流向鼻后部，一定要吐出来，不可咽

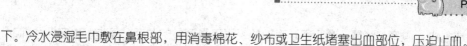

下。冷水浸湿毛巾敷在鼻根部，用消毒棉花、纱布或卫生纸堵塞出血部位，压迫止血。

孕妈妈健康小贴士

怀孕后鼻子出血是孕期正常的事情，无需担心。平时重视饮食保健可有效防止鼻出血，多吃富含维生素C、E类食物，比如白菜、青菜、黄瓜、西红柿、橙、红枣、豆类、瘦肉、乳类、蛋类等，可增强血管弹性。不吃或少吃油煎、辛辣等燥性食物。多饮水，室内要保持一定湿度，每天可经常用手轻轻按摩鼻部、面部，促进血液循环和营养供应，还能增加抗寒、抗刺激能力。

29. 孕晚期出现胃灼痛是怎么回事

到了孕晚期，孕妈妈虽然摆脱了恼人的早孕反应，胃口好了，吃东西也香了。但是每餐吃完之后，总觉得胃部麻乱，有烧灼感，有时烧灼感逐渐加重而成为烧灼痛，尤其在晚上，胃灼热很难受，甚至影响睡眠。这种胃灼热通常在妊娠后期出现，分娩后消失。

孕晚期胃灼热的主要原因是内分泌发生变化，胃酸返流，刺激食管下段的痛觉感受器引起灼热感。此外，妊娠时巨大的子宫、胎儿对胃有较大的压力，胃排空速度减慢，胃液在胃内滞留时间较长，也容易使胃酸返流到食管下段。

为了缓解和预防胃灼热，孕妈妈在日常饮食中应避免过饱，少食用高脂肪食物等，不要吃口味重或油煎的食品，这些都会加重胃的负担。临睡前喝一杯热牛奶，也有很好的效果。睡觉时还可多用几个枕头。未经医生同意不要服用治疗消化不良的药物。

30. 孕期为何出现胀气

怀孕的不同阶段，胀气原因通常不同：

1 怀孕初期激素分泌改变，使肠蠕动减慢，消化功能减弱。

2 怀孕中后期，子宫扩大，压迫到肠子，使得肠子不容易蠕动。

3 怀孕后期，由于胸腔被挤压、容易变小，有些人可能会出现呼吸较喘的情形，也会造成恶心、胃痛、胀气、呼吸困难等现象。胀气最明显的时期，通常发生在怀孕前3个月。

孕期胀气不用太担心，对胎儿并无大碍，只是有些小影响，如妈妈可能因为胃胀气的不适，吸收能力比较差，也会变得挑食，使得胎儿吸收不到足够的营养。怀孕34周后，胎儿会逐渐下降，压迫情况会逐渐减轻，胀气也会得到缓解。

缓解胀气的按摩方式：饭后1小时后，轻轻趴下，呈45度半卧姿，按摩力度不要过大，每天约4～6次。从右上腹部开始，顺时针方向移动到左上腹部，再往左下腹部按摩，切记不能按摩中间子宫所在部位。

31. 如何应对孕期出现的静脉曲张

首次怀孕的妈妈有30%患有静脉曲张；多次怀孕的母亲有50%以上患有静脉曲张。其产生原因为增大的子宫刺激甚至压迫使下肢静脉的静脉瓣失去了本来的功能，不能阻止血液倒流，从而使血液淤滞在皮肤下面的静脉中。静脉血管由此发生迂曲扩张，形成静脉曲张。预防和减轻的方法为：

❶ 适当休息，不要久坐或负重，要减少站立和走路的时间。

❷ 养成每天步行半小时的习惯，穿合脚的鞋子。

❸ 每天午休或晚间睡眠时两腿应稍微抬高。

❹ 尽量减少咳嗽、便秘。去厕所蹲的时间不宜过长。

❺ 不要用太热或太冷的水洗澡，洗澡用水的温度要与人体温度相同。

❻ 严重的下肢静脉曲张需要卧位休息，用弹力绷带缠缚肢，以预防曲张的静脉结节破裂出血。

孕妈妈穿弹力袜可以人为改善下肢血液循环，使下肢水肿减轻，因曲张的静脉引起的疼痛和不适得以缓解，防止静脉曲张程度加重。

32. 孕妈妈为什么会坐骨神经痛

这与怀孕期间孕妈妈身体特殊的改变有关系：孕程中后期孕妈妈的身体会释放一种激素，来使骨盆以及相关的关节和韧带放松，为将来宝宝的顺利娩出做好准备。关节和韧带的放松会无形中使孕妈妈腰部稳定性减弱。

而且，怀孕的中后期宝宝发育得很快，使腰椎负担加重。如果身体给予坐骨神经过多的压力，就很容易引起坐骨神经痛，臀部、背部以及大腿等就可能感到刺痛。如果有些孕妈妈以前有过腰肌的劳损和扭伤，就很可能发生腰椎间盘突出，势必压迫坐骨神经，产生坐骨神经痛。这种坐骨神经痛一旦发生，往往持续存在，请孕妈妈立即就医。

> **孕妈妈健康小贴士**
>
> 为了不影响胎儿发育，对于腰间盘突出造成孕妈妈的坐骨神经痛最好不要做X射线检查，而用超声波检查代替。活血化淤的中药，也应禁止使用。

33. 孕妈妈易得痔疮

怀孕后，由于激素的分泌，使得肛门附近的血管因松弛而充血胀大，再加上怀孕时膨大的子宫压迫血管，使下半身的血液回流不良，而充塞在肛门附近的静脉，加之怀孕时胃酸分泌减少，胃肠蠕动减慢，子宫直接压迫直肠，大便很容易在肠内结块，便秘引起直肠下部的静脉血管出现破裂、出血就更是火上浇油。因此孕妈妈很容易出现痔疮。

怀孕期间不应施行手术，一般来说，怀孕期不是施行痔疮手术的适当时机。生产后，许多孕妈妈的痔疮会逐渐减轻消退。即使病情非常严重，也要等到产褥期后，才进行手术治疗。因此，生产满月后再来决定是否接受手术比较恰当。

34. 胎儿为什么会被脐带绕颈

脐带富有弹性，其血管的长度超过脐带的长度，血管呈螺旋状盘曲，有很大的伸展性。脐带绕颈是晚期妊娠中常见的情况，发生率为20%～25%，多数绕颈1周，少数绕颈两周，3周以上的很少见。一般认为与脐带过长、羊水过多和胎动过频有关。

脐带血管长度较脐带长，平时血管卷曲呈螺旋状，而且脐带本身由胶质包绕，有一定的弹性，故绕颈周数与胎儿的存活程度大多无直接关系。

脐带绕颈后，只要不过分拉扯脐带，不至于影响脐带的血流，绝大多数胎儿不表现任何异常，所以脐带绕颈不必惊慌。但当脐带缠绕过紧时可影响脐带血流，出现胎心率改变，严重者可导致胎儿宫内窘迫，甚至胎儿死亡。如果在妊娠晚期发现胎儿有脐带绕颈现象，孕妈妈应当减少活动，注意休息，学会数胎动，胎动过多或过少时，应及时去医院检查。

35. 孕晚期容易后背发麻

随着孕妈妈体型的巨大改变，脊柱神经根受压可出现生理性"后背发麻"。怀孕7个多月的孕妈妈体型会发生很大的变化，体重增加、组织水肿、下腹外挺、肌肉关节松弛都可使脊柱神经根受压，引起"后背发麻"的症状。所以孕妈妈们对此不用过分担心，只要在平时多注意一下身体的行动，如不要长时间做一个姿势，保持适量的活动，避免用电脑时间过长等，都可不同程度地缓解、避免生理性"后背发麻"。但如果休息、锻炼调节后仍无法改善，需排除先兆流产的可能。

孕妈妈健康小贴士

脊神经根受压导致的生理性的发麻可以进行保守治疗缓解，而且这种发麻的症状多数在产后都可得到完全的改善。

36. 如何看待、发现脐带脱垂

有脐带脱垂原因存在时，应警惕有无脐带脱垂。

如果胎膜未破，于胎动、宫缩后胎心率突然变慢，改变体位、抬高臀部后迅速恢复者，应考虑有脐带隐性脱垂的可能。

如果出现脐带脱垂，临产时应行胎心监护。监护手段可根据条件而定，产时可使用胎儿监护仪、超声多普勒或听诊器监测胎心率以及行胎儿生物物理监测以了解胎儿情况，并可用B超检查，有助于判定脐带位置，用阴道探头显示会更清晰。

如果胎膜已破更应警惕。一旦胎心率出现异常时，应立即自行做阴道检查，注意有无脐带脱垂和脐带血管有无搏动，不能用力去触摸，以免延误处理时间及加重脐血管受压。

37. 哪些原因可能导致胎儿缺氧

胎儿缺氧现象又称为"胎儿宫内窘迫"，引起胎儿宫内缺氧的原因很多：

❶ 胎儿缺氧最常见的原因是脐带绕住了身体的某一部位，如颈、手、足等。

❷ 因为胎盘的功能减退可能造成胎儿缺氧。

❸ 母亲出现贫血，血红蛋白数量不足而造成。

足月胎儿的脑组织对缺氧十分敏感，一旦发生缺氧容易引起脑组织水肿、缺血、严重者甚至可发生脑组织坏死等后果。

38. 孕妈妈发烧易使宝宝畸形

妊娠早期，孕妈妈体温在36～37℃的低热属于正常的生理现象，对妊娠和健康无妨碍，但若是肾炎、病毒性呼吸道感染、急性胃肠炎等所致的发烧，就会损害胚胎的正常发育，特别是中枢神经系统。

怀孕发热首先要找到发热的原因，孕妈妈短时间的低热对胎宝宝危害不大；长时间发热或高热，不但会使孕妈妈器官功能紊乱，还可能刺激子宫收缩或引起子宫感染而导致流产。如果细菌、病毒干扰器官的正常分化和发育，就可能引起胎儿畸形或死亡。

孕妈妈一般抵抗力较弱，容易感染病毒，应多注意冷暖随时加减衣服；不去拥挤的环境或空气不洁的公共场所；不接触发热患者包括患儿；平时适当运动、注意营养和休息、勿过劳，居室注意通风。一旦发生长时间高热需征求医生意见决定是否继续妊娠，并尽快对症治疗。尤其需要注意的是，孕妈妈切勿自己盲目用药或滥用药物，特别是链霉素、庆大霉素等副作用很大的药物，是否用药须由医生决定。

39. 如何预防孕期仰卧综合征

孕妈妈如果仰卧时间长久，就会出现头晕、心慌、发冷、出汗、血压下降等症状，甚至神志不清和呼吸困难，这就是仰卧综合征。一般发生在怀孕28周之后，特别是32～36周时最易发作，预防重点应放在妊娠晚期和避免长时间仰卧上。

❶ 对已发生过仰卧位低血压或有低血压病史的孕妈妈，要重点保护。

❷ 必须坚持在睡觉时取左侧卧位或取右侧卧位，使腰椎前弯度减小。

❸ 临睡前适当饮用些流质食物，诸如蛋汤、菜汤之类，可有效地减少疾病发作。

❹ 睡觉前应避免过多出汗、过食甜食、过于劳累，活动后不宜立即卧床，更不宜仰卧。

40. 如何预防先兆性子痫

子痫是威胁孕妈妈健康甚至生命的四大疾病之一。此病一般发生在妊娠晚期或产后不久。发生轻度先兆子痫，无明显症状。因此，孕妈妈应该定时做所有的产前检查，以便及早发现这种疾病。当严重的先兆子痫发生时，主要症状为：浮肿、高血压和蛋白尿，伴有头痛、眩晕、眼冒金星、视力模糊、上腹部不适、呕吐等，甚至可能发生抽搐、昏迷。重者重复发作，昏迷不醒，甚至死亡。发生这种疾病的原因不明。

先兆子痫特别容易发生在年轻女性的首次妊娠期，以及发生在家族性高血压疾病或患高血压的女性身上。妊娠后，一定要定期检查，一旦发现高血压、水肿、蛋白尿时，及时服用降血压的药物，将体内过多液体排出，并防止其他的并发症。

孕妈妈健康小贴士

在子痫发生时，应争取在病人牙关紧闭之前，尽快在其上下牙齿之间塞进一个用纱布或手绢包好的筷子，以防其抽搐中咬伤口唇或舌部；同时呼叫救护车准备入院治疗。

41. 不要小看孕中晚期头痛

在妊娠中、晚期，对分娩的不安和恐惧造成的紧张是头痛主要原因。当然也有可能是疾病引起的，如妊高征引起的高血压、感冒、龋齿和中耳炎、脑内疾病等。

最应该引起重视的就是孕妈妈出现了妊娠期的一种特发的疾病——妊娠高血压综合征。如果在妊娠中、晚期出现了头痛，疼痛剧烈，甚至出现晕眩的时候，建议到专科医院做一下检查，特别要注意血压情况，如能早期发现有关问题，及时诊治，一般会顺利渡过孕产期。

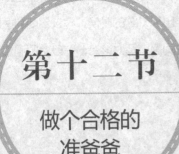

第十二节

做个合格的准爸爸

1. 准爸爸要做好后勤

怀孕是夫妻双方为创造一个小生命而进行的通力合作。对于丈夫来说，此时正是对妻子进行情感、生理和生活上支持的大好时机，准爸爸可不要忽视这一重要时期的表现哟。

怀孕绝不是妻子一个人的事，和丈夫的关系也很大。丈夫是妻子接触最多而又最亲密的人，丈夫的一举一动，乃至情感态度，不仅可以直接影响到妻子，也会间接影响到妻子腹中的胎儿。

孕妈妈在妊娠期间需要充足的营养，这样才能保证胎儿身体的健康和智力的出众。丈夫要关心、体贴妻子，多抽时间陪伴妻子，帮妻子做些家务，减轻妻子体力上的劳累，丈夫更要注意保护妻子，以免妻子的腹部直接受到刺激与挤压。具体地说，在妻子不同的妊娠期中，丈夫有不同的任务。

2. 妊娠早期准爸爸的任务

妊娠早期是妊娠反应强烈的一个时期，孕妈妈常伴有呕吐、头晕、懒散等症状，因此在这一时期，准爸爸的作用更显重要。

准爸爸要注意妻子的性情和心理变化，为之创造一个和睦、亲热的生活环境。多体贴照顾妻子，主动承担家务，不与妻子斤斤计较，注意调节婆媳关系，尽量多花些时间陪妻子消遣娱乐。

准爸爸要帮助妻子创造一个良好的胎教环境。环境的绿化、美化、净化是胎儿健康发育的必要条件，应力求排除环境污染和噪声危害。因为强烈的噪声或振动，会引起胎儿心跳加快和痉挛性胎动。

妻子的情绪会直接影响胎儿的发育和身心健康，因此，准爸爸要注意劝慰妻子切不可因妊娠反应、体形改变、面部出现色素沉着等而怨恨胎儿。要多让妻子看一些激发母子感情的书刊或电影电视，引导妻子爱护胎儿。准爸爸要同妻子一起想象胎儿的情况，描绘胎儿的活泼、自在、健康、漂亮，这对增进母子感情是非常重要的。

3. 妊娠中期准爸爸的任务

在妊娠中期，由于妊娠反应消失，情况稳定，胎儿发育迅速，孕妈妈的情绪明显地好转而且稳定，食欲旺盛，食量增大，所以做准爸爸的就需要在孕妈妈的饮食上下工夫。首先，不要讥讽妻子饭量大；其次，亲自动手为妻子选购、烹调各种可口的佳肴；再次，注意核算每日妻子饮食的营养量，保证营养平衡，并根据孕妈妈的健康状况，适当调整食物结构。

妊娠中期是胎儿发育的重要时期，做好家庭监护不仅可以了解胎儿的发育情况，而且能及时发现异常情况。

除以上两个重大责任之外，准爸爸还应和妻子一起进行胎教，对胎儿施以听觉的、触觉的刺激。

4. 妊娠晚期准爸爸的任务

在妊娠晚期，孕妈妈的身心负担加重，不仅由于胎儿的发育而导致生理负担加重，而且日益迫近的分娩更是导致孕妈妈心情紧张，此期孕妈妈更需要准爸爸的关心。准爸爸在这一时期的主要责任有：

理解妻子此时的心理状态，解除妻子的思想压力。对妻子的烦躁不安和过分挑剔应加以宽容、谅解。坦率陈述自己对孩子性别的态度，表明生男生女都是一样喜爱的思想。

帮助妻子消除对分娩的恐惧心理。和妻子在一起学习有关分娩的知识，帮助妻子练习分娩的辅助动作和呼吸技巧。

为妻子分娩做好经济上、物质上、环境上的准备，也为迎接新生命的到来做好准备。要留出足够的资金，要和妻子一起学习哺育、抚养婴儿的知识。检查孩子出生后用具是否准备齐全，不够的要主动补充齐全。

保证妻子的营养和休息，为分娩积蓄能量。准爸爸要主动承担家务，并注意保护妻子的安全，避免妻子遭受伤害。准爸爸还要帮助妻子做好胎教工作，做好家庭自我监护，以防妻子早产。

5. 明确分工家务

孕妈妈完全可以快乐安全地做家务，一如既往地学习和工作。准爸爸要比以往操心一些，但最关键的是要树立"安全重于泰山"的绝对信念，把家务分为"我该干的"和"我不该干的"两大类。"我不该干的"一类要大大方方转让给孕妈妈，让她体会健康正常的孕育时光。劳动使孕妈妈美丽，劳动是最好的胎教方式之一，劳动还有利于顺利生产。当然，在进行分工时，夫妻双方要互相协商，既保证妻子在妊娠期间有足够的运动时间，又不可使妻子过于劳累，而且这个分工协作还要随着时间的推移而有所变化。

给妻子干的活包括一些轻松的家务活，可以是坐着干的事，不着急的事，没有环境污染或不良刺激的事，时间短的事，等等。举例：家庭清洁，简单餐饮；操作家用电器；简单购物（注意去人少环境好的商场，一定要少购）等等。

像这样的一些家务活如：重体力活、攀爬；需要腹部用力，弯腰、下蹲、久站、向上"够"的所有家务；需要在过凉过热、空气不良环境中作业的事务；需要速度的活；需要到拥挤的环境中的事等，准爸爸应当主动承担起来。

这里需要特别强调的是，准爸爸在整个妊娠期对居家安全都负有重大责任，必须根据实际情况加以修正，以保证劳动的妻子既不劳累又有足够的运动量。

6. 和妻子欢度孕期

准爸爸要做好的心理准备是要有意识地学习怎样做个好丈夫、好父亲，树立起应有的责任感与自豪感，做好吃苦受累的心理准备。

安排好家庭饮食、起居、生活和工作，多分担些家务，不要让妻子剧烈活动，保证妻子有充足的休息时间。

不少孕妈妈在妊娠早期由于妊娠反应，会出现恶心、呕吐、进食减少、倦怠、无力，丈夫可安排妻子少量分次进餐。如果妊娠反应严重，应陪妻子到医院就诊。

帮助妻子保持心情愉快。如：经常陪着妻子到外面散散步，谈谈孩子出生后的一些设想，丈夫幽默风趣的话会使妻子的心情舒畅、感情更丰富，有利于腹内宝宝的健康发育；给妻子买喜欢的衣物和爱吃的食物；按照妻子的喜好和实际需要将居室装扮得更怡人温馨；为妻子选择些有关孕育方面的科普报刊；经常播放些轻松的乐曲等。

经常跟腹中的宝宝对话，把手指或手掌按放在妻子的腹上，协助胎儿做体操，协助妻子把握胎儿性格。

督促妻子进行产前检查。妊娠期间，多陪妻子到围产保健医院定期复查，特别是有妊娠高血压综合征、贫血、心脏病、双胎、前置胎盘等产科合并症或并发症的，要遵照医嘱增加检查次数。

与妻子一起接受产前教育。

7. 关心怀孕的妻子

任何一种关心，都不如丈夫在心理上对妻子的关心。

因为孕期是女性一生中的特殊时期，在这一时期里由于体内激素水平的"大起大落"，会直接影响她的心情。容易出现情绪波动，可表现为烦躁、焦虑、易怒、脆弱、害怕孤独，对所爱的人的依赖感增强。这种"依赖"，在很大程度上是一种心理依赖，她们希望自己最亲爱的人能够多陪陪自己。以下做法更能体现对孕后妻子的爱意——多和妻子聊天，和妻子说说将要出世的孩子；说说他出生的时候会怎么样，以减轻妻子对怀孕及分娩的种种担心和疑虑。

陪妻子散步

陪妻子看展览、听音乐、去公园，甚至去幽静的地方度假。

陪妻子一起去"听课"

目前许多城市的产前检查服务中都有一项内容，那就是开办"孕妈妈课堂"。孕妈妈们在由医生开办的产前课堂里会学到关于怀孕和分娩的一些必要的知识。这种"课堂"都是欢迎丈夫们参加的，所以，最好能于百忙之中抽点儿时间和爱妻一起去听课，一来学了知识，二来也是体现自己对爱妻的"心理支持"的有力行动。

尽量少出差

做丈夫的，一定要在这个关键的时期多陪陪妻子，非万不得已，不要出差。如果妻子爱倾诉，那么，你就该做最忠实的听众；如果妻子默默无语，对怀孕或分娩心存诸多疑虑，那么，你应坦言无论发生什么事你都将与妻子同舟共济，并充满信心地为妻子勾画一个美好的明天。

8. 孕期准爸爸要帮忙做的事情

孕妈妈除了自我监护外，丈夫还应操心代劳。丈夫要帮忙的事主要有以下几方面：

量宫底

妻子排尿后，取仰卧位，两腿屈曲。丈夫可用卷尺测量妻子耻骨联合上缘至子宫底的距离。自妊娠20周开始，每周一次，一般每周增加1厘米。到36周时，由于胎头入盆，宫底上升速度减慢，或略有下降。宫底升高的速度，反映了胎儿生长和羊水等情况，如有过快或过慢的情况，应请医生检查。

听胎心音

妻子取仰卧位，两腿伸直，丈夫可直接用耳朵或木听筒贴在妻子腹壁上听胎心音，其声响是滴答、滴答的跳动，一般每分钟为120～160次。过快、过慢或不规则，均属异常现象。

数胎动

妻子取仰卧或左侧卧位。丈夫两手掌放在妻子的腹壁上，可感觉到胎儿有伸手、蹬腿样活动，即胎动。胎动一般在怀孕4个月时开始，7～8个月较明显，且一天有两次高峰，一次在下午7～9时，一次是午夜11时至凌晨1时，早晨最低。胎动是胎儿健康状况良好的一种表现。

称体重

从妻子怀孕28周开始，可每周测量一次体重，一般每周可增加500克。孕妈妈体重过重或不增加，都是不正常的表现，应到医院请医生检查，帮助查找原因。

9. 产房中的陪产爸爸

对临产的妻子，准爸爸最重要的工作就是在精神上支持妻子，将她的愿望和需求及时反映出来，最简单的比如向医务人员额外要一个枕头垫在她的腰下；让护士等她阵痛结束后再给她检查或跟她说话等。另一方面对妻子的支持也意味着知道胎动情况和她的血压、血红蛋白指数、阵痛间隔时间、宫口开到几指等。

如果你的妻子顺产，在生产过程中你会有机会在场。珍惜这种机会，准爸爸陪产不过是最近几年的事情。这期间你要毫不犹豫地说出你和妻子的想法，你的妻子可能无法说出来，因为她要把精力集中在产程中。

你可以认为在场的每一个人都真心善待你们，但是不能认为他们知道你的需求。通常医务人员只是遵循常规，应该由你指出哪些地方需要调整。为了你的妻子和宝宝，千万不要对医务人员采取敌对态度，你应该保持自主，避免过激和被动。

妻子的生理指数正常，就不必过于在意她的叫喊。如果你能握住她的手，告诉她小宝宝正在努力出来，让她放松或使劲帮宝宝一把，那将对妻子和医生最大的帮助。

你要记住你有提问的自由。你有权利知道正发生的事情，包括风险、好处和其他选择。你可以在同意医生的计划时让他们提供另一种选择。但是在执行计划时，你应该密切注意，毕竟许多计划都会因为产妇和婴儿的原因做出改变。

当宝宝出世后，千万不要忘记向疲惫的妻子表示慰问，对辛苦的医生表示感谢。

10. 准爸爸生活小窍门

妻子怀孕了，准爸爸别以为只要当好"后勤部长"，每天照顾好"孩子妈"的生活起居就万事大吉了。妻子的生活会因怀孕而完全改变，而准爸爸在迎接宝贝到来的这一段时期，也需要改变自己的一些生活细节，使妻子能安全顺利地度过孕期。

也许在平时的生活中，准爸爸的一些举止行动无关紧要，但在妻子妊娠期间，准爸爸应该时刻注意自己的行为举止，以免因此而惹出不必要的麻烦来。

不再留胡须

如果准爸爸平时有留胡须这个习惯，在妻子怀孕这段时期最好先放弃。即使每天认真洗脸，胡须仍旧是很多病菌的藏身之处。当准爸爸和孕妈妈亲吻时，就有可能将病菌传递给抵抗力降低的孕妈妈，从而引发各种疾病，造成不必要的麻烦。而且，在宝宝出生后，做

了真正爸爸的你，也最好不要马上把胡子留起来，抵抗力脆弱的宝宝同样需要好好保护。

不再吸烟

妻子一旦怀孕，让准爸爸马上戒烟也不太现实，不过应该换个地方吸烟。要知道，"二手烟"对健康的危害也是不可忽视的，特别是对腹中胎儿。妻子怀孕后，准爸爸最好不要在家里吸烟，如果做不到，最起码不要在妻子面前吸烟。想过烟瘾的时候，可以选择一个通风比较好的地方，比如阳台或者在厨房，同时打开抽烟机。

不再听摇滚乐

激烈、刺耳的音乐对孕妈妈和胎儿，都会产生不良的影响。在这段时间里，准爸爸应该为妻子多选择一些轻快、柔和的音乐，也可以听一些经典优美的世界名曲，帮助妻子放松精神，同时也是一种很好的胎教。如果准爸爸实在放不下自己的这个爱好，听的时候也应该尽量降低音量，或者干脆用耳机听。

不再不做家务

相信很多准爸爸在妻子怀孕前很少做家务，最多也就是吃完了饭洗洗碗。妻子怀孕后，并不是真的所有的家务活都需要由准爸爸接手，但是有些事在怀

孕期间还是由准爸爸多做一些吧。比如说，洗完澡后整理浴室，听起来似乎是不足挂齿的小事，可是这点"小事"对孕妈妈和胎儿却是非常危险的。其他需要准爸爸代劳的工作还有：晾晒被子、提重物以及所有需要蹲下来做的事等。

不再早出晚归

有些准爸爸在下班后还有很多应酬，还有些准爸爸习惯常和朋友聚聚、吃饭、打牌。现在妻子怀孕了，准爸爸的生活也应该相应做一些调整，尽可能在下班后直接回家，陪妻子一起吃饭、散步、聊天，分享和了解一下她的感受。各种应酬如能不去就尽可能推掉，可以对别人实话实说，自己要回家陪怀孕的妻子，这样大家都会理解。而且，别人还会认为你是一个顾家并有责任心的好男人。

不要走在妻子身后

出门时很多准爸爸会像往常一样，走在妻子的身后，很有"君子风度"。然而，大腹便便的妻子在人多的场合需要准爸爸的保护，走在来来往往的人群中时，准爸爸更多的时候应比妻子走得靠前一些，在前面侧身保护妻子不被迎面走来的人群碰到。

不要保持口重的嗜好

日常饮食中，需要控制盐分的摄入量，特别是在怀孕中、晚期。如果孕妈妈吃盐过多，容易诱发或加重下肢的水肿，促使血压升高，严重时甚至会导致心力衰竭。孕妈妈吃饭的口味淡了，每天一个饭桌上吃饭的准爸可能就会觉得饭菜没有以前香了。但在做饭时不能以自己的口味为标准，一定要多考虑妻子。

不要特别关注宝宝的性别

不管是真的特别在意胎儿的性别，还是只是出于好奇，准爸爸都不应该经常和妻子谈论这方面的话题。如果孕妈妈知道丈夫特别希望自己肚子里的宝贝是王子或者公主时，肯定是一个无形的压力。有时，妻子主动试探丈夫："你希望咱们的宝贝是男孩还是女孩呀？""模范"准爸爸的回答应该是："只要是个健康的宝贝就好。"

11. **准爸爸对准妈妈的心理帮助**

胎儿发育需要适宜的环境，也需要各种刺激和锻炼。比如胎儿除生理需要外，还需要一些与神经活动有关的刺激和锻炼。所以在妊娠期间丈夫对妻子要多进行心理上的帮助。丈夫可与妻子适度地开开玩笑，幽默风趣的话会使妻子的感情更丰富；陪妻子观看喜欢的影剧；让妻子与久别的亲人重逢；让妻子参与社交和调解邻里纠纷；陪妻子做短途旅游等。总之，让她的情绪出现短暂的、适度的变化，为未出世的孩子提供丰富的精神刺激和锻炼，以适应当今社会节奏变化快的需要。具体地说，在妊娠期间，丈夫要多引导、开导、体贴、帮助以及陪伴妻子，以使妻子愉快地度过妊娠期。

引导妻子

妊娠早期，胎儿未定型定性，丈夫要多引导妻子接触一些美好的事物，多有一些美好的想法，多做一些有益的活动。除了让妻子多看一些能激发母子情感的书籍或影视片外，还要多与妻子谈谈胎儿的情况。如：询问胎动，提醒妻子注意胎儿的各种反应；与妻子一起描绘胎儿在"宫廷"中安详、活泼、自由自在的形象；一起猜想孩子的小脸蛋是那么漂亮逗人，体形是那么健壮完美。可别小看这些，要知道，这对增加母子生理心理上的联系，增进母子感情都是非常重要的。尤其是丈夫要引导妻子去爱护腹中孕育着的胎儿，切不可因妊娠反应、妊娠负担或因肚子大起来而影响了外貌、体形，面部出现色素沉着，损害了自己的容颜等，就怨恨腹中胎儿。许多实验都证明，母亲与胎儿有着密切的心理联系，母亲对胎儿有任何厌烦情绪，都不利于胎儿的身心健康。

开导妻子

对丈夫来说，如果你的妻子孕后爱发脾气，好找碴儿吵架，丈夫则不能拉开架式和妻子吵。为了胎儿，丈夫理当先克制自己，然后劝妻子克制。丈夫要多给妻子摆事实，讲道理，疏通妻子心中的郁闷。对于发怒的害处，尤其对胎儿的害处，丈夫要多加提醒，相信每一位母亲都会为爱护腹中的胎儿而克制自己的情绪。

发怒是由强烈的刺激引起的一种紧张情绪。丈夫要尽量避免让妻子受到这种强烈刺激，多创造缓解孕妈妈紧张情绪的外环境，引导妻子学会自我放松和自我平衡。同时，丈夫要多开动脑筋，丰富妻子的业余生活，提高妻子的处世能力。

体贴妻子

在妊娠期间，丈夫要克制性欲，要以宽大为怀，积极为妻子创造一个安静、舒适的环境，尊重妻子的意思，帮助妻子顺利度过十月怀胎期。丈夫对胎教的参与，不仅仅限于辅助妻子，还可以直接与胎儿进行，丈夫贴在妻子的腹部对胎儿讲话，胎儿是完全能听得到的。所以，丈夫除了通过对妻子的爱心来影响胎儿外，还可以直接与胎儿建立联系。孩子在胎儿期就会感受到父爱，会促进日后与父亲建立亲密关系。

帮助妻子

当妻子由于妊娠而心情忧郁时，做丈夫的此时可别被妻子的情绪所感染，相反要多体谅和理解妻子。妻子情绪上的变化，很大程度是由生理上的变化引起的，妻子委屈地哭，绝不是夫妻之间的感情出了什么问题。面对情绪低落的妻子，丈夫要尽量表现出宽宏和温存，引导妻子控制自己的情绪，为孩子着想。丈夫要启发妻子对孩子的一片爱心，转移妻子在烦恼事情上的注意力。多陪妻子做一些开心的事，和妻子一起读有关书籍，欣赏音乐，和妻子重温一下恋爱时的梦。这样既可以增进夫妻之间的感情，也会使妻子心里充满爱意和甜蜜，妻子的这种情感会随时传递给腹内的胎儿，使胎儿在一片爱心中茁壮成长。

陪伴妻子

分娩前，妻子行动不便，丈夫对妻子要多方照料，体贴入微，每日与妻子共同完成胎教的内容。这已到了胎教的最后一课，也是很重要的一课，夫妻一定要把胎教坚持到底。此外，丈夫还需要每日陪妻子活动、散步，这有利于宫缩，但不可让妻子太疲劳了。

丈夫在妻子妊娠中始终扮演着不可缺少的重要角色。如果妻子在妊娠中遇到了棘手的问题，鼓励妻子，给她以力量，帮助她树立坚强的信念。这同时也会鼓励胎儿同母亲一起战胜困难，培养胎儿的坚强性格，孕妈妈的心理调节过程，同时也是胎教的过程。

12. **准爸爸孕期要配合的十件事**

要当爸爸的人，兴奋之余要做的就是保证妻子、宝宝双双健康地度过10个月，需要在这10个月之内积极地配合妻子，来看看要做的事情吧：

❶ 坚强

拿起那条你认为本该属于她的围裙，现学现卖地开始学做菜。你还得拎起浴室角落里的拖把，在她淡淡的勉强接受的眼神里，把地板拖上三遍。你还得要学会坚强。换个心态想想，其实你只是在从事你本来就该做的，别抱怨，坚持就对了。

❷ 倾听

孕妈妈由于受妊娠或分泌不适的影响，以及对宝宝健康状况的担忧，很容易出现情绪波动或情感障碍，遇到事情心情难免会烦躁不安。这时，你一定要耐心地去了解孕妈妈的内心世界，耐心地去倾听，给孕妈妈以安慰和关怀，让她的心情舒畅起来。时刻保持快乐心情的孕妈妈生的宝宝一定会很健康。

❸ 忍让

孕妈妈的情绪在恐惧之后是焦虑、不安，甚至是恶劣时，当一点儿鸡毛蒜皮的事情在她的眼里成为影响孩子一生的大事时，当她"无视"你的辛劳开始埋怨饭菜的不可口时，你要清醒地知道：这是激素惹的祸，千万别迁怒于她。偶尔做个"出气筒"吧，这是你对小家庭的重要贡献之一。

❹ 拍马

孕妈妈眼看着镜子中自己的腰一天天变粗，免不了要伤心。细心的你一闻到空气中变味的氛围，就该马上竖起耳朵，唤醒当年追求她时的幽默细胞，奉承拍马加花言巧语，"看咱家宝宝的长势喜人，真是跟我当年一个样"，说到孕妈妈心花怒放就达到目的了。

❺ 陪伴

"虽然公司里最近应酬很多，但我都推了，只要能安心陪着你就够了。"相信这话一定会得到孕妈妈一个温馨的眼神。孕妈妈这个时候特别需要你的陪伴，所以下班后推掉些不必要的应酬，最好也不要长时间出差。出门也记得手机随身携带，电话里的关怀也要足够让她温存到你回家。

❻ 学习

学习操劳家务的一切技巧，那只是体力活。去书店里多买几套胎教、育婴手册，恶补两个星期，达到说起宝宝的一切都能头头是道、滔滔不绝的程度就好了。当然，理论需要联系实际。等到宝宝五个月的时候就能听到你的呼唤了。

❼ 体贴

在孕期的性生活是需要节制的，你在这段时间就要克制自己，体贴孕妈妈。孕妈妈经常会觉得腰酸背痛，甚至身体都会有些浮肿，这时是你展示按摩技艺的时候了，连睡觉前的一盆热水都会让孕妈妈回味好久。

❽ 依托

原本坚强的孕妈妈开始变得敏感易哭，在她眼里对分娩这个"痛苦"过程充满了恐惧。这时候你就该甩掉千百个情绪低落影响母子健康的理由，把你因操劳而变得消瘦的肩膀凑上去，抚摩着她的脸，柔声地说上几句。

❾ 减压

"你妈妈不是一直想要个孙子吗？万一是个女孩怎么办？他会长得像你还是像我？"孕妈妈开始担心这些问题了。别和她讨论太多关于孩子性别、长相的问题，合格的准爸爸就会这个时候安慰孕妈妈："不管男孩女孩，我都喜欢。"

❿ 释压

鞍前马后的关怀换来的是孕妈妈的赞许，但一坐下来，你才发现自己的腿都已经软了。好好给自己放松一下，泡个热水澡，轻轻地和孕妈妈说说话，听听宝宝在肚子里欢快的走动声，闭上眼睛，睡个好觉。

第十三节
为了顺利分娩

1. 产前为新生儿做哪些准备

现在，许多年轻的夫妇不太清楚为即将出世的"小宝贝"做好哪些"物质准备"。其实，给新生儿准备用品，很有学问。大体上可以从衣、食、住、用、玩这几个方面进行"筹划"。

衣：依季节的不同，准备夏季或冬季衣服，每一种至少2~3套，衣料应选择柔软易吸水的纯棉布或纯棉织品，下水去浆，孩子穿上才会舒服。新生儿脖子短，上衣要做成"和尚领"，不要钉扣子，防止伤害新生的皮肤。裤子可做成开裆连脚裤，利于小儿脚部保暖。小帽、鞋、袜也要备齐，每种够用就行，不必一次买得太多。尿布和尿垫要准备充分。

食：新生儿以食母乳最佳，但也要准备奶瓶、奶嘴、奶锅，以及洗涮和消毒用的奶瓶刷和蒸锅等。还要购买婴儿配方奶粉，以备母乳不足或乳母有病时新生儿食用。奶瓶买一般的玻璃奶瓶即可，便于蒸煮消毒。另外，还要买点浓缩鱼肝油（维生素AD滴液）和钙粉，遵医嘱给新生儿添加。

住：新生儿最好住在向阳、保暖、噪声小、通气好的房间内。室内电灯光线不宜太强，以免刺激孩子。婴儿床的选择应经济、实用、安全。小棉被、小夹被、小包布（1米见方）、小绒毯、各2~3套，以纯棉制品最好。新生儿的枕头不宜太高，填充物可为小米或蚕豆壳。

用：护肤用品——要买婴儿香皂、婴儿浴液、婴儿润肤霜、松花粉（洗完屁股后扑用）、爽身粉（夏季备痱子粉）等。

盆类——洗脸盆、洗澡用大盆、尿盆、洗涮尿布用的盆。

毛巾类——洗脸、洗澡都要有专用毛巾，还要多备几条小方巾，供孩子吃奶、喝水时垫在下巴底下，以防"腌"了脖子。

玩：彩色气球悬挂在屋内，可刺激新生儿视觉发育。色彩鲜艳、声音悦耳的摇铃和气声塑料玩具，对孩子的视听觉发育、观察能力的锻炼都有益处。

2. 怎样预防早产

只要提前做好早产防范，配合良好的照顾，便能有效减少早产的发生。

通常，在预产期前后二周内（即第39周的第一日到第42周最后一日）出生都属正常的范围。在第38周以前出生的多数是早产儿，难以适应胎外环境，存活率低，多数以死亡为结局。总之，离预产期越远而提前出生的婴儿，其死亡率就越高。

早产儿因个子小，体重轻，各个器官系统，尤其是神经系统尚未发育成熟，所以难以适应母体外的生活，必须给以特殊的条件和护理，才能生存下来。要想预防早产儿的降生，必须弄清楚早产的原因，是什么原因使胎儿过早问世呢？原因很多，但归纳起来不外乎孕妈妈、胎儿、胎盘几方面的因素，主要是双胎或多胎妊娠，孕妇合并妊娠高血压综合征、心脏病、肾病等以及胎盘血管疾患，羊水过多，子宫畸形和外伤等。值得提醒的是不少青年人，因为不懂得早产的危害，缺乏生理常识，妊娠后常常因房事不节，而导致胎儿提前降生。

从上述引起早产的原因可以看出，要避免早产，预防和治疗妊娠并发症是根本措施。

此外，孕妈妈年纪过轻，发育尚未完全，以及精神紧张，情绪不稳定等都可发生早产。

早产的先兆主要是腹痛和阴道流血，腹部阵痛是子宫收缩的表现，阴道出血（见红）表明子宫口有开张，疼痛得越重，出血越多，早产的可能性越大，保胎的成功机会越小，反之，轻微的疼痛，没有出血或仅有少量"见红"，则保胎大有希望。

由于过激的运动会造成早产，所以上、下楼梯的次数要尽量减少。

3. 过期妊娠怎么办

医学上把过了预产期14天以上还不分娩的情况叫做过期妊娠，此时胎儿的死亡率要比正常高三倍。

胎盘是有一定寿命的，预产期过后的两周，胎盘的功能开始减退，造成输氧不足，使胎儿经常处于缺氧状态。过期妊娠的胎盘，在胎儿娩出时常比正常胎盘要小，表面散有白色斑纹，有时还可以看到坚硬如石的钙化点，这就是胎盘老化的表现。胎儿因为缺氧，胎心音变得慢而不规则，同时引起肠胃道蠕动增加，排出胎粪，将羊水污染成草绿色，甚至为黑绿色，浑如泥浆，羊水量也日益减少。过期妊娠时，胎儿常不再生长，外形瘦长，皮肤皱褶，形状干瘪，像小老人。由于胎盘老化，功能减退，胎儿可在子宫里或于临产后突然死亡，也有的因为在分娩时吸入了浑有胎粪的羊水，并发窒息或肺炎致死。

过期妊娠怎么办呢？月经28天为一周期的孕妈妈，预产期一旦过了10天还不分娩，就要请医生检查胎盘功能是否减退，再根据减退的程度决定引产还是剖宫产。

引产的方法很多。破膜加静脉滴注催产素引产容易成功，同时，破膜时可观察羊水量和颜色，对了解胎儿有无缺氧及缺氧的程度有很大帮助。各种引产方法都很安全，对孕妈妈无痛苦，对胎儿也没有不良影响。

当然，过期妊娠并不一定都会造成胎儿或婴儿死亡，有时虽然产期已过，但胎盘功能并不减退，正像人老了有时还相当健壮一样。不过，为慎重起见，我们千万不能抱有侥幸心理，遇到过期妊娠的情况，还是及早到医院检查为好。

4. 临产有哪八忌

"十月怀胎，一朝分娩"是一自然现象，对孕妈妈来说是一个较大生理变化与心理刺激，孕妈妈在临产前要愉快、健康地度过这一时期，应注意以下几点：

忌怕：大多数孕妈妈缺乏分娩的生理常识，对分娩有不同程度的恐惧心理，担心分娩时疼痛、出血过多和难产，临产前孕妈妈这种焦虑、恐惧情绪，会通过中枢神经系统抑制子宫收缩，造成产程延长，甚至发生难产和产后子宫收缩不全，流血不止。情绪紧张又会使交感神经兴奋，血压上升，使胎儿缺血缺氧引起窒息。因此，孕妈妈产前应消除对分娩的恐惧感，只要认真进行产前检查，会平安地生下孩子，分娩的安全性几乎近百分之百。

忌急：有些孕妈妈在分娩上也是一个"急性子"，没到预产期就焦急地盼望能早日分娩，到了预产期，更是终日寝食不安。她们不懂得预产期有一个活动范围，提前10天或错后10天左右，都是正常现象。俗话说"瓜熟蒂落"，不必着急。

忌粗心：一些孕妈妈大大咧咧，到了妊娠末期仍不以为然。结果临产时常常由于准备不充分，而弄得手忙脚乱。这样很容易出差错。

忌累：是指身体或精神上的过度劳累。到了妊娠后期，活动量应该适当减少，工作强度亦应适当减低，特别是要注意休息好，睡眠充足。只有这样才能养精蓄锐，使分娩时精力充沛。

忌懒：有些女性怀孕早期担心流产，怀孕晚期害怕早产，因而整个孕期不敢活动。有些孕妈妈则是因为懒惰而不愿意多活动。实际上，孕期活动量过少的孕妈妈，更容易出现分娩困难。所以孕妈妈在妊娠末期不宜生活得过于懒散，也不宜长时间地卧床休息。

忌饥饿：孕妈妈分娩时要消耗很大的体力。因此，孕妈妈临产前一定要吃饱、吃好。此时家属应想办法让孕妈妈多吃些营养丰富又易于消化的食物，切忌什么东西都不吃就进产房。

忌远行：一般在接近预产期的前半个月后，就不宜再远行了，尤其不宜乘车、船远行。因为旅途中各种条件都受到限制，一旦分娩出现难产是很危险的事情，它有可能威胁到母婴安全。

忌滥用药物：分娩是正常的生理活动，一般不需要用药，也没有能使孕妈妈腹痛减轻的药物。因此，孕妈妈及亲属万不可自行其是，滥用药物，更不可随便注射催产剂，以免造成严重后果。

孕妈妈健康小贴士

预防难产应先了解哪些孕妈妈容易发生难产，她们是：骨盆狭小或畸形的孕妈妈；高龄孕妈妈，胎位不正的孕妈妈；体态显著肥胖平时又缺乏运动的孕妈妈；心理脆弱、精神过度紧张的孕妈妈以及过去发生过难产的孕妈妈等。这几类孕妈妈应注意预防难产，加强产前检查。产前检查可早期发现孕妈妈骨盆异常、胎位不正和胎儿过大。医生可以采取有效措施，进行必要的处理。同时，通过产前检查，可及时发现孕期保健的不足和孕妈妈的其他异常，以便对孕妈妈进行正确的指导或治疗，可有效地防止难产的发生。

5. 临产前后该做好哪四件事

分娩是一个比较复杂的过程，临床证明，如果孕妈妈在分娩的过程中能密切配合助产人员，其产程将会缩短，分娩也较顺利，对母婴的健康都有好处。

精神不要紧张：分娩是一个正常的生理现象，若已做好产前检查，又未发现什么毛病，每个孕妈妈都能平安生下婴儿。即使有一些不平常，也不要害怕，要相信助产人员能够根据不同的情况，而采取相应的治疗措施，母婴的健康是有一定保障的。

不要憋着大小便：在分娩过程中，孕妈妈要保持每二三小时排尿一次，另外，临产前也应把大便排尽，以利于胎儿下降，还可避免因腹压增加，孕妈妈不由自主地将大便溢出而污染外阴，容易引起产道细菌感染，如大小便不易排出的话，可通过灌肠和导尿，促使大小便排出。

要保持正常的饮食：分娩过程的时间较长，要消耗大量的能量和水分，而孕妈妈在宫缩时需要充足的体力。不吃不喝，能量及体力得不到补充，必将影响体力的发挥。

学会一些有助分娩的无痛手法：孕妈妈要学会呼吸，当子宫阵缩开始时，就行自然缓慢地深吸气；阵缩过后，把气慢慢呼出来。当子宫开全后，阵缩强烈，孕妈妈可用力握住床边的把手，并向下屏气。若阵缩强烈，疼痛难忍，吸气时，可用双手从下腹部两侧按摩到腹部中央；呼气时，又从腹中央按摩到腹部两侧、反复多次。也可用手压迫腹部最不舒服的部位，都有减轻疼痛的效果。

6. 子宫收缩过强会导致难产

这里又有两种情况，一种是子宫收缩过强可仍保持正常宫缩特点，即有节律性、极性和对称性，那么宫口扩张过快，胎儿被很强的宫缩很快通出产道，则胎头没有适应产道的时间，宫颈及阴道也没有时间得以充分扩张，因来不及接生胎儿使其坠地外伤，颅内出血等，此外，母亲往往有会阴及阴道广泛撕裂，出血等。

另一种情况是如果宫缩过强，同时还丧失了节律性、对称性、极性，每次宫缩时左右侧肌肉收缩不一致，并且子宫下段肌肉收缩强度反而高于子宫体部，这样子宫腔内持续维持较高压力，影响胎盘的血液供应，可以使胎儿在子宫内缺氧窒息，甚至死亡，母亲则感到腹痛持续难忍，但是产程没有进展，宫口停止开大，常并发尿潴留、肠胀气等情况。

7. 子宫收缩乏力的常见因素

所谓子宫收缩乏力，是指宫缩仍保持正常的对称性、节律性和极性，但宫缩的强度降低，宫缩持续的时间缩短，这样每次宫缩的力量弱，宫口扩张缓慢，使分娩的时间延长，胎儿受到威胁，孕妈妈也疲劳不堪。临床表现为子宫口开的很慢，产程延长，超过正常的时间范围。此种难产的后果是：胎头进入骨盆，膀胱被压迫在胎头和耻骨联合之间，可发生排尿困难，尿潴留；此外，产后子宫收缩乏力，影响胎盘剥离，易发生产后出血，宫缩乏力，亦能影响胎儿，原因是产程停滞，手术产机会增多，增加胎儿宫内缺氧，胎儿创伤。

由上可知，此种难产的避免，关键是纠正宫缩异常，主要是子宫收缩乏力。子宫收缩乏力的原因有两点：

子宫因素：如先天子宫发育不良，双子宫、双角子宫等子宫畸形，因子宫肌层发育不良而影响收缩，此外，多胎、羊水过多时，子宫过度膨胀，因为胎儿的先露部不能很好地入骨盆压迫子宫下段和子宫颈部，也可继发引起宫缩异常。

精神因素：对分娩有恐惧心理，临产后一有宫缩就精神紧张异常，觉得疼痛难受，大声喊叫，并拒绝进食喝水，这种因精神因素所致宫缩乏力，可通过耐心的思想工作纠正。

8. 胎儿发育异常所致难产怎么办

所谓胎儿发育异常，主要包括胎儿过度发育及胎儿畸形，皆可以引起难产，如巨大儿可以引起难产，巨大儿可引起相对性头盆不称，不能顺利通过产道造成难产。由此可见，胎儿过度发育，长得过大并不是好事。一般来说，胎儿体重超过4000克称为巨大儿，因胎儿过大，相对性头盆不称的机会增加，难产的发生率也就高了。此外，滞产（指产程超过24小时的），产后出血，宫颈，阴道裂伤，手术产率都增高；对胎儿则常可发生窒息，颅内出血，锁骨骨折，臂丛神经麻痹等产伤。所以，胎儿不是长得越大越好，标准胎儿体重一般在3000～3500克。那么，什么样的孕妈妈又易怀巨大儿呢？

❶ 在妊娠时营养过度；

❷ 与遗传因素有关，凡双亲身材高大魁伟的；

❸ 与孕妈妈胎次增加有关；

④ 与过期妊娠有关；

⑤ 有糖尿病的孕妈妈。

9. 骨盆狭窄所致难产怎么办

骨盆狭窄，使胎儿不易从骨盆通过，从而造成难产。狭窄可以是整个骨盆变小，也可以发生在骨盆上、中、下各个部位，在胎头进入骨盆处的上口狭窄，称为入口狭窄，可使胎头迟迟不能进入骨盆；若狭窄发生在骨盆中段，尽管胎头可能进入骨盆，但是不能像正常分娩那样在骨盆中发生一定的胎头旋转，可发生头位难产；若骨盆下口狭窄，因出口太小，不能娩出。

多数骨盆狭窄可在产前发现，有时骨盆虽然偏小，但胎儿亦很小，若宫缩很好，最后可顺利分娩。若骨盆狭窄程度较重，或骨盆畸形，产道变形很明显，就要选择剖宫手术。

10. 正常分娩有哪些决定因素

所谓分娩，是一种自然的生理过程，具体地说是指胎儿发育成熟或接近成熟时，胎儿及其附属物（羊水、胎膜、胎盘等）排出母体的过程。

能否正常分娩，即孕妈妈腹中的胎儿能否顺利出世，这里有三个决定因素，即产道、产力和胎儿，若三者均为正常，并可相互协调，胎儿即可顺利娩出，否则会出现难产。

所谓产道，是指胎儿分娩的必经之路，由骨产道和软产道组成，其中骨产道，就是骨盆，软产道则由子宫下段、子宫颈、阴道及骨盆下软组织构成，在妊娠晚期时，由于体内激素变化，产道的各组成部分会产生相应的伸展扩张，为胎儿顺利通过做好准备。

所谓产力，是指挤出胎儿的力量，因为并不是胎儿自己钻出产道的，而是需要一种力量把他挤出来。产力包括子宫收缩力、腹肌膈肌收缩力和肛提肌收缩力。

子宫收缩力：即宫缩，指子宫体部平滑肌的收缩，是阵发性的，收缩与间隙反复交替，不随孕妈妈的意志控制，它在分娩中的作用至关重要，只有通过有效的宫缩，才能使胎儿不断地沿产道下降完成分娩。

腹肌膈肌收缩力：此为重要的辅助收缩力，但是它们是在宫颈完全扩张后，也就是俗话说"骨缝开全"时才起作用。

肛提肌收缩力：此指辅助腹肌膈肌收缩之力，可增加腹腔压力，压迫胎儿向产道出口方向下降，以顺利完成分娩的全过程。

胎儿在分娩中的作用，亦很重要，原因是产道是一个圆桶形管道，其内容积对胎儿通过并不宽裕。胎儿的胎经、胎儿的姿势皆可影响正常分娩，在正常情况下的枕前位，即胎头缩屈，胎儿面部向着妈妈的后面，枕骨向着前方时可以顺利娩出，而其他胎先露和方位可能会造成不同程度的难产。

当然影响分娩的因素还不止这些，要做到胎儿安全降落在人间，必须加强产时的保健。

11. 临产前有哪些迹象

临产时孕妈妈会有哪些表现呢？

宫底下降：怀孕足月前后，位于上腹部的子宫底会从心窝（剑突）部下降至心窝与肚脐之间。这时，孕妈妈自觉上腹部胀满大为减轻，呼吸也较以前轻松，但盆腔内的坠胀感加重起来，行走不便，并出现大便秘结、尿频及尿急等症状。这是由于胎头下降入盆，压迫直肠和膀胱所致。

见红：临产前24小时内，阴道会流出少量血性黏液，俗称见红。此系子宫颈口扩张，使接近宫颈内口的胎膜（包裹胎儿及羊水的一层薄膜）与宫壁下段分离出血，混同宫颈管内的黏液栓脱落的结果。表明分娩即将开始。

规律性腹痛：怀孕的子宫呈间歇性的收缩和松弛，且有规律地进行。孕妈妈感到一阵阵腹痛。如果本人或者家属将手掌平放在隆起最高的腹壁上，会明显地触到子宫收缩和松弛交替进行，即一硬一软交替出现。医生正是通过这种检查，算出每次收缩及放松（间歇）的时间。随着临产的到来，腹部胀痛的持续时间会越来越长（20～90秒），子宫变硬如板状，间歇时间越来越短（15～20分钟）。这种规律性腹痛的出现，表示正式分娩已经开始。

阴道流液：多发生于见红或规律性腹痛之后。阴道流出的这种液体，在医学上称为"羊水"，量不多，无色无味。有些孕妈妈，尤其头胎孕妈妈分辨不清，常常误认为是尿液。如果同时伴有不由自主地向下屏气及排便感，即意味着胎儿将于两小时内降生。

行将临盆的女性，离预产期1～2周时，应该对胎儿降生的四步曲开始留意，届时切勿迟疑，排除一切牵挂，及时到邻近医院就诊或请接生员到家检查，避免发生急产，以确保母婴平安。

12. 自然分娩有什么好处

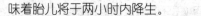

自然分娩是在产力的作用下，胎儿头部从最小径线通过母体产道，而不用外力干涉，自然娩出胎儿的过程。它是人类自然的生理过程和生理现象。

自然分娩对母亲来说，没有手术可能出现的并发症和创伤，分娩后活动自如，身体恢复快，子宫上不留瘢痕，如果再次分娩较瘢痕子宫的孕妈妈危险性小。

胎儿自然分娩，子宫有节律地收缩使胎儿胸部受到相应的压缩和扩张，从而刺激胎儿肺泡表面活性物质加速产生，使胎儿出生后肺泡富有弹性，容易扩散。在经过产道时，胎儿胸廓受压，娩出后，胸腔突然扩大，产生负压，有利于气体吸人。另外，自然分娩不会出现手术生产时器械损伤新生儿的危险。

准爸爸必读

在妻子妊娠期间，做丈夫的要对自己的妻子少一些性爱，多一些情爱，如经常和孕妈妈散步、聊聊天，有时不妨说一些能让妻子感觉心里温暖的话。

13. 如何选择自然分娩、剖宫产

女性妊娠和分娩都是生理现象，怀孕40周正像瓜熟蒂落一样，就要分娩。而怀孕期孕妈妈发生一系列生理变化，就是为了让胎儿在子宫里生长，从子宫通过产道来到人间，这

才是人类生殖的自然规律。所以，除非有不宜自然分娩的严重疾病，否则自然分娩始终为首选。

剖宫产创伤大，产后肠黏连、子宫内膜异位症时有发生，而且当再次妊娠分娩时可能从原子宫切口上裂开，发生子宫破裂。

剖宫产主要用于以下方面：明显骨盆狭窄，正常的胎儿不能通过者；盆腔内或子宫壁有肿瘤，阻碍胎儿娩出者；产前出血，诊断为前置胎盘早剥者；35岁以上初产妇，有合并症者。

14. 分娩过程中能用镇痛药或麻醉药吗

分娩是正常的生理现象，一般不需要麻醉药。但在分娩过程中少部分孕妈妈精神过度紧张或宫缩频而强者，疼痛难忍，有的大喊大叫，因此，可应用一些镇静药或麻醉药。一般应估计胎儿4小时内不能娩出方可应用。常用的有安定和杜冷丁。近几年来，临床应用安定较多，一方面可以镇静，使烦躁不安的孕妈妈得到休息，宫缩情况得到改善，另一方面能使宫颈口松弛，有利产程进展。但应用过晚，可以引起新生儿呼吸抑制，造成新生儿出生后不哭，需要人工抢救复苏。

孕妈妈使用镇痛麻醉药，应在医生指导下，必要时应用，药量不可过大，用药后助产医生要密切观察孕妈妈的血压、脉搏、呼吸以及用药的反应，宫缩变化、胎心音等。

15. 分娩对胎儿的影响

首先是临产后当子宫收缩时，子宫壁血管被压紧，使胎盘及胎儿的循环均受到阻碍而产生暂时性的胎儿缺氧现象；而中枢神经系统的缺氧，可刺激迷走神经而使心跳变慢，如宫缩时，胎心率由每分钟140次左右减至100~110次，待宫缩停止15~30秒钟之后，胎心率又恢复原状。

16. 分娩对孕妈妈的影响

先是生理负担加重：即在分娩过程中对全身各系统都增加负担，尤其是心脏的负荷增加和血压的变化。在第一产程，每当子宫收缩时血压即可上升0.67~1.33千帕，间隙期血压又恢复原状；第二产程，除子宫收缩外，腹肌收缩使周围阻力更为加重，同时，孕妈妈用力屏气时肺循环压力及中心静脉压更为明显，有时甚至可上升3.33~4千帕，至间隙期，血压亦随之下降，但仍比分娩前略高；在第三产程，子宫突然缩小，胎盘血循环停止，腹内压下降，血压下降至原来水平或者更要低些。

此外，在分娩过程中，肠胃道的消化力与呼吸力均减弱，第一产程时可有反射性呕吐。产程延长时可有肠胀气出现。

其次是孕妈妈的精力、体力的消耗大，能量和氧的消耗量均增加，如第一产程时，孕妈妈会有阵痛感，影响睡眠、休息和饮食，消耗的精力较大在第二产程时，胎儿的娩出除子宫收缩力外，还要依靠腹压的配合，是一个重体力的劳动过程。

还有，孕妈妈产道受损伤的机会增多，原因是在胎儿娩出时产道各部分都可能发生撕裂伤，最常见的是会阴破裂，亦可能有子宫颈撕裂，甚至子宫破裂。产道撕裂会引起出血，如伤及血管

则流血量更多，在胎盘排出后子宫内壁胎盘剥离面的出血，在宫缩乏力时亦会增多，另外，有创面存在，感染的机会就增加，这些如不加以防治，都会损害母体的健康。

17. 为什么会发生难产

难产，医学术语叫做异常分娩。发生难产的原因很多，但不外乎产力、产道、胎儿三个因素中任何一个或一个以上异常，使分娩的过程受阻而发生难产。顺产和难产在一定条件下也可以互相转化，如果顺产处理不当，也可能变成难产，反之，难产处理及时，也可以变成顺产。

孕妈妈在妊娠期间必须通过一系列的产前检查，妊娠晚期还要做骨盆的内外测量，以便对母婴情况有全面了解。在预产期前2周左右，医生要对孕妈妈的分娩方式做出鉴定，并在事先告诉本人，可以自然分娩或需要试产，如果需要剖宫产也要告诉本人，以便做好思想和物质上的准备。有的需要早入医院在医生指导下待产。

孕妈妈的产前骨盆测量很有必要。如果孕妈妈没有测量过骨盆、产前未经医生鉴定能否自然分娩，本人对自己能否正常分娩心中也没有数，只是快要临

准爸爸必读

有实验表明，凡在孕期参加游泳训练的准妈妈，在分娩时都很顺利，同时分娩时间缩短一半，并且有些胎位不正常的准妈妈在训练中胎位恢复了正常，从未发生过流产或早产。

产或是已经临产才到医院，这样，医生和本人都没有思想准备，临时发生问题也措手不急，就会使难产的机会增多。因此，产前系统检查对防止发生难产是非常必要的。

18. 怎样避免难产

一般说来，难产是可以避免的。

❶ 首先孕妈妈要定期去医院进行产前检查，以便及时发现情况，尽早进行纠正解决。

❷ 产前要加强营养，保持旺盛的精力和体力，预防疾病，适量运动；在临产时，听从医师的指导，与医生密切配合好。临产前要按需求吃些东西，增加产力。

❸ 孕妈妈要心情愉快，要充分正确认识到生孩子是一种自然生理现象，精神不要紧张，要顺其自然。

❹ 只要孕妈妈平常身体健康，有经产道娩出的力量及正常产道、胎位正常，胎儿大小合适，无畸形，就不会发生难产。

❺ 孕妈妈要了解分娩知识，并在分娩时按产程与接生人员配合呼吸和动作，就可以顺利完成分娩过程，娩出胎儿。

因此，孕妈妈不可过于担心难产，一般顺利分娩是没有问题的。精神过度紧张，配合不好，也可以使分娩变得复杂。

19. 如何避免宫缩乏力

孕妈妈要做好以下几点，就可能避免宫缩乏力。

❶ 做好孕期保健。根据产前检查等资料，可以初步安排好分娩方式。如胎位不正应早做纠正。

❷ 正确认识分娩。要了解分娩过程，精神不要紧张、害怕，克服恐惧心理，要保持轻松愉快、良好的心态对待分娩，这样有利子宫正常收缩。

❸ 临产后要安排好生活，要吃好、喝好、睡好，安排好大小便。如果宫缩时体

力消耗大，应及时补充能量，顺利完成分娩。

❹ 产程中孕妈妈和医护人员密切配合，按照医护人员的要求去做。

20. 怎样预防滞产

在正常情况下，全部分娩过程的时间大致是初产妇约为16小时，经产妇10~12小时。如果因为某种原因使产程延长，超过30小时，则称之为滞产。

滞产发生的原因常常是子宫收缩乏力。预防子宫收缩乏力，则是预防滞产发生的措施之一。

为了防止滞产的发生，所以妊娠期间就要做好精神和物质上的准备，妊娠末期也要有规律的生活，每天适当活动，从事一般轻体力劳动和脑力劳动的

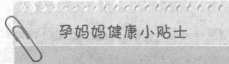

孕妈妈健康小贴士

孕产瑜伽——蝶式

❶ 慢慢地坐在床上或垫子上，两膝曲起，两脚脚心相对，双后抓住两脚尽量向内拉。

❷ 上下轻轻抖动双膝，像蝴蝶轻轻拍打翅膀一样。

功效：能伸展孕妈妈的骨盆，缓解腰痛，利于自然分娩。

人，不必过早休息，以防分娩时孕妈妈身体和子宫无力引起滞产的发生。

21. 急产有什么危害

子宫收缩的节律性正常，但收缩力过强过频，如头盆相称，宫颈口很短时间内迅速扩张，分娩在短时间内结束，总产程不足3小时者，称为急产。

急产多见于经产妇，它对母婴都不利。由子宫缩频而强，产程过快，可使会阴、阴道甚至子宫颈裂伤；来不及消毒接生可导致产后感染，分娩后子宫的缩复能力不良可致胎盘滞留或产后出血。对胎儿来说，由于子宫连续不断地强收缩，使胎盘血液循环受阻，容易发生胎儿窘迫，新生儿窒息或死亡。胎儿娩出过快，胎头原来在产道内所受的高压突然解除，易引起颅内出血。若来不及接生，新生儿坠地可发生外伤等。所以有急产史的孕妈妈，应提前住院待产，做好接产准备，密切观察宫缩，以免发生意外。

22. 孕妈妈个子矮就会难产吗

骨盆的大小与分娩关系很大，骨盆小容易使分娩出现困难，甚至难产。因

此，有人认为女性个子矮骨盆就必然小，分娩就困难。这种认识不全面。

有些身材瘦小的女性，并不一定骨盆（产道）窄小，有很多看起来身材娇小的女性，其骨盆大小都很正常。况且，难产与顺产还应综合其他因素来看，比如顺产的主要因素应包括产力、产道（骨盆）和胎儿状况。有的孕妈妈虽然骨盆稍窄小，胎儿中等个（甚至随母亲个子也较小），但子宫收缩力强（产力强），在医护人员的帮助和监护下，也能顺利分娩。反之，有的孕妈妈虽然骨盆大小正常，胎儿中等个，但却因临产前休息不好，产力不足，产程时间长，孕妈妈无力而发生难产。

由此可见，女性个子小骨盆并不一定就小，也不一定就会发生难产。只要定期检查，妊娠晚期注意休息，分娩时有足够的产力，也会顺利分娩的，不会发生难产。

23. 什么是正常的宫缩

正常的宫缩是临产的主要标志，它具有以下特点：

节律性：临产时每两次宫缩间隔5～6分钟，宫缩持续约30秒钟后逐渐减弱消失，间歇时子宫肌肉松弛。随产程的进展，宫缩持续时间渐长，但不超过1分钟，间歇时间可缩短至1～2分钟，这时宫缩强度逐渐增加。

对称性、极性：正常宫缩由两侧子宫角开始，先向子宫底中部集中，再向子宫下段扩散，收缩力以子宫底部为最强，是子宫下段的2倍。

子宫缩复作用：每当宫缩时子宫的肌纤维变短而宽，间歇期肌肉松弛、变长，但不能完全恢复至收缩前的长度而略短，即缩复作用。随着产程进展，子宫上段越发变短而下段拉长、变薄，子宫口开大，子宫容积逐渐缩小，使先露部不断下降，直到胎儿娩出。

24. 第一产程的经过和处理

在临产后，接产者必须严密观察产程，及时发现异常并及时处理，这样才能保持良好的产力，从而起到保证母婴安全的作用。

在第一产程开始时，子宫每隔10～15分钟收缩一次，每次收缩的时间很短，收缩的力量也很微弱；以后，间隙的时间渐渐缩短。每隔3～5分钟一次，收缩的时间延长而收缩的力量也加强，随着子宫收缩的逐渐强烈，子宫口就慢慢扩张。等到第一产程末，大概每二三分钟就有一次子宫收缩，每次维持一分钟左右，这时候子宫口也就开全了。

在这个阶段中，孕妈妈如果感到腹部发胀或腰部发酸，就可以进行深呼吸运动，当阵缩的时候，慢慢地均匀地做深呼吸，等阵缩过去后再恢复正常的呼吸动作，如果单靠深呼吸还不能完全解除酸胀的感觉，在阵缩时，还可以加用腹部按摩动作，吸气时，双手由腹部两侧向小腹中央轻轻按摩，呼气时，从小腹中央向腹部两侧轻轻按摩，如果不做按摩动作，用拳头压住两侧腰部或者耻骨的前面也可以，不过要注意，在阵缩过去后，这些动作都该停止，抓紧时间休息，以保存精力。

临产以后，孕妈妈应2～4小时排尿一次，以免膀胱充盈影响子宫收缩及胎头下降。

在第一产程中，如果胎膜未破，可以在室内轻微活动，若胎膜已破，也就是已经破水了，就应该卧床休息，防止脐带脱垂。

此外，要注意胎先露之性质，高低，若为头位，可能触到圆而硬、表面光滑的胎头，若为臀位，可触到较宽而软的臂或腿，有时可触到高低不平的胎足。

25. 第二产程的经过和处理

此为产程中一个关键时刻，也是孕妈妈主动参与最多的一个阶段。此阶段孕妈妈正确运用腹压非常重要，可对第二产程的顺利完成起到决定性的作用。

第二产程，子宫收缩的强度已经到达最高峰，所以，羊膜也常常在这个时候破裂，同时有胞浆水流出来。由于胎儿下降到骨盆底，压迫直肠的关系，孕妈妈常有要大便的感觉而不由自主往下迸。屏气可以增加腹内胎儿的娩出，不过，要注意方法，当阵缩来时，孕妈妈用手抓住床两边的带子或把手，把屈起的两腿分开，吸一口大气进住，像解大便一样用力往下挣，进气时间越长越好，等阵缩过去后，立刻争取时间休息，以保持精力，配合下阵宫缩时用力。

孕妈妈健康小贴士

在整个产程中，都应注意孕妈妈的营养，热天更应注意水分摄入情况，要鼓励产妇分娩前进食，避免因不必要的紧张引起脱水、乏力、衰竭等而影响产力。

在屏气时，臀部要固定在产床上，不要上翘，更不要扭动，协助接生人员保护会阴，以免发生裂伤。宫缩时不要大喊大叫，以免消耗体力，引起肠管胀气，当胎头快要娩出时，听从接生人员的要求，不要再猛然用力，而是张大嘴哈气，便于胎头慢慢娩出。

胎儿娩出后，注意用左手清除新生儿的口鼻，喉部羊水和黏液，使呼吸道通畅，一般娩出1～2分钟内即会啼哭；待脐带搏动停止后，在距脐根10～15厘米处用两把血管钳将脐带夹住，同时在两钳之间剪断脐带，然后再进行其他处理。

26. 第三产程的经过和处理

本产程的长短，直接关系到产后出血量的多少。当胎盘剥离慢或剥离后停留在子宫腔内时间长或部分剥离部分不剥离，都可能引起产后出血。因此，接生者应仔细地观察胎盘剥离的迹象，及时正确地帮助排出。

当胎盘娩出后，经检查软产道没有裂伤再缝合好侧切伤口，整个分娩过程就算是大功告成了。此时，孕妈妈还不能立刻回病房，要在产房继续观察1～2个小时，主要是观察子宫收缩情况，了解有没有出血过多，会

阴血肿血压高、休克、虚脱等情况。所以，在观察期间，孕妈妈应该好好休息，如果有什么不舒服，比如剧烈腹痛、外阴剧痛使肛门坠胀、头晕心慌、出冷汗等，应及时向医生、护士报告，不要自以为生完孩子必然有不舒服而忍耐着导致病情的延误。

27. 胎位不正怎么办

女性妊娠后期常见的胎位不正一般是指臀位和横位两种：

臀位：胎儿臀部或下肢位于孕妈妈骨盆入口，胎头在子宫底部称为臀位，占分娩总数的3%～4%。臀位分娩是臀部先出，胎头后出，易发生产程延长。甚至会引起胎儿宫内窘迫，造成新生儿窒息、颅内出血、婴儿骨折等，胎儿死亡率比正常头位先娩出者高3～8倍。妊娠30周以前因羊水相对较多，胎位还不固定，此时发现是臀位不必急于纠正，大都会转成头位。妊娠30周以上仍为臀位，又无别的原因，则应矫正胎位。

横位：胎儿横卧于母体骨盆入口处之上，是一种危险的异常胎位。分娩时胎儿头和胸部同时挤入骨盆口，因周径太大，足月胎儿难以分娩，易引起胎儿宫内窘迫、孕妈妈子宫破裂，对母婴生命威胁很大。为预防横

位，应加强产前检查，发现孕妈妈腹部外形呈横椭圆形，子宫底位置较低，腹部一侧摸到胎动，另一侧摸到胎臀，胎心音在脐周最清楚就是横位了。发现后要及时纠正。如果临产时仍为横位，此时只要胎儿存活，就必须行剖宫产术，确保母婴平安。

28. 产前不能吃太多生冷食物

妊娠期精血聚集于冲任以养胎，孕妈妈机体多处于阴血偏虚，阳气偏亢的生理状态，即民间所说的孕妈妈多易上火，加之妊期又有偏食的嗜好，多食用一些水果或饮料等生冷食物在所难免。由于每个人的体质不同，一般讲，素体阳盛的人，适当吃一些生冷食物对胎儿的发育和大人的健康是有益的，同时可防止胎儿生产后胎毒等病的发生；但对素体阳虚之人则不然，食用不当或过食生冷食物，可导致凉遏脾胃，寒湿内生，从而使中焦不运。胎儿分娩后，由于寒湿凝滞经脉及产后多虚多瘀的特点，使孕妈妈气血虚弱，经脉不畅，气化不利，阳气不展，乳汁失于蒸化，导致部分孕妈妈乳汁不足或无乳，严重影响了婴儿的正常发育，并可导致婴儿出生后大便溏泻不止，受食不进、吐乳腹胀等症。

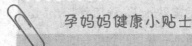

孕妈妈健康小贴士

孕期一定要注意饮食的调节，不宜过食生冷食物适度为宜，以保证生一个健康聪明的小宝宝。

29. 乳头凹陷该如何矫正

乳头凹陷虽算不上什么大病，但往往给哺乳期的母亲和婴儿健康留下隐患，因此，乳头凹陷应在产前矫正。

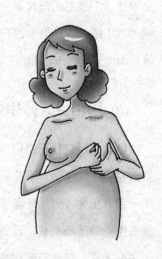

乳头凹陷可分为先天、后天两种。先天性的属乳头发育畸形，后天性的多因戴乳罩过早或乳罩束得过紧所致。凹陷的乳头因为紧缩、受压，得不到发育，甚至引起萎缩。有些凹陷的乳头可用手慢慢拉出，有些因凹陷很深，难以拉出。乳头凹陷主要有以下四方面危害，一是乳头深陷在乳晕皮肤里，长期得不到洗涤，分泌物及污染物得不到清除，容易引起乳头乳晕发炎，甚至出血、糜烂；二是乳头不能外露，母亲无法哺乳，从而影响婴儿的发育；三是孕妈妈不能哺乳，会导致乳管阻塞、乳汁郁积，容易发生急性乳腺炎或乳房脓肿。母亲如从不哺乳，还可增加患乳腺肿瘤的机会；四是乳头凹陷有损女性胸部健美，失去应有曲线美。

女性发现自己的乳头凹陷后应及早矫正。怀孕期间，尤其是到了中晚期，是乳房发育最成熟的时期。在此阶段，乳头多会自然外凸，再加上主动矫正，凹陷的乳头一般可回到应有的位置。矫正的方法，首先是胸罩或紧身衣不要把乳房束得过紧，休息时应把胸罩摘下。其次是手拉，即经常用手将凹陷的乳头向外牵拉，最少每天上床前后各一次，每次拉15～30下，直至乳头外露而不回缩为止。三是对凹陷很深、反复牵拉无明显效果的，应在婚前婚后，最迟在怀孕早中期到医院作乳头矫正手术。

30. 采用坐式分娩好

坐式分娩有利于缩短产程。因为坐式分娩与产轴生理、胎儿纵轴与产力方向一致，加强了胎儿先露部分对宫颈及盆底组织的压迫刺激，促进宫缩，提高了宫缩效率。产程的缩短减少胎头在产道内受挤压的时间，同时也减少了胎头对软产道的压迫；产程缩短可减轻孕妈妈因屏气时间过长造成的疲劳，有利于产后恢复。坐位时，孕妈妈能充分利用腹压及地心引力等因素提高宫缩效率，可使一些头位难产转变为顺产。

坐式分娩使产后出血减少。坐式分娩减轻了子宫对腹主动脉和下腔静脉的压迫，保证子宫血流量，从而保证子宫肌纤维正常收缩功能，有利于减少产后失血。

坐式分娩由于卧位改为坐位，减轻了子宫对腰部的压迫，孕妈妈感到体位舒适，腰痛消失或明显减轻，能以最佳方式配合分娩。坐式分娩更适合妊娠合并心脏病的孕妈妈，可减轻或不出现呼吸困难症状。

此外，它还使助产人员劳动强度大大减轻。因为助产人员正面操作，保护会阴只要稍微侧身，检查产道损伤及会阴缝合均采用坐位正面操作。发现难产或胎心变化，可以立即处理，如用产钳助产、胎头吸引助产或臀位助产，都能在坐式产床上顺利进行。

31. 助产可以吃巧克力

当前很多营养学家和医生推崇巧克力，认为它可以充当"助产大力士"，并将它誉为"分娩佳食"。理由一是它营养丰富，含有大量的优质碳水化合物，而且能在短时间内被人体很快消化、吸收和利用，产生出大量的热量，供人体消耗。据测定，每100克巧克力中，含有碳水化合物50克左右，脂肪30克左右，蛋白质15克以上，还含有较多的锌、维生素B_2、铁和钙等。它被消化、吸收和利用的速度是鸡蛋的5倍，脂肪的3倍。二是体积小，发热多，而且甜香可口，吃起来也很方便。孕妈妈只要临产前吃上一两块巧克力，就能在分娩过程中产生出很多热量。因此，让孕妈妈在临产前适当多吃些巧克力，对母亲和婴儿都是十分有益的。

32. 怎样知道胎儿宫内死亡

胎儿在子宫内死亡，称为死胎。造成死胎的原因很多。胚胎发育异常如胎儿畸形，脐带异常如脐带扭转、打结、脐带绕颈等，均可影响血液循环，使胎儿在子宫内死亡。产前出血如前置胎盘和胎盘早期剥离，出血过多，可使胎儿缺血缺氧而死亡。此外，过期妊娠、妊娠高血压综合征、高血压、糖尿病、慢性肾炎等可因胎盘功能不良，使胎儿缺氧而死亡。

怎样知道胎儿已宫内死亡了呢？早孕阶段胚胎死亡后，子宫不继续增大，反而慢慢缩小，妊娠反应消失，查尿内绒毛膜促性腺激素含量也逐渐降低。妊娠中晚期胎儿死亡后，孕妈妈自觉胎动消失，子宫不继续增大、乳房渐渐变小，乳胀感消失。若胎儿死亡时间较长而未娩出，孕妈妈还有全身疲乏、食欲下降、腰酸下坠等症状。若要确诊，需到医院做一些辅助检查，如化验血、尿，做超声波或X光检查等。

33. 胎儿脑积水怎么办

脑积水发生率为1/2000，占所有畸形胎儿的10%～15%左右。这种畸

孕妈妈健康小贴士

大多数死胎均可在胎儿死亡后两周内自然娩出。若超过四周仍未分娩，由于胎儿死亡后胎体、胎盘和胎膜组织分解，释放出一些凝血物质，进入母体血液循环，使母体凝血功能发生障碍，产时和产后出现难以控制的大出血，威胁孕妈妈的生命。因此，死胎一旦确诊后，应尽快到医院引产，不可麻痹大意。

形主要是胎儿神经系统发生先天性异常，引起脑脊液量过多，积水量一般为500～1000毫升，甚至可达5000毫升。由于积水，颅腔过度扩张，胎儿的头特别大，头围常大于50厘米，最大的可达80厘米。脑积水的胎儿常合并有脑脊膜膨出、脊柱裂或其他畸形。

脑积水可用下述方法检查出来：

腹部检查：在孕妈妈腹部可以摸到异常增大的胎头，且有弹性，与一般正常胎头明显不同。

阴道检查：腹部检查发现大而有弹性的胎头时，可到医院作阴道检查。

超声波检查：可于妊娠后期进行。检查时发现胎儿头颅明显增大。此种检查方法安全、简便，且能反复检查。如发现胎儿头颅增长速度快，对本病的确诊很有价值。

X光拍片：可发现胎儿颅骨骨质疏松，头特别大，轮廓不清，面部相对较小。此种方法亦适用于妊娠后期，此时X线对胎儿的影响不大，但不宜反复进行。

脑积水胎儿确诊后，应及时引产处理。如不能早期诊断及时处理，分娩过程常造成难产，甚至发生子宫破裂，危及孕妈妈生命。脑积水胎儿多数不能生存，少数成活者往往智力低下，甚至成

为白痴，这是由于大量脑脊液压迫使大脑萎缩之故。因此，处理时以保护母亲为主。

34. 早破水该采取什么治疗措施

胎膜在产程开始之前破裂者称为胎膜早破，也称早破水。胎膜早破可引起感染、早产和脐带脱垂。

引起胎膜早破的原因很多，如胎位不正、骨盆狭窄或头盆不称，羊水过多，双胎，宫颈有病变如裂伤、疤痕等，均易引起胎膜早破。腹部受伤或摔倒，医务人员作妇科检查动作粗暴，性生活，以及孕妈妈营养不良，维生素C、D缺乏，胎膜松弛、缺乏弹力等，都是胎膜早破的原因。

胎膜破裂后，羊水可以从阴道内流出，时多时少，持续不断。

胎膜早破如接近预产期，又无胎位不正和骨盆狭窄，临产后多不影响产程进展。但若破水时间长，则易造成宫腔感染。如果有胎位不正，骨盆狭窄，当羊水外流时，易发生脐带脱垂和肢体脱出。脐带脱垂若处理不及时，常危及胎儿生命。同时，羊水流出过多，可使子宫壁紧紧裹住胎体，影响胎盘血液循环，易发生胎儿宫内窘迫。分娩时由于

没有羊水润滑产道，可使胎儿娩出困难。

预防胎膜早破要注意孕期卫生，加强营养；妊娠晚期避免性生活和外伤；有胎位不正者，应及时请医生纠正；有骨盆狭窄、头盆不称者，妊娠晚期更要注意预防早破水。若胎膜已破，要卧床休息，并抬高下肢和臀部，以防羊水继续外流。破水超过12小时未分娩者要应用抗生素预防感染。若超过24小时仍未分娩者，除个别未成熟儿以外，一般都应进行引产。若有头盆不称、胎位不正等异常情况，则需根据具体情况采用剖宫产或其他方法结束分娩。

35. 出现哪些情况需要被迫引产

由于某些特殊原因，孕妈妈会招致不良后果或危险，只有终止妊娠，进行引产手术，如：

❶ 患慢性肾炎的孕妈妈，有重度妊高征的孕妈妈，以超声波等法检查，发现胎儿严重畸形或胎儿不能生存者，也需立即引产。

❷ 羊水过多的孕妈妈：如经医生确诊为羊水过多，致使孕妈妈恶性反应及胎儿畸形者，应立即引产，终止妊娠。

❸ 宫内死胎：倘若孕妈妈感觉胎动消失，经医生检查确定胎儿死在宫内者，应立即引产排除死胎，以保孕妈妈生命安全。

❹ 孕妈妈患有糖尿病或其他严重器质性疾病者：患这些病症的孕妈妈，因身体虚弱、精力不济，继续妊娠对孕妈妈本身与胎儿都不利，应当考虑引产。

36. 高龄孕妈妈分娩存在哪些风险

所谓高龄孕妈妈，是指年龄在35岁以上第一次妊娠的孕妈妈。

❶ 一般来讲，高龄孕妈妈的胎儿宫内发育迟缓和早产的可能性较大。

❷ 高龄孕妈妈最容易发生产程延长或难产。

❸ 孕妈妈本人发生各类并发症的危险性大为增加。

❹ 极容易致胎儿滞留宫内引起胎儿窘迫症。

鉴于高龄初孕妈妈可能发生上述症状，因此，高龄初孕妈妈及其家人，切不可麻痹大意，应具有务实的态度，根据自身情况，采取特定的对策，做到防患于未然。

孕妈妈健康小贴士

高龄初孕妈妈最主要并发症为妊娠高血压征，容易影响母胎健康和生命的安危，应及早加以提防。

37. 孕妈妈分娩前要灌肠

临产时灌肠是必要的，孕妈妈要很好地和医务人员配合。好处是：

❶ 孕妈妈由于便秘而使肠管内经常有粪便堆积。乙状结肠位于小骨盆腔的左后方，由于肠内大量粪便的堆积，分娩时往往影响胎头的顺利下降及旋转，以致妨碍产程的进展。临产时灌肠清除了肠内粪便，排除了肠道的积气，减少了产道的阻力，使产程顺利进行。

❷ 临产时灌肠可促进肠蠕动，加强宫缩，缩短产程。

❸ 临产时灌肠可清除肠内堆积的大便，杜绝分娩期间排便，防止粪便污染，减少产后感染的发生。

有以下情况的孕妈妈均不宜灌肠：胎膜早破、阴道流血、胎头未衔接、胎位异常、有剖宫产史、宫缩强（估计1小时内即将分娩）以及患严重心脏病等。

38. 哪些情况必须做会阴侧切

❶ 会阴弹性差、阴道口狭小或会阴部有炎症、水肿等情况，估计胎儿娩出时难免会发生会阴部严重的撕裂。

❷ 胎儿较大，胎头位置不正，再加上产力不强，胎头被阻于会阴。

❸ 35岁以上的高龄孕妈妈，或者合并有心脏病、妊娠高血压综合征等高危妊娠时，为了减少孕妈妈的体力消耗，缩短产程，减少分娩对母婴的威胁，当胎头下降到会阴部时，就要做侧切了。

❹ 子宫口已开全，胎头较低，但是胎儿有明显的缺氧现象，胎儿的心率发生异常变化，或心跳节律不匀，并且羊水混浊或混有胎便。

❺ 借助产钳助产时。

如果，出现以上这几种情况，千万不要迟疑，应该尽量配合医生，尽早实行侧切。

39. 孕妈妈怎样配合生产

分娩需要医生或助产人员帮忙，也需要孕妈妈正确的配合。

在分娩的第一阶段，要补充营养和水分，尽量吃一些高热量的食物，如稀饭、牛奶、鸡蛋、麦乳精等，准备迎接"艰苦的劳动"。要保存体力，不要乱吵乱闹瞎用劲儿，因为这时宫口未开全，用力是徒劳的，反而会使宫口变肿发紫不易张开。做深、慢、均匀的腹式呼吸大有好处，即每次宫缩时，深吸气时逐渐鼓高腹部，呼气时缓缓下降，可以减少痛楚。

宫口开大后，要注意掌握每次宫缩，"有劲用在宫缩上"。先吸一口气，憋住，接着向下用力，像便秘时用力排便那样，使婴儿快些生出。宫缩间隙，要休息放松，喝点水，擦擦汗，准备下次再用力。当胎儿即将娩出阴道口时，医生会让孕妈妈哈气，孕妈妈就张口哈气，免得一味用劲，力量过猛，引起会阴撕裂。

胎盘娩出时只需稍加腹压，如超过30分钟胎盘不下，则应听从医生处置，帮助娩出胎盘。

40. 准爸爸要不要陪待产

陪待产是指孕妈妈临产后，丈夫或其他家属可进入产房陪伴孕妈妈。

对于大多数孕妈妈来说，生宝宝是一个生理过程，这个过程能否顺利很重要的一点取决于孕妈妈的心理状态。孕妈妈住院后与家人隔绝，突然置身于医护人员之中，容易感到紧张。加上对分娩缺乏了解则更易产生恐心胆惧感，这种心态对分娩不利。分娩时孕妈妈最希望丈夫陪伴，丈夫是陪待产的最佳人选。丈夫陪待产可增强丈夫的责任感，增强夫妻感情。

准爸爸必读

陪产的时候，准爸爸要做的是转移妻子宫缩疼痛时的注意力，给妻子进行按摩，帮她按摩背部、双脚或者肩膀，能让她感到舒服与放松，并帮助她减轻疼痛。

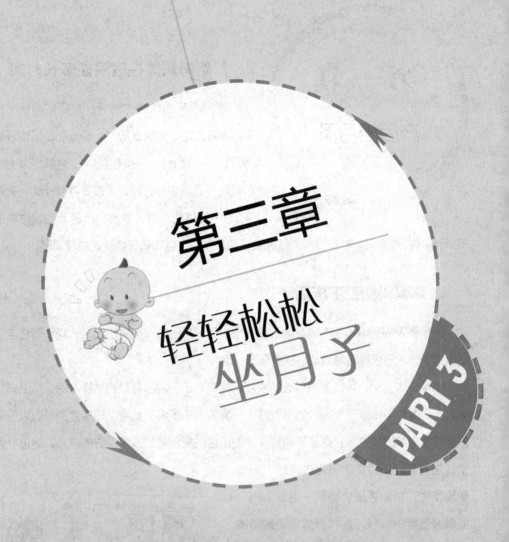

第三章

轻轻松松坐月子

PART 3

在孕育宝宝和宝宝诞生后，初为人父母，肯定会遇到不少困惑，尤其对于女性来说，在经过妊娠、分娩之后，体内激素水平突然变化，对生理和心理都产生了一定影响，妈妈该怎样恢复身体，怎么保持健康呢？

1. 新妈妈需在医院住多长时间

新妈妈产后住院的时间长短要根据新妈妈的实际情况来定。如果是顺产，婴儿和新妈妈没有异常情况，一切均好，一般住院24小时就可以出院。如果新妈妈行会阴切开分娩，一般要等4～5天，会阴切口拆线，切口愈合良好后出院。做剖宫产的新妈妈住院的时间更长一些，约8天。若新妈妈有妊娠或分娩并发症，需要看病情决定住院时间。

2. 新妈妈能否下床活动

一个健康的新妈妈在消除产时的疲劳后，可于产后6～8小时坐起来，12小时后自己到厕所排便，次日便可随意活动，在房间走一走。

早期下床活动，可以促进身心的恢复，并有利于子宫的复原和恶露排除，从而减少感染机会，促使身体早日复原，还可以减少产褥期各种疾病的发生。早期活动可以减少下肢静脉血栓形成的发生率；使膀胱和排尿功能迅速恢复，减少泌尿系统的感染；促进肠道蠕动，加强胃肠道的功能以增进食欲，减少便秘发生；早期活动更有利于盆底肌肉、筋膜紧张度的恢复。剖宫产或会阴侧切的新妈妈术后平卧8小时后，可以翻身、侧卧，术后24小时可以坐起，4小时后开始在床边活动，可以减少术后肠粘连。但开始活动时间不宜过长，以免过度疲劳，可逐步增加活动量。至于下床活动时间，要根据新妈妈身体情况，因人而异。对于那些体质较差，或难产手术后的新妈妈，不可勉强过早下床活动，希望她们量力而行，

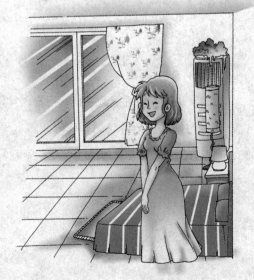

争取早下床活动。

提出早期下床活动，指的是轻微的床边活动，并不是过早地进行体力活动，更不是过早地从事重体力劳动，这样才能防止发生阴道壁膨出或子宫脱垂。

3. 什么是产褥期

妊娠期间，孕妈妈的生殖器官和全身发生了一系列的变化，待胎儿出生，胎盘娩出后，这一系列变化要逐步进行调整以至完全恢复，医学上就把产后生殖器官完全恢复的这段时间称为产褥期。一般需要6~8周才能逐步调整。

在这段时间里，新妈妈的乳房要泌乳，子宫要复原，身体各个系统要逐渐恢复正常，如循环系统血容量减少，血液浓缩，通过排汗、排尿，组织内的水分也逐渐排除。消化系统中胃酸开始增加，肠道张力及蠕动恢复，食欲消化力恢复正常。泌尿系统受压状况产后得以改善，尿液增加。不哺乳的新妈妈或体质健壮的新妈妈在产褥期内月经回潮。总之，产褥期是新妈妈身体各系统、体型、腹壁等逐渐复原的时期，所以新妈妈要特别注意保健，以利身体健康的恢复。

新妈妈要懂得哪些情况是产褥期正常现象。产褥期间，身体内部发生了变化，有些变化也引起了外表的变化。只有掌握了这些正常的变化现象，新妈妈才能判断是否有异常，是否患有疾病。产褥期正常现象主要有以下几点：

心情：新妈妈分娩后，十分疲劳却又轻松愉快，除觉得全身软弱无力外，一般没有什么不适。

体温：产后24小时内，由于能量消耗过多，机体产热超过散热，体温会升高一些，一般不会超过38℃，属于分娩反应。

呼吸与脉搏：产后每分钟呼吸14~16次。脉搏比较慢，每分钟60~70次。

出汗：新妈妈汗多，尤其在睡着和初醒时汗更多。

大小便：新妈妈24小时内，尿量可多达2000~3000毫升。需要通过肾脏排出体内潴留的水分，产后常有便秘现象，这与新妈妈尿多、汗多相关。

恶露：正常情况下，产后3~4天恶露量大、颜色鲜红。1周后，恶露颜色慢慢变淡，2周以后，恶露变成淡黄色或白色，产后3周左右恶露停止，没有臭味。

乳汁分泌：分娩头1~2天开始，乳房发胀变大坚实，皮下静脉充盈，这时体温升高，但不超过38℃，并且腋下出现肿胀的淋巴结，再过1~2天，乳房变软有乳汁分泌。

4. 怎样注意产褥卫生

❶ 居室要安静、整洁、空气新鲜、阳光充足，室温20~25℃，湿度60%~65%为宜。

❷ 衣着要柔软宽松，勤洗换，夏天不要穿得过多，防止中暑，冬天不要着凉。

❸ 保持外阴清洁。大小便后用温开水或用1：5000高锰酸钾冲洗外阴，会阴垫要消毒、勤换。

❹ 要经常擦澡和洗澡。洗澡时使用淋浴，不要盆浴，勤换内衣。

❺ 新妈妈要及早下床活动，多吃

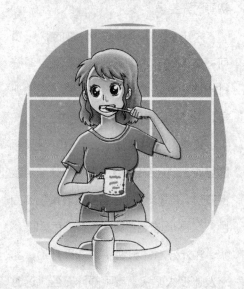

高蛋白、高热量、铁、钙、维生素丰富的食物，多喝些汤水。不要吃冷饭。

❻ 要正常梳头、洗头、刷牙。

❼ 产褥期不要过性生活。

5. 产后体形发生变化的原因

青年女性生了孩子体形发生了变化，乳房可能变得松弛下垂，腹部隆起，腰部粗圆，臀部宽大，这些变化一时很难恢复常态女性曲线美。

产后发生体态变化的原因：孕妈妈在妊娠期随着胎儿长大，腹壁皮肤、肌肉长期受到膨胀子宫的影响，腹皮被拉松，拉长，腹肌纤维增生、拉松，以致断裂。分娩后子宫复原，腹皮、腹肌松弛而下垂，常可见腹部正中线变宽，腹部有许多花纹，这是由于腹肌过度扩张肌纤维分离所致。腹壁紧密度的恢复，一般需经过6~8周，但多数不能恢复到孕前那样。

产后乳腺增生，乳房充盈庞大，表皮及肌纤维被胀得宽松。产后停止喂奶，乳房缩小，乳房皮肤、肌肉松弛而下垂。由于妊娠时盆底肌肉和筋膜过度扩张而失去弹力、肌纤维也常有断裂，以致盆腔内的器官组织疏松，也会引起腹部膨隆下垂。

6. 产后恢复有哪几个阶段

产后恢复分三个阶段:

第一阶段　为产后28天内,俗称"坐月子"。这段期间内生殖系统变化最大,恢复也最快。

❶ 要注意保持全身清洁,特别是外阴的清洁卫生,防止产褥感染。

❷ 注意室内温度要适宜及室内空气流通。

❸ 冬天防感冒,夏天防中暑。

❹ 保护好乳房,保证哺乳功能,预防乳腺炎。

❺ 充分休息以恢复体力。

❻ 饮食要注意高热量、高蛋白,营养丰富,易于消化,不宜食过油腻及辛辣等食物。

❼ 精神上要愉快,避免精神刺激。此阶段绝对禁止性生活。

第二阶段　为产后42天内。女性在妊娠期和分娩期发生的生理上、解剖上以及全身各系统的变化在此期间基本上恢复正常。为了解这些变化的恢复情况,在产后42天应到医院进行一次全面、系统的检查。

第三阶段　为产后1年内。新妈妈在产后8周身体应该完全恢复正常,可参加正常工作、劳动,但要注意哺乳期保健。

7. 怎样为新妈妈创造良好的休息条件

产后休息是第一重要的调养。为了保障新妈妈休息,国家为新妈妈规定了产假。家属更应责无旁贷进行配合,保证新妈妈安心休息。

新妈妈的卧室要做到空气流通,要经常打开门窗通风换气保持空气新鲜,排除室内乳气、汗气、恶露血腥气,空气新鲜有益于新妈妈精神与情绪愉快,有利于休息、身体的恢复。卧室通风,要根据四季气候和新妈妈的体质而定。卧室要保持清洁整齐,做到窗明几净,光线柔和,以促进睡眠。室内家具用具放置整齐,可摆放鲜花,芳香悦目,心情舒畅。室内温度20~25℃,湿度50%~60%。

新妈妈室内应保持安静,避免过多亲朋好友进入探视。新妈妈身体虚弱,加之夜间哺乳,照顾婴儿,需要抓紧时间适当多休息;新生儿神经功能未发育完全,稍有响动会受到惊吓,所以要减少打扰、噪声。

丈夫、家属应体贴关心新妈妈,不可在新妈妈面前发泄怨言,要使新妈妈心境坦然、心气调和,保持良好的精神状态,静心休息。

8. 新妈妈不要睡弹簧床

新妈妈睡弹簧床会导致骨盆损伤。卵巢于妊娠末期分泌第三种激素，称松弛素。此物质有松弛生殖器官各种韧带与关节的作用，有利于分娩。由于松弛素的作用，产后的骨盆失去完整性、稳固性，而软软的骨盆，加上太软的弹簧床的松泡性、弹力性好，压力之下，重力移动又弹起，人体睡上俨如佛龛，左右活动都有一定阻力，很不利于病人翻起坐起。如欲急速起床或翻身，新妈妈很容易造成骨盆损伤。

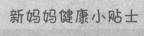

新妈妈健康小贴士

新妈妈应睡一段时间板床，等身体复原后再睡弹簧床，以免不必要的麻烦。

9. 新妈妈怎样卧床休息好

新妈妈卧床休息要讲究卧床方法。因为产后新妈妈身体虚弱、气血不足，产前子宫、脏器、膈肌发生位移。产后这些器官要恢复到原来位置，子宫要排除恶露。必须保证充分休息和正确的卧床、养息方法，才能利于气血恢复，有利于排除恶露，有利于膈肌、心脏、胃下降回位。卧床休息可分平卧、侧卧、仰卧、伏卧、半坐卧、随意卧。

妇产科医学非常重视产后卧床休息的姿势及其养神方法；主张正常新妈妈分娩完毕，不能立即上床睡觉，应先闭目养神，稍坐片刻，再上床背靠被褥，竖足屈膝，呈半坐卧状态，不可骤然睡倒平卧。如此半坐卧3日（指白天）后，才能平卧或侧卧、仰卧皆可。闭目养神，目的在于消除分娩时的紧张情绪，安心神志，解除疲劳。半坐卧者，可使气血下行，气机下达，有利于排除恶露，使膈肌下降，子宫及脏器恢复到原来位置。在半坐卧的同时，还须用手轻轻揉按腹部，方法是以两手掌从心下搓至脐部，在脐部停留作旋转式揉按片刻，再往下搓至小腹，又作旋转式揉按，揉按时间应比脐部稍长。如此反复下搓、揉按10余次，每日2~3遍，可使气血流通，脏腑得以温煦濡养，恶露、淤血不停滞于胞中，还可避免腹痛、产后子宫出血，帮助子宫尽快复原。

10. 新妈妈可以戴胸罩吗

新妈妈在产后应该戴乳罩，这有利于乳房的健美与恢复。

乳罩的作用是托住乳房，使其保持在原来的位置上，并支持和保护乳房的良好姿态，保持良好的血液循环、避免乳房下垂造成淤血状态，防止乳腺疾病，也减少运动或劳动时乳房的多余活动，避免乳房受到外来损伤。乳罩有利保护乳房，突出了胸部的美。

新妈妈大多数乳房较大，略有下垂，佩戴乳罩就显得更重要。另外，婴儿在哺乳过程中乳罩还能使乳汁排泄通畅，防止其他衣服上的纤维进入乳管孔，引起堵塞，影响哺乳，特别是直接穿羊毛类衣服时。所以新妈妈哺乳时不要怕麻烦费事，一定要佩戴乳罩。

11. 新妈妈怎样选购胸罩

新妈妈选购乳罩要注意以下几点：

❶　乳罩大小要合适。可根据最大胸围和胸底围之差确定乳房高，选择号码。乳罩应既能托住乳房，又不会把乳房压扁，也不会使两个乳房向中间紧靠。乳房兜要合适，不挤也不空，完全容纳。

❷　要选择质地好的、柔软的棉织物或真丝织品，这些产品吸水性好，既可吸汗又可吸奶，对皮肤没刺激。不要选用化纤类乳罩，化纤乳罩透气性差，吸水性也差，化学纤维进入乳头可能阻塞乳腺导管，若被婴儿吸入体内，危害更大。化纤制品还易产生静电，会导致母婴不适。

❸　束胸带以选宽的为宜，以免勒太紧不舒服，并且要能够调节松紧度，以适应呼吸和运动的需要。

12. 新妈妈使用胸罩注意哪些

新妈妈戴用乳罩应注意是：

❶　戴乳罩时应轻轻将乳房托起，调节松紧度，太紧会压迫乳头，太松起不了兜托作用，还会造成乳头摩擦受损。松紧度应以活动时乳房无明显跳动感，取下后皮肤上不会留有压迫痕迹为宜。

❷　乳罩内层最好衬一层纱布，如果乳罩上没有，可自己加上或戴时垫上小毛巾，以免漏奶。乳头内陷时，还可在乳罩内再垫一个凸起的奶罩，既防止压迫影响哺乳，又防止乳头摩擦而导致炎症。

❸　白天戴上乳罩，哺乳时和晚上睡觉时解开或脱下。

④ 乳罩要经常洗换，并且应单洗，绝不要与其他衣服混合洗涤，特别是化纤衣物。每次使用前应认真检查一下乳罩内侧有无微细纤维黏附在上面，发现应及时清除。

13. 新妈妈紧腹束腰有哪些危害

新妈妈在产后大多腹部肥胖而松弛，有的新妈妈为了恢复形体，采取了紧腰、束腰的方法，把腰腹部勒得很紧，这种方法是错误的。既达不到健美的目的，还影响身体健康。

❶ 会使新妈妈腹内压升高，极易导致子宫下垂，严重后倾后屈、阴道前后壁膨出等生殖器官异常。

❷ 会使新妈妈盆腔血液运行不畅，抵抗力下降，极易引起附件炎、盆腔炎等妇科疾病。

❸ 会使人腹式呼吸受阻，膈肌上下移动受限，并影响肺呼吸，导致人体慢性缺氧。

❹ 腹内压升高会使肾、肝、脾、胃、肠等脏器受压，血管变位，动脉供血和静脉回血发生障碍，影响脏器功能，时间长了会使人产生食欲缺乏、消化不良、腹胀、恶心、下肢肿胀等，还会影响新妈妈奶水的质量。

新妈妈健康小贴士

紧腹束腰是不利新妈妈的健康的，新妈妈可以通过自我按摩来逐渐恢复曲线。

❶ 腿部：两手紧抱大腿根部的前面，用力向下摩擦，经膝盖骨擦到足踝，然后反转到小腿后面向上回擦，到大腿根部后面为一下，这样如此摩擦30下，再以同样的动作，摩擦另一条腿30下。每天坚持腿部的按摩，能很好地促进血液流通和新陈代谢，进而防止脂肪堆积的产生，使肌肤美丽而柔软。

❷ 腹部减肥：两手手指并拢伸直，左手掌置于右手指背上，右手掌贴腹部用力向前推按，接着左掌用力向后压，一推一回，由上腹移到小腹做3～4次，再从左向右推3～4次，以腹部微有痛感为宜。

❸ 上肢：两前臂胸前交叉，双手拇指和其他四指，同时捏拿对侧肩部，用力捏拿肩部三角肌、上臂和肘部至腕部，内外前后侧都捏拿5～10次。

14. 坐月子能出屋吗

正常分娩的新妈妈为了促使身体早日复原，在产后6~12小时可以下床稍微活动。会阴侧切新妈妈可晚一些下床活动。剖宫产无合并症者，3~4天后可以下床活动。1周以后如果天气晴朗，可到户外活动。在户外呼吸新鲜空气，晒晒太阳，会使新妈妈精神愉快，心情舒畅。天气不好，就不要出去了。应该注意的是不要着凉或过度疲劳，要量力而行，开始每天出屋1~2次，每次不超过半小时，上午10点，下午3~4点出屋最好。

15. 月子里穿什么衣服合适

新妈妈新陈代谢旺盛，所以要勤换内衣，内衣宜选用透气性强，吸水性好的棉制品。

产褥期的衣着以纯棉制为好，新妈妈乳罩内衣、内裤等禁用化纤制品。用化纤乳罩及穿化纤内衣时，化纤的纤维堵塞乳腺管，可以造成产后无奶或缺奶。外衣要柔软、散热性好。天热季节不必穿长衣长裤，以免生热痱和中暑。

另外不要穿太紧的衣服，否则会影响乳房血液循环的通畅，压迫所致患乳痈。要穿舒适而吸汗性能好的平底布鞋，但鞋底不要硬，不要穿塑料拖鞋更不能穿高跟鞋，会引起足底、足跟或下腹酸痛。袜子应选择纯棉线或毛线编织。夏天不要赤脚，以免引起脚痛。

16. 新妈妈不能穿戴过多

有的人认为新妈妈坐月子时衣服穿得越多越好，棉衣厚被，甚至捂头扎腿，实际上这样做对新妈妈非常有害，这样一捂，就能捂出病来。

这是因为，女性产后体内发生许多变化，皮肤排泄功能特别旺盛，以排出体内过多的水分，所以出汗特别多，如果汗不擦干直接吹风或在穿堂风下休息，容易感冒。有的新妈妈，不分冷热，不分冬夏，老是多穿多捂，这样身体过多的热不能散发出去，结果越出汗越多，变得全身虚弱无力，盛夏时还会发生中暑，出现高热不退，昏迷不醒等。

孕妈妈健康小贴士

为了防止中暑，有利新妈妈的康复和健康，新妈妈应根据气温变化随时增减衣物，夏天穿着应单薄，不要捂头扎腿，身上盖毛巾被或床单。

17. 月子中新妈妈梳头会患头风吗

有些新妈妈在月子中从不梳头，认为梳头会招风，老来患头风、头痛。这种做法毫无根据，既不符合卫生要求，又影响健康。

新妈妈分娩后汗腺分泌旺盛，如果不梳头，时间长了蓬头垢面，臭气难闻，很不卫生。经常梳头，既能保持头皮清洁，又能加速血液循环和营养供应，达到防止脱发的目的，并祛除头风。新妈妈多气虚，血流不畅，晨起梳头使气血流通，颜面红润，所以新妈妈应如平常一样梳头。若头发过长，黏结难理，宜缓慢梳理，不要扯痛头皮。最好于产前将头发剪短，便于产后梳理。

18. 新妈妈能不能洗澡

产后的女性很容易出汗，特别是睡觉和醒来时，往往大汗淋漓，再加上小便较多，乳房胀还要淌奶水，身上黏湿难受。新妈妈若不洗澡更衣，很容易遭湿邪侵袭发生全身皮肤疮疹等。

新妈妈在临产时，用劲出汗，分娩时流血，产后排除恶露，常污染外阴和肛门周围。若不清洗，污物病毒经阴部逆行阴道、宫颈等而发生这些部位感染，引起腹痛。产后常擦澡洗澡，可清洁皮肤，促进气血流通，毛窍通利，排除秽浊、病菌，有利于产后康复，有利于乳汁分泌，促进伤口愈合，防止皮肤感染。

产后最初几天，应给新妈妈擦澡，勤换棉布衣衫，当新妈妈出院后就可以洗澡，但新妈妈洗浴次数不可太多，比正常人要略少一些。

19. 新妈妈洗澡应注意什么

产后虽然应当常洗澡，但新妈妈气血虚弱，抵抗力差，易受邪风侵害，所以产后洗澡应注意寒温得当，严防风、寒、暑、热乘虚侵入。

产后洗澡应做到"冬防寒、夏防暑，春秋防风"。冬天洗澡，必须密室避风，遮围回避，浴室宜暖，浴水须热，洗浴时不可大汗淋漓，汗出太多伤阴耗气，每致头昏、晕闷等。夏天浴室应空气流通，浴水如人体温，约37℃，不可贪凉用冷，图一时之欢而后患无穷。产后触冷，气血凝滞，以至恶露停于胞中，腹痛，将来患月经不调，身痛等。

洗澡时间不宜过长，每次淋浴5～10分钟，室温在20℃最为合适。洗澡后尽快擦干身体、穿衣，避免风吹着凉。沐浴后若头发未干，不可辫结，不可立即就睡，否则湿邪侵袭而致头痛。饥饿时不可浴、饮食后不可浴，浴毕宜进少许饮食补充耗损的气血，洗浴必须用淋浴。若无淋浴条件者，必须在盆内浇水洗浴，禁忌坐在盆中。剖宫产的新妈妈或分娩不顺利，出血过多，平时体质比较差的新妈妈，洗澡时间不宜太早，但每天应该用温开水擦洗全身，保持衣服清洁。

20. 哪些新妈妈可使用腹带

下列新妈妈可以使用腹带，但相应的症状消失后，就不应该再使用了。

❶ 腹部非常松弛，成为悬垂状，特别是站立时腹壁下垂比较严重，这时纤维细胞有较多断裂，较难自主恢复，使用腹带会起到支持作用，也会使新妈妈感到舒适，消除产后腹部空虚和垂胀感。这种情况多见于胎儿过大、一胞多胎或生育多胎的新妈妈。

❷ 连接骨盆以及脊柱的各种韧带发生松弛性疼痛时，腹带可起到支撑作用。

❸ 施行过剖宫产的新妈妈，用腹带可对伤口愈合起到较好的保护作用。

> **新妈妈健康小贴士**
>
> 应注意的是，使用腹带一定要宽、厚，在卧位时系上，注意不要系得过紧而有不舒服感，晚上睡觉时解开。

21. 新妈妈能不能刷牙

新妈妈比一般人更应注意口腔卫生。由于新妈妈进餐的次数多，食物残渣存留在牙

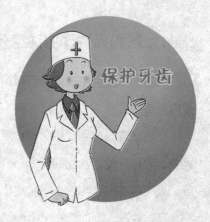

齿表面和牙缝里的机会增多。另外，新妈妈在月子里进食大量的糖类、高蛋白等食物，最易坏齿，引起口臭、口腔溃疡。因此，新妈妈在月子里不刷牙是不对的。漱口刷牙能清除陈腐、酸物，保护牙龈、口腔，新妈妈应该每日早、晚各刷1次牙，如能在每次进餐后刷牙、漱口，对健康更为有利。

22. 新妈妈刷牙应注意什么

新妈妈应该刷牙，但要注意以下几点：

❶ 牙刷应选用小头、软毛、刷柄长短适宜的保健牙刷。

❷ 刷牙前把牙刷用温水泡软。

❸ 刷牙的方法不能"横冲直撞"，切忌横刷，正确的刷牙方法为"竖刷法"，上牙从上往下刷，下牙从下往上刷，咬合面要来回刷，里里外外都刷到，每次刷3分钟。

❹ 每早起床后、晚上入睡前刷牙，平时吃完食物后用温水或漱口液漱漱口，可清除口腔内滞留的食物碎屑、牙垢，有利牙的保健。

此外，中医主张产后3天内宜用指漱。方法：将右手食指洗净，或用干净纱布裹缠食指，再将牙膏挤于指上，犹如使用牙刷样来回上下揩拭，然后用食指按摩牙龈数遍。指漱有活血通络、牢固牙齿的作用。新妈妈平时有牙疾者，应当多以指漱为佳。

23. 新妈妈能洗头吗

我国有新妈妈在月子里不能洗头的传统习俗，认为洗头会掉头发，日后会引起头痛。其实这是没有道理的。

正常人每天脱发40～100根。女性产后4～20周，脱发明显增多，每天脱发120～140根，这种现象称为休止期脱发。这种脱发，毛囊本身无病变，无炎症，但脱发增多，毛发分布较稀但不会超过头发一半，可见新妈妈掉头发是正常现象，而非洗头所致。长时间不洗头，头皮不清洁，会影响毛囊细胞呼吸，从而会脱发或加重脱发。相反，新妈妈新陈代谢旺盛、汗多，适时洗头，对于促进头皮局部血液循环，保护头发是非常重要的。

24. 新妈妈居室要关门闭窗吗

有的新妈妈受传统习俗的影响，不论春夏秋冬总是把门窗关得紧紧的，棉衣厚被。殊不知，这样一捂百病生，往往使母婴健康备受损害。

紧闭门窗会使居室通风不良，空气污浊，细菌大量滋生，危及新生儿的健康。尤其是夏季，空气中氧气不足会令人胸闷不舒，再者新生儿的体温调节中枢发育不完善，环境温度过高时容易出现发热、脱水、哭闹不停等。再加上新妈妈穿戴过多，容易发生中暑。为了母婴健康预防中暑，应使居室门窗大开，通风透光，保持室内空气新鲜、阳光充足、温度宜人，即使是冬天也应适时开窗，通通空气。空气清新、阳光充足、温度适宜能使新妈妈心情舒畅，有利于身体的恢复。但应注意的是在开窗时不要直接吹着新妈妈，以免着凉感冒。

25. 产后要及时排尿

在妊娠期，由于内分泌的改变，雌孕激素及醛固酮的作用，使孕妈妈的新陈代谢发生了改变，体内水钠的潴留增加。而水钠潴留是妊娠期的生理需要，起着稳定母体内环境的作用。

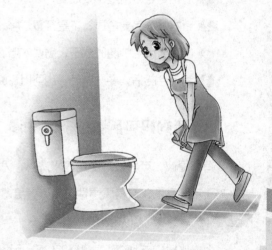

分娩后情况发生了变化，胎盘排出，胎盘循环停止，子宫缩小，大量血液进人体循环。胎盘激素撤退，醛固酮和皮质醇减少，组织间液的回收增加进人体循环。循环血容量上升，肾小球滤过率增多而钠的回收减少，孕期潴留的水钠通过肾脏排出体外，因而产后尿量大大增加，新妈妈尿量多是正常现象。

产后新妈妈尿量增多，应尽早自解小便，新妈妈一般在产后4小时应解小便。因为在分娩过程中膀胱受压黏膜充血水肿、肌张力降低以及会阴伤口疼痛，不习惯于卧床姿势排尿等原因，容易发生尿潴留，而尿潴留使膀胱胀大，妨碍子宫收缩从而会引起产后出血，还易引起膀胱炎。因此，产后新妈妈要及时排尿。

26. 为什么产后出汗多

产后出汗多，称为褥汗。在夜间入睡和初醒时更甚，往往满脸汗珠，衣衫湿透。

产后出汗多，主要是皮肤的排泄功能旺盛，将妊娠期间积聚在体内的水分，通过皮肤大部分排泄出体外，以保持正常血容量。所以产后出汗多，不是病态，而是正常的生理代谢现象，是身体器官组织进行复原的表现，不必担心，也不必特殊处理。另外产后许多新妈妈喝红糖水、热汤、热粥较多也是产后出汗的原因之一。一般在产后头1～3天较为明显，于产后1周左右则自行好转，约需两周能恢复到孕前水平。

27. 新妈妈出汗多应注意什么

产后出汗多，虽然是正常的生理现象，但要加强护理，这对新妈妈身体的康复大有益处。

❶ 新妈妈室内温度不要过高，要适当开窗通风，保持室内空气流通、新鲜。

❷ 新妈妈穿盖要合适，不要穿戴过多，盖的被子不要过厚。

❸ 出汗时用毛巾随时擦干，勤换衣服，尤其新妈妈的内衣内裤要及时更换。

❹ 有条件的话，要洗淋浴，也可以每晚用温水擦洗。一定要避免受凉。

28. 新妈妈可用哪些药水洗澡

有人提议，产后最好使用药水洗淋，尤其对于素体皮肤不健康者，患有风湿性关节炎者更适合。下面几种洗澡药水，以供选用：

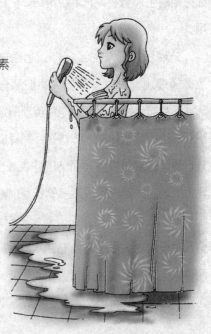

❶ 桃树白皮150克、柳枝250克，用水洗净，煎水去渣洗浴。

用法：先用清水洗净身上尘垢，再用药水遍体擦洗，若皮肤长疮疖者，宜先浸泡片刻再擦洗，洗毕，擦干即可，切忌用水清洗。

功效：香身避秽，通利血脉，防风寒。

❷ 黄芪防风方：黄芪100克、防风50克，

用水洗净，煎水去渣洗淋。

用法：同❶方。

功效：实毛窍，固腠理，防风寒，止汗。产后汗多最宜。

❸ 竹叶桃白皮方：竹叶250克、桃树白皮150克，用水洗净，煎水去渣洗浴。

用法：同❶方。

功效：香身除秽，通利血脉。治热疖疮毒，皮肤不健康者宜用。

❹ 防风生姜方：防风50克、生姜50克，捶破，用水洗净，煎水去渣洗浴。

用法：同❶方。

功效：通利血脉，防风寒，暖肌肤，祛风除湿。尤宜于素有风寒湿痹、肌肉关节疼痛者。

❺ 银藤蒲公英方：金银花藤100克、蒲公英100克，用水洗净，煎水去渣洗浴。

新妈妈健康小贴士

新妈妈使用中药水洗澡也要在医生的指导下进行，根据新妈妈不同的健康状况和身体情况，在医生的指导下进行，以免产生不利的影响。

用法：同❶方。

功效：清热解毒。治热毒疮疖、痱子。

29. 新妈妈不能洗盆浴

新妈妈 分娩后阴道、宫颈有不同程度的裂伤，黏膜充血、水肿，子宫蜕膜作为恶露成分排出后，要长出一层新的子宫内膜，胎盘剥离处有手掌大面积的伤面。这些都要在产褥期得以修复，况且会阴还有侧切伤口。而宫颈口闭紧、恶露完全干净所需时间每个人差异较大，有的在产后2个月胎盘剥离后才能完全愈合。

产褥期间洗盆浴时，寄生在皮肤或阴道的细菌和洗澡用具沾染的细菌，都能随洗澡水进入产道，增加感染机会，轻者会阴伤口发炎、子宫内膜发炎，重则向子宫旁组织、盆腔、腹腔，静脉扩散，甚至细菌在血液内繁殖引起败血症，所以产后禁止盆浴，应选择淋浴。

30. 新妈妈用热水泡脚的好处

新妈妈产后用热水泡脚好处多。产后不仅要洗脚，而且要天天洗。

"睡前洗脚，胜过打针吃药"，这就有力说明了洗脚的好处。每天用热水泡脚10～20分钟能活跃神经末梢，调节自主神经和内分泌功能，能起到强身保健，延年益寿的作用。对新妈妈同样如此，热水泡脚既可以保健又可解乏，新妈妈在经历分娩后已精疲力尽了，因此每天用热水泡泡脚，对恢复体力，促进血液循环，解除肌肉和神经疲劳大有好处。在洗脚的同时，按摩足趾和足心，能收到更好的效果。

31. 新妈妈要劳逸结合

新妈妈既不能卧床不动，也不宜过早、过量活动，不要长期站立，觉得稍累应躺下休息。由于产后腹肌、盆底肌、子宫韧带松弛，若下床活动过多、过早，用力过猛，可导致子宫下垂、痔疮、脱肛等。

由于新妈妈刚生下孩子时身体很虚弱，需要充分调整才能复原。所以新妈妈要充分注意休息，但完全卧床不活动对新妈妈也不利。一般情况下正常生产24小时以后，便可下床活动；年龄稍大的新妈妈，于产后32小时起床活动。产后3～5天，可在床上多躺着休息，做产后保健操，这样可以防止子宫下垂和加快身体康复，以后就要下床多活动。产后10～20天内，应自理日常生活，产后20日以后，便可下床徐行。如果新妈

妈有创伤、感染、难产、手术及其他合并症者，其休息和活动的时间、范围，宜根据具体情况，或在医生的指导下休息。当伤口和感染控制后，就应当按时下床活动锻炼，但活动的时间和范围都应比正常生产减少。适当活动可避免手术后的黏连。如下床活动有困难，也应在床上多翻身，或作抬腿、坐卧活动。

新妈妈健康小贴士

中医认为"动则生阳"，活动能使人体产生阳气，使五脏六腑功能旺盛，气血调和，经脉流通。"静则生阴"，适当休息，能助阴血增长。"久卧伤气"，产后卧闲过久，正气受损，而致倦怠乏力，气短、懒言、脏腑功能减弱等病症。正因为此，新妈妈要注意劳逸结合。

32. 哺乳期怎样保护乳房

新妈妈分娩后要及时给新生儿哺乳，在哺乳期一定要注意乳房的保护，尤其是坐月子期间，这样可避免乳头损伤及乳腺炎的发生，应注意以下几点：

❶ 哺乳前柔和地按摩乳房有利于刺激泌乳反射。

❷ 注意乳头卫生,用温水擦洗乳头,不要用肥皂、乙醇等擦洗乳头,以免引起局部皮肤皲裂。

❸ 喂奶姿势要正确,让婴儿含住乳头和大部分乳晕。每次哺乳,应两侧乳房交替进行。

❹ 哺乳结束后不要强行用力拉出乳头,以免引起乳头损伤。

❺ 学会正确的挤奶方法,避免乳房疼痛和损伤。

❻ 哺乳期要佩戴大小合适的乳罩,以改善乳房的血液循环。

33. 如何注意产后的乳头卫生

分娩前,用植物油或矿物油涂敷乳头,使乳头表面的积垢和痂皮软化,再用肥皂水和热水洗净。产后即可开奶,每次哺乳前,先洗净双手,然后用温开水或2%硼酸水擦净乳头,挤掉几滴奶,以冲掉乳腺管内可能存在的细菌。哺乳时,应让婴儿含住乳头及周围的部分乳晕,这样可减少吸吮对乳头皮肤的摩擦。婴儿吸吮乳头的时间不能超过20分钟,因为吸吮时间过长,乳头皮肤过度浸润,容易发生破裂。

切忌让婴儿含着乳头入睡,以免乳头浸软、皲裂而使细菌侵入。倘若乳头裂隙或破皮,且伴疼痛和发红,应减少哺乳次数或停止直接喂哺,将乳汁用吸乳器吸出或挤出,装入奶瓶喂哺。乳头裂开涂以清鱼肝油、10%复方安息香酸酊或50%鱼肝油铋剂,在下次哺乳或挤奶前擦去。

34. 产后奶胀怎么办

有的新妈妈产后3天双乳胀满,出现硬结、疼痛,甚至延至腋窝部的副乳腺,伴有低热。对这种现象不用急,一般不是疾病所致,主要是乳脉淋巴潴留、静脉充盈和间质水肿及乳腺导管不畅所致。一般至产后7天乳汁畅流后,痛感多能消退。

为了减少这种疼痛,防治方法如下:

❶ 早开奶、勤哺乳,使乳腺管疏通,利于乳汁的排出。

❷ 积极排空乳房。尽量让孩子把乳房内的奶汁吸干净。如果吃奶量太少,可用手挤奶,使乳房变软。同时暂时减少食用鱼汤、肉汤等。

❸ 哺乳前热敷乳房,并可做些轻柔按摩,用手由四周向乳头方向轻轻按摩,以促进乳汁畅通。

❹ 佩戴合适的乳罩，将乳房托起，有利于乳房的血液循环，从而可减轻疼痛。

❺ 如果乳房胀痛严重或出现红、肿、热痛等，请医生来帮助治疗。

新妈妈健康小贴士

新妈妈在挤奶时注意手指要固定，禁止挤压乳头和牵拉乳头。

35. 奶胀时要挤奶

避免新妈妈乳汁淤积，防治乳腺炎。下面介绍一下正确的挤奶方法。

备好清洁容器，先洗净双手及乳房，保持良好的心理状态，将身体稍向前倾，用一只手托着乳房，另一只手将

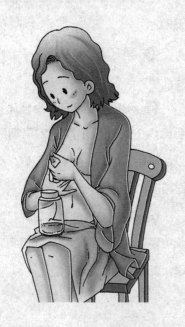

大拇指和食指分别放在乳头上2厘米乳晕处，缓慢用力向胸壁内方向挤压、松、再挤压，待乳汁流速减慢时，手指向不同方向转动，再重复挤压直至乳窦内乳汁排空。

36. 产后42天检查什么内容

产后6周内，新妈妈的生殖器官逐渐恢复正常，所以产后42天要常规检查，以了解全身和生殖器官及产后哺乳情况。检查内容包括测血压、血常规、尿常规，乳房及泌乳量，并要妇科检查，检查子宫复康及两侧附件、腹部及会阴部伤口愈合情况、盆底托力等。妊娠及产后有并发症者应作为重点复查对象。除一般情况检查外，还应根据不同情况进行必要的检查。若发现异常应及时治疗，以促进身体早日康复。有的专家建议，最好同时带着婴儿一起来医院做一次全面检查。

37. 新妈妈不要浓妆艳抹

新妈妈体质虚弱，皮肤功能与产前相比有较大改变，通透性增加，对化妆品的吸收性也增加，这就增加了潜在中毒的危险性。化妆品都有防腐剂，大都有一定的毒性。在使用色底、色霜、粉底等时还形成遮盖层，不利于皮肤排

汗,可干扰产后恢复。

毒性物质通过乳汁传给婴儿,影响婴儿健康成长,有时还会造成婴儿过敏。由于婴儿的解毒能力和耐受性比成人低得多,所以危险性更大。

另外,新妈妈的气味对婴儿影响特别大,新生儿出生50个小时后,就能对各种气味作出生理反应,绝大多数婴儿能将其头部准确地转向有母亲气味的地方,并能唤起愉快,增进食欲。新妈妈若浓妆艳抹,浓郁的化妆品香味和各种挥发性物质就会掩盖自己原来的气味,婴儿辨认及情绪都会受到干扰,影响哺乳。

根据以上情况,新妈妈不能浓妆艳抹,但合理的必要的皮肤护理还是可以的。

38. 产后可以读书看报吗

孕妈妈分娩后不久,体内所发生的各种改变都会恢复到妊娠以前的状态。如果妊娠期间没有发生妊高症、血压是正常的,眼底没有改变,周身没有其他疾病,在产后完全恢复后适当读书看报是完全可以的。

产后最初几天最好是半坐起来,选择舒适的位置看报或读书,不要躺着或侧卧位阅读,以免影响视力;阅读时间不宜太长,以免造成视力疲劳;光线不要太强,以免刺眼,也不应太暗,亮度要适中。产后不要看惊险或带有刺激性的书籍,以免造成精神紧张;看书也不能看得很晚,以免影响睡眠,否则睡眠不足会使乳汁分泌量减少。新妈妈看书报一定要适量、适时。

39. 怎样看电视有利保健

电视普及,使普通家庭接受到了低剂量的放射性污染。假如产后哺乳期的新妈妈长期受到来自电视产生的放射性辐射,对身体是不利的。新妈妈如果身体尚未康复时,长时期看电视,容易产生双眼疲劳,视觉模糊。产后女性身体虚弱,供血不足,便很容易发生屈光不正等眼病。眼部肌肉如果长期处于紧张状态,调节过度就会出现头痛、胸闷、恶心、眼睛胀痛、畏光等眼病。所以说新妈妈应减少看电视的时间,一般最好不超过1小时,另外与电视保持正常距离,不要太近,以使眼睛得到充分休息。

新妈妈健康小贴士

新妈妈身体虚弱者要少看电视,以免引起不适,影响身体康复。

40. 新妈妈能吹电风扇吗

夏季气温普遍较高，人体皮肤主要通过辐射、传导、对流、蒸发等方式，散发人体总热量的约80%。人体体温过高或过低，都会导致生理功能紊乱。人体的体温调节中枢主要在下丘脑，它指挥着各系统完成散热任务。

新妈妈在分娩后，汗腺分泌旺盛，产后体质下降，应该避免风直接吹到身上。特别是不要用电风扇直接给新妈妈降温。但这并不是说产后一定不能使用电风扇。居室中如果使用电风扇给新妈妈降温，可以让电风扇吹出来的风刮向墙壁或者其他地方，利用空气对流或者返回的对流风来给新妈妈降温。同时保持室内宽敞、整洁，开窗通风，降温防暑以保证新妈妈和婴儿不会发生中暑，顺利度过炎热的夏天。

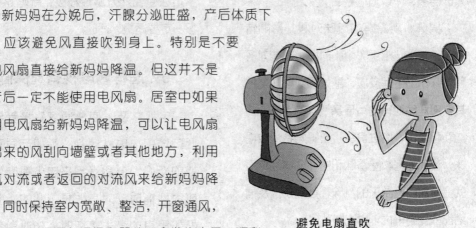

避免电扇直吹

41. 产褥期如何招待来访者

最好不要接受亲朋好友的来访，通电话是最理想的接受祝贺的方式。因为新妈妈需要充足的休息，过多地接待客人，使新妈妈很劳累。与客人讲分娩经历、接受祝福、听别人夸奖宝宝……都会使新妈妈很兴奋，造成睡眠障碍。人来人往，也容易带来病菌特别是在流性疾病爆发的时候，这会对新妈妈和新生宝宝的健康构成很大的威胁。如果是推辞不掉的造访，也要限定人数，一次最好只接待1~2位，客人来访的时候应该错开新妈妈白天小睡的时段。要求客人进门就脱去外套，抱宝宝之前一定要洗手，不要随便亲宝宝。

42. 剖宫产后该怎样自我护理

1 采取正确体位。剖宫产新妈妈应采取正确体位，去枕平卧6小时，然后采用侧卧或半卧位，使身体和床呈20~30°角。

2 合理安排产后饮食。术后6小时可进流质食物。术后第二天可吃粥、鲫鱼汤及猪蹄汤等半流质食物。应注意补充富含蛋白质的食物，以利于伤口愈合。

❸ 及早下床活动。剖宫产术后，麻醉作用消失后，可在床上做些上下肢收放活动，术后24小时翻身、坐起，并慢慢下床活动，这样可以促进伤口血液流动，防止血栓形成，促进肠蠕动，防止肠粘连。

❹ 提倡母乳喂养。早哺乳有利于子宫复旧，也可避免乳汁淤积。

注意阴道出血。阴道出血如超过月经量，应告知医生，及时采取措施。剖宫产术后100天，若无阴道出血，可恢复性生活，但应采取避孕措施，产后半年可上节育环。

❺ 及时排尿。留置尿管在术后36小时即可拔除，并在3～4小时及时排尿，以免形成尿潴留。

❻ 防止伤口裂开。术后腹部应加压包扎，在咳嗽、恶心、呕吐时病人应压住伤口两侧，防止切口缝线断裂。

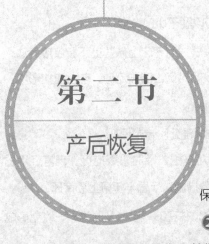

第二节

产后恢复

1. 产后如何护理会阴部

产后护理会阴部应从以下几个方面着手：

❶ 产后用1：5000高锰酸钾液或0.1%新洁尔阴冲洗会阴，每天2～3次或于大小便后冲洗，尽量保护会阴部清洁及干燥。

❷ 会阴部有缝线者，应每天检查伤口周围有无红肿、硬结及分泌物。若伤口有感染应及时去医院请医生处理，及早拆除缝线，创面每天应换药，并用红外线局部照射，尽量暴露伤口以保持表面干燥促进愈合。

❸ 会阴部肿胀者，可用50%硫酸镁温热敷或75%乙醇湿敷，平卧时应卧向伤口的对侧，以免恶露流向伤口，增加感染的机会。会阴伤口完全愈合大约需2周，以后可每天1次会阴擦洗。

❹ 另外消毒的卫生巾或其他卫生用品、内衣内裤要勤洗勤换。

❺ 由于会阴组织血液丰富，伤口愈合较快，会阴拆线后愈合并不牢固，有些动作容易使伤口再度裂开，所以不要做用力下蹲，大腿过度外展等动作。

2. 会阴侧切手术后该怎样护理

会阴侧切是手术，一般说来伤口一般4～5天就能愈合了。但由于有瘢痕组织或有可吸收缝线的存在，局部会有胀硬、刺痛、麻木等不适，所以说手术后1～2个星期的恢复期是最难熬的。

会阴侧切的护理，新妈妈要注意以下几点：

清洗伤口：每天坚持用温水清洗伤口至少两次，大、小便后也要清洗干净，避免排泄物污染伤口。

保持伤口干燥：如厕、洗完澡后，用面纸轻拍会阴部，保持伤口的干燥与清洁。

切忌用力：要避免便秘的发生，不要用力解大便，以避免缝补的伤口再裂开。

肿瘤可用理疗：裂伤较严重且伤口肿痛者，可以在水中加入碘伏坐浴，或产后24小时用烤灯照、硫酸镁湿热敷加快复原速度。（碘伏可以杀菌，温水和烤灯则以高温促进血液循环，加快水肿消退。）

此外，如果在初期伤口有持续疼痛并出现伤口血肿、热、痛、硬结的现象，或者挤压时有脓性分泌物，就要及时找医生检查，看是否有细菌感染等问题发生。

3. 产后的子宫什么时候复原

新妈妈产后子宫全部恢复，于6～8周完全恢复至正常大小。现将子宫体、子宫颈和子宫内膜的复原过程分述如下：

子宫体的复原：正常情况下，当胎盘娩出后，子宫立即收缩，子宫底降至脐下。12小时后由于盆底肌肉的恢复，子宫底上升达脐平，以后每天平均下降1～2厘米，在10～14天就完全降入到小骨盆腔内，这时，在腹部就摸不到子宫体了。产后6周左右，子宫就基本恢复到原来的大小。

子宫颈的复原：在分娩刚结束时，子宫颈非常松软，子宫颈壁很薄，皱起来如同一个袖口，7天以后，才恢复到原来的形状。产后7～10天子宫颈内口关闭，产后4周左右，子宫颈就恢复到正常大小。

子宫内膜的复原：产后10天左右，

除胎盘附着面外，其他部分的子宫腔全部被新生的内膜所覆盖。刚刚分娩后，胎盘附着部分的子宫壁面积约手掌大，至产后2周末直径已缩小至3～4厘米，直到产后6～8周才能完全愈合，并不留任何瘢痕。

4. 哪些运动有利子宫复原

为预防产后子宫变位，使子宫保持正常的位置，应进行"子宫复原运动"。

分娩后，新妈妈休息应注意卧位姿势。早晚可行俯卧位，每次俯卧时间20～30分钟，平时可采取侧卧位，俯卧时间不要太长。分娩后10天起，早晚各做1次胸膝卧位，每次持续10～15分钟。胸膝卧位姿势要正确。胸部与床紧

新妈妈健康小贴士

女性在妊娠期间，体内变化最大的就是子宫。子宫腔的容积由非妊娠时的5毫升增大到足月时5000毫升，子宫的重量由非妊娠时50克到足月时1000～1200克。但当胎儿胎盘娩出后，子宫要逐渐恢复到非妊娠时状态，这个过程就是子宫复旧的过程。

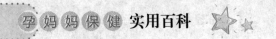

贴，尽量将臀部提高，膝关节呈90°角。注意有高血压、心脏病的新妈妈饱饭后不宜做胸膝卧位。

5. 怎样观察恶露

产后从阴道排出来的分泌物叫恶露。恶露的成分有血液、坏死的蜕膜组织及黏液等。分为三种：

血性恶露：分娩后最初几天的恶露，以血液为主，色鲜红、量多，有时有小血块。

浆液性恶露：血性恶露持续3~5天后，变为淡红色，所含的血液量较少，有较多的宫颈黏液及阴道渗出液，还有坏死的蜕膜、白细胞及细菌。

白色恶露：产后10~14天呈白色或淡黄色，内含有大量白细胞、蜕膜细胞、表皮细胞、细菌及黏液。

正常的恶露有血腥味，但不臭，在产后3周左右就干净了。通过对恶露的认真观察，注意其质和量、颜色及气味的变化，可以了解子宫恢复是否正常，并能发现有无产褥感染。如果恶露量多，呈土褐色，混浊，并具有恶臭，再伴有下腹压痛及发热，则可能发生了产褥感染，应立即去医院诊治。如果血性恶露持续很长时间，淋漓不断，并有臭味，除考虑子宫腔内有感染外，还应想到子宫内是否有胎盘或大块胎膜残留。这时应去医院检查和诊治，不可疏忽或拖延，以防突然大量出血。

6. 产后如何祛斑

在孕期常见的面部色素沉着称为黄褐斑，由于它以鼻尖和两个面颊部最突出，且对称分布，形状像蝴蝶，也称为蝴蝶斑，它是由于怀孕后胎盘分泌雄孕激素增多而产生的，因存在个体差异，有的孕妈妈斑重一些，有的轻一些。生产后体内雄孕激素分泌恢复到怀孕前的正常平衡状态，大部分人脸上的斑会自然减轻或消失，但也有人依然如故，这就需要由内进行调节。

目前流行的几种祛斑方法：激光祛斑、果酸祛斑、磨削祛斑、针灸祛斑、药物祛斑、中草药祛斑。

7. 产后的面部护理

为了使面容恢复，在日常生活中，孕妈妈应注意以下几下方面，做到养护结合。

❶ 不急不躁不忧郁，保持平和的心态，良好的情绪。

❷ 每天要保证充足的睡眠。

❸ 选择适当的护肤品。

❹ 注意日常饮食。多食含维生素C、维生素E及蛋白质的食物；少食油腻、辛辣、粘带食品，忌烟酒，不饮用过浓的咖啡。

❺ 自制简便易用的面膜。

8. 产后宜用的美容面膜

用面膜敷面可以改善皮肤的疲劳程度，使粗糙、干燥、黝黑的皮肤变得柔嫩清新，是一种简单的护肤美容方法。你可以选择黄瓜面膜、草莓面膜、桃子面膜、香蕉面膜、牛肉面膜、蜂蜜面膜、橙子面膜、番茄面膜、胡萝卜面膜、苹果面膜、西瓜面膜、鸡蛋面膜等，这些面膜取材方便，可以自己制作，并且行之有效。

9. 如何应对产后脱发

根据统计，约95%的女性产后有程度不等脱发现象。其中30%～40%较明显，主要表现为在分娩后2～6个月头发会逐渐变黄，枕头、衣服上脱落的头发增加，轻拉头发容易脱落等现象，如何应对产后脱发现象呢？产后脱发大多属于生理现象，不必过分担心。

防治脱发首先要注意精神的调养，即对新妈妈产后应保持心情舒畅，精神愉快，气血自然会旺盛，可以促使头发尽快生长；其次要做到合理摄取营养，防止偏食，保证营养均衡。如果还有条件的话，还可以补充一些维生素和微量元素；肥胖症则应注意加强锻炼，多吃植物油，注意减肥；起居上，新妈妈应做到睡眠充足，避免过度疲劳。如果脱发严重，可以服用一些药物进行调理。

10. 产后塑身不可错过三段时间

终于熬过辛苦的十月怀胎，顺利生下宝宝，这对新妈妈来说是再高兴不过的事了。但是，在享受初为人母的喜悦的同时，能否早日恢复原来的窈窕曲线，更是让新妈妈忧心的事情。想甩掉一身多余的脂肪，同时让长时间被撑大的腹部与骨盆尽快恢复，聪明的新妈妈可得找对方法。

在产后6个月内，母体的激素会迅速恢复原有的状态，同时新陈代谢的速率也会因此恢复正常，甚至加快，使得身体自然进入到减重的最佳状态，所以产后6个月可说是"减重的黄金时期"，所以各位新妈妈们可要好好把握这最佳良机。

第一阶段　产后第1周，帮助子宫及体内机能复原。建议尽量挑选轻柔、舒适且可以24小时穿着的束腹产品，搭配弹性适中、穿脱容易的紧缩裤，给予子宫适度的压力，帮助体内机能慢慢恢复。同时配合适度的产后运动，让骨盆、阴道恢复正常。

第二阶段　产后第2周，收缩腹部恢复腹壁。建议新妈妈在白天的时间，可于腹部位置使用束缚力较强的束腹产品，藉由强劲的紧缩力道，贴紧腹壁，消除囤积在下腹部的脂肪，同时帮助腹直肌及左右骨盆恢复原状。到了晚上，还是建议换回第一阶段的舒适穿着。

第三阶段　产后第3周~产后6个月，加强、塑造完美曲线。建议在白天的时候可以换上机能性较强的束裤产品，藉由专业的塑身剪裁，达到下半身压腹、束腰、提臀以及大腿紧实的加强作用，同时加速脂肪细胞的代谢，达到瘦身塑形的效果。除此之外，在怀孕时容易因钙质流失及产后调适不良，造成驼背、乳房松弛、小腹微突的现象，使得下胸围到腰间的赘肉难以消除。可穿着重机能的调整型连身束衣裤，或者是长筒型的防驼挺胸衣，搭配专业设计、高腰剪裁的束裤产品，将下胸围到腰部完整束缚，重新塑造消失的腰线与臀形。

产后瘦身计划的进行，应该要建立均衡营养的饮食习惯，搭配适当的运动，同时依体型的变化逐一挑选适当的产后瘦身产品，千万不可为了要赶快恢复身材，就穿着很紧的束腹或束裤，如此臀部与腹部的脂肪会因受到过度的压迫，产生排挤效用，造成体型的变形，同时加速产品的耗损，甚至因此血液循环不良而影响健康，得不偿失。

11. 怎样预防产后发胖

一些身材苗条的年轻女性，往往在怀孕分娩、初为人母之后便开始逐渐发胖，失去了昔日匀称窈窕的体型。究其产后发胖的原因，大都是因为没有正确处理好饮食、睡眠、活动等关系，从而导致体内新陈代谢失调，脂肪、糖过剩积聚所致。如对以下诸条多加注意，是可以预防产后发胖的。

母乳喂养：坚持母乳喂养，不但利于婴儿的生长发育，也可预防产后发胖。母乳喂养能促进乳汁的分泌，加强母体的新陈代谢和营养循环，将体内多余的营养成分输送出来，减少皮下脂肪的蓄积，从而达到预防肥胖或减肥的目的。如果平时再注意佩戴型号合适的乳罩，以提托乳房，这样既可预防乳房下垂，又增强了线条美。

勤于活动：有些新妈妈喜欢躺在床上"捂月子"。其实这并不科学，同时也是产后发胖的原因之一。合理的饮食和适当的活动，是产后保健及预防产后发胖的重要措施。随着体力的恢复，要每天坚持做体操、健美操等，以减少腹部脂肪的堆积。适当的活动可以调节人体新陈代谢、消耗体内过多的脂肪和糖分。

饮食适度：产后，新妈妈需要的营养比平常多，但也要注意饮食有节，一日多餐按时进行，形成习惯。构成应以高蛋白、高维生素、低糖、低脂肪（两高两低）为原则，合理配膳。应荤素搭配、细粮与粗粮搭配，并多食新鲜蔬菜和水果。产后多吃蔬菜和粗粮，还可预防产后便秘和肛裂，并起到健脾和胃及美容的目的。

科学睡眠：产褥期睡眠要讲究科学，遵循按时睡眠的原则，并讲究睡眠的环境、姿势等要素，以提高睡眠质量。据研究，产褥期夜晚睡8小时，白天午睡一小时，一天的睡眠时间就足够了。睡眠过多则可导致产后发胖，过少就会影响身体健康。

情志舒畅：保持情志舒畅，避免烦躁、生气、忧愁等情志因素的影响，在产后肥胖的预防中也不容忽视。因为情志因素可使体内内分泌系统失调，从而影响新陈代谢和营养循环，造成肥胖或产生疾病。

12. 产后健美的饮食是什么

❶　常吃大米可减肥。实践证明，大米确实能克厚脂。

❷　女子健美少吃汤、糖、烫。

❸　控制饮食减肥。具体方法是：

每天脂肪摄入量应控制在40克左右，主食量应控制在150～250克以内，要保证蛋白质的供应，注意补充微量元素和维生素，适当控制食盐，有助于预防肥胖者水分潴留。

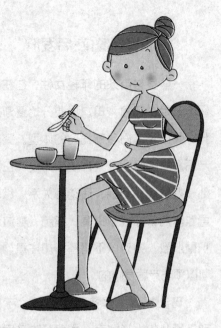

❹ 重视钙在减肥中的作用。如果每天大量摄取的蛋白质在体内不能完全被吸收，则将转化为一种酸性物质，这些酸性代谢产物在体内蓄积时，血液中的酸碱失衡，正常血液偏弱碱性，pH7.3±0.05。一般食物的酸碱是以磷和钙为代表，磷的比例高为酸性，钙的比例高则为碱性。如体内酸多，则易引起糖代谢紊乱，能量不能释放，变成脂肪在皮下堆积而致人体发胖。

❺ 吃脂肪太少反而致肥。摄入的蛋白质、糖在体内过剩时照样会转化为脂肪储存起来，使人依旧大腹便便。

❻ 用吃快餐、零食法来减肥。但是，快餐和零食并不适于每一个人。那些不能控制自己、爱吃有损健康的食品的人，便不适合进食快餐和零食。而大多数人完全可以通过吃快餐和零食来达到减肥和健身的目的。

❼ 多吃蔬菜能减肥。原因是多食热量低的蔬菜，既能防止饥饿，又不致摄入热量过

新妈妈健康小贴士

新妈妈吃零食最好按以下规矩，才能给减肥带来帮助：

1.避免吃加工过的零食。营养专家们赞成以下两种零食：一是脆饼干（无盐饼干最佳），因为它们大都是烘烤的，而不是油炸的。二是爆玉米花，因为它含热量低，而纤维含量却很高。

2.像安排一日三餐一样安排零食的内容。

3.为零食定时，午后吃零食的最佳时间应安排在下午3：00～4：00之间。

多，因此，科学家们认为，多吃蔬菜是最理想、最有效的减肥方法。

8 产后采用盐疗减肥。此法减肥的原理是：用盐摩擦躯体能促进血液循环，盐有渗透性，可深入皮肤将毛囊汗腺内多余的水分、脂肪等物质吸附出来，故能减少皮下脂肪，特别是腹部脂肪；每3～5日操作一次。具体做法是用温开水冲湿身体，再用粗盐（食盐亦可）涂全身，然后加以按摩，使皮肤发热，至出现红赤色为止，一般需按摩5～8分钟，再浸入38°C的温热水中约20分钟。

13. 怎样用刮痧法减肥

刮痧，对减肥、美容也有奇效。一般来说，肥胖除特殊疾病外，是由于饮食过多，所摄取的能量超过消耗能量引起的。此外，人们超过一定年龄，有些机能逐渐衰退，不能发挥正常作用也会引起肥胖，在这样的情况下，如果再不注意锻炼身体，运动减少，即可使人变胖。

从中医的角度讲，肥胖症也叫脂肪症，就是说人的体内脂肪积蓄过量。肥胖症者身体笨重、活动不便、感觉气喘、容易疲劳，而且容易引起高血压、动脉硬化、心脏肥大、便秘、性欲减

退、月经不调等疾病。

脂肪代谢的障碍是引起肥胖的主要原因。刮痧，可使老化的器官恢复正常的机能，从而消除人体内蓄积的脂肪，以便恢复恰到好处的健康体格。刮痧健康法是加强新陈代谢功能最理想方法之一。

减肥的刮痧部位为：

1 前胸：膻中穴（由上而下），中脘穴一带；

2 小腹：关元穴；

3 腰部：肾俞；

4 三阴交：足内踝上方；

5 丰隆：小腿前面的中央往外侧约1厘米。

14. 如何运动减肥

这是公认的、最为有效的减肥措施，此种办法可消耗体内过剩的热量，加强脂肪的氧化，减少脂肪的储存，从而消除堆积在腹壁、臀部和大腿的赘肉，使体型变得丰腴窈窕。但运动要持续进行，至少要坚持半小时，这不仅会消耗较多热量，还有利于体内脂肪的消耗。想减肥，体育运动是最佳选择，那么又有哪些运动方法减肥好呢？

（1）瑜伽减肥法

第一节：髋部运动：主要是大腿、

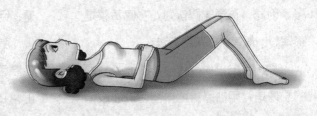

臀部和腰部运动；屈膝仰卧，双肘支撑，呼气时慢慢将双膝倒向身体左侧，肘部保持原状；还原时吸气，做三遍，呼气将双膝倒向右侧；还原时吸气，做三遍。

第二节：腿部交叉：主要是加强腹肌的收缩和放松；是半仰卧姿势，双肘支撑；双腿抬起，将右脚压在左脚上，并继续抬高双腿，双脚交换互压，并不断抬腿，直到双腿与地面垂直，在不疲劳的情况下，能做几次就做几次。

第三节：摆动练习：主要是加强腰、髋和大腿的柔韧性。跪坐，十指交叉放在大腿上，均匀呼吸三次；吸气时上身抬起，双臂伸至头顶；呼气时轻坐在身体右侧，继续呼气，双臂伸向身体左侧，腰部弯曲，然后吸气，双臂伸直，并慢慢返回原状；接着换侧做，连续做几遍，再休息放松。

（2）呼吸减肥法

此减肥法实际上是以生活的平衡法则加上呼吸松弛锻炼的一种疗法，它能促使中枢神经系统放松，增强植物神经系统的平衡，以减少饥饿感，方法是：

首先：慢慢地以鼻吸气时腹部随之鼓起，胸廓也要张开；

第一周：是以八秒钟的时间吸气，让空气在肺部停留2秒钟，再利用8秒钟时间将气吐出；如此连续重复七遍；此后，每小时做一次，练习时肌肉要放松；

第二周：除了将呼与吸的时间延长5~8秒钟之外，其他不变；

第三周：将呼与吸各延长8~10秒钟；

接下来的三个星期同第三周。此后，只要一感到忧虑或有压力感，特别是在用餐之前，即依此法锻炼。

（3）倒行逆施减肥法

反向行进，即倒着走。在倒行减肥时，步速不可过快，因为此时人们对空间和知觉的感知能力明显下降，且最好两人结伴而行，一人正走，一人倒走，轮换运动，互相照应，以防意外。

（4）举重减肥

靠力量锻炼也能使人苗条。因为举重能增强人体肌肉，肌肉越发达，人体新陈代谢的

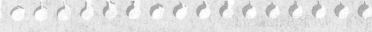

速度就越快，为避免伤害，最好请教练指导你锻炼。

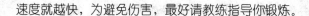

新妈妈健康小贴士

锻炼的方式很多。如：上楼时尽量不坐电梯，提前几站下车步行去上班。"大部分人一天步行15分钟并不难办到，"马克道加尔博士说，"但是步行的路程要逐渐加长，速度要不断加快。"

15. 怎样按摩减肥

按摩减肥既疗效好又防病，没有任何副作用和痛苦，带给人们的是轻松舒适的享受，这是按摩减肥的一个显著特点。这种减肥一是通过手法直接作用于机体去脂化膏，达到软化散洁碎脂、减少脂肪的目的；二是促进各系统的功能改善，促进新陈代谢；三是通过消化系统把多余的碎脂细胞重吸收，排出体外。具体按摩手法如下：

❶ 按摩腹部：可按摩中脘、水分、气海、关元、天枢、水道；按摩时，患者仰卧且放松身体，采用自然呼吸，每穴按压3~5次，每天按摩1~2次；按压后，若能在脐周围腹部用细盐或盐水饱和溶液（约一份盐溶于2~3份水中），先顺时针，后逆时针做些按摩，效果会更好；一般逆顺各30~50圈。

❷ 手部按摩：可采用梅花桩强刺激三焦区、胸腹区，每手每次5分钟，每日二次；梅花桩可用3~5根圆牙签集束成捆用胶布缠绕捆绑，牙签尖端要对齐，治疗时用尖顶部扎刺以上穴位，一般以能忍受而不刺伤皮肤为度。

16. 不喂奶就能快速减肥吗

在怀孕过程中，孕妈妈的体重都会有一定的增加。婴儿娩出以后，有些新妈妈认为不给婴儿喂奶就能尽快减肥，恢复体型。其实这种想法是错误的。我们说喂奶不但不会影响体型，而且还有利恢复健美的体型。

❶ 由于婴儿的吮吸，刺激了乳头，使母体催产素的激素分泌增加，这种激素可使因妊娠而增大的子宫回缩，臃肿的腹壁迅速复原。

❷ 哺乳可加速乳汁分泌，促进母体的新陈代谢和营养循环，减少皮下脂肪的累积，从而有效地减少肥胖。

❸ 婴儿吃奶，分泌催乳素的激素作用于乳房上皮细胞和乳房悬韧带，有助于防止乳房的过度下垂。

我们奉劝年轻的母亲不要放弃给孩子喂奶的机会，再加上合理的饮食，适当的体育锻炼，你的娇美体型是可以恢复的。

17. 什么是超声吸脂术

医学研究表明，人体在发胖过程中，脂肪细胞的总数量基本上保持不变，而仅仅是单个脂肪细胞体积的增加。所以减少脂肪细胞总数量是持久地防止局部脂肪堆积的最可靠途径。

传统的脂肪抽吸技术，其运用范围很受限制，尤其不适合伴有皮肤松弛的患者。

超声去脂技术，以超声波理化特性的外科应用为基础，通过去除占脂肪体积90%的液体部分，选择性地破坏低密度、高脆性的脂肪细胞，同时保留脂肪组织内的血管、神经等重要组织，减少了手术中的出血量，降低了风险。细胞膜、细胞间结构及细胞膜残骸留在原来位置，使皮肤显得光洁、平整，保持了

原来皮肤的弹性和柔软性，减少了术后的皮肤青紫、发硬、凹凸不平、皱褶等症状。

超声吸脂的另一大特点，是对松弛皮肤可以用超声能量有意对其内表面进行刺激，以使皮肤出现收缩效应。因此，这一技术也适用于皮肤中轻度松弛的病人去脂。由于损伤轻微，病人术后反应轻，恢复快，对工作、生活影响不大。

18. 减肥不要乱投医

有些肥胖不是由于脂肪堆积或是吸收功能亢进造成，而是由于脊柱的病变而导致的。如果使用了以上某种减肥方法，不但无益，反而有害。

其实，有许多疾病可以导致肥胖，如糖尿病、高血压、心脏病、肾病综合征等。但这些病都比较直观和明显，而脊柱的病变却经常被人们忽视。

如果肥胖伴随外八字、内八字脚或单足微跛，则不宜乱用减肥药物，因为这就是脊柱病变而造成的肥胖，它在医学上的名字是骶髂关节轻微错位。病因是脊椎骶曲的最后一块骨头与髂骨形成的关节轻度错位。这种错位可以导致多种疾病的发生，如眩晕、耳鸣、心悸、失眠等等，严重的可以造成骶曲腰曲弯

度变小，甚至消失，压迫中枢神经系统造成内分泌的紊乱，从而使人发胖。检查的方法很简单，如果内八字、外八字不明显，就看一下鞋底，假如后跟厚度磨损情况不一致，那很可能就是本病，建议您到医院的按摩科做按摩治疗。

新妈妈健康小贴士

无论是哪里发胖，在每天早起及临睡时，平躺在床上，衣服尽量穿薄一些，用一支头部比较钝圆的笔或小棍，轻放在肚脐正下方三寸处，有节奏地点按100～150次，因为此处是关元穴，在针灸穴位又是小肠的募穴，所以点按此处有加快脂肪代谢，增加能量消耗，通利二便的作用。做完点按之后，自己用力在希望减肥的部位上做大把抓捏，其目的是为了使脂肪细胞逐渐破裂液化，随机体的血液循环转为肝糖元或能量，残渣排出体外。应强调的是，点按关元穴时，每一次都要有酸麻胀的感觉，最后点按完毕局部有发热的感觉，并且最好坚持10～15分钟，这样才能达到压缩脂肪细胞，使局部肌肉结实的目的。

19. 产后如何练健美操

妇产科专家根据女性产后的生理特点，编出了一套产后健美操。按照这套健美操进行锻炼，使女性产后通过适当的运动，增强腹壁及子宫肌肉的复旧，促进子宫收缩及恶露排出，可预防腹直肌裂开及性器官下垂，加速全身血液循环，预防产后淤血及血栓形成，助长乳汁分泌，有利于保持窈窕的身材。

正常分娩的新妈妈可于产后24小时开始进行这套体操的锻炼。若为难产、剖宫产者则需根据不同情况推迟及减少锻炼的时间与强度。

（1）产后24小时，新妈妈仰卧于床，可做如下轻微动作：

❶ 双侧踝关节交叉，缩紧髋部肌肉将两侧大腿向内挤压，然后松弛。缩紧肛门外括约肌，又复松弛，反复运动6次。

❷ 抬头尽量使下颌与胸前接触，连作数次，避免疲劳。

❸ 仰卧如前，做膝关节屈伸动作及足趾屈伸运动。

（2）产后第四天，可做如下床上运动：

❶ 仰卧于床，屈起双膝；缓缓吸气，展开胸腹，呼气时将腹壁缩紧如

凹形，同时下背与床贴紧。反复运动10次。

❷ 双膝跪于床上及双手紧贴床面；头部及臀部同时向一侧作摇摆运动。反复运动5次。

❸ 如上姿势，将腹壁向脊柱缩紧并缩紧髋部肌肉。头下俯，双目注视膝部。脊柱拱成桥形。

❹ 如上姿势，举头仰视天花板，脊柱成凹形，髋部肌肉松弛。❸❹两项运动同时轮作3次。

(3) 产后6星期，可做如下运动：

❶ 仰卧于床，屈膝，抬起头及肩部，双手向前并举于左膝侧及右膝侧，交互运动3次。

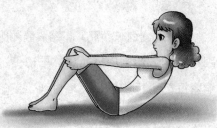

❷ 做膝胸卧式，双膝相距约30厘米，使空气能进入阴道。每次5分钟，一日2次。

❸ 双膝跪在床上，左手撑床板；举起右手向天花板，头侧向并注视右手指端，复将右手向身体左侧运动，尽力扭着背部。如此双手交互运动5次。

❹ 端坐床上，屈起右膝关节，足

平放于地面；双手抱膝，向上伸展背部肌肉，腹壁缩紧及双肩松弛。双膝交互运动10次。

❺ 平卧于床上，双膝屈于腹部，双手抱膝，尽量将膝屈于胸前与胸贴近，以后徐徐将小腿伸长。每日做6次。

❻ 坐于靠墙凳上，头背及臀靠近墙壁。头直伸使下颏向内，足平放于地面。双手于耳旁向上举起，缩紧腹壁并拱脊柱下端与墙紧贴。每日做5次。

❼ 做"骆驼行走"运动。站着及双手贴于地面，双足相距30～50厘米，务必使膝肘关节伸直，往来行走于室内，每天做5次。

以上运动，对于各个年龄段的肥胖、身体虚弱，不同原因的腰疼腿痛等也均有较好的作用，如坚持锻炼，定可达到健美的目的。

20.产褥期不要进行哪些的锻炼

新妈妈参加运动是为了恢复身体和健美，凡不利于此运动的项目必须禁止。比如在产褥期内弊气、深蹲等过度增加腹压的动作就应不做，因它会导致子宫脱垂、痔疮等疾病发生。剧烈的、震动大的跑跳动作，倒立动作可引起脏器位置改变，影响产后身体的恢复。

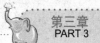

会阴切开或III度以上裂伤者，在产褥期内或伤口未愈合前不要作髋关节大幅度外展运动，因为这动作对伤口的恢复、愈合不利，有时已愈合也难免伤口开裂。

新妈妈在产褥期参加运动一定要考虑自己身体特点，量力而行，科学合理地锻炼。

21. 剖宫产新妈妈应怎样锻炼

剖宫产的新妈妈应参加适当的锻炼，与自然分娩的新妈妈相比应有所不同。

剖宫产新妈妈在卧床休息后，如果没有任何合并症可在拔掉尿管、排气之后开始做呼吸运动和四肢运动，如胸式呼吸，上肢的扩胸、开合、张开等。另外，在他人帮助下多翻身，最好4小时左右1次，以防止术后肠黏连。

正常进食后可下床活动，并且开始做腹式呼吸练习，收缩肛门、憋尿等骨盆底肌及提肛门锻炼，在床上做一些仰卧举腿、屈腿、踏车式等活动，千万不要做强烈收缩腹肌、拉伸腹部的动作。

5~7天拆线后如果没有感染，体温正常，伤口无明显疼痛时，可开始做些肢部锻炼，如仰卧抬头收鼓腹部。锻炼时用腹带保护为好，千万少做或不做增加腹压的动作，否则对深处伤口愈合不利。

10天以后，可逐步增加仰卧半起转体、桥式挺身等动作。半个月后可逐步做些仰卧起坐、收腹举腿等动作，并增加散步时间等。满月后的锻炼与自然分娩新妈妈相同。

22. 新妈妈参加锻炼有什么好处

新妈妈积极适当地参加锻炼，有许多好处：

❶　新妈妈参加锻炼，有利于子宫的恢复，促进子宫内膜的修复和恶露排除，加速伤口的愈合，预防子宫后倾和子宫脱垂等疾病的发生。

❷　参加锻炼，有利产后排尿，减少产后尿潴留，并可防止泌尿系统感染。

❸　通过锻炼还能预防或减少产后腰背痛、便秘、痔疮等病的发生和发作。提高心肺功能，有利体力恢复。

❹　通过锻炼能增加食欲，促进乳汁分泌，提高泌乳质量，有利于婴儿的健康生长。

❺ 通过锻炼，使新妈妈精神愉快，并有利减肥，重塑健美的体型，也有助于恢复新妈妈的性活力。

新妈妈健康小贴士

应注意的是，平时有某些疾病及在分娩中出现病症的新妈妈均不宜锻炼，如高血压、心脏病、严重产伤、产后感染、产后大出血、产后体弱者、糖尿病等。

23. 产后锻炼要注意什么

产后锻炼是为了恢复身体和健美，但必须注意以下几点。

❶ 锻炼一定要量力而行，循序渐进。新妈妈要根据自己的体质和产后情况按各阶段要求安排锻炼内容，逐步实施，在运动强度、运动量、运动时间、运动幅度方面逐步提高，次数由少到多。通过一段时间锻炼后，运动量、运动强度要逐渐增加，不要想一口吃成胖子，急于求成，否则会使新妈妈受到不必要的损伤。

❷ 锻炼要适时适地，坚持经常。锻炼不要"三天打鱼，两天晒网"，只有坚持锻炼，身体各个部位、各个系统才能得到连续的刺激，才有效果。锻炼

时间自己安排。身体状态不好时，可以少练一会儿，感冒身体不适等可不要强迫锻炼，锻炼内容可适当减少。

❸ 锻炼要注意安全，做好自我监护。

24. 怎样预防产后乳房下垂

❶ 哺乳时不要让孩子过度牵扯乳头，最好养成孩子不牵扯乳头的习惯。每次哺乳后应用手轻轻托起乳房按摩10分钟。

❷ 每日用温开水洗涤乳房2～3次，这样可保持乳房清洁卫生，又能增加乳房悬韧带的弹性，对防止乳房下垂有重要作用。

❸ 选戴乳罩大小。松紧度要合适，以发挥提托乳房作用。

❹ 哺乳期要适当、不宜过长，当孩子满10个月即可断奶，这样做不仅对防止乳房下垂有益，而且还有利婴儿的健康生长。

❺ 坚持做一些扩胸锻炼，如俯卧撑，使胸部肌肉发达，以增强对乳房的支撑作用。

第三节

产后的饮与食

1. 产后头几天该怎么吃

为了恢复体力和早日下奶，保持充足奶量，产后头几天的饮食安排很重要，以下几点仅供参考。

❶ 由于产后胃消化能力弱，食欲尚未恢复，产后头几天饮食以半流质、软饭为主，加工也要精细一些。可选用稀粥、汤面、馄饨、面包、牛奶、豆浆等，选用的动物蛋白以鸡蛋、瘦肉、鱼、鸡较好，除了三顿饭，可以在下午和晚间各加餐1次。

❷ 鸡汤、鱼汤、排骨汤有利下奶，但要把汤内浮油撇净，以免进食过多脂肪，奶汁内脂肪含量增加，导致婴儿腹泻。在下奶前不要喝太多汤水，以防奶胀，乳管通畅后可以不再限制。

❸ 不要忌食青菜和水果。绿叶菜和水果含有丰富的维生素C、食物纤维，能使大便通畅。

❹ 孕期合并缺钙、贫血以及分娩时出血多的新妈妈，除了吃含钙、铁多的食物（如牛奶、鸡血、猪肝、青菜、豆制品）外，还要继续服用鱼肝油丸、钙片等。

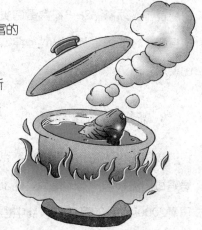

一般产后3~4天新妈妈就可以吃普通饭了，不必吃得过稀，也不要吃得过饱过多。

2. 新妈妈要补充蛋白质

蛋白质是人体最主要的营养成分，它不仅构成人体器官组织，供给热能，而且能增加机体抵抗力，有助于创伤修复，这对新妈妈本身也是十分必要的。

当新妈妈长期蛋白质补充不足时，可使肌肉松弛无力，机体抵抗力下降，易患疾病，分娩造成的损伤也不易愈合。再者，新妈妈的蛋白质营养状况对乳汁分泌能力影响很大，膳食中蛋白质的质和量对泌乳量及乳汁的质量都有影响，所以供给新妈妈的蛋白质应做到量足质优。正常情况下，新妈妈每日泌乳需消耗蛋白质14克。如果膳食中供给的蛋白质质量差，则转变为乳汁蛋白质的效率减低。因此，除满足母体正常需要量外，每日需额外补充20～30克蛋白质，以保证乳汁中蛋白质的含量。我国推荐的供给量标准为在原基础上每日增加蛋白质25克，其中一部分应为优质蛋白质，如食用肉、禽、鱼、蛋、奶及大豆制品等，其中的一些动物性食物对促进乳汁分泌很有效。每日膳食中必须搭配2～3种含蛋白质丰富的食物，才能满足新妈妈对多种氨基酸的要求。

3. 新妈妈为何补钙

我国正常人每日需钙600毫克，孕妈妈每日需1500～2500毫克，哺乳期每日需2000克。100毫克的人乳中含钙34毫克，如果每日泌乳1000～1500毫升，就要失去500毫克左右的钙。为减少动用母体钙的储备，新妈妈就必须选食含钙丰富的食物，以补充对钙的需求。一旦缺钙得不到及时纠正，轻者肌肉无力、腰酸背痛、牙齿松动，重者骨质软化变形。

钙主要来自食物，乳、豆类及豆制品含钙较多，海产品中的虾皮、海带、紫菜等，木耳、口蘑、银耳、瓜子、核桃、葡萄干、花生仁等，含钙也较丰富。牛奶含钙较多，但有些新妈妈喝牛奶后会出现腹部不适、胀气，甚至腹泻，可用发酵过的酸奶代替。为了钙的有利吸收，可吃些富含维生素D的食物，如蛋类、乳、肉、黄油、牛肝等食物。另外，还要注意含钙多的食物不要与草酸高的蔬菜如菠菜、韭菜、苋菜、冬笋等同时煮食，否则可使钙"皂化"不能被人体吸收。

4. 新妈妈如何补铁

女性在孕期及哺乳期每日需要铁18毫克。一般膳食每日给铁15毫克左右，但只能吸收其中的十分之一，其余来自

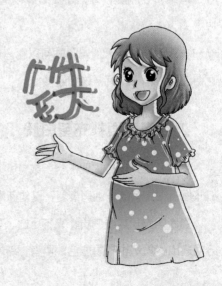

对破坏后红细胞中的铁的再利用。孕妈妈由于扩充血容量及胎儿需要，约半数会患缺铁性贫血，分娩时又因失血丢失约200毫克的铁，哺乳时从人乳中又要失去一些。铁是构成血液中血红蛋白的主要成分。所以产后充足补铁是很重要的。新妈妈应多食含铁丰富的食物，如动物肝脏、蛋类、芝麻酱、黑木耳、海带、香菇、田螺、黄豆等。食用含铁多的食物时最好不要同时，食用含草酸或鞣酸高的菠菜、苋菜、鲜笋及浓茶，以免结合成不溶解的盐类，妨碍铁的吸收。

5. 新妈妈饮食调养很重要

饮食调养对于新妈妈和新生儿都非常重要。由于母体分娩时各种营养素的贮备都有消耗，产后大量出汗、恶露也要损失一部分。因此，尽快补充足够的营养素，补益受损的体质，对于防治产后病症，帮助新妈妈早日恢复健康，维持新生儿的生长发育，具有十分重要的意义。

❶ 饮食调养可以补充足够的新妈妈营养。

❷ 饮食调养有利于新妈妈早日复原。通过饮食调养可为新妈妈提供复原所需要的各种营养物质和热能，消除因分娩给新妈妈所造成的虚损，促进新妈妈的体质恢复到妊娠前最佳状态。

❸ 饮食调养能防治产后病。饮食疗法对新妈妈尤为适宜，它不仅可补充新妈妈所需的各种营养物质，提高免疫功能，增强抗病能力，预防疾病发生，而且还可以作为已患产后病的新妈妈的治疗饮食，既补充了身体需要的营养素，又达到了治病之目的，起到了药物所起不到的作用。

❹ 饮食调养能促使婴儿生长发育。

6. 新妈妈应怎样调理饮食

产褥期除讲究营养外，还必须注意饮食调理。绝大部分新妈妈只知道重视饮食营养，产前准备好了各种滋补食品，而忽视了饮食的忌宜和调理，往往导致肠胃疾病。如果合理调配饮食，做好饮食忌宜，既能补养身体，又不会

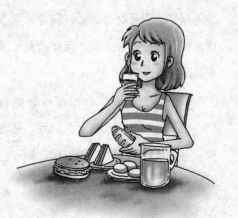

造成浪费，更能按照新妈妈个别差异、胃肠功能、失血情况，营养需求给予恰当安排，这是饮食调养的主要内容。

中医说，人类饮食丰富全面，不能偏食，才能满足身体的需要。谷类、水果类、蔬菜类、肉类必须搭配进食，如既有丰富的蛋白质，又有含糖较多的五谷类，还有含维生素较高的水果、蔬菜类。若只注重进食鸡、鱼、蛋、肉，而忽视蔬菜、水果，会导致维生素缺乏症；若不重视进食米、面，会导致糖量不足，热能较低。所以，产后仍需以白面、米饭为主食，多进蛋白质，兼食水果、蔬菜，这才是全面、正确的饮食调养。

7. 产后恢复期饮食调养原则

❶ 要保护脾胃，吃清补而易消化的食物，不要一味进补。新妈妈的脾胃功能较差，特别是在分娩后的十几天内更需保护。可多吃汤、粥、羹类，可少食多餐，每日进5～6次，这样宜消化又能健脾养胃。

❷ 多吃有利于新妈妈恢复的食物，以养气补血，恢复元气。产后各器官、各系统都有一个复原过程，如子宫未复旧时可多用活血化瘀的食物。

❸ 要符合催乳、哺乳的需要，选择能养血增乳，疏肝通乳的食物，并根据新妈妈乳汁分泌情况，哺乳的不同阶段进行调整。

❹ 注意必要的饮食禁忌，凡大热、大燥、生冷、酸涩之物会导致脾胃虚寒、脏腑失调。

❺ 要根据婴儿大便性质调整饮食。因为婴儿消化能力差，母乳成分发生变化时，婴儿的大便性状相应就改变。如婴儿大便泡沫多且酸味重，与新妈妈进食过多甜食、糖类，在婴儿肠内发酵产气有关，此时新妈妈要控制甜食。婴儿大便呈油状，则说明新妈妈进食脂肪多。婴儿进食不足，大便色绿、量少、次数多，新妈妈应多食下奶食品。

8. 新妈妈应补充的营养素有哪些

产后，新妈妈要弥补生产的损害，恢复身体健康，又要哺育孩子，一人的饭要分给两个人吃。饮食的要求，一是富有营养，二是易于消化，其他的清规戒律、条条框框都应去掉。

新妈妈特别需要的营养素有：

❶ 蛋白质：每日泌乳要消耗蛋白

质10～15克。6个月内的婴儿对8种必需氨基酸的消耗很大，为成人的8～12倍。所以新妈妈的膳食蛋白质是很重要的。此外，产后本身气血虚弱、生殖器官复原和脏腑功能康复，也需要大量的蛋白质。

❷ 保证钙等无机盐的补充：泌乳使新妈妈每日消耗约300毫克钙，为减少动用母体的储备，必须选食含钙多的食物。

❸ 不可缺乏水溶性维生素：新妈妈膳食中的B族维生素和维生素C的摄入量要非常充足，原因是水溶性维生素B、维生素C是可以通过乳腺转移至乳汁的，但转换力很低，约50%，如补充过少，满足不了需要。

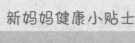

新妈妈健康小贴士

产后的营养特别需要高热量。如此高的热量单靠糖类是远远不能满足的，需要摄入羊肉、瘦猪肉、牛肉等运动性食品和高热能的硬果类食品如核桃、花生仁、芝麻、松仁等。此外，紫菜、海带等菌藻类食物，除提供热量外，还富含不饱和脂肪酸，有利婴儿脑的发育，亦应多食。

❹ 足够的水：水和乳汁的分泌量有关，哺乳期新妈妈每日应供给足够量的水，才能保证乳汁的分泌。

❺ 造血需要铁、铜、锌等物质。新妈妈需要补血因此膳食中要经常吃些含铁、铜、锌多的食物。

9. 新妈妈是不是要多吃蔬菜、水果

在我国，流行着一种传统的错误认识，即产后坐月子不能吃蔬菜、水果，这种说法是错误的，毫无科学根据。

产后由于身体哺乳的需要，各种维生素的需要比平时增加1倍以上，其中维生素C每日需要150毫克。因为维生素C可以保持血管壁和结缔组织健康致密，减低脆性，并有止血和促进伤口愈合的作用。维生素C在新鲜蔬菜和水果中含量很丰富。如蔬菜中的油菜、苋菜、卷心菜、白菜、菠菜、白萝卜，水果中的柑橘、荔枝、鲜枣、猕猴桃、刺梨等。人体内能保持一定数量的维生素C，但不能久存，过量则从尿中排出，所以必须每天不断摄入。

蔬菜和水果还含有较多的食物纤维，食物纤维不能被人体直接消化、吸收，但它吸水性强，在肠胃里体积增大，可促进肠胃蠕动，有利于排便通

畅，并且能防止废物在肠道存留过久。蔬菜如芹菜、油菜、萝卜、白薯，水果如柑橘、柿子、菠萝等，都含有丰富的食物纤维。如果每天吃上750克的蔬菜和水果，可得到8～12克的食物纤维，即可满足身体的需要。新妈妈在"月子里"吃些蔬菜、水果，增加了营养，对新妈妈的身体恢复，婴儿生长发育大有益处。

10. 产后补血食物有哪些

含铁丰富的食物主要包括肝脏、肾脏、心脏、胃肠和海带、紫菜、黄豆、菠菜、芹菜、油菜、番茄、杏、枣、橘子等，民间也常用大枣、花生衣作为补血食品。B族维生素（维生素B_{12}、叶酸）是红细胞生长发育所必需的物质，动物肝脏和瘦肉中含量较多，绿叶蔬菜等也含有叶酸，可多食用。蛋白质是构成血红蛋白的重要原料，贫血病人应多食用含蛋白质丰富的食物，如牛奶、鱼类、蛋类、黄豆及豆制品等。

11. 新妈妈吃炖公鸡的好处

鸡肉营养丰富，适宜新妈妈强身、健体食用。新妈妈产后多吃炖公鸡，不仅增加了营养，而且有很好的催乳

作用。这是因为公鸡的睾丸中含有雄激素，雄激素有对抗雌激素的作用，减少血液中雌激素的含量，从而有利发挥催乳素的泌乳作用，使新妈妈的乳汁增加，达到催乳的目的。假如新妈妈吃煨母鸡，是增加了营养，但由于母鸡体内的卵巢中等含有较多的雌激素，吃后新妈妈体内就会增加雌激素的含量，从而抑制了泌乳素的作用，不但不能催乳，反而减少了乳汁的分泌量，使新妈妈乳汁不足，甚至产后无奶。

12. 新妈妈饮食要补充维生素

补足维生素也是新妈妈饮食营养特点之一。维生素是人体不可缺少的营养成分。新妈妈除维生素A需要量较少外，其余各种维生素需要量均很大。因此，产后膳食中各种维生素必须相应增加，以维持新妈妈的自身健康，促进乳汁分泌，保证供给婴儿的营养成分稳

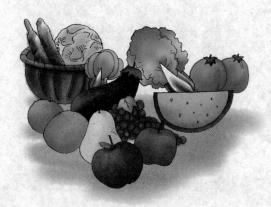

定，满足婴儿的需要。含维生素丰富的食物有：胡萝卜、冬笋、山药、番茄、豆类、藕、大葱、蒜头、茄子、芥菜、青椒、大白菜、黄瓜、鸡蛋等。

13. **新妈妈怎样注意饮食卫生**

为了要确保饮食安全，防止病从口入，新妈妈要注意以下几点：

❶ 首先要选购新鲜无公害食物，霉腐变质、污染等食物一律不能食用。

❷ 在食物的加工烹调过程中，一定要做到生熟分开，如菜刀、菜板、容器，防止交叉使用污染。

❸ 在夏秋季节食物中毒的高发期，为新妈妈做的饭菜尽量适量，最好一次吃完，尽可能不吃剩饭剩菜。对吃不完的食物尽量低温保存，吃前一定要回锅加热。

❹ 搞好厨房和个人卫生，用餐餐具要洗净，定期消毒。

14. **新妈妈饮食烹调要注意方法**

新妈妈的饮食要多样化，并要注意烹调方法，否则会造成营养素大量损失。如蒸馒头不过量加碱，煮稀粥不得加碱，否则会造成B族维生素大量损失。做米饭以焖煮或蒸煮较好，捞米做饭会损失B族维生素和无机盐。蔬菜应先洗后切，急火快炒，以减少维生素C的损失及破坏。动物性食物如禽肉、鱼类的烹调方法以煮或煨、炖为最好，少用油炸。食用时要同时喝汤，这样既可增加营养，还可以补充水分，促进乳汁分泌。在保证食品无害和具有良好感官性状的前提下，应尽量缩短加温时间和控制烹调温度，烹调后的食物不要放置过久，以减少维生素的损失。

15. **新妈妈吃鲤鱼的好处**

新妈妈吃鱼有益，尤其吃鲤鱼更为有益。鲤鱼富含蛋白质、钙、磷、铁和B族维生素、多种氨基酸等。鲤鱼肉味佳，主要是因为其中的10余种游离氨基酸在发挥作用，特别是谷氨酸、甘氨酸和组氨酸最为丰富。研究表明，鲤

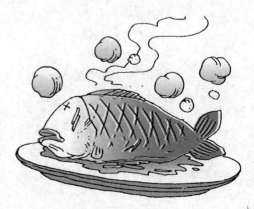

鱼能促进子宫收缩，去除恶露，还有滋补、健胃、利水、利尿、消肿、通乳、清热解毒的作用，是新妈妈康复和催乳的理想食物，所以新妈妈宜多吃几次鲤鱼。

但应注意，吃鲤鱼忌与绿豆、芋头、牛羊油、猪肝、鸡肉等同食。

16. 新妈妈多吃芝麻的好处

芝麻营养极其丰富，每100克芝麻中含蛋白质21.9克、脂肪61.7克、钙高达564毫克、磷368毫克，铁的含量更是惊人，竟达到50毫克之多；为各类粮油食物之冠，另含油酸、亚油酸、花生酸等，还含有芝麻素、芝麻酚、维生素E、多缩戊糖、卵磷脂等。此外，还含有脂溶性维生素A、维生素D、维生素E等。这对新妈妈增强补中健身、和血脉及破积血等有良好作用。新妈妈多吃芝麻，对哺乳的婴儿健脑也非常有益。

新妈妈健康小贴士

饮食要讲卫生，对新妈妈来说非常重要，如果不讲饮食卫生，就会病从口入，轻者可引起腹泻，重者可发生食物中毒，甚至危及生命。

17. 新妈妈吃鸡蛋越多越好吗

我国有"坐月子"吃鸡蛋的习惯，认为鸡蛋吃得多，新妈妈的营养就补充得多，身体就恢复得快。新妈妈吃些鸡蛋滋补身体的亏损，是有一定科学道理的，但也并非越多越好，吃鸡蛋过多是有害的。

吃鸡蛋过多，第一增加胃肠的负担，会造成消化不良，影响新妈妈的食欲。第二可使新妈妈营养过剩，造成产后肥胖。第三容易引起大便干燥，诱发痔疮。第四因新妈妈腹部胀满，会造成头晕乏力、口臭、牙龈出血，甚至出现荨麻疹等疾病。所以说，多吃鸡蛋是有害的。一个新妈妈，每天吃鸡蛋3～4个就足够了。孩子满月后，每天吃2个鸡蛋比较合适。

18. 新妈妈多吃小米粥好吗

小米的营养优于精粉和大米。同等重量的小米含铁比大米高1倍，维生素B_1比大米高1.5～3.5倍，维生素B_2高1倍以上，纤维素含量比大米高2～7倍。小米每100克含蛋白质9.7克，脂肪3.5克，碳水化合物72.8克，钙29毫克，维生素$B_2$0.12毫克等。新妈妈适量吃小米粥，能帮助恢复体力，刺激肠蠕动，增进食欲，同时还对母婴健脑大有好处。要注意的是小米不宜太稀薄，在产后也不能完全以小米为主食，以免缺乏其他营养。

19. 剖宫产的新妈妈怎么吃

剖宫产术后的新妈妈，消耗体力大，术后配合饮食调理，能促使新妈妈恢复健康。

剖宫产术后6小时内，新妈妈应平卧，禁食，目的是减少腹胀。若术后胃肠功能已恢复（约在术后24小时），第一天可以进食流质食物，但忌用牛奶、豆浆、鸡蛋等胀气食品，最好饮用萝卜汤，既能促进胃肠蠕动，又能促使排气、通便，减少腹胀。情况好转可改用半流质饮食如稀粥、面条等。当新妈妈排气后就可以像正常新妈妈一样进食了，但要注意饮食不要太油腻，要多吃蔬菜，以保持营养均衡，促使大便通畅。为了促进伤口的愈合，新妈妈应多吃些高蛋白的食物，如鱼汤，特别是乌鱼汤。

20. 新妈妈增乳的营养素和食物

母乳是新生儿的最理想的食品。我们国家明确提出婴儿母乳喂养好，号召

母亲要用母乳喂养孩子，这对新生儿发育成长十分有益。一般母亲要用母乳哺育孩子1年时间。

❶ 增加热能摄入量。新妈妈膳食中热能供给量要有明显增加，乳汁量应能使婴儿饱足，而新妈妈体重应逐渐恢复到理想体重，这也需要热量。碳水化合物是最主要的热量来源，因此，新妈妈宜多吃碳水化合物丰富的食物，如面粉、糙米、鲜玉米、蜂蜜、豆面、糖浆、苹果等。

❷ 补充蛋白质。必须供给新妈妈丰富的优质蛋白质，宜多吃豆类、肉类、蛋类和水产品类。

❸ 摄入充足的脂肪。食用适量植物油、动物油、肉类、奶类、蛋类以及大豆制品，平时用油最好以植物油为主，适当用动物油结合食用。

❹ 保证无机盐供给。这里的无机盐主要是指钙。如果新妈妈膳食中钙供应不足，势必造成新妈妈身体缺钙和降低乳汁的钙含量，影响婴儿钙的吸收。含钙丰富的食物有海带、牛奶、虾皮、虾米、芝麻酱、白木耳、黑木耳、豆类等。为使新妈妈充分吸收钙，还要做日光浴。

❺ 补充足够的维生素。新妈妈膳食中各种维生素必经相应增加，以维持

新妈妈身体健康和促进乳汁分泌，保证乳汁营养成分稳定，满足婴儿需要。维生素A能少量通过乳腺，新妈妈应多食维生素A含量高的食品，维生素C能通过乳腺，对婴儿有利，还有维生素B₁也可通过乳腺。

❻ 保证充足的水分。可以多吃汤类、粥类和蔬菜、水果，有利增乳和提高母乳的质量。

新妈妈健康小贴士

为了给孩子提供量多质好的乳汁，新妈妈必须注意饮食调理。据测定，母亲在生孩子后第1个月每日平均分泌乳汁为680毫克，第3个月每日平均为770毫克。新妈妈膳食中热量、蛋白质、脂肪等摄入量高者，其乳汁内的含量也高，即可成为高质的乳汁。

21. 新妈妈怎样有充足的乳汁

新妈妈多吃营养丰富的食物，必须有足够的糖类和水，多吃一些含有丰富蛋白质和脂肪的肉汤、排骨汤、鱼汤、蛋类等，以及含有丰富的维生素和无机盐的水果、蔬菜。营养丰富，乳汁就充足。

另外，新妈妈一般不要吃香料、腌菜、油腻食物，也不要喝酒。

新妈妈的乳汁分泌与心情有关。心情舒畅、愉快、避免生气、焦虑，尽可能不要过于忧虑和心情焦躁，这些情绪上的刺激也影响乳汁分泌。新妈妈还要注意休息和睡眠，不可过于疲劳。

从孩子方面讲，让孩子勤吸吮乳汁，吸吮是最好的增奶刺激。孩子吸吮得越多，乳汁产生得越多。

以上从新妈妈的饮食、心情、休息以及孩子吸吮等方面的做法，都有益于新妈妈多下乳汁喂养新生儿。

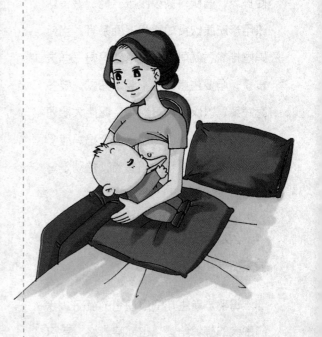

22. 产后食用山楂的好处

山楂又名山里果、红果等，有极丰富的营养价值，特别是维生素C的含量每100克高达89毫克，比一般水果高，并且有消食开胃的作用。

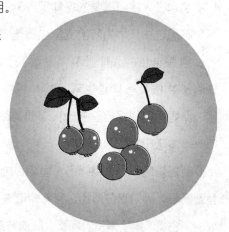

山楂中还含有黄酮类成分等，可使子宫兴奋，会促进子宫收缩。山楂的作用是新妈妈所需要的，可帮助新妈妈子宫收缩，子宫复旧，有利于恶露排除，减少疼痛，并且有助于产后消化，增加食欲，增加维生素C的供应，因此，产后适量吃些山楂对母体及婴儿健康大有益处。但要注意，新妈妈服用人参滋补身体时，要忌山楂。

23. 产后食用桂圆的好处

桂圆又名龙眼。营养丰富，含有胆碱、有机酸、蛋白质、葡萄糖、果糖、蔗糖、脂肪、铁、磷、钙、胡萝卜素、维生素B_1、维生素B_2、尼克酸、维生素C等。桂圆既是佳果，又是良药。中医学认为，桂圆味甘，性温，具有补心健脾，养血安神，补精益智，壮阳健体等功效。

新妈妈产后身体偏虚、阳气不足，气血、脾胃虚弱，宜温热，故用性温助火、养血益脾的桂圆最为合适，对产后恢复是非常有益的。

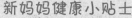

新妈妈健康小贴士

黑豆桂圆大枣汤

材料：黑豆30克，桂圆肉10克，红枣30克，冰糖少许。

做法：将黑豆、桂圆肉和红枣洗净放砂锅内，加水适量，用慢火煲1小时左右，即可饮用。

24. 新妈妈喝牛奶和高汤好

牛奶适宜新妈妈饮用。牛奶除了不含纤维素外几乎包含了人体所需要的各种营养素，是最佳营养保健品之一。牛奶所含的蛋白质是完全蛋白质，含有丰富的人体必需氨基酸和钙、磷、铁等矿物质及多种维生素，是补钙的优良食品。新妈妈可根据自己的饮食习惯，每日饮用250～500毫升牛奶，以利健身。

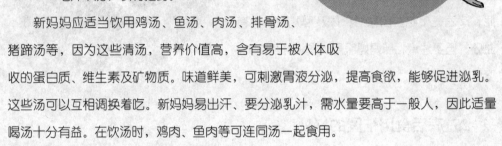

新妈妈应适当饮用鸡汤、鱼汤、肉汤、排骨汤、猪蹄汤等，因为这些清汤，营养价值高，含有易于被人体吸收的蛋白质、维生素及矿物质。味道鲜美，可刺激胃液分泌，提高食欲，能够促进泌乳。这些汤可以互相调换着吃。新妈妈易出汗、要分泌乳汁，需水量要高于一般人，因此适量喝汤十分有益。在饮汤时，鸡肉、鱼肉等可连同汤一起食用。

25. 新妈妈宜用的清暑饮料

为了预防新妈妈中暑，除使居室空气流通清新，阳光充足，温度宜人，衣着得当外，还可在夏季经常吃些绿豆汤、番茄、西瓜等，以清凉解暑，并多饮水以补充因出汗而消耗的水分，还应做些清暑饮料给新妈妈饮用。下面介绍几种清暑饮料，供选用：

❶ 鲜荷叶1张洗净撕碎，水煎代茶饮。如加冬瓜适量，效果更佳。

❷ 西瓜汁1杯，加白糖少许，频服。

❸ 生扁豆汁、嫩竹叶各适量，开水冲泡代茶饮。

❹ 绿豆60克，西瓜翠衣60克，水煎至豆熟汤成，加适量冰糖，饮服。

❺ 薏苡仁30克、冬瓜100克，加水共煮至薏苡仁熟，加糖调服。

26. 新妈妈过多食用巧克力有什么坏处

新妈妈在产后需要给新生儿喂奶，如果过多食用巧克力，对哺乳婴儿会产生不良的影响。这是因为，巧克力所含的可可碱，会渗入母乳并在婴儿体内蓄积，能损伤神经系统和心脏，并使肌肉松弛，排尿量增加，结果会使婴儿消化不良，睡眠不稳，哭闹不停。

新妈妈吃巧克力，还会影响食欲，使身体发胖，而必需的营养素却缺乏，这会影响新妈妈的身体健康，造成乳汁不足，不利于婴儿的生长发育。

27.产后3个月内可以吃味精吗

为了婴儿不出现缺锌症，新妈妈应忌食过量味精。一般而言，成人吃味精是有益无害的，而婴儿，特别是12周内的婴儿，如果新妈妈在摄入高蛋白饮食的同时，又食用过量味精，则不利。

因为味精内的谷氨酸钠，会通过乳汁进入婴儿体内。过量的谷氨酸钠对婴儿，尤其是12周内的婴儿发育有严重影响，它能与婴儿血液中的锌发

新妈妈健康小贴士

锌是人体许多酶的组成成分。锌对胎儿、婴儿在生长发育方面有着非常重要作用。婴儿缺锌，不仅出现味觉差、厌食，而且还可造成智力减退、生长发育停滞，身材矮小，形同侏儒。

生特异性的结合，生成不能被机体吸收的谷氨酸锌，而生成物随尿排出体外，导致缺锌。

28. 哪些新妈妈应少食糖和盐

我们说健康新妈妈在产褥期一般不应忌糖、盐。但患有某些疾病的新妈妈在产褥期内合理膳食的同时，要限量或忌用糖和盐。

比如糖尿病的新妈妈就不能在月子里喝红糖水。喝红糖水对新妈妈是非常有利，但对糖尿病新妈妈来说会加重病情。糖尿病新妈妈在产褥期加强营养的同时，还要按糖尿病患要求进食。

患心脏病、高血压、肾脏病的新妈妈，饮食要清淡，易消化，并富含纤维素和维生素，同时要低盐饮食，如伴有心力衰竭、严重浮肿时，一定要忌盐，以利心衰纠正、浮肿消退，否则不利于新妈妈身体的恢复。

29. 怎样选用红糖、白糖

一般新妈妈产后都喝红糖水，但有时也有时也应喝白糖水。

红糖和白糖都是从甘蔗、甜菜中提取的。红糖是一种含葡萄糖、纤维素多的食糖，具有活血化淤的作用，对产

后子宫收缩和恢复、恶露的排出、乳汁分泌均有一定作用。由于含葡萄糖浓度较高，吸收后，都有利尿功能，利于新妈妈泌尿系统保持通畅，减少新妈妈卧床期间引起膀胱尿液潴留，从而防止尿路感染，在产后10日内，饮红糖水或在食物中加红糖，有益健康。可是红糖性湿，在炎热的夏天，如果新妈妈过长时间食用，会使汗液增多，口渴咽干，如伴有产后感染疾病，可出现发热、头晕心悸、阴道流血增多等弊病，因而，红糖虽好，也应根据情况应用。

白糖纯度高，杂质少，性平，有润肺生津的功效。适合于夏季分娩的新妈妈，或产褥中、后期食用，有发热、出汗较多、手足心潮热、阴道流血淋漓不断、咽干口渴、干咳无痰的病症的新妈妈，就是在寒冷的季节分娩，也可以适当食用白糖。

30. 有刀口的新妈妈能吃海鲜吗

如果在日常生活中对海鲜不过敏的话，新妈妈在产后是可以吃的。因为海鲜类属于高蛋白食物，产后适当食用，有利于身体健康的恢复和刀口的愈合，但是以前如果有过敏史，那么在刀口愈合之前最好不要吃虾、螃蟹与海贝之类

的海鲜，吃这些东西易引起发炎，不利于刀口的愈合与恢复。

31. 月子里应忌食哪些食物

❶ 忌食辛辣等刺激性食物。如韭菜、大蒜、蒜薹、辣椒、茴香、胡椒等。因这类食物食后会刺激新妈妈的胃肠，还可引发新妈妈内热，上火，引起口舌生疮、大便秘结或痔疮发作，婴儿吃奶后会引起口腔炎、流口水等毛病。所以辛辣之品要忌食。

❷ 忌食生冷食物。新妈妈身体虚弱，胃肠功能低下，加之运动量少，消化功能低下，如吃生冷、坚硬食物易损伤脾胃，影响消化功能，生冷之物还易淤血滞留，可引起产后腹痛，产后恶露不尽等疾病。如食坚硬之物，还易使牙齿松动疼痛。

❸ 忌食过咸的食物。因咸食中含

新妈妈健康小贴士

我国有"坐月子"吃鸡蛋的习惯，认为鸡蛋吃得多，新妈妈的营养就补充得多，身体就恢复得快。新妈妈吃些鸡蛋滋补身体的亏损，是有一定科学道理的，但也并非越多越好，吃鸡蛋过多是有害的。

盐较多，可引起新妈妈体内水钠潴留，易造成浮肿，并易诱发高血压病。但也不可忌盐，因产后尿多，汗多，排出盐分也增多，需要补充一定量的盐。

32. 新妈妈要克服的不良饮食习惯

不良的饮食习惯有营养单一、饥饱不一。

忌营养单一。新妈妈不要挑食、偏食，要做到食物、膳食的多样化，全面吸收营养，特别要粗细粮搭配，荤素搭配，稀干搭配，广泛食之，合理营养，以免造成某些营养素的缺乏，影响身体的恢复。

忌饥饱不一。由于新妈妈肠胃功能较弱，过饱会影响胃口，妨碍消化，过饥会影响营养吸收。因此，新妈妈在饮食用量上更要注意适当，每次吃得不要过多过饱，吃八成饱，每日加餐二三次，形成少吃多餐的习惯，对消化吸收均有利。

33. 新妈妈不能急于节食

女性在生育后，体重会增加不少，体型会明显发胖。因此，很多女性为了恢复生育前的苗条体型，分娩后便立即节食，这样做是有害于身体的，对婴儿也无益处。

产后新妈妈所增加的体重主要是水分和脂肪，如授乳，这些脂肪根本就不够用，还需要从新妈妈身体原来储存的脂肪中动用一些营养来补充哺乳所需的营养。为了保证婴儿哺乳的需要，新妈妈一定要多吃些含钙质丰富的食物，每天最少要吸收11760千焦的热量。如果新妈妈在产后急于节食，这样哺乳所需的营养成分就会不足，使新生儿营养受损，影响发育。

为了恢复体型，新妈妈可适当增加活动量，做些健美操，以消耗多余热量。还可以多吃一些蔬菜、水果，不要多喝高脂肪的浓汤及食物，这样有利于减肥，切不可盲目节食。

34. 新妈妈不能吸烟、喝酒

孕妈妈不能吸烟、喝酒，同样新妈妈也不能吸烟、喝酒。这是因为：

烟草中含有尼古丁，还含有一氧化碳、二氧化碳、吡啶、氢氰酸、焦油等。这些物质可随着烟雾被吸收到血液中，有些有害物质可进入乳汁，从而影响婴儿的生长发育。同时，婴儿在妈妈吸烟时可被动吸烟，此时，幼小的孩子的呼吸道还不能承受烟毒的刺激，在体内受尼古丁毒害的同时，还容易使呼吸道黏膜受到损伤，而使婴儿反复患呼吸道感染，直接影响婴儿的发育。

酒中含有乙醇，饮酒会抑制新妈妈的消化功能，干扰营养代谢，造成营养不良，容易引起维生素和微量元素缺乏，极不利产后的恢复。新妈妈喝酒会使母亲的泌乳量减少，孩子吃不到充足的乳汁。另外，乙醇通过乳汁传给婴儿，大量饮酒会导致婴儿发育迟缓，神经功能低下，过度紧张和沉睡等，有损婴儿健康。为了孩子的健康，新妈妈不要吸烟、饮酒。

35. 新妈妈在滋补方面应注意什么

新妈妈在滋补方面应注意以下几点：

❶ 一般来说，新妈妈分娩后1～3天内，应吃容易消化，比较清淡的饭菜，如煮烂的米粥、面条、新鲜蔬菜、鲜瘦肉、鲜鱼、鲜蛋类食物，以利消化和补充营养。

❷ 新妈妈在3天以后可吃普通饭菜，适当增加瘦肉、鱼类、青菜、蛋类，这既可以增加营养，又可催乳下乳，还不会使人发胖。

❸ 整个产褥期，饮食安排要荤素搭配，多吃些青菜，即可保证营养全面，又有利母体恢复和下乳，并要少吃多餐。

❹ 新妈妈要吃些新鲜水果，水果可为人体补充维生素、矿物质和纤维素。

❺ 适量控制主食。主食含糖量高，容易使人发胖。

新妈妈健康小贴士

有的新妈妈滋补过量，常常是鸡蛋成筐、水果成箱、罐头成行，天天顿顿鸡鸭鱼肉，这种大补特补的作法是有害无益的。不但浪费了钱财，而且损害了新妈妈的身体健康。

第四节

产后精神调理

1. 产后会有什么心理变化

由于精神的好坏与身体健康密切相关，所以新妈妈在月子里，一定要注意养神。因为分娩已给新妈妈带来生理上的巨大变化和心理上的巨大刺激和压力。

分娩本身可使内分泌出现新的变动，从而伴发植物神经的功能紊乱。如在孕期增加的前列腺素水平，随分娩而下降，致使新妈妈普遍体验到情绪波动。而分娩时的出血又助长上述变化，使情绪剧烈波动。分娩后，由于胎盘的排出及妊娠期所增大了的垂体迅速缩小，肾上腺皮质激素及女性激素值急剧下降，而逐渐恢复到妊娠前状态，同时催乳素分泌急剧增加，并开始有乳汁分泌。总之，以垂体为中心的内分泌体系，又重新恢复建立起来。所需时间在10小时至8周，这种剧烈的变动对于原来脑垂体系统存在缺陷者，容易发生生理上的平衡失调，成为心理障碍或心理变化的病理、生理基础。

女性产后心理上的变化十分剧烈。原因是伴随着精神紧张、身体疲劳，面临着婴儿的抚养重任，还有对经济、健康、作息及家庭人员关系考虑的加剧，一时间兼有妻子、母亲、女儿和媳妇的多重身份及面对多种需要，这种角色的改变及如何扮演好各个角色，就成为心理的极大负担；原本不起眼的因素，如周围人员的态度，举动言辞，特别是丈夫的态度，都显得敏感并带来心理影响，甚至是否有人来及时看望，对新生儿态度如何，送来什么样的礼品等，也会成为精神刺激的因素而构成精神创伤。

鉴于上述心理、社会、内分泌变化和相互作用的原因，产后容易发生精神障碍，在出现明显的精神障碍之前，常可见有情绪不稳、哭泣、焦虑、烦躁、不眠等症状。数日后可出现多种多样的表现，如神经质状态，抑郁躁狂状态，精神分裂症状态等。因此，产后必须加强精神保健。

2. 如何调整产后的情绪

新妈妈家属应了解产褥期这一特殊生理变化，体谅新妈妈，帮助调节新妈妈的情绪，对新妈妈给予照顾和关怀。特别是丈夫，应该拿出更多的时间来陪伴妻子，经常进行思想交流，设法转移新妈妈的注意力，帮助妻子料理家务或照顾婴儿。

新妈妈要学会自我调整，自我克制，试着从可爱的宝宝身上寻找快乐。

这一时期要尽可能地多休息，多吃水果和粗纤维蔬菜，不要吃巧克力和甜食，少吃多餐，身体健康可使情绪稳定。尽可能地多活动，如散步、做较轻松的家务等，但避免进行重体力运动。不要过度担忧，应学会放松。不要强迫自己做不想做或可能使你心烦的事。把你的感受和想法告诉你的丈夫，让他与你共同承担并分享。这样你会渐渐恢复信心，增强体力，愉快地面对生活。

3. 怎样避免刺激

对外界的刺激和蛊惑，要善于理智地通过调节自己的感情，如和喜怒，去忧悲，节思虑，防惊恐等方法，排除各种杂念，消除或减少不良情绪对心理和生理产生的影响。也就是说，新妈妈一定自己克制，清心寡欲，恬淡静养，忌嗔怒以养性，守清静以养心，寡思虑以养神，寡嗜欲以养精。勿将往来刺激牵挂在心。

新妈妈的家属及亲友也要避免使用刺激性语言，不使新妈妈烦恼动怒，忧愁悲伤。

4. 怎样预防抑郁

所谓母性抑郁是指发生在产后数天内，持续时间短，且基本上都能自愈的轻微精神障碍。其主要症状是：烦闷、沮丧、哭啼、焦虑、失眠、食欲缺乏、易激怒。目前认为，由于分娩引起新妈妈内分泌环境的急剧变化而致内分泌的不平衡，是其主要的内因；而分娩方

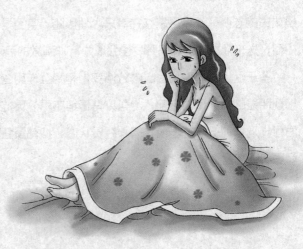

式，妊娠期及产褥期的合并症，新生儿疾病，以及家人对新生儿态度，丈夫的协作程度，社会的帮助等，是不可忽视的诱因。

由此可见，产后的精神障碍不单是一个医学问题，也是社会因素和人格倾向的综合问题。产后抑郁一般不用药物治疗，关键在于预防发生和减轻症状，并防止发生严重的精神病。

预防发生产后抑郁的主要方法有：

第一，提高认识。即认识到妊娠、分娩、产褥，是女性正常的生理过程，一旦妊娠，就要了解有关妊娠方面的知识，进行相应的产前检查和咨询。

第二，在妊娠期要心情愉快，因为妊娠期表现焦虑的新妈妈，倾向于发生产后抑郁。作丈夫的有责任给予关心和生活上的帮助，减少精神刺激。这样有助于减少或减轻母性抑郁的发生。

第三，让新妈妈在分娩后有一个和谐、温暖的家庭环境，并保证足够的营养和睡眠，对妻子分娩所承担的痛苦给予必要的关怀和补偿。

5. 产后抑郁的自我测试

产后抑郁的表现与一般的抑郁症有些不同，新妈妈不妨自我测试一下，近两周内，你是否有以下表现和感受：

❶ 白天情绪低落，夜晚情绪高涨，呈现昼夜颠倒的现象。

❷ 几乎对所有事物失去兴趣，感觉到生活无趣无味，活着等于受罪。

❸ 食欲大增或大减，体重增减变化较大。

❹ 睡眠不佳或严重失眠，因此白天昏昏欲睡。

❺ 精神焦虑不安或呆滞，常为一点小事而恼怒，或者几天不言不语、不吃不喝。

❻ 身体异常疲劳或虚弱。

❼ 思想不能集中，语言表达紊乱，缺乏逻辑性和综合判断能力。

❽ 有明显的自卑感，常常不由自主地过度自责，对任何事都缺乏自信。

❾ 有反复自杀的意念或企图。

第一种情况：如果这9道题的答案，你有5条答"是"的话，且这种状态持续了2周的时间，那么就要怀疑自己是产后抑郁了。

第二种情况：如果这9道题的答案只有1条答"是"，但每天都出现，那么也应该警惕自己产后抑郁。

如果不满足以上2种情况，但又感到有些情绪低落的话，就很可能是产后忧郁。

6. 精神愉快有哪些好处

这点对新妈妈尤其重要；科学家经过长期地观察发现，胜利者的伤口总是比失败者的伤口愈合得快；没有精神负担的病人，要比有精神压力的病人痊愈得快。女性本多慈、恋、爱、憎、忧虑之心，常不能自拔，产后血虚，肝阳偏亢，血不养心，最易伤动七情，故在产期内必须保持精神愉快，无妄想、无牵挂、无烦恼、无悲哀、无恐惧。凡一切引动情怀之事均宜避免，否则会因情志受伤而产生各种妇科疾病。

7. 抑郁妈妈易抚养出暴力儿童

据研究得知，初为人母的女性如果感到忧郁，她们的孩子可能会面临长期的问题。生产三个月后患有忧郁症的母亲所生的孩子易出现暴力行为，特别是忧郁症反复发作的母亲所生的孩子更易出现暴力行为。

研究人员说，忧郁的母亲抚养的婴儿日后之所以会面临较容易出现暴力行为的风险，可能是由于他们较难控制包括愤怒等情绪。抚养者为婴儿所做的最重要的事情之一，就是安抚他们、对他们讲话，使他们感到舒适，而这些都有助于使婴儿平静下来；而以前的研究认为，忧郁的母亲较难把精力集中在婴儿身上，或难以像正常成年人那样，用"逗趣、夸张"的口气跟孩子讲话。所以，忧郁母亲抚养的孩子可能较难学会如何减轻自己不安的情绪，从而面临日后容易出现行为问题的风险。

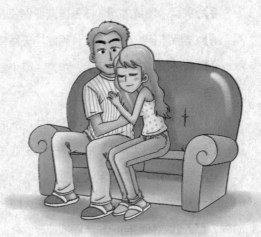

8. 产后新爸爸应该怎样做

新爸爸（还有朋友及其他家庭成员）可以提供的最好帮助是让新妈妈放心。她现在精疲力竭，对自己没有把握，毕竟以前从来没有做过这些，很多东西她觉得难以承受。新爸爸要做的，就是听她倾诉。如果她需要，鼓励她哭出来。告诉她，你认为她会成为一位非常出色的妈妈。同时，帮助她减少社交活动，别让太多人来探望她。告诉她现在不必非得通知亲戚朋友，为她做饭，帮助她安排好哪些事是必须要赶快做的，哪些事可以等等再做。让她尽可能多地休息。

最重要的是，让她知道不管发生什么事你都在她身边，这会让她心情愉快。同时，也要让她照顾好自己。别忘了，只有把你妻子照顾好了，她才能照顾好你们的宝宝。

9. 如何应对产后抑郁症

产后忧郁症是不少新妈妈的大敌，该怎么应对呢？刚做母亲的人一定要避免过于劳累，可以与丈夫商量一下，合理地安排一种轮班制度，这样每当孩子不安或哭闹时，就不必每次都得起床去照顾。只要宝宝安然无恙，同时也给父亲提供了和婴儿接触的机会，使父子之间感情得到进一步培养。

如果母亲发现自己无法排除忧郁症，而抑郁感已严重得再也无法好好照顾自己和婴儿，可以去医院请医生解决。医生会给母亲用抗抑郁的药物，如果这种治疗无明显效果，医生会建议病人住院治疗。

另外，母亲心情的自我调节也是相当重要的，如果可以在坏日子里也保持好心情，相信一切都会变好的。

第五节

产后药物选择

1. 产后马上服人参好吗

从临床医学角度来说，产后不宜即服人参来补身体，原因之一是人参含有多种有效成分，如作用于中枢神经及心脏、血管的"人参皂甙"以及作用于内分泌系统的配糖体等，这些成分能使人体产生广泛的兴奋作用。其中对人体中枢神经的兴奋作用，能导致服用者出现失眠、烦躁、心神不宁等一系列症状。当出现这些症状时，就不能使新妈妈很好地卧床休息，影响新妈妈的体力恢复。原因之二是"人参大补元气"，服用过多，可使血循环加速，这对刚生完孩子的新妈妈很不利，因为女性在生孩子过程中，内外生殖器的血管多有损伤，而服用人参，有碍受损血管的自行愈合，反而造成出血过多，流血不止，甚至大出血。有资料表明，由于产后即服用人参使阴道流血过多而导致新妈妈贫血，有的人还出现产后烦躁综合征。

那么，产后女性服用人参应选择什么时候呢？一般地说，在产后恶露已尽，约在产后3周以后，此时伤口已愈合，可有利于体力恢复，但一次不宜服食过多，宜掌握在3克左右。

2. 产后马上服鹿茸好吗

中医认为，鹿茸味甘咸，性温，功能补肾阳，善补督脉。现代药理学研究发现，鹿茸有提高血压，促进红细胞血红蛋白及网状红细胞生成的作用。在临床上多用于真阳虚衰，精血两亏，冲任虚损，气怯神疲，畏寒无力，阳痿，子宫虚冷，不孕、不育等阳虚症。可见鹿茸为补阳良药，而产后皆会出现阴血亏损，元气耗伤的阴血不足阳气偏旺，此时若服用鹿茸，必招致阳气更旺，阴血更损，造成阴道不规则流血症状，由此看来，产后不要即服鹿茸为好。

3. 新妈妈用药对新生儿有影响吗

正常人服药后，药物进入人体内，或在肝脏解毒，或由肾脏排出。哺乳期的女性用药后，还有一部分药物经乳汁排出。婴儿如果吃母乳就把药物也吃下去了。一般药物使婴儿产生副作用的较少，有的婴儿对药物则很敏感。有些药物进入乳汁的浓度较高，也有的药物能在婴儿体内蓄积，新生儿的肝、肾功能不全，药物对新生儿的影响更明显，甚至引起不良反应。

新妈妈如果口服四环素，婴儿吃奶后可能影响骨骼、牙齿的发育。母亲服用磺胺类药物时，可加重新生儿黄疸。母亲服用灭滴灵，可使婴儿厌食、呕吐。

药物虽有治疗作用，但也有副作用，新生儿对药物较为敏感，所以新妈妈在哺乳期用药时一定要慎重，既要考虑药物的治疗作用，又要考虑对婴儿的影响。如果病情需要服药时，应在医生的指导下选用对婴儿影响不大的药物，用量以最小有效量为宜，一般用药3～5天；如病情较重，需要治疗，而药物对婴儿又有影响时，可以停止哺乳。

4. 哺乳期用药应注意什么

哺乳期新妈妈要掌握一定的用药知识。如果在服药之前，不了解所吃药品对小儿是否有危害，最好征求一下医生的意见。用药应坚持以下原则：能不用药时尽量不用，能少用药就不要多用，能局部用药的就不要全身用药，能用中药治疗则不用西药，能口服的不要打针，能用老牌药品就不用刚研制出的新药。在用药时应尽量避免在血中药物浓度高时哺乳。服药前哺乳要比服药后哺乳要好。

新妈妈健康小贴士

如果确实哺乳妈妈需要短期用药，药又对孩子危害较大，应暂停母乳喂养。若患有恶性肿瘤，精神病、甲亢等慢性或严重疾病时，应停止母乳喂养。

5. 哺乳期新妈妈应禁用的药物有哪些

❶ 抑制泌乳药物：如溴隐亭等。

❷ 抗癌药物：可抑制婴儿免疫力，引起白细胞减少症，如环磷酰胺、阿霉素等。

③ 抗凝药物：如阿司匹林，可引起小儿出血、呕吐、腹泻、惊厥。

④ 抗精神病药：如奋乃静，可影响小儿智力发育。

⑤ 抗甲状腺药：可引起小儿甲状腺功能低下，影响发育、智力低下。

⑥ 氨基甙类抗生素：如链霉素、卡那霉素、庆大霉素可损伤听神经、肾脏。

⑦ 酰胺醇类抗生素：如氯霉素，乳儿吸乳后可出现腹泻，黄疸等。

⑧ 喹诺酮类：如氟哌酸等，可影响小儿骨骼发育。

⑨ 磺胺类：早产儿和葡萄糖6磷酸脱氢酶缺乏的新生儿有导致溶血性贫血发生的可能。

⑩ 巴比妥类：如鲁米那，可引起婴儿的中枢神经系统抑制，出现镇静状态，应禁用。

6. 新妈妈应慎用哪些中药

新妈妈应慎用的中药有以下几种：

① 破气通导，攻下逐水药既易克伐新妈妈的正气，又会影响乳汁分泌，不可妄用。如大黄、芒硝、枳壳、枳实、甘遂、大戟、芫花、青皮、牵牛子、车前子等。

② 消导药如神曲、麦芽等均有一定的回乳作用，最好不用。

③ 寒凉滋腻、损伤脾胃之品，容易引起食欲缺乏，腹痛胸闷，影响恶露排出等症状，亦当慎用。如黄芩、黄连、黄柏、黄花、连翘、山栀、大青叶、板蓝根、玄参、生熟地等。

④ 部分有下行趋势的药物，如无特殊必要一般不用。如牛膝能引血、引热下行，也有回乳作用。

⑤ 凡作用峻猛的中成药，不经过医生同意，最好不要擅自服用。如栀子金花丸、四消丸、消积丸、跌打丸、金匮肾气丸、七厘散等。

上述药物对产褥期的各种生理变化有不良影响，同时还能通过乳汁进入新生儿的体内，而新生儿身体稚嫩，对药比较敏感，容易发生腹痛、腹泻、食欲缺乏、吐奶或便秘、口疮等疾患，所以产后用药要谨慎。

第六节
产后需提防的疾病

1. 怎样避免"母源性疾病"

母亲在抚养婴幼儿的时候，常因自己失误而导致婴幼儿生病，这就是生活中的"母源性疾病"。

母亲的脸孔是婴幼儿心灵的镜子。因事业受阻或情感失意，时常忧愁、焦虑都足以使婴幼儿性格负向改变，甚至出现神经质。别以为襁褓中的婴儿听不懂家长的语言，各种恶性刺激，包括家电噪声和争吵声，都会严重刺激大脑中枢。

化妆品的普及为"母源性疾病"增添了新的内容。用涂着唇膏的嘴去亲吻婴幼儿，并不能真正体现母爱，只会增加婴幼儿患过敏性皮炎的机会。常用自己的化妆护肤品去打扮婴幼儿，其中所含的雌性激素可能导致女孩早熟，男孩女性化。

经常为孩子提供各类"增高增智"口服液，并非明智之举。因为这极有可能干扰幼儿生理功能而出现依赖性，一旦停服便精神萎靡。时常为幼儿提供清热冲剂，甚至把清热冲剂作为哄诱或奖励幼儿的"饮料"，更为错误。因为这类冲剂虽含糖而可口，但又含药而清热，过多过久服用，会严重损伤幼儿稚嫩的脾胃功能，出现腹胀、腹泻、肢软、体乏、声低气微等表现。

婴儿所处的生活环境并非都能达到应有的卫生水平，母亲应尽力改善居室条件，为其提供优良的生活环境。

母亲缺乏科学育儿知识，总爱为婴幼儿添加各种高营养食品，结果有的变成"小胖墩"而为成人后发生心脑血管疾病种下祸根；有的因摄入蛋白质过多而使消化功能受损，导致吸收障碍而营养不良。

在婴幼儿外出时，不论天气如何，总爱为之添加衣帽，惟恐受凉。这不利于婴幼儿对自然气候变化的适应能力，也是导致热从内生而常伤风的原因。

2. 乳腺炎的发现与治疗

急性乳腺炎俗称"奶疮"，是哺乳期女性常见的疾病，尤其多见于头胎新妈妈。乳腺发生急性炎症时，全身畏冷，发热，食欲不振，患侧乳房局部有红、肿、热、痛，同时腋窝淋巴结也可肿大疼痛。如不及时治疗，1~2周后可能导致局部化脓，乳腺组织破坏，溃烂流脓。乳腺破坏广泛的，即使治愈后，乳房萎缩，乳汁分泌功能减退，有的还可形成乳漏，使伤口长期不愈，给病人的健康和婴儿的喂奶带来一定的影响。

乳腺发炎有两个主要因素：一是乳汁的淤滞；二是化脓性细菌的感染。哺乳期乳腺分泌大量的乳汁，若乳管不通畅或喂奶时未将乳汁吸尽，乳汁就会积聚在乳腺内形成小乳凝块，利于病菌的生长繁殖。头胎新妈妈乳汁分泌旺盛，缺乏哺乳经验，易造成乳汁淤滞；头胎新妈妈乳头皮肤较薄嫩，容易破伤。加之产后由于分娩时体力的消耗，致体质较虚弱，抵抗力降低。此时若有乳头皮肤皲裂、破损，或局部卫生注意不够，病菌很易侵入乳腺。有的母亲喜欢躺在床上喂奶，甚至让婴儿口含乳头睡觉，这样更容易造成乳汁排出不畅，使细菌有了可乘之机。民间称急性乳腺炎为"吹乳"，认为是婴儿将口里的"热气"（婴儿口腔的细菌）吹进乳房而发病，便是这个道理。

以下几点是预防急性乳腺炎的有效方法：

❶ 重视喂奶前的准备：快做母亲了，应做些哺乳的准备工作。最好在临产前一星期起，常用热毛巾、肥皂水、淡盐水洗擦奶头，让奶头皮肤锻炼得较坚韧。但不宜用酒精擦洗，因酒精会使皮肤变脆，容易皲裂。发现奶头凹陷的，要经常将它拉出来，便于婴儿吸吮。

❷ 注意喂奶的方法：喂奶以坐式为好。且要定时，每次以15~20分钟为宜。未吸完奶汁吸出或用手挤出。喂奶前后都要保持乳头的清洁。不让婴儿含着乳头玩、睡觉。

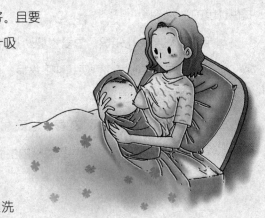

❸ 及时处理乳头皮肤破损：乳头皮肤破损时，一般可搽1%紫药水或四环素软膏。如有皲裂或小溃疡致吸疼痛者，可暂停哺乳数天，并用3%硼酸水洗

奶头，或涂920软膏，或涂次碳酸铋蓖麻油。同时每日将奶挤出或用吸乳器吸出。也可以在乳头上套一个橡皮奶头再行喂奶。

④ 乳房肥大者，可用宽布兜将乳房托起。如果出现乳管不通、乳房发胀发硬、阵阵抽痛，可进行乳房按摩、顺理，将淤积的乳汁挤出。同时注意是否有炎症存在，如有，要抓紧治疗。

3. 爸爸不要在婴儿卧室抽烟

烟雾中含多种有毒有害的化学物质，其中已知的致癌物质就有43种。这些有毒烟毒除少量被爸爸吸入外，其余飘荡在空气中，如果被婴儿吸入，由于其免疫力较差，呼吸器官尚未发育成熟，遭受的伤害远超过成年人。当父母吸烟时，婴儿可吸入以下有害物质：致癌的金属元素镉、弥漫在厕所里的氨、制造DDT用的苯、强效溶剂丙酮、用于制造防腐剂的甲醛以及其他有毒的气体和微粒，其中包括无色无味的一氧化碳，它可取代氧与婴儿体内的血红蛋白结合，造成血红蛋白携氧能力下降。

婴儿作为被动吸烟者最易罹患的病症有：婴儿猝死综合征、中耳炎、呼吸道感染、哮喘等。

4. 产后如何预防颈背酸痛

新妈妈在哺乳后，常感到颈背有些酸痛，随着喂奶时间的延长，症状愈加明显，这就是哺乳性颈背酸痛症。发生的原因有：

首先是新妈妈不良的姿势。一般新妈妈在给婴儿喂奶时，都喜欢低头看着婴儿吮奶，由于每次喂奶的时间较长，且每天数次，长期如此，就容易使颈背部的肌肉紧张而疲劳，产生酸痛不适感。此外，为了夜间能照顾好婴儿，或为哺乳方便，习惯固定一个姿势睡觉，造成颈椎侧弯，引起单侧的颈背肌肉紧张，导致颈背酸痛的产生。

其次是女性生理因素与职业的影响。由于女性颈部的肌肉，韧带张力与男性相比显得比较弱，尤其是那些在产前长期从事低头伏案工作的女性（会计、打字、编辑、缝纫），如果营养不足，休息不佳，加上平时身体素质较差，在哺乳时就更容易引起颈、背、肩的肌肉、韧带、结缔组织劳损而引发疼痛或酸胀不适。

还有自身疾病的影响。一些新妈妈由于乳头内陷，婴儿吮奶时常含不稳乳头，这就迫使做母亲要低头照看和随时调整婴儿的头部，加之哺乳时间较长，容易使颈背部肌肉出现劳损而感到疼痛或不适。

在明白颈背酸痛的原因后，即可找出预防此痛的措施。如及时纠正自己哺乳时的不良姿势和习惯，避免长时间低头哺乳；在给婴儿喂奶的过程中，可以间断性地做头往后仰，颈向左右转动的动作，夜间不要习惯于单侧睡觉和哺乳，以减少颈背肌肉、韧带的紧张与疲劳，平时注意适当的锻炼或活动。另外，要防止乳头内陷、颈椎病等疾患，消除诱因。最后，要注意颈背部的保暖，夏天避免电风扇直接吹头颈部；同时，要加强营养，必要时，可进行自我按摩，以改善颈部血液循环。

新妈妈健康小贴士

患有某些疾病如颈椎等病，也会加剧神经受压的程度，导致颈背酸痛，以及肩、臂、手指的酸胀麻木，甚至还会出现头晕、心悸、恶心、呕吐、四肢无力等表现。

5. 产后多汗该采取的保健措施

此指新妈妈产后因气血虚弱，腠理不密，汗出较多，日久不止。主要病因有气虚、阴虚，治疗方法如下：

❶ 用中药治疗：若为气虚所致的汗出，主要症状为产后汗出恶风，动则更甚，四肢不温，卷怠乏力，脉细弱，治宜补气固表，御风止汗，方用玉屏风散加减。

若为阴虚所致的汗出，主要症状为产后多汗，睡中即出，醒后自止，忧烦热，面色潮红，脉细数，治宜养阴畜气，生津欲汗，用生脉散加减。

❷ 药膳调理，如羊肚黑豆粥、煅龙骨粥。

此外，还宜避免精神刺激，保持心情舒畅，睡眠充足，衣被不要过厚，在出汗后注意避风，以防感冒。

6. 产后腰腿痛怎么办

此病是因骶髂韧带劳损或骶髂关节损伤所致，主要原因如下：

❶ 产后休息不当，过早地持久站立和端坐，致使新妈妈妊娠时所松弛了的骶髂韧带不能恢复，造成劳损。

❷ 新妈妈分娩过程中引起骨盆各种韧带损伤，再加上产后过早劳动和负重，增加了骶髂关节的损伤机会，引起关节囊周围组织粘连，障碍了骶髂关节的正常运动所致。

❸ 产后起居不慎，闪挫腰肾，以

及腰骶部先天性疾病，如隐性椎弓裂，腰椎骶化等诱发腰腿痛，产后更剧。

产后腰腿痛的主要临床表现，多以腰、臀和腰骶部酸痛日夜缠绵为主，部分患者伴有一侧腿痛，疼痛部位多在下肢内侧或外侧。有的可伴有双下肢沉重、酸软等症。

本病的主要预防措施是新妈妈在产期要注意休息和增加营养，勿过早久站、端坐、负重或劳动；避风寒，慎起居，每天坚持做产后操，可有效地预防产后腰腿痛。

7. 产后会阴胀痛该怎么办

造成会阴胀疼的原因很多，在处理之前应首先明确原因，然后根据不同的原因分别进行处理。分娩时如保护会阴不当或胎儿较大，会阴体较长、较紧，可造成会阴裂伤；做会阴切开缝合术也可使会阴部形成伤口，并可继发感染，先露部压迫会阴时间过久可造成会阴水肿，会阴伤口缝合时血管结扎不彻底所形成的会阴血肿等，都是导致会阴胀疼的常见病因。会阴胀疼可不同程度地影响新妈妈的饮食、休息以及全身的康复，故应及时处理。

如发现会阴血肿较大或逐渐增大时，应及时将血肿切开，取出血块，然后找出出血点，结扎止血，缝合血肿腔，会阴有伤口者，应加强会阴护理，保持会阴清洁，用1：1000新洁尔阴溶液或1：1500高锰酸钾液进行会阴擦洗，每天2次，并给用消毒的会阴垫。如发现伤口感染时，应及时将缝线拆除，有脓肿者应切开排出脓液，并给予抗感染治疗。对会阴严重水肿者，可给50%硫酸镁湿热敷，每天2次，每次15~20分钟，以促进水肿消失。总之，应针对造成会阴胀痛的不同原因，分别给以相应的处理，多可使会阴胀痛消失或明显减轻。

8. 产后腹痛的保健治疗措施有哪些

此指分娩后出现小腹疼痛的病症。可由血虚或血瘀所致，主要治疗如下：

❶ 中药治疗：若为血瘀所致腹疼，常见产后小腹疼痛，拒按，色紫黯有块，舌质暗，脉沉涩，宜活血化淤，散寒止痛，方用生化蜜膏。

若为血虚所致的产后腹痛，症见产后小腹隐隐作痛，腹部柔软，心悸不安，舌淡，脉虚细，治宜补血益气，方用肠宁汤。

❷ 药膳调理，如丹参粥、益母糖茶、苏木煲鸡蛋、焖地笋、红兰花酒。

9. 产后防病有什么好方法

新妈妈分娩时由于产道损伤出血以及产后腹腔压力的突然改变，会使气血耗损，宫缩无力，恶露排出不畅，机体处于不适应状态，严重者可出现头昏眼花、心慌气短、困乏无力等。为此，调治产后气血，加速产后宫缩，清除宫腔瘀血，是防治产后并发症之关键。所以产后宜服生化汤。方中的当归甘温无毒，为主药，当归、川芎、桃仁合用，能生新血，活气血，化瘀血，润肠通便，炮姜温经散寒，炙甘草补中益气。根据临床经验和现代药理分析，生化汤是生血活血，加速宫缩，清除宫内恶露，恢复新妈妈健康，防治产后并发病之有效良方。

10. 产后不行恶露该怎么办

此指胎儿娩出后，胞宫内的淤血和血液滞留不下，或下之甚少的病症；其病因为气滞，寒凝，或气血病虚所致，主要治疗方法如下：

❶ 中药治疗：若为气滞所致的恶露不行，主要症状为产后恶露不下，或虽下不畅、小腹胀痛、胸肋胀满、纳呆食少、脉沉弦、治宜调气活血，方用香艾芎归饮。

若为寒凝所致的恶露不行，症为产后恶露不行，小腹冷痛，得热痛减，畏寒肢冷，唇舌淡白，脉沉迟，治宜温经散寒还瘀，方用小腹逐瘀汤。

若为气血药虚所致的恶露不下，主要症状为产后恶露不行，或虽下量少而又忽然终止，小腹坠胀，头晕耳鸣，神症乏力，脉微细无力，治宜补气养血，方用十全大补汤。

❷ 用药膳调理，如米酒蒸螃蟹。

此外，新妈妈还要注意防受寒，重保暖，下肢可温敷，以温通气血。

11. 产后恶露不断该怎么办

此指产后恶露持续20天以上淋漓不绝的病症，又称"恶露不尽"。此病症主要因气虚，血热，或血瘀所致，主要治疗方法如下：

❶ 中药治疗：若是气虚所致的产后恶露不断，主要症状为：产后恶露过期不止，或淋漓不断，呈多色淡红，质稀薄，无明显臭味，少气懒言，脉缓弱，治宜补气摄血，方用补中蓄气汤加味。

若是血热所致的产后恶露不断，主要症状为：产后恶露过期不止，或淋漓不断恶露量较多，色深红，质地黏稠，有秽臭味，面色潮红，舌质红，脉虚细而数，治宜养阴清热凉血，方用保阴煎加味。

若为血瘀所致的恶露不止，主要症状为产后恶露过期不止、淋漓涩滞、恶露量少、色紫黯、夹有血块、小腹涩痛、舌紫黯、脉沉涩、治宜活血化瘀，方用生化汤加味。

❷ 药膳调理，如吴茱萸酒、荠菜马苋汤。

此外，产后勿过食寒凉，以防寒凝血瘀，勿食辛辣助热生热之物，以免阻热动血旺行；还要保持大小便通畅，以防影响子宫收缩。

12. 产后发热该怎么办

此指在产褥期内出现持续发热，或突然高热寒战，或往来寒热，并伴有其他症状者；主要病因为感染邪毒、血瘀、外感六淫之邪、血虚或伤食。主要治疗措施如下：

❶ 中药治疗：若为感染邪毒所致的产后发热，主要症状为，在产褥期内，高热寒战，小腹疼痛拒接，恶露甚多，或是少淋漓，色紫黯如败酱，烦躁口渴，大便燥结，舌质红，苔黄，脉数有力，宜清热解毒，凉血化瘀，用解毒活血汤加减。

若为血瘀所致的产后发热，主要症状为在产褥期间，寒热时作，恶露不下，夹有血块，小腹疼痛拒按，舌质紫暗，脉弦涩，治宜活血化瘀，方用生化汤加减。

若为外感六淫之邪所致的产后发热，主要症状为，在产褥期间，发热恶寒，头及肢体疼痛，无汗，脉浮，治宜养血祛风，方用荆防四物汤加减；如果外感风热之邪偏重者，症见发热，微恶风寒、头痛、咳嗽、舌尖边红、脉浮数，治宜辛凉解表，疏风清热，用银翘散加减。

若为血虚所致的发热，症见产后失血过多，头晕目眩，心悸少寐，脉虚细而数治宜种，益气血，方用八珍汤加减。

若为伤食所致的产后发热，主要病症为不思饮食或压食，脘腹饱胀，吞酸嗳腐，口干口臭，苔厚腻，脉濡滑，宜健脾和胃，消积化滞，用保和丸加减。

❷ 药膳调理，如虫草炖蛏干、桃仁莲藕汤、地丁败酱糖茶。

13. 产后眩晕该怎么办

此指分娩后，出现头晕眼花，不能坐起，或者心下满闷，恶心呕吐，甚则不省人事，可由血虚气脱或血瘀气闭所致，主要治疗方法如下：

❶ 中药治疗：若为血虚气脱所致，主要症状为晕脱心悸、烦闷不适、舌淡无苔、脉微欲绝，用益气固脱法治疗，方用独参汤。

若为血瘀气闭所致，主要症状为产后恶露不下或量少，小腹阵痛拒按，心下急满，神昏口噤，牙关紧闭，双手握拳，面色紫黯，舌黯苔少，脉涩；治宜行血逐瘀，方用夺命散。

❷ 药膳调理，如大葱糯米粥、芎归屈头鸡。

新妈妈健康小贴士

本病症要加强护理，宜多饮水，多食含维生素的水果饮料；严禁盆浴及房事，若新妈妈发热高于38℃，要暂停哺乳，定时吸空乳汁。

14. 产后排尿异常该怎么办

此指产后小便不通或尿意频数，淋漓甚至小便失禁的病症。主要病因有气虚、肾虚、湿热蕴结或膀胱损伤等原因，主要治疗如下：

❶ 中药治疗：若为气虚所致排尿异常，症见产后小便不通，小腹急胀，或小便频数，甚至失禁，兼欠神疲气

短、四肢无力，脉细弱，治宜益气利尿，宜用补中益气汤加减。

若为肾虚所致的排尿异常，症见产后小便不通，小腹胀急而痛，或尿急频而欲解不能，或小便频数，日夜数十次之多，或小便失禁，或夜间遗尿，舌淡少，脉沉细而迟；治宜补肾温阳，化气行水，方用肾气丸。

若为湿热蕴结所致的排尿异常，主要症状为产后尿意频数，尿道灼热涩痛，或小便艰涩不通，溺黄，可兼固外阴伤口，愈合不良，苔根黄腻治宜清楚，除湿，利尿，方用加味五淋散。

若为膀胱损伤所致的排尿异常，症见小便失约而自遗，或排尿淋漓夹血丝，面色苍白无华，脉虚弱，治宜补气益阳固胞，方用黄芪当归散。

❷ 药膳调理，如白芨炖猪肝、海蜇莴笋丝。

此外，每日宜做肛提肌运动，增强膀胱张力，排尿困难者可用热水熏洗外阴，用温开水冲洗尿道口或按摩膀胱，诱导排尿，注意休息，多食营养之品。

15. 产后大便难该怎么办

此指产后大便艰涩或数日不解，或粪便干硬，燥结难出者。主要病因为血虚肠燥，阴虚火盛或气虚血亏。治疗方

法如下：

❶ 中药治疗：若为血虚肠燥所致便秘，主要症状为产后大便干燥，数日不解，解时艰涩难下，肌肤不润，舌淡，脉细弱，治宜养血润肠，方用四物汤。

若为阴虚火盛所致便秘，主要症状为产后便干，数日不行，口干口渴，胸满腹胀，舌红苔黄，脉细数，治宜润燥通便，兼清内热，方用麻仁丸。

若为气虚血亏所致的便秘，主要症状为产后大便艰难，临厕努则无力，便出量小不坚，气短，自汗，头晕目眩，脉大而虚，宜补气养血通便，用圣愈汤。

❷ 药膳调理，如柏子仁茶、萝卜陈皮饮、决明饮等。

此外，宜注意产后24小时即要活动，以促进胃肠蠕动；注意饮食，忌辛辣香燥之品，适当增加蔬菜，以菠菜为主，还要预防产后失血或过汗。

16. 产后身痛该怎么办

此指在产褥期，新妈妈出现肢体关节酸疼、麻木、重捅、肿胀等症。主要病因有血虚、肾虚、风寒湿、血瘀等，治疗方法如下：

❶ 中药治疗：若为血虚所致的产后身痛，主要症状为产后出血过多，遍身关节疼痛，肢体酸楚、麻木，头晕心悸，脉细弱，治宜养血蓄气，温经遍络，方用黄芪桂枝五物汤。

若为肾虚所致的产后身痛，主要症状为产后腰背疼痛，腰腿乏力，足跟痛，眼睛暗黑，头晕耳鸣，舌质淡黯，脉沉细，宜补肾强腰，养血祛风壮筋骨，方用养荣壮肾汤。

若为风寒湿侵袭所致的产后身痛，主要症状为：周身关节疼痛，屈伸不利，或痛无定处或疼痛剧烈，或肢体肿胀，麻木重着，步履艰难，脉细缓，治宜养血祛风，散寒除湿，方用独活寄生汤。

若为血瘀所致的产后身痛，主要症状为产后身痛，尤下肢疼痛，麻木重着，肿胀明显，肌肤可稍红，发硬，关节屈伸不利，舌暗红，脉细涩，治宜养血活血，化瘀利湿通络，方用身痛逐瘀汤。

新妈妈健康小贴士

患者还宜绝对卧床休息，避免凉水着手，要保持室内干燥，防止阴暗潮湿；忌辛辣刺激、生冷之品。

❷ 药膳调理，如炒豆紫酒、黑桂酒、毛鸡滔。

17. 产后痉症该怎么办

此指产后发生四肢抽搐，项背强直，甚则口
噤，角弓反张者，称为产后痉症。主要病因为阴血
亏虚或感染邪毒。主要治疗方法如下：

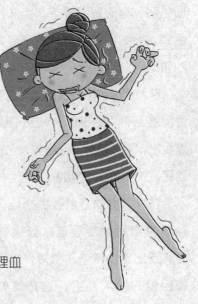

❶ 中药治疗：若为阴血亏虚所致的痉症，主
要症状为产后失血较多，骤然发痉，头项强直，牙
关紧闭，手足抽搐，面色苍白，舌质淡红无苔，脉虚
细，宜用滋阴养血，柔肝熄风，方用三甲复脉汤。

若为感染邪毒所致痉症，主要症状为产后肌肉痉
挛，头项强痛，牙关紧闭，身热恶寒，甚则角弓反张，
面容苦笑，舌暗红，苔薄黄，脉弦；宜用解毒镇痉，理血
祛风法，方用摄风散。

❷ 药膳调理，如豆豉酱猪心、黑豆粥。

18. 如何预防产褥中暑

产褥中暑是指新妈妈在室内高温闷热环境下，体内余热不能及时散发引起的中枢性体
温调节功能障碍。

产后，新妈妈体内潴留的水分需要排出。因此有显著的利尿现象，出汗也特别多，可
以经常见到新妈妈衣、被为汗水浸湿，夜间尤甚。出汗也是一种散热方式，当环境气温超
过35°C时，机体依靠大量汗液蒸发进行散热。但是一些旧风俗习惯却要求新妈妈密闭在
家中，新妈妈出汗散热又受到严重阻碍，将导致体温中枢调节失常，出现高热、水电解质
代谢紊乱和神经系统功能损害等一系列病变。产褥感染患者发热时，更容易中暑。

产褥中暑常有先兆症状，如大量出汗、四肢乏力、口渴。如未及时处理，则体温上
升、面色潮红、剧烈头痛、恶心、呕吐，胸闷加重、脉搏细数，血压下降。严重者体温继
续上升可达40°C以上，出现昏迷、谵妄、抽搐，皮肤转为干燥，全身无汗。如不及时抢

救，数小时即可因呼吸循环衰竭死亡。即或幸存，也会遗留严重的神经系统后遗症。

产褥中暑是可以预防的，关键是告诫新妈妈必须破除旧风俗习惯，居室要通风，衣着要适宜。此外，还要预防和积极治疗产褥感染。

当新妈妈发生产褥中暑应迅速降温。首先将病人移置凉爽通风的地方，全身用冰水或酒精擦浴，在头、颈、腋下、腹股沟、腋窝部放置冰袋，同时用电扇向病人吹风，并用力按摩四肢，以防止周围血循环的淤滞。

19. 怎么处理产褥感染

产褥感染，即俗称的"月子病"。它广义上是指生殖器感染性疾病，凡是女性在产褥期中由生殖器官被感染而引起的一切炎症，统称为产褥感染或产褥热。

女性产后，体力下降，身体虚弱；子宫腔内原胎盘的附着部位遗留下一个很大的创面；子宫颈、阴道和会阴部也可能存有不同程度的损伤，因此容易导致感染。此外，产前性交、感冒、胃肠炎、营养不良、贫血、妊娠高血压综合征、不注意个人卫生以及产程过长、产后失血过多等，都会引起产褥感染。

产褥感染多在产后2~5天开始出现头热、头痛、全身不适及下腹部压痛、恶露有臭味且增多等症状。如果蔓延成为子宫组织炎，将继续发热，子宫两旁存在压痛；如果发展为腹膜炎，除了高烧，还出现寒战、腹部压痛剧烈及腹胀等症状；假如发生菌血症或败血症，将会出现严重的中毒症状，危及新妈妈的生命。

对于产褥感染，预防胜于治疗。产前，应加强营养，纠正贫血，治疗妊高征及其他并发症，预防和治疗滴虫性阴道炎或霉菌性阴道炎；妊娠末期，禁止性交和盆浴，也禁止一切阴道治疗，以免将病菌带到阴道和子宫里，产后引起感染。临产时，加强营养，注意休息，避免过度疲劳；接生器械要严格消毒；尽量减少出血及撕伤。产后，新妈妈要注意卫生，尤其是要保持会阴部的清洁；尽量早期起床，以促使恶露早排出；注意营养，增强身体抵抗力；产褥期要禁止性生活。

一旦患了产褥感染，一定要及时就医治疗，使用针对性强、敏感性高的抗生素，如青霉素、卡那霉素、庆大霉素、灭滴灵等。患产褥感染的新妈妈要充分休息，不宜给婴儿喂奶。

20. 产后乳房湿疹该怎么办

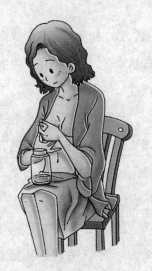

在乳头、乳晕及其周围出现棕红色的丘疹及红斑，表面覆盖一层较薄的痂皮及鳞屑，常继发糜烂、渗液、有疼痛及瘙痒感。新妈妈应停止哺乳，经常清洗乳房皮肤，不要进食鱼、虾、螃蟹等海鲜类食物及辣椒、大蒜、酒等辛辣刺激性食物，尽量避免抓挠，不用热水及肥皂烫洗。糜烂渗液时用4%硼酸溶液湿敷，干燥后涂乐肤液，皮炎平霜。口服赛庚啶，苯海拉明等药物有抗组织胺止痒作用。

第七节

产后的夫妻生活

1. 会阴切开者何时才能过夫妻生活

在女性分娩时，有不少新妈妈，会被助产士在她们的会阴处"剪一刀"，原因是阴道虽然有较好的弹性和扩张性，如果不做会阴切开，像热水瓶那样大的婴儿降临人间时，难免会发生不同程度的会阴撕裂伤，而且还会因此带来子宫脱垂，大小便失禁（撕裂伤到肛门括约肌和直肠），而及时切开会阴，便可避免上述后遗症。那么，会阴切开后何时才能过性生活呢？

一般来说，产后4周，阴道表面的外伤看上去是自愈了，但是，如果过性生活，很容易出现新的伤口。同时，子宫内膜还未完全长好，如果过性生活，也会带来感染的危险，所以，产后56天内最好不要过性生活，如果会阴切开处的创口仍未长好的话，性生活恢复的时间还得再延长。

2. 产后多长时间开始夫妻生活比较合适

产后母体的生理变化较大，尤其是生殖器官经过妊娠和分娩的变化和创伤，必须经过一段时间的调养才能恢复正常。当这些器官组织尚未复原时，绝对禁止同房，只有当它们恢复正常后，才可行房事。

正常分娩的女性，其全身和子宫逐步恢复到未怀孕时的状态所需的时间大约为6~8周。在这段时间内，即产褥期间，新妈妈不应该过性生活。

产后恢复性生活除了56天这样一个大致的时间范围外，还要看新妈妈体力

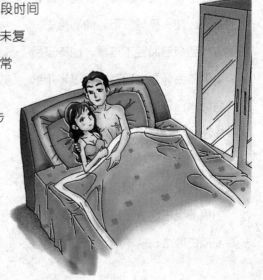

恢复与"恶露"是否完全干净等情况，有时必须适当延长禁止性交的时间，不可操之过急。若能在月经恢复后再行房事，则是最理智的做法。

若是在剖宫产、产钳术、会阴、宫颈缝合后，或产褥期中有感染、发热、出血等情况，其子宫、阴道、外阴等器官组织恢复缓慢，性交时间则宜相应推后。一般地说，实施过产钳术及缝合术者，应在伤口愈合、瘢痕老化后，即产后70天左右再行房事。剖宫产者最好在3个月以后再行房事。而有发热、宫内感染时，均须等待病愈后，元气充足方可行房事。

3. 避孕采用延长哺乳期可行吗

女性生孩子后，卵巢还没有恢复正常的工作，在一般情况下，哺乳期间，卵巢因受到抑制而暂不排卵，也不来月经，所以不会怀孕。但有的人过半年或一年后卵巢已开始排卵，月经尚未来潮（一般在排卵14天左右来月经），正好这时同房，就会怀孕，常称"暗胎"。这就说明在正常哺乳期，尚有怀孕的可能，如果卵巢已恢复了排卵功能，用延长哺乳期的办法，就不能达到避孕的目的，而且哺乳期过长会影响母体健康；同时，乳汁的营养也逐渐不能满足幼儿的需要，对保护母亲和幼儿的健康都是不利的。哺乳时间最好在一年半左右，但生产后2~3个月就应采取避孕措施。

4. 产后阴道松弛该如何纠正

女性在生育后，由于阴道显得很宽松，夫妻双方会产生一种交合不够紧贴的感受，从而影响性生活的和谐，造成丈夫的不满足及妻子的性压抑，严重的可导致夫妻关系的破裂，家庭的解体。因此，一定要及时纠正女性产后的阴道松弛，主要方法如下：

（1）要常做"盖格尔操"

因为此操可提高PC肌（即耻骨尾骨肌）的功能。锻炼PC肌可以增强阴道的收缩功能，提高性生活质量，有益于密切夫妻关系。"盖格尔操"步骤有三：

❶ "开关水龙头"：即坐在马桶上，两腿分开，开始排尿，中途有意识地收缩阴部肌肉，使尿流中断，此时感到在收缩的肌肉就是PC肌，如此反复排尿、止尿，排尿、止尿，就像反复开关水龙头一样。

❷ 波浪状操练与收缩：即坐在椅

子上，由后向前缓慢地收缩PC肌，在收缩状态下，从一数到十，然后，由前至后逐渐放松。此时，脑子里可以想象海边的潮水，渐渐涨起又渐渐退潮，反复操练，反复体验。

❸ 结合垫上或床上运动锻炼腹肌、臀腿肌肉，譬如患者仰卧床上，以头部和双脚为支点，抬高臀部，同时收缩PC肌，放下臀部，同时放松PC肌。这样做，可使腰腹臀腿肌与PC肌都得到有效的锻炼，提高PC肌的活力。

（2）可练"提肛功"

本功法简便易行，站、坐、卧均可，睡前、醒后、看电视、听广播、乘车，甚至坐在桌前办公时都可进行。方法如下：在吸气时用力使肛门收缩，呼气时放松，反复20～30次，隔1～2分钟再进行一次，每天清晨锻炼5～6次，日间锻炼2～3次。在锻炼时可采用慢速收缩、快速收缩或两者交叉进行。

5. 新妈妈怎样避孕

新妈妈卵巢排卵功能恢复的时间因人而异。一般说来，如果产后不哺乳，月经常在产后28～42天来潮，如果哺乳，也不一定都闭经。因此，产后只要开始有性生活，就应采取避孕措施。

产后避孕方法很多。产后2个月内严

新妈妈健康小贴士

PC肌是提肛肌群中作用最广的肌肉之一，可托起盆腔内脏，保持盆尾阴部软组织张力。它和近端尿道壁括约肌相互交错，还延伸进阴道括约肌的1/3，因此，它能收缩直肠下端和阴道，完善排便功能及阴道"紧握"功能。当两性交合的时候，耻骨尾骨肌开始"工作"，阴道收缩，"紧握"阴茎，使两性结合更加完全、幸福。因此，又有人称之为"爱情肌"。

禁性交，3月内宜用避孕套、阴道隔膜、体外排精等方法，避免和阻止精子进入阴道，以达到避孕目的。3个月以后宜放置宫内节育环，剖宫产的应在产后6个月放置较适宜。

产后不哺乳的女性可采用口服避孕药避孕。哺乳的女性不适用避孕药避孕，因药物能抑制乳汁分泌，可使大多数服药者的奶量减少。

6. 产后避孕最好选择上环

下面给大家推荐一种既保险又简单的避孕方法。在避孕方法中，数宫内节育器（也称节育环）最为简便、长效。

节育环种类很多，目前采用的以圆形不锈钢节育环为最多。圆形不锈钢节育环的最大优点是在宫腔内存放的时间长。据研究，放环20年以上环的质量仍能与刚刚生产出来的节育环的质量基本相似。从模拟腐蚀试验的结果来看，即使在宫腔内放置30年亦不会有多大的质量问题，所以放置一次可以终身避孕。只是圆形不锈钢宫内节育器有一个缺点，就是失败率比较高。因此第一次放置宫内节育器或因某些原因需要调换宫内节育器的女性最好选择含铜的节育器，它的失败率比较低一点。

如果已经放置了圆形不锈钢节育环，也不用立即去调换含铜的新型节育器，尤其是已经放置了两年以上的女性。因为圆形不锈钢宫内节育器的失败多发生在开头两年，过了两年以后，失败率就明显降低了。

宫内节育器在子宫腔中是一个异物，女性在绝经以后生殖道留有异物容易发生感染。所以绝经以后的女性应该把宫内节育器取掉，在绝经后6～12个月取环最为合适。

7. 产后什么时候放宫内节育环合适

采用宫内节育环避孕是一种安全有效、简便、经济的避孕措施，对于分娩后要求节育的女性，放置宫内节育环更为合适。

足月产后3个月就可以放环。如果产后3个月已经来月经，可在月经干净后3～7天放环。如果3个月仍未来月经，或哺乳期闭经，就要在排除早孕之后再放环。经过医生检查，如果已经确定没有怀孕，最好先注射黄体酮，每日20毫克，连用3日，待出血干净后3～7天放环，放环时间不能晚于7天，这样既可排除妊娠，又可收到早期避孕的功效。

如果产后恶露不绝、子宫出血、产褥感染等异常情况时，要待疾病愈后再考虑放环。剖宫产，放环时间应在手术半年后进行。在放环前，可以采用避孕套避孕法。

8. 产后何时可做绝育手术

女性绝育手术是指采用双侧输卵管结扎的方法，以达到不孕的一种避孕措施。

健康女性正常分娩后，如没有任何并发症，在产后经过充分休息，体力已恢复的情况下争取在产后24小时内施行绝育术。因为产后24小时内手术的感染机会少，如果产后24小时未行手术，则须等产后3～7天之内没有感染表现再行手术。如果产后来过月经，就等月经完全干净后3~7天之内再手术。

虽然是正常分娩，但产后有内、外生殖器感染，呼吸系统、泌尿系统或皮肤感染，或在产后24小时后一天中体温有2次超过37.5℃时，说明体内有感染，均应暂缓手术，待痊愈后再施行。

9. 分娩后为什么会出现性淡漠

有的女性生了孩子，性欲反而淡漠，原因包括心理和生理两个方面。

从心理上说，当孩子出生时，年轻父母都为自己的爱情结晶降临人间高兴不已，但母爱的程度却远远超过父爱。这是因为母亲经历了"十月怀胎"之苦，又倾注了所有的哺乳之情。结婚后妻子把爱百分之百地献给了丈夫，有了孩子做了母亲，自然把爱的一部分转给了孩子。角色的转换使神经中枢兴奋优势发生转移，这就会抑制性兴奋。半数以上新妈妈在产后3个月性欲比孕前低。

从生理上说，当有了孩子以后，妻子增添了不少家务劳动的工作量，还担负起哺乳的重任，照顾孩子分散了许多精力和时间，使新妈妈感到心身疲劳，这也会使她们性的欲望和性的热情降低，从而出现性欲淡漠现象。另外还有内分泌的影响，雌激素在产后哺乳期内水平一直较低，这会导致阴道分泌物减少，对性刺激的反应下降，会使性欲降低。分娩造成的会阴和腹部伤口愈合后会导致产生过多的肉芽组织，导致性交疼痛，从而影响性欲。我们说，一般产后3个月性欲会逐步提高的。

10. 怎样纠正新妈妈的性淡漠

新妈妈在分娩后出现性欲淡漠，基本上属于生理性、心理性变化范畴，并不是病态，不必用药物治疗，可用康复手段使之逐渐恢复。一般产后3个月性欲会逐步增加。

为了分娩后性生活的和谐，新妈妈可适当吃一些能够增强性欲的药膳。常用的药膳，如枸杞豉汁粥、回春补益酒、莲子茯苓散、二仙烧羊肉、苁蓉虾球、杜仲羊腰、杞叶粥、豆腐羊肉虾汤、皂羹面、罗汉大虾。

除上述药膳治疗产后性冷淡外，亦可采用下列方法：

（1）精神与心理治疗。

❶ 不急不躁，不怒不怨，顺着妻子的意思，不要勉强房事，任其自然，并从房事以外让妻子得到更多的情爱与温暖，到一定火候，妻子情欲会自发出现，操之过急，反而会适得其反。

❷ 采用"小别胜新婚"的办法，干脆主动借口与妻子分居或分床一个时期，造成一种妻子对丈夫思念，一旦相逢，反而容易激发妻子的情欲。

❸ 迎合妻子的兴趣，既然对婴儿充满感情与兴趣，当丈夫的干脆主动承担起抚爱婴儿的任务，甚至要比妻子还"有过之而无不及"。这样会感动妻子，对改变性冷淡状况有好处。

❹ 丰富夫妇生活内容，寻找妻子生活中的兴奋点。如音乐、美术、服装、影视等，利用这些兴奋点，重新点

燃产前夫妇生活的热点，对融洽感情极有帮助。

（2）性感诱导治疗。

❶ 加强房事前的感情诱导，进行充分的语言与行为上的抚爱，由浅入深，由表及里，让妻子重新进入谈情说爱的佳境。

❷ 加强房事前的性敏感区刺激，对激发妻子性欲起推波助澜作用。

11. 新爸爸对性生活没有兴趣怎么办

孩子出生几个月后，刚当了爸爸的丈夫通常没有性交的欲望，这一点是正常的。

新妈妈健康小贴士

改变生孩子后女性的性淡漠，首先是在有了孩子以后，夫妻之间的感情不要受家庭中的第三者——小婴儿的干扰，夫妻双方要给对方更多的体贴、关怀和温暖，这样才不会发生性淡漠。再者是丈夫要理解妻子，共同挑起家庭重担，只有腾出更多的空间，时间归夫妻两个人所有，情况便有可能大为改变。

特别是如果新生儿一同睡在卧室里，夫妻会经常受到干扰。因为妻子将大部分时间和精力都放到孩子身上，丈夫会感到受到忽视。夫妻双方都应为这一令人苦恼的事实做好准备，不要把一切都憋在心里，直接讨论这种情况是最好的解决办法。妻子在照顾孩子的同时，应该多关心丈夫，尽力配合丈夫共同享受性生活的乐趣。

12. 产后恢复期的性生活有哪些禁忌

前面已经谈过新妈妈在产褥期，也可以说新妈妈在身体未完全恢复时不宜过性生活，以免危害新妈妈的健康。另外在以下几个方面也要禁止性生活。

❶ 情绪不好或疲劳时禁止性生活。

❷ 饱食或饥饿时禁止性生活。

❸ 浴后不宜立即性交。

❹ 哺乳婴儿之前不宜进行。

❺ 狂风暴雨、雷鸣闪电等气候恶劣时，双方情绪易受干扰，所以不宜进行性生活。

❻ 动作忌粗暴，性交时，阴茎插入不宜过深，动作应轻柔，以防造成损伤。

13. 产后什么时候来月经

多数女性产后不来月经，这属于生理现象。产后什么时间来月经，往往与母亲是否哺乳、哺乳时间的长短以及母亲的年龄等方面有关。

一般女性在产后一个月以后，脑垂体对下丘脑所分泌激素的反应已经恢复正常，所以卵巢开始有新的卵泡生长、发育和成熟而发生排卵。大约在排卵后2周就来月经。因此，不给婴儿授乳的女性，上述变化可能发生更早。但也有少数新妈妈虽然授乳，仍可能排卵，在产后2～3个月也会有月经来潮。

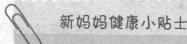

新妈妈健康小贴士

产后什么时间来月经，要看卵巢排卵的功能是否恢复，因为排卵是在月经来潮之前，所以产后不来月经仍可能怀孕。只要有性生活，就应采取避孕措施。

1. 科学的母乳喂养方法是什么

孩子一出生便具有吸吮的本能，因此你必须在孩子开始出现饥饿或医生认为没有其他问题的时候尽早喂奶。最初分泌出的微甜的黄色液体，称初乳，它富含新生儿所必需的所有营养素和预防感染性疾病的抗体。直到第4天，才自然流出乳汁，这时的乳汁是稀薄带蓝色的液体。随着乳汁的成熟，约在7天后，会变得更白更稠些。

喂奶准备：婴儿出生前做好乳房的护理很重要，可减少不适感觉。方法是用手和软毛巾按摩乳头，以增强乳头的抗摩擦力。要保持乳头的清洁和干燥，不要用肥皂或酒精清洗乳头以防其破裂，可用油剂或油膏润滑乳头。

喂奶：喂奶前应使自己处于最舒适和松弛的状态，喂奶时可取坐位或卧位。婴儿饥饿时会尽量噘起小嘴，这是信号，此时母亲应把乳头放入。如果第一次没反应，应重复放入动作。

第一次喂奶时，每侧乳房喂乳时间应短些，使乳房不致太敏感，然后再逐渐增加时间。而且，两侧乳房要经常交替，这会增加乳汁的畅通性，有助满足需要量。开始，婴儿一般每2~3小时就吃一次奶，这对母亲来说会感到疲劳，但这种情况不会持续太久，会逐渐减少次数到每天4次。

可能出现的问题：乳头疼痛往往是哺乳妈妈最普遍的感觉，而且常发生在哺乳头几天或在每次喂奶的开始，特别是奶汁尚未畅通之前。

引起疼痛的原因很多，最常见的是因乳头置放不恰当。比如婴儿不能把乳晕部分包入嘴唇内而仅吸住乳头，则乳汁就不能畅流，以致需用力吸吮，使乳头疼痛。另一原因是婴儿正在吸吮中，硬将其拉开，婴儿会猛咬住乳头。另外，由于婴儿过饥或哺乳间隔过久而吸吮过猛、用肥皂或酒精清洁乳头后没有擦干使乳头产生微小破裂、衣服质地较粗摩擦乳头等，均会导致疼痛。

随着哺乳的开始，乳房增大且变重，血流量增加、乳汁的压迫及乳腺组织的膨胀，使哺乳妈妈感到不适。应该常哺乳或人为将乳汁吸出，或者在每次哺乳前用手挤掉少量乳汁会减轻这些症状。若疼痛明显，可用湿热毛巾敷于乳房。局部乳汁淤积或乳腺内死亡脱落的细胞会堵塞乳管，也会引起疼痛，并可能出现红肿或硬结，一般会在你紧张、疲劳、哺乳时体位不当、哺乳间隔太长及保洁不好时出现。

如果出现上述情况，应注意多休息。喂奶时尽量采取有利乳管引流的体位；衣服不要过紧；经常轻轻压迫和按摩乳房。要绝对防止乳头感染。

2. 母乳喂养有什么好处

母乳和牛奶相比，维生素E是牛奶的6倍，含硒量是牛奶的两倍，母乳含有丰富的镁，而牛奶则几乎没有。另外，母乳还含有一种类似维生素的特别养分，这种养分可用来减少婴儿的肠道细菌量，而牛奶却缺乏这种养分。所以母乳远胜于牛奶。

国外已有报道，喂牛奶可能会使孩子在成年后易得癌症，而母乳则恰恰相反，可增强人的抗癌能力。母乳喂养还能增进母子感情，加强母子间的心理交流。从精神健康的角度看，这对母子都有益。

分析一下人工喂养逐渐取代母乳喂养的原因，可以发现很大程度上是因为年轻母亲担心自己哺乳后体型会发胖，影响自己的形象。其实这是不必要的。只要坚持科学合理地进食，经常参加体育锻炼，学一点健美常识，不仅可以避免臃肿肥胖，还能使你丰姿绰约，更添风采。

3. 早吸吮才能乳汁多

一般来说，孕妈妈怀孕16周后，乳房已具备泌乳的能力，但是它受到体内胎盘泌乳素和孕酮等物质的抑制，所以大多数孕妈妈在产前并无乳汁流出。一旦分娩，随着胎盘的排出，那些抑制因素虽然被解除，但是只有通过婴儿的吸吮，才使乳汁大量分泌而出。

所以，在婴儿出生后的半小时内，当脐带一断，擦干净婴儿身上的羊水和血迹后，要马上让婴儿裸体趴在母亲的胸前（背部要覆盖干毛巾，以防受寒）。静伏数分钟后，孩子会抬起头来寻找母亲的乳头。这个时候，助产人员要帮助孩子，使他口含母亲的整个乳头及乳晕。这就是一般所称的早吸吮。这样的接触和吸吮，最好能持续30分钟以上。

除早吸吮外，还要作早期乳房排空，即在产后第1～2周内，母亲在每次充分哺乳后，挤出乳房内的余奶。每次哺乳后进行乳房排空，可使乳腺导管始终保持通畅，乳汁排出无阻，使乳房内张力降低，局部血液供应良好，并避免了乳导管内过高压力对乳腺细胞和肌细胞的损伤，从而有利于泌乳和喷乳。

通过吸吮和挤奶，则能使抑制因子随乳汁排出体外，从而避免其积蓄而使乳汁分泌受到抑制。这也就是乳汁越吸越多、乳房越排空乳汁越多的原因。有些婴儿可能在出生最初几天吸吮乏力，或者吸吮次数不足，此时及时排空乳房中的余奶更显得必要。总之，通过早吸吮和早期乳房排空，对产后泌乳发动时间和乳汁分泌量有着良好的促进作用。

4. 母乳喂养有哪些误区

❶ 母乳量的多少与乳房大小、形状没有关系。每一位产后的母亲都有泌乳功能，无论乳房大小，只要认真哺喂婴儿，都能有足够的乳汁，可以满足婴儿的需要。

❷ 母乳喂养会影响母亲的体型。女性怀孕以后，不管是否采取母乳喂养，乳房都会有所改变。母乳喂养不但不会影响母亲的体型，还能促进母亲产后身体的复原，有利于减轻体重。新妈妈如果选戴合适的乳罩，断奶后乳房也会基本恢复到原来的形状。

❸ 分娩后母亲很累，应让母亲休息一天，产后第二天开始喂奶。应尽可能让婴儿出生后早吮吸母乳。这不仅能帮助母亲提早分泌乳汁，而且有利于母亲产后疲劳的恢复。如果延迟开奶时间，即使仅几个小时，也会使母乳喂养失败的可能性增大。

❹ 按时喂奶，养成定时吃奶的习惯。每当婴儿啼哭或母亲觉得应该喂哺的时候，即抱起婴儿喂奶，这就是按需喂哺。婴儿刚开始时可能吃奶次数很多，时间也无规律，但一般经过一段时间便渐渐形成一定的规律。

❺ 一次喂哺时间不可过长。过去

认为婴儿每次喂哺时间不宜过长，以5～10分钟为宜，否则吸吮时间过长会引起乳头疼痛。新的研究表明，乳头疼痛与喂哺时间无关，多因吸吮部位不对所致。婴儿吃奶速度的快慢决定一次喂哺的时间，但无论快慢均与摄入的总奶量相同。有些婴儿吸吮慢，吃吃停停，但如果让他未吃完就停下来，就会影响婴儿的发育。

5. 乳房过胀时该怎么办

在乳腺开始分泌乳汁之前，由于静脉及淋巴管郁滞，乳房先有膨胀。这时候，乳房摸起来很硬，并且有块，碰碰就痛，一般不会发热，即使体温上升，也不太高。乳胀持续一两天后就自然消退，而乳腺开始分泌乳汁。如果乳房过胀引起疼痛，可以用托带把乳房向上兜起托住，乳房上放置冰袋或热水袋，用毛巾做冷敷或热

新妈妈健康小贴士

经常性地吸吮乳房，会刺激催乳素的分泌，能使乳汁分泌得更充足，而且可预防许多问题，如奶胀等。如果一开始就定时喂哺，则会影响母乳喂养。

敷也行。中药鹿角粉每天9克，分三次服，用少量黄酒冲服更好，有助于消胀催乳。疼痛难忍时，可服些"优散痛"或"解痛"等止痛药片。但千万不可急于挤吸，否则有害无益。

6. 乳头破损后怎么办

乳头破损后如何给婴儿喂奶呢？

为了减轻婴儿吃奶时引起的疼痛，可以先让他吸吮没有破损或破损较轻的一侧乳头，等到婴儿进食了一定量的奶汁后，再吸吮另一侧乳头时用力相对就小了，从而能够减轻疼痛。

在哺乳前可先挤出少量乳汁，以湿润破损的乳头，然后再让婴儿吸吮，也能够减轻疼痛。当婴儿咬乳头时，用乳房挡住他的鼻孔，他便会松开嘴。

如果条件允许，在哺乳前先在乳头上涂些麻醉药普鲁卡因溶液，也能够减轻哺乳时引起的疼痛。但应注意，必须将药液洗去之后方可给婴儿吸吮，以防婴儿发生过敏反应。

如果乳头破损严重，哺乳时疼痛较为剧烈，应暂时停止让婴儿吸吮，但必须定时排空乳汁，以防因乳汁淤积引起急性乳腺炎。做法是洗净双手和乳房，用洗干净并消过毒的吸乳器吸出乳汁，装进奶瓶喂哺婴儿，然后在乳头破裂处涂些金霉素

眼膏或蓖麻油铋软膏。挤出的乳汁存放时间不可超过6小时，以防被细菌污染。

为了防止哺乳时乳头破损，应从产前三个月就开始经常用酒精棉球擦拭乳头，一方面清洁消毒，另一方面能使乳头"老"一些，哺乳时经得起婴儿的吸吮，不致发生乳头破损。

哺乳时应注意清洁卫生，先洗净双手，并以消毒纱布蘸水或硼酸水洗净乳头。最好是坐着喂奶，并用中指和食指轻轻抵住乳头，稍稍用力挤压。要让婴儿轮换吸吮双侧乳头，每次喂奶时间以20～30分钟为宜。不要让婴儿含着乳头睡觉，以免因较长时间浸渍导致乳头破损或乳腺开口堵塞。

7. 新妈妈生病期间如何哺乳

有些母亲患病不适合母乳喂养婴儿。下面将这些疾病分述如下：

❶ 结核。患结核的母亲应接受适宜的抗结核治疗，直到痊愈前，不宜照看和喂养婴儿。婴儿必须立即接种卡介苗，至少应与母亲隔离6周。如条件所限不能彻底隔离时，要定期为婴儿作身体检查。

❷ 心脏病。大多数情况下，喂乳会加重母亲的负担。有心衰及重症心脏病的母亲不适宜喂乳。只有心脏病的代偿期或瓣膜损伤已作修补术而且效果良好者，才可以喂乳。

❸ 甲状腺功能亢进。抗甲亢的药如硫氧嘧啶等都可随乳汁分泌出来，如婴儿长期食用这种母乳，可引起甲状腺肿及甲状腺功能不足。

❹ 精神病。患这种病的母亲由于不能像正常人那样爱抚和照看孩子，婴儿饥一顿、饱一餐，容易患营养紊乱病，而且智力开发也会受影响，因此不适合母乳喂养。

❺ 严重的肾脏病和糖尿病。但新妈妈如患糖尿病，经饮食及胰岛素治疗，病情已趋稳定时，可以用母乳喂养婴儿。

❻ 急性感染病。如肺炎等经抗生素治疗能很快治愈，因此仅需终止数天哺乳。

8. 哪些情况下不能喂奶

虽然母乳喂养是最好的喂养方法，但为了保证母婴的健康，在有些情况下是不宜母乳喂养的。这些情况是：母亲患有严重的心脏病、肾炎和结核病、重症肝炎；母亲产时、产后出血过多，有严重的贫血；母亲患其他急性传染病。

在上述情况下，如果母亲坚持哺乳，便会加重机体的负担，不利疾病的痊愈，甚至引起严重的并发症。妊娠合并心脏病患者，尤其是心功能Ⅳ级以上的病人，产后1～3天内，由于回心血量增加，仍容易发生心力衰竭，哺乳时，胀大的乳房压迫心脏，更加重了心脏负担，所以不宜哺乳。此外，如果乳头有裂口或乳腺发炎化脓，妈妈患感冒发烧，婴儿呕血、便血或喂奶后严重呕吐者，也应暂停哺乳。在停止哺乳期间要注意按时将奶汁吸出来，不要使乳房过胀，不然就会反射性地引起乳汁分泌减少或回奶。

9. 通过哺乳可把乙肝传染给婴儿吗

患有乙型肝炎的母亲，或者乙肝表面抗原携带者（即通常所说的"澳抗阳性"）的母亲，会不会通过哺乳，把乙型肝炎传染给新生的婴儿呢？

答案是：会的。

这项不容乐观的回答告诉人们，哺乳是乙型肝炎传播的一种方式。

经调查研究以及实验证明，携带乙肝病毒而无症状的母亲，她们的乳汁中可以有乙肝病毒排出。当然，在怀孕期间，母亲通过胎盘，以及分娩时胎儿经过产道及羊水的母婴垂直传播，是母婴传染的主要途径，约占母婴间传播的2/3。但是，生后哺乳也是一种方式。

在通常的肝炎检验中，医生经常进行"两对半"检验（即肝炎5项），如果发现有"三阳"，或者"双阳"的母亲，其乳汁中带病毒的可能性很大，所以不宜哺乳。

如果坚持要给婴儿哺乳，则应给婴儿注射一种特殊的生物制品——乙肝高效价免疫球蛋白（HBIg），并且这种免疫球蛋白在婴儿体内的浓度，应当保持在有效范围内，才能预防乙肝，不受到感染。

10. 母乳不足怎么办

以下这些情况出现，说明母乳有可能不足。

❶ 母亲感觉乳房空。

❷ 婴儿吃奶时间长，用力吸吮却听不到其连续的吞咽声，有时突然放开奶头啼哭不止。

❸ 婴儿睡不香甜，出现吃完奶不久就哭闹，来回转头寻找奶头。

❹ 婴儿大小便次数少，量也少。

❺ 体重不增加或增加缓慢。

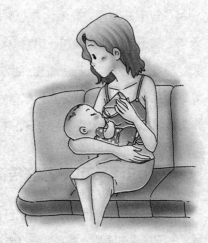

大多数自认为"没有奶"的新妈妈并非真正母乳不足，应及时查明原因，排除障碍，并采取积极的催奶办法，千万不要轻易放弃母乳喂养。

母乳不足时，需加牛奶或其他乳制品等进行混合喂养。混合喂养虽不如母乳喂养效果好，但要比完全人工喂养好得多。混合喂养时，每次应先哺母乳，将乳房吸空后，再给孩子补充其他代乳品。当然最好的代乳品是鲜牛奶，因为其维生素含量高，浓度易掌握。这种喂养方法叫做补授法。这样每次按时哺乳吸空，有利于刺激乳汁的再分泌，原则是孩子吃饱为宜。补授开始需观察几天，以便掌握每次补授的奶量及孩子有无消化异常现象，以无腹泻、吐奶等情况为好。

11. 奶量过剩怎么办

母乳过剩的话，可以速冻保存起来。3～5天要食用的母乳可冰在冷藏室。若要保存久一点则要存于冰箱冷冻室内，单门的可冷冻2个星期。如果冷冻室内维持−18℃以下，则可在经常开的双门冰箱内冷冻4个月，在单独的冷冻柜内可保存6个月之久。奶水一定要先冷却了才可放进去冷冻。

母乳不能用微波炉加热，最好是使用温奶器加温。重新加温后的母乳营养损失非常小，妈妈不必担心宝宝会营养不良。

12. 新妈妈月经来潮时能否喂奶

一般说来，产后月经的恢复与母亲是否坚持母乳喂养有一定关系。哺乳时期越长，吸吮乳头的次数越多，或婴儿刺激乳头的吸吮力越强，都有利于血浆内催乳激素的水平增高，这对抑制月经恢复最能起作用。如果较早停止哺母乳，血浆内催乳激素的水平降低，抑制月经的作用减退，月经也就很快恢复。

月经来潮时，一般乳量减少，乳汁中所含蛋白质及脂肪的质量也稍有变化，蛋白质的含量偏高些，脂肪的含量偏低些。这种乳汁有时可引起婴儿消化不良症状，但这是暂时的现象，待经期过后，就会恢复正常。因此，无论是处在经期或经期后，都无须停止喂哺，还应坚持一定阶段的母乳喂养。

新妈妈健康小贴士

新妈妈在产后月经的恢复是一个自然的生理现象。恢复的时间有早有晚，早的可在满月后即来月经，晚的要到宝宝1岁后才恢复。不论月经在什么时候恢复，都不是断奶的理由。

13. "剖宫产"妈妈如何哺乳

剖宫产的妈妈不用担心哺乳会影响身体的状况，宝宝的吸吮可以促进子宫收缩，这样会减少子宫出血，子宫收缩得越快，复原得也越快。因此，医生都会鼓励新妈妈们让孩子多多吸吮。

剖宫产的妈妈哺乳时，要选择好姿势。床上坐位：哺乳妈妈背靠床头坐或半坐卧，将背后垫靠舒服。把枕头或棉被叠放在身体一侧，其高度约在乳房下边缘（新妈妈根据个人情况自行调整）。将宝宝的臀部放在垫高的枕头或棉被上，腿朝向妈妈身后，妈妈用胳膊抱住宝宝，使他的胸部紧贴妈妈的胸部。妈妈用一只手以"C"字形托住乳房，让宝宝含住乳头和大部分乳晕。床下坐位：哺乳妈妈坐在床边的椅子上，尽量坐得舒服，身体靠近床缘，并与床缘成一夹角。把宝宝放在床上，用枕头或棉被把他垫到适当的高度，使他的嘴能刚好含住乳头。妈妈就可以环抱住宝宝，用一只手呈"C"字形托住乳房给宝宝哺乳。

最初正确的哺乳姿势，更大的意义就在于让宝宝对乳头进行有效的吸吮，以促进射乳反射和泌乳素的分泌，以及让宝宝适应和习惯妈妈的乳头；正确舒

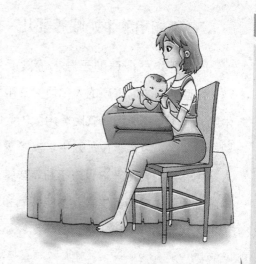

适的体位和宝宝衔乳姿势的正确，还能够增强妈妈哺乳的信心，从而达到良性循环，使得乳汁更加充沛。

14. 哺乳妈妈该怎样回奶

❶ 自然回奶，就是逐渐减少喂奶次数，缩短喂奶时间，同时应注意少进汤汁及下奶的食物，使乳汁分泌逐渐减少以致全无。

❷ 人工回奶，即用各种回奶药物使乳汁分泌减少的方法。可口服或肌肉注射雌激素类药物，如口服乙烯雌酚；或肌肉注射苯甲酸雌二醇。口服或外用中药类回奶药亦可有较好效果，如炒麦芽120克，加水煎汤，分3次温服；或食豆浆1碗，加少许白砂糖；或先将乳汁吸出，用皮硝50～60克，置于纱布袋中，外敷于乳房，潮解后需及时更换，每日3~4次。

15. 哺乳期妈妈怎样使用吸奶器

如果你使用的是电动吸奶器，你只要把罩杯扣在乳房上，开动机器，它就会自动把你的乳汁吸到相连的容器里了。手动吸奶器也要利用罩杯，只不过你是用手动挤压装置或拉动活塞来吸奶，而不是依靠电动马达。功能好的电动吸奶器通常用10～15分钟就可以吸完两个乳房里的乳汁，而手动吸奶器，则可能需要长达45分钟的时间才能完成。

16. 不能用酸牛奶喂养婴儿

酸牛奶是一种有助于消化的健康饮料，即使饮用牛奶不适的人也可以饮用酸牛奶，但千万不能因此就随意用酸牛奶喂婴儿。酸牛奶含钙量少，对生长发育需要大量钙元素的婴儿来说极为不利，酸牛奶中的乳酸菌生成的抗生素，虽能抑制和消灭很多病原菌的生长，但同时亦破坏了对

新妈妈健康小贴士

婴幼儿空腹时忌饮酸牛奶，也不能将酸牛奶加热后再给其饮用，否则不仅杀灭了乳酸菌，而且其营养价值也大大降低。

人体有益菌群的生长条件，同时还会影响正常的消化功能，尤其是患胃肠炎的婴幼儿及早产儿，如果给他们喂酸牛奶，可能会引起呕吐和坏疽性胃炎。据报道已有早产儿因饮用酸牛奶而死亡的病例。另据研究发现，饮用酸牛奶与儿童龋齿的发生有一定关系。

17. 母乳喂养的婴儿需喂果汁吗

这是《父母必读》杂志上，万慎曜撰写的一篇文章，内容主要如下：

长期以来，人们习惯于给出生后2~3个月的婴儿开始加喂水果汁，认为新鲜水果汁可以用来补充婴儿体内矿物质和维生素的需要，其实这样做是不正确的，过早给婴儿添加果汁，非但无益，反而有弊。有关研究表明，完全由母乳喂养的婴儿在4个月之前是不需要加喂水果汁的。母乳的营养成分最适合婴儿的生长发育，母乳无论在热量或水分上都足以满足6个月以内婴儿体内所需。其中所含的矿物质除铁、铜外，虽均比牛奶少，但已够婴儿生长发育的需要；母乳中的钙、磷比例较为合适，易于婴儿的消化、吸收和代谢；铁、锌等的吸收率是牛奶的几倍；母乳中的维生素C和维生素B的含量虽不太多，但它无需加热，可不被破坏；只要新妈妈膳食中的维生素A含量丰富，乳汁中即可有足够的维生素A。母乳中仅维生素D不足，但维生素D不是水果汁所能提供的，必须通过鱼肝油或多晒太阳来获得。因此，乳汁充足的母亲，在正常情况下，尽可放心地喂养婴儿4~6个月，只有在炎热的夏天，婴儿出汗太多，发生腹泻或服磺胺药时才需另外喂水、果汁。

须知，过早给婴儿加喂水果汁，就会减少孩子从母亲乳房吸取乳汁的量，慢慢地会导致母乳的分泌量越来越少。另外，如果用奶瓶喂水果汁，由于橡皮奶头孔大易吸，婴儿若用惯了橡皮奶头，将影响孩子的吸吮力，不利于母乳的分泌和泌乳反射的建立，且奶瓶和橡皮奶头多不易彻底消毒，易发生病菌感染，增加传染消化道疾病的机会。

18. 母乳喂养的婴儿用喂水吗

研究证实，喝水会影响婴儿胃容量，喝糖水可抑制或减少婴儿的母乳需要量，还容易造成腹泻，对4个月内的婴儿，只要纯母乳喂养就够了，不需要添加其他任何东西。原因是母乳的渗透压与血浆接近，对肾脏的渗透负荷很低，因此，无论是在热带还是沙漠环境中生活的母亲，母乳喂养均不需要给孩子喂水。

19. 为何含药母乳不能喂婴儿

母亲在哺乳期间接受药物治疗，随其乳汁排出的药物对婴儿也有一定影响。虽然多数药物在乳汁中的浓度很低，不致影响婴儿健康，但也有一些药物从乳汁中排出较多，足以使吃奶的婴儿产生全身反应。

❶ 婴儿应忌食含有抗生素类的母乳。婴儿吃奶后可出现腹泻、呕吐、呼吸功能不全、皮肤发灰及循环功能衰竭等症状，临床上称之为灰婴综合征；此外，还会影响婴儿的造血系统。新妈妈服用四环素，其乳汁中的药物浓度约为血液中的7/10，婴儿吃奶后会使牙齿发黄，影响骨骼发育。新妈妈口服或静脉注射红霉素，乳汁中的药物浓度较高，长期用这样的乳汁喂养孩子，会使婴儿肝脏受损。链霉素、卡那霉素等可通过乳汁影响婴儿的听觉功能。

❷ 婴儿应忌食含有中枢抑制药物的母乳。新妈妈服用吗啡类镇痛剂，可通过乳汁使新生儿出现呼吸抑制。如果新妈妈连续服用冬眠灵及安定，或每次使用剂量过大，会使婴儿嗜睡、体重减轻或发生新生儿黄疸。新妈妈长期服用苯巴比妥或苯妥英钠，会使婴儿出现高铁血红蛋白症。

❸ 婴儿忌食含有类固醇类药物的母乳。一些新妈妈为了避孕连续服用避孕药，而类固醇类避孕药可通过母乳引起男婴的乳房增大和女婴的阴道上皮增生。新妈妈服用类固醇类避孕药除了危害婴儿健康外还会抑制乳汁分泌，使新妈妈的乳汁分泌量减少。

❹ 母乳中含有下列药物时也不宜喂养孩子：磺胺异恶唑、麦角制剂、碘化物、溴化

新妈妈健康小贴士

母亲在哺乳期用药要慎重，应接受医生的指导，不要随便用药，不用对安全性和疗效有怀疑的药物。宜选用短期服用的药物，不宜服用作用期长、排泄缓慢或有积蓄作用的药物，应选用每天服用一两次的药物，不宜用每4～6小时服用一次的药物。新妈妈在用药治疗期间，如果婴儿继续吃奶，应注意观察其有无异常反应。

物、香豆素类、硫脲嘧啶、甲糖宁、阿托品。这些药物都可不同程度地危害婴儿健康，新妈妈应慎用或禁用。

20. 为什么有时候宝宝不喜欢母乳

母乳喂养对母婴尽着双赢的义务，既增强宝宝的免疫力和抗病力，又促进妈妈的健康恢复。对这第一顿大餐宝宝应该欢天喜地才对，可是他也有不喜欢的时候。

❶ 不喜欢香皂味儿的乳头。

❷ 过早用奶瓶让宝宝对乳头产生错觉。

❸ 要按需而不是按钟吃饭。

❹ 妈妈感冒了，还给宝宝喂奶。

❺ 宝宝不要吃运动后的乳酸奶。

❻ 突然断奶影响宝宝的心理。

21. 哺乳期能不能饮茶

哺乳期女性不要饮茶。因为茶叶中的鞣酸被胃黏膜吸收进入血液循环后，会产生收敛的作用，抑制乳腺的分泌功能，造成乳汁分泌障碍，而且由于咖啡碱的兴奋作用，新妈妈不能得到充足的睡眠，同样影响乳房的正常分泌。而乳汁中的咖啡碱进入婴儿体内，会使婴儿发生肠痉挛，出现无故啼哭。

22. 不要错过4个喂养最佳时机

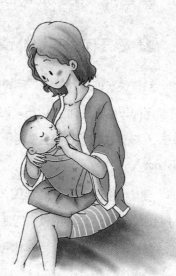

宝宝吃得好，才能长得强壮又聪明，在宝宝喂养过程中，可有4个不能错过的最佳时间。

开始母乳喂养的最佳时间——产后30分钟内

添加辅食的最佳时间——4～6个月

改用水杯喝水的最佳时间——6个月

宝宝自己进餐的最佳时间——10个月以后

新妈妈健康小贴士

所谓"最佳"时间，是多数孩子发育的平均时间段，只是一个建议，不能绝对照搬；每一个孩子都是一个特殊的个体，发育有早有晚，妈妈应当根据自己孩子的发育情况选择个性化的喂养时机。

23. 婴儿不要吃冷食

出生1~12个月的婴儿，生长发育较任何时期都旺盛，其饮食、饮水需要量均很大，故婴儿喂食的次数较多。此时，家长多经常给其喂食，有时来不及就会给以冷食，尤其是在夏季，一则认为冷食不会影响婴儿健康；二则认为冷食可清热解暑。但他们忽视了冷食给婴儿带来的损伤。

❶ 服用冷食，首先影响脾胃功能。三个月以内的婴儿由于唾液腺分化不全，唾液分泌量较少，各种消化酶含量也不足。冷食容易使消化液受到抑制，消化功能不良，导致胃肠道疾病，营养吸收不良，影响婴儿的健康成长。

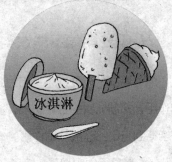

冰淇淋

❷ 经常喂冷食容易让婴儿受风寒暑湿。

24. 婴儿何时开始补铁

缺铁性贫血婴儿最显著的特征是爱哭。在使用纯母乳喂养6个月以后，如果每日补充0.5~1毫克铁，婴儿便会变得笑口常开，发育加速。

婴儿出生后，在6个月以前，主要是消耗从母体中带来的足够的铁，因此无缺铁性贫血现象。6个月以后，从母体中带来的铁已被

新妈妈健康小贴士

对于缺铁严重的婴儿，家长应求助于医生，他们会根据验血查明的缺铁情况开出适当的用药量，并随时调整。家长万不可盲目给婴儿补充铁剂或添加铁强化食品，含铁量过高同样会致病，甚至发生"婴儿猝死综合征"。

消耗尽，而新妈妈为婴儿提供的铁极其有限，不能满足婴儿生长发育的需要，在此时需要为婴儿添加富含铁质的辅食或铁制剂。早产儿由于缺乏铁的储存，出生后2个月就应开始每日补充铁，以防缺铁性贫血的发生。

补充铁质的方法很多。富含铁质的食物主要有肝脏、蛋黄、瘦肉、蔬菜、番茄、豆类等，家长应精心烹调后给婴儿服食。维生素C有利于铁的吸收，故应食用含维生素C丰富的水果汁，新鲜蔬菜汁也对预防婴儿铁缺乏有辅助作用。由于铁和锌在肠内吸收时可能有竞争作用而相互影响，因此这两种营养素在添加时间上应隔开，不要同时服用。

25. 婴儿能不能缺脂肪

脂肪是人体必需的营养素之一，它既是人体行为能源的宝库，又是诸多组织器官的构造材料。此外，还有种种重要生理功能，尤其是处在生长发育阶段的婴儿，机体新陈代谢旺盛，所需各种营养素相对较成人要多。婴儿饮食中脂肪缺乏，将对生长发育和正常生理功能产生如下影响：导致热能不足；可使组织受损；影响脑髓发育；减弱溶剂作用。

总之，无论从脂肪的营养功能，还是从脂肪与其他营养素的相互关系上看，饮食中适量脂肪都是必需的。对婴儿来说，含不饱和脂肪酸的油脂更具特殊意义。6个月以内的婴儿，以母乳喂养即可满足不饱和脂肪酸的需求。6个月以后添加辅食时，应尽量采用含不饱和脂肪酸的植物油。动物油含饱和脂肪酸，既难消化，又易引起腹泻与厌食。因此，在婴儿食谱中，应控制其用量。

26. 要避免婴儿营养过多

婴幼儿饮食量太少，营养素供给太少，不利于他们的健康成长，但过多饮食和营养素也是有害的，这在医学上称为营养过剩。

❶ 蛋白质过多：摄入蛋白质食物，除可长身体外，代谢产物氮是经肾脏排出的，肾脏排氮量有一定限度，过多则不能负担。婴幼儿肾功能尚未发育完善，不能将体内过多的氮排出，若加之婴幼儿发热、呕吐、腹泻时，人体内水分不足，小便浓缩，可致高氮血症，可引起患儿嗜睡，少尿或无尿，惊厥和昏迷等症状。若长期摄入蛋白质过多，可产生高脂血症。一般对婴幼儿的每日蛋白质供给以每千克体重计算不超过3~4克，注意供给定量水分。

❷ 食盐过多：食盐过多可致盐中

毒，患者烦躁不安，严重者可有神经质症状。长期慢性食盐过多，致高血压征。食盐为氯化钠，氯离子经肾脏由小便排出，过量氯化钠会增加肾脏负担。

❸ 脂肪过多：脂肪过多可发生肥胖病，婴儿在一岁内摄入脂肪过多，大多数在成年患肥胖病。肥胖者的体重增加了心脏的负担，极易发生心血管病。

❹ 碳水化合物过多：糖属于精制碳水化合物，摄入过多后，除代谢需要外，转为脂肪而储存于体内，最后也可发生肥胖症并导致心血管疾患。

❺ 维生素A过多：如果服用维生素A制剂每日大于50000单位（相当于浓缩维生素A 2粒，浓缩鱼肝油滴剂30滴），连续三个月可发生中毒症状。症状为食欲不振、皮肤发痒、易激动、毛发脱落、骨膜增殖性改变（骨痛）、口腔黏膜脱落等。

❻ 维生素D过多：如果每日服用2000～5000单位（相当于淡维生素A、D滴剂10克或浓剂1克约30滴），可发生中毒症状。症状为无力、胃纳差、恶心、呕吐、腹泻甚至肾损害和血管钙化等，后果严重。

❼ 维生素C过多：维生素C是水溶性维生素，一般认为其过多可无害地从尿中排出，实际上过量维生素C也有许多害处，主要易引发肾结石，可使钙、磷从骨内移出，还伴有腹泻、腹痛等。

27. 如何准备和使用奶瓶、奶嘴

一般奶瓶在材质上分为玻璃制和塑料制两种。玻璃奶瓶易清洗，并且隔热性能相对不高，便于大人试奶温。而塑料奶瓶一般是经过检验后确认为无毒无味的，长期使用不会给孩子带来危害。

彩色奶瓶更能引起孩子的兴趣。现在还有一种比较新的样式，奶瓶的上半部分向一侧歪斜，使用这种奶瓶可防止孩子吸进过多的空气，同时这种奶瓶有利于让孩子坐起来或在妈妈的帮助下抬起上身吃奶，避免奶水咳呛或向下流进耳朵里。

在形式上，奶瓶分立式、卧式两种。一般多喜欢用立式奶瓶，立式奶瓶放置方便，易计算奶量，奶嘴不易污染，还便于加热，只要将奶瓶放在杯子里就可以用热水加温。最好给宝宝选择玻璃的立式奶瓶。

奶嘴有三种孔的形式。一般圆孔奶嘴分为大、中、小号，标码大小是按孔径大小标示的，其中小号即S码适合于尚不能控制奶量的新生儿用；中号适合于2～3个月的宝宝，或者用S码吸奶费时费力的宝宝；大号则适用于用以上两种奶嘴喂奶时间太长，但量不足、体重轻的宝宝。不要给婴儿使用橡皮奶嘴。

除了圆孔的奶嘴以外，还有Y字型孔和十字型孔的奶嘴。Y字型孔的奶嘴适合于能自我控制吸奶量，喜欢边喝边玩的宝宝使用。十字型孔适合于吸饮果汁、米糊等半流质或其他含粗颗粒的饮品，也可以用来喂奶。

在购买奶瓶、奶嘴时一定要到大商场或专卖店去购买，以保证安全、实用和卫生。

28. 怎样给婴儿的奶具消毒

人工喂养的家庭要多准备一些奶瓶，奶瓶买回家后，要用一根烧红的缝衣针在奶头的顶端穿一个孔，这个孔的

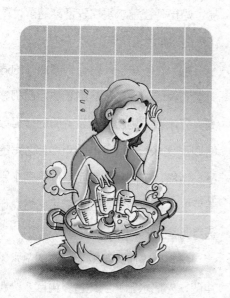

大小以奶滴能连续地滴出为好。

每天将使用过的奶瓶集中在一起，用毛刷刷干净。用一只较大一些的钢精锅，放入奶瓶，用水没过奶瓶。将锅置于火炉上将水烧开后，再放进奶嘴，沸煮3～5分钟即可将细菌杀死。将锅端起来，待奶瓶冷却后备用。

在给婴儿喂奶之前，用干净筷子取出一个奶瓶和奶嘴。喂奶之后，将用过的奶瓶放在一旁，待下次消毒后，方可再拿来喂婴儿。

新妈妈健康小贴士

人工喂养所使用的奶具一定要消毒。有的年轻父母不懂得要消毒奶具，使用一个奶瓶给孩子喂奶，结果造成孩子腹泻，反复腹泻就会导致孩子生长发育受到严重影响。因为牛奶很容易被细菌污染，当孩子吃过奶之后，奶瓶的底部、奶嘴等部位，都会残留一些奶汁，一般的洗涤方法难以将奶汁清除干净，残留奶汁中极容易生长细菌，如不将细菌消灭，就会引起婴儿腹泻。

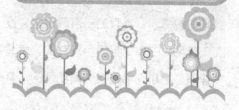

29. 如何喂养与选购婴儿的奶粉

❶ 试手感：用手指捏住奶粉包装袋来回摩擦，真奶粉质地细腻，会发出"吱吱"声；而假奶粉由于掺有绵白糖、葡萄糖等成分，颗粒较粗，会发出"沙沙"的声音。

❷ 辨颜色：真奶粉呈天然乳黄色；假奶粉颜色较白，细看有结晶和光泽，或呈漂白色，或有其他不自然的颜色。

❸ 闻气味：打开包装，真奶粉有牛奶特有的乳香味；假奶粉乳香甚微，甚至没有乳香味。

❹ 尝味道：把少许奶粉放进嘴里品尝，真奶粉细腻发黏，易粘在牙齿、舌头和上颚部，溶解较快，且无糖的甜味（加糖奶粉除外）；假奶粉放入口中很快溶解，不粘牙，甜味浓。

❺ 看溶解速度：把奶粉放入杯中，用冷开水冲，真奶粉需经搅拌才能溶解成乳白色浑浊液；假奶粉不经搅拌即能自动溶解或发生沉淀。用热开水冲时，真奶粉形成悬漂物上浮，搅拌之初会粘住调羹匙；掺假奶粉溶解迅速，没有天然乳汁的香味和颜色。其实，所谓"速溶"奶粉，都是掺有辅助剂的，真

正速溶纯奶粉是没有的。

❻ 掌握假品特征：有些假奶粉是用少量奶粉掺入白糖、菊花精和炒面混合而成的，其最明显的特征是有结晶，无光泽，呈白色或其他不自然颜色，粉粒粗，溶解快，即使在凉水中，不经搅拌也能很快溶解或沉淀。

30. 给婴儿冲奶粉的不当操作有哪些

❶ 用过热的水冲调。这样做的直接后果是奶粉结块，无法充分溶解，蛋白质也被破坏。宝宝吃了这样的奶，既难以消化，又无法获得需要的营养成分。

❷ 用冷水冲调。适当的温度是催化剂，能加快化学反应的速度；糖、盐、奶粉等在温水里比较容易溶解，调出来的溶液比较均匀。

❸ 冲多冲少太随意。婴幼儿的适应能力较弱，又无法准确表达自己的感受，应该参照奶粉外包装上印的参考数据调配比较合适，冲一次就能吃完的量。当然，不同月龄宝宝之间是有个别差异的，还应当根据自家宝宝的特点作适当调整。

配方奶粉应该用37℃左右的温水来冲调，先把水温调到适合，再倒入奶粉

搅拌均匀就可以喂食了。每个品牌的奶粉，一勺奶粉应该兑多少水都是不一样的，以奶粉罐（袋）上的说明为准。专家建议的哺喂量，指的是清水的量，比如一次喂180毫升配方奶，指的是180毫的水加入适量的奶粉，冲调出来的奶液应该比180毫升清水略多。

31. 婴儿对牛奶过敏怎么办

牛奶过敏的主要原因有二：

❶ 乳糖耐受不良：宝宝的肠道中缺乏乳糖酶，对牛奶中的乳糖无法吸收，所以造成消化不良。通常此类患儿只有胃肠方面的不适，大便稀糊如腹泻般，如果停止喂牛奶，则症状很快会改善。

❷ 牛奶蛋白过敏：宝宝对牛奶中的蛋白质产生过敏反应，每当接触到牛奶后，身体（尤其是胃肠道最多）就会发生不适症状；各个年龄段不论大人小孩皆会有，因为婴幼儿多以牛奶为主食，所以是最容易发生牛奶过敏。

如确定宝宝为牛奶过敏，最好的治疗方法就是避免接触牛奶的任何制品。目前市场上有一些特别配方的奶粉，又名"医泻奶粉"，可供对牛奶过敏或长期腹泻的宝宝食用。"医泻奶粉"与一般婴儿配方奶粉的主要区别是：以植物性蛋白质或经过分解处理后的蛋白质，取代牛奶中的蛋白质；以葡萄糖替代乳糖；以短链及中链的脂肪酸替代一般奶粉中的长链脂肪酸。其成分虽与牛奶不同，但却仍具有宝宝成长所需的营养及相同的卡路里，也可避免宝宝出现过敏等不适症状。

32. 婴儿吃奶粉上火怎么办

夏天宝宝水分流失较多，便秘、上火很多见，特别值得一提的是宝宝上火，其实是与吃的食物成分有密切关系。宝宝便秘是因为粪便过硬，而这是由于粪便中的不溶物质引起的，此不溶物质主要来自肠道中不能吸收的棕榈油酸和硬脂酸结合钙质形成钙皂所致。因此，如果婴幼儿食物中含有较多的棕榈油酸和硬脂酸，排便便会较硬。

因此，控制宝宝饮食中棕榈油酸和硬脂酸很重要，为宝宝挑选配方奶粉时，应避免含有棕榈油酸、全脂奶粉或乳脂等成分的婴幼儿配方奶粉，尽量选用精制植物油配方粉，宝宝喝了不上火，对钙质和脂肪的吸收会更好，这样才有助于婴幼儿骨骼发育和能量的吸收。同时，还可适当增加辅食，最好将菠菜、卷心菜、青菜、荠菜等切碎，放入米粥内同煮，做成菜粥给宝宝吃。蔬菜中所含的大量纤维素等食物残渣，可

新妈妈健康小贴士

应当培养宝宝养成正常排便的习惯，宝宝排便与进食一样重要。进食是为了宝宝的生存和生长发育，排便则使人体新陈代谢的废物或有害物质及时排出体外，免除机体损害。一般宜选择在进食后让孩子排便，例如每日定时让宝宝坐马桶，即使没有大便也要把十来分钟，建立起宝宝大便的条件反射，就能起到事半功倍的效果。

以促进肠蠕动，达到通便的目的。

33. 怎样预防奶瓶龋

我们常常看到，有的孩子尽管年龄很小，但他们的门牙发黑、牙被蛀坏，严重的甚至坏到牙根，这就是奶瓶龋。奶瓶龋是三岁以下儿童常见的牙科问题，据调查，它的发病率为3%~53%。

奶瓶龋发生的主要原因是家长怕小孩哭闹，用奶瓶装上糖水喂他们，使儿童的牙齿长期暴露在含糖液体中而产生的。当儿童清醒时，他们的唾液分泌多，这有助于稀释口腔内导致龋病产生的糖和酸；而当他们睡觉时，唾液分泌减少，这时如果将儿童放在床上用奶瓶喂糖水，奶瓶里的液体慢慢吸入儿童口中，有时甚至吸吮个把钟头，于是含糖液浸润上颌乳前牙，使牙齿最外面的牙釉质溶解、破坏，产生龋洞。喂糖水时间越长，患奶瓶龋的危险就越大。白天长时间使用奶瓶喂含糖的液体，也会导致奶瓶龋。

奶瓶龋给儿童造成不必要的痛苦，这种龋病往往发展迅猛，可累及很多牙齿，造成孩子肉体上的痛苦，治疗起来也需较大的费用。

因此，如果您必须将婴儿放在床上用奶瓶喂水，请记住：只能喂白开水，除白开水之外，几乎给婴儿喝的任何其他液体都含糖，如牛奶、果汁、软饮料等，长期吸吮这些液体都会危害他们的牙齿。

34. 不能用炼乳喂食婴儿

炼乳是一种牛奶制品。市售的炼乳是将鲜牛奶蒸发至原容量的2/5，再加入40%的蔗糖装罐制成的。一些家长把炼乳作为有营养价值的代乳品喂养婴儿是不妥的。

由于炼乳太甜，必须加5～8倍左右的水来稀释，以使糖的浓度和甜味下降。当甜味符合要求时，蛋白质和脂肪的浓度就比鲜牛奶少一半，不能满足婴儿生长发育的需要。如果长期以炼乳为主食喂养婴儿，势必造成婴儿体重不增，面色苍白，抵抗力下降，同时易患多种脂溶性维生素缺乏症。如果少加水，使其蛋白质和脂肪的浓度接近鲜牛奶水平，则糖的含量又会偏高，用这样的甜炼乳喂养婴儿又会常常引起腹泻。此外，由于过甜会使小儿胃口不好，小儿习惯于甜味，造成辅食添加困难。

35. 牛奶越浓越好吗

不少家长以为，牛奶吃得越多、越浓，婴幼儿长得越快，于是常用过浓的牛奶来喂婴幼儿，其实这是不科学的。

所谓过浓牛奶，指冲奶时多加奶粉少加水，浓度超出正常的比例标准。有的家长惟恐牛奶太淡，还在新鲜牛奶中加奶粉。殊不知，牛奶的浓淡应与婴幼儿年龄成正比。喂食奶粉须根据年龄大小而有不同的比例，即使喂食鲜奶，也要按婴幼儿年龄逐步递增。如一个月以内的新生儿，掺水的比例应根据消化情况由1/2逐步减少到1/3。如果婴幼儿常吃过浓牛奶，轻者引起腹泻、便秘、食欲不振甚至拒食，久而久之其体重非但不能增加，重者还可引起急性出血性小肠炎。给婴儿调配牛奶，一般是两份牛奶加一份水。

近年来，有些市场销售的牛奶成分已经相当于加水稀释后的奶，所以，应视牛奶的质量而决定加水多少。

> **新妈妈健康小贴士**
>
> 因为婴幼儿脏器娇嫩，受不起过重的负担与压力。奶粉冲得过浓，或者鲜牛奶中掺入奶粉，营养成分浓度升高，超出婴幼儿的胃肠道消化吸收限度，不但消化不了，还可能损伤消化器官。

36. 能不能用嚼食喂婴幼儿

有些母亲生怕孩子噎着，总习惯自己先把食物嚼碎再喂婴幼儿。其实，用嚼食喂婴幼儿是有害无益的。

婴幼儿的消化系统，是要通过进食过程而发育成长的。婴儿在吃东西的时候，同成人一样，由唾液腺分泌出含有消化酶的唾液来调和食物，清洗口腔，并通过唾液淀粉酶把食物中的淀粉分解为麦芽糖，经过胃肠进行消化。吃嚼过的食物，会使婴幼儿的唾液分泌逐渐减少，引起消化功能减退，降低食欲。而且，这种做法极不卫生。母亲如果有病，就会把疾病传染给婴幼儿。

37. 能在牛奶中添加米汤、稀饭吗

一些家长常在牛奶中添加米汤、稀饭等喂养婴儿，认为这样营养互补，利用价值高，其实这种做法不科学。因为牛奶中含有维生素A，而米汤、稀饭这些以淀粉为主的食物里含有脂肪氧化酶，会破坏维生素A。婴幼儿摄取维生素A的主要来源是乳类食品，维生素A长期不足会导致婴幼儿发育迟缓，体弱多病，所以，不宜在牛奶中添加米汤、稀饭等喂养婴儿，最好分开喂。

38. 牛奶加糖越多越好吗

调配牛奶加糖的目的，是增加碳水化合物所供给的热量，但加糖必须定量，一般应是每100毫升牛奶加5～8克糖（一茶匙糖约等于5克）。如果过多地往牛奶里加糖对婴儿有弊无利。过多的糖进入体内，会使水分潴留在体内，结果使肌肉和皮下组织变得松软无力。这样的婴儿看起来胖，但身体抵抗力差，医学上称为"泥羔型"体型。过多的糖储存在体内，还会成为一些疾病的隐蔽因素，如龋齿、近视、动脉硬化等。

牛奶里加什么糖好呢？目前的看法是加蔗糖，蔗糖进入消化道被消化液分解后，变成葡萄糖被人体吸收。有的家长专门给婴儿买葡萄糖，其实大可不必。葡萄糖甜度低，用多了就超过规定范围，婴儿还会因不甜而拒食。

还有一个何时加糖的问题。有些家长把糖加入牛奶中一起加热，这样做对婴儿身体有害。因为牛奶中所含的赖氨酸与糖在高温下（80～110℃）会产生"梅拉德"反应，从而生成一种有害物质果糖基赖氨酸，这种物质不仅人体不会吸收，还会危害健康，尤其对婴儿危害更大。因此，应先把煮开的牛奶凉到温热（40～50℃）时，再将糖放入牛奶中溶解。

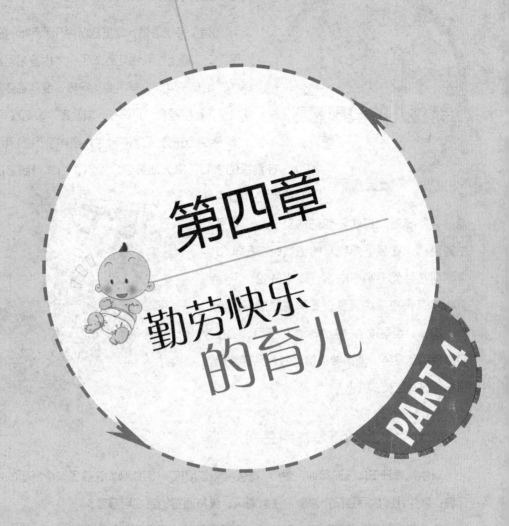

第四章

勤劳快乐
的育儿

PART 4

初为父母，面对小宝宝是不是手足无措，学习科学的育儿知识，不断增长父母们
的见识，树立正确的育儿观，就可以使育儿变成一件简单而且充满乐趣的事情。

1. 要注意新生儿的房间环境

中国有个传统习惯，就是把新生儿严严地捂在房间里。这实际上给新生儿造成了一个昏暗和污浊的环境。尤其在夏天，室内更加闷热，很容易使新生儿发热，起脓疱疹，长痱子，以及患呼吸道疾病。

科学的方法是要保持新生儿室内空气的清新。

在温暖的季节，每天都要通风换气，当然开窗之前，要给新生儿适当地

遮盖，不要使风直吹在他们的身上，要避免产生对流风。在夏季要使室内空气保持在30℃以下，可在地面上洒一些水，既可降温，又可使室内空气保持一定湿度。冬季室温最好保持在20～22℃，也可以洒一些水来湿化空气，防止呼吸道疾病的发生。通风要谨慎，应避免穿堂风，且不可时间过长。

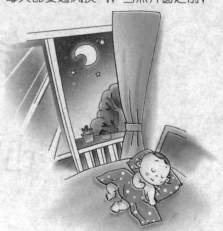

2. 新生儿房间该怎样用空调

新生儿离开母体呱呱落地，温度与湿度都相应改变，因此必须让孩子有个舒适的生活环境：新生儿的房间要保持凉爽、注意通风，维持适宜的温度与湿度。

室内空调温度最好调到22～24℃，如果是早产儿，室温要调到24℃至26℃。没有空调设备的家庭，可采用其他办法降低室温，使之接近24℃。室内最佳湿度则应保持在55%至70%。

新生儿有时体温略高并不一定是发热，比如新生儿吃奶、哭闹后，就会像成年人一样，刚做完剧烈运动全身发热，体温也会随之升高。但这种体温升高一般不会超过38℃，且孩子其他症状皆无异常，此时无需紧张，等孩子平静后再测量，相信体温会恢复到正常范围。

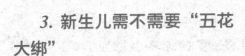

3. 新生儿需不需要"五花大绑"

我国民间有一个传统习惯，在孩子睡觉时，用布带把孩子两腿拉直捆好，认为只有这样才不会长成罗圈腿。再把两臂贴在身体两侧固定好，认为这样孩子才睡得香甜，可不受惊吓，于是用带子把孩子上下捆紧。其实，这种做法限制了孩子在睡觉时的自如动作，固定的姿势使肌肉处于紧张状态，实际上罗圈腿是佝偻病的症状，不是捆绑可以预防的。因此，孩子在睡觉时，四肢应处于自然状态。睡眠中四肢活动是自然生理状态，不是受惊吓的结果。孩子睡觉时，可根据气温情况，选择厚薄合适的被子，用一条带子在被外轻轻系上即可。

4. 护理好新生儿脐部

脐带是胎儿与母亲胎盘相连接的一条纽带，胎儿由此摄取营养与排除废物。胎儿出生后，脐带被结扎、切断，留下呈蓝白色的残端。几个小时后，残端就变成棕白色。以后逐渐干枯、变细，并且成为黑色。胎儿一般在出生后3~7天内脐残端脱落。脐带初掉时创面发红，稍湿润，几天后就完全愈合。以后由于身体内部脐血管的收缩，皮肤被牵拉、凹陷而成脐窝，也就是俗称的肚脐眼。

在脐带脱落愈合的过程中，要做好脐部护理，防止发生脐炎。脐带内的血管与新生儿血循环系统相连接，生后断脐时及断脐后均需严密消毒，否则细菌由此侵入就会发生破伤风或败血症，因此必须采取新法接生。脐带结扎后，形成天然创面，是细菌的最好滋养地，如果不注意消毒，就会发生感染，所以在脐带未脱落前，每日均要对脐部进行消毒。

一般在新生儿出生后24小时，就应将包扎的纱布打开，不再包裹，以促进脐带残端干燥与脱落。处理脐带时，洗手后以左手捏起脐带，轻轻提起，右手用消毒酒精棉棍，围绕脐带的根部进行消毒，将分泌物及血迹全部擦掉，每日1~2次，以保持脐根部清洁。同时，还必须勤换尿布，以免尿便污染脐部。如果发现脐根部有脓性分泌物，而且脐局部发红，说明有脐炎发生，应该请医生治疗。

5. 注意给新生儿保暖

新生儿的体温调节机制还不健全，因而给孩子保暖十分重要。如何观察孩子是冷还是热呢？一般可以摸孩子露着的部位，如面、额、手等，以不凉无汗为合适。若小儿四肢发凉，说明温度不够，要想办法加热水袋保暖（热水袋的温度应在50℃）。要将热水袋放在孩子的棉被下，不要直接接触皮肤，以免引起烫伤。

6. 传统的棉尿布的优缺点

❶ 棉尿布的优点：舒适和透气性好是棉尿布的一大优点。棉尿布价格较低，而且可以重复使用，既经济又实惠。

❷ 棉尿布的缺点：棉尿布尿湿一次就必须更换，所以要准备很多。而且妈妈要时刻注意新生儿是不是撒尿了，是不是要换尿布了，弄得大人孩子都很累。棉尿布洗涤比较麻烦，晾晒也是个问题，碰到接连几天下雨或阴天，换洗的尿布跟不上可就"弹尽粮绝"了。

尿布的数量要准备充足，新生儿一昼夜需要20~30块尿布。尿布使用前要用新生儿专用洗涤剂清洗消毒，用开水烫一下再在阳光下晒干。

包尿布有讲究

❶ 男女有别：女宝宝的尿液容易向后流，尿布的后面要垫得厚些；男宝宝的尿液容易向前流，前面要垫得厚些。

❷ 掌握规律：新生儿在睡醒、吃奶后一般要尿尿，这时候若能及时为新生儿把一把大小便，则可"偷懒"一次，少换洗一次尿布。

新妈妈健康小贴士

做尿布最好的材料是细棉纱，吸湿性好而且柔软。两层棉纱做一块尿布正合适，既不会因为薄而影响吸水，也不会因为厚而影响新生儿活动。家里有半旧不新的棉毛衫、棉毛裤，你都可以"就地取材"用作尿布的原料。尿布的尺寸一般以36厘米×36厘米为宜，亦可做成36厘米×12厘米的长方形。尿布不宜做得太大、太长，亦不要用缝纫机扎得很厚很紧，这样垫上去新生儿会感到不舒服，又不易清洗。系尿布的带子最好用布条，不要使用松紧带。

❸ 包扎要点：新生儿的尿布不要垫得太厚，否则会使新生儿腿部分开较大，影响新生儿的活动和腿部的正常发育。

7. 纸尿裤的优缺点

❶ 纸尿裤的优点：干净卫生、吸收强、渗透快、多次吸收尿液后表面仍能保持干爽。妈妈不用时刻担心新生儿是不是尿了，要不要换尿布，被子有没有尿湿等问题。对妈妈来说，使用纸尿裤既是体力上的解放，又大大减轻了心理上的负担。再者，纸尿裤能促进新生儿睡眠，减少新生儿因为尿湿或者换尿布醒来的次数。纸尿裤穿着方便，剪裁合理，为新生儿提供充分的活动自由，并且清洁卫生。

❷ 纸尿裤的不足：与棉尿布相比，纸尿裤是一次性产品，价格较贵。新生儿的纸尿裤消耗量较大，每天要用6～10片。对一般的家庭来说，这是一笔不小的开销。新生儿纸尿裤是一次性产品，在垃圾处理上比较麻烦，对环境是一个不小的挑战。

❸ 纸尿裤的选购原则。

原则1：安全第一。购买纸尿裤，特别是试用新品牌前，要检查外包装上的标志和卫生许可证标志。因为纸尿裤是贴身、长期使用的物品，劣质尿裤不仅会导致尿布疹、肛周炎等疾病，还会影响新生儿的生长发育。

原则2：透气干爽。纸尿裤外层的透气性很重要。拿过一块尿布，先从外观上看，如果看起来像是裹着一层塑料纸，那么即使价格便宜也要慎买。透气性差的纸尿裤不能有效地排出潮气，新生儿容易生尿布疹。

8. 换尿布该注意些什么

新生儿的皮肤非常娇嫩，如果整天包裹着湿乎乎的尿布，不通气，不透气，很容易使新生儿的臀部发生糜烂。因此，要做到勤换尿布，最好在每次喂奶前和两次喂奶中间换一次尿布。如果小儿的臀部上粘有大便，可用换下的尿布轻轻将其揩净，然后用温热水擦洗臀部，再换干净的尿布。注意：女孩要从前向

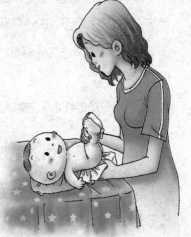

后擦洗，防止粪便污染外阴部而引起尿道感染。

换尿布时，可在小儿腰部系一根扁平形的松紧带。要注意，腰带不能太紧，以尿布不掉即可。先将叠成三层的长条尿布放在小儿的臀下，然后夹在孩子的两腿中间，两头穿过松紧带翻折过来就行了。

9. 清洗小屁股时有性别差异吗

清洗新生儿的小PP要注意性别的差异。

（1）给男宝宝清洗要点：

❶ 用干净纱布彻底清洁大腿根部及阴茎部的皮肤褶皱，由里往外顺着擦拭。当清洁到睾丸下面时，用手指轻轻将睾丸往上托住。

❷ 用干净纱布清洁新生儿睾丸各处，包括阴茎下面，因为那里有尿渍或大便。有必要的话，可以用手指轻轻拿着他的阴茎，但小心不要拉扯阴茎皮肤。

❸ 清洁他的阴茎，顺着离开他身体的方向擦拭，不要把包皮往上推，去清洁包皮下面，只是清洁阴茎本身。在男宝宝半岁前都不必刻意清洗包皮，因为男宝宝大约4岁左右包皮才和阴茎完全长在一起，过早地翻动柔嫩的包皮会伤害新生儿的生殖器。

❹ 举起新生儿双腿，清洁他的肛门及屁股，你的一只手指放在他两踝中间。他大腿根背面也要清洗。

（2）给女宝宝清洗要点：

❶ 举起她双腿，并把你的一只手指置于她双踝之间。用干净纱布擦洗她大腿根部的皮肤褶皱，由上向下、由内向外擦。

❷ 接下来清洁其外阴部，注意要由前往后擦洗，防止肛门内的细菌进入阴道。阴唇里面不用清洗。

❸ 用干净的纱布清洁她的肛门，然后是屁股及大腿处。

10. 如何给新生儿洗澡

给新生儿洗澡要做好准备工作。室温应保持在23～26℃，水温一般在37～38℃为宜。将干净的包布、衣服、尿布依次摆好，再准备一条洗澡巾铺好。

先给新生儿脱去衣服，裹上浴巾，大人左臂和身体轻轻夹住新生儿，左手托住新生儿的头部，并用左拇指、中指从耳后向前压住耳廓，以盖住耳孔，防止洗澡水流入耳内。先擦洗面部，用一专用小毛巾沾湿，从眼角内侧向外轻拭双眼、嘴鼻、脸及耳后，以少许洗发水洗头部，然后用清水洗干净，揩干头部；洗完头和面部后，如脐带已脱落，可去掉浴巾，将新生儿放入浴盆内，以左手扶住新生儿头部，以右手顺序洗新生儿颈部、上肢、前胸、腹，再洗后背、下肢、外阴、臀部等处，尤其注意皮肤皱褶处要洗净。

清洗后将新生儿用大毛巾包好，轻轻擦干，注意保暖，在颈部、腋窝和大腿根部等皮肤皱褶处涂上润肤液，夏天扑上新生儿爽身粉，注意使用的必须是对新生儿皮肤无刺激的有品质保障的护肤品。成人使用的护肤品不宜新生儿使用，以免被皮肤吸收引起不良反应。

给新生儿洗澡时要注意以下事项：手法一定要轻柔、敏捷，新生儿洗澡的时间不宜过长，一般3~5分钟，时间过长易使新生儿疲倦，另外也易着凉；不必每次洗澡都用香皂或浴液，如需要用，一定要冲净，以免刺激新生儿皮肤；如脐带未脱时洗澡，不宜将新生儿直接放入浴盆中浸泡，而应用温毛巾擦洗腋部及腹股沟处，注意不要将脐部弄湿，以免被脏水污染，发生脐炎。

11. 新生儿夜醒怎么办

新生儿夜醒的大多原因，是由于家长的护理不当。新生儿在浅睡眠期有各种动作，如睁眼、吸吮、翻身、哭啼，有时还会抬头张望，但这些动作大多是无意义的。所以，父母不要因为有一点动静就给予过多的护理或关照，可静静地等待5分钟以上，再做出反应，有时过多的呵护反而会打扰新生儿的正常睡眠，不利于新生儿的正常生理发育。

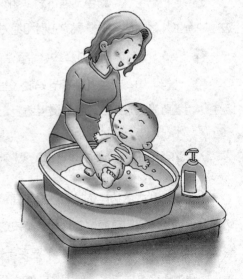

12. 新生儿保持哪种睡姿才比较好

正常情况下，大部分新生儿是采取仰卧睡觉姿势，因为这种睡觉姿势可使全身肌肉放松，对新生儿的心脏、胃肠道和膀胱的压迫最少。但是，仰卧睡觉时，因舌根部放松并向后下坠，会影响呼吸道通畅，此时应密切观察新生儿的睡眠情况。对于侧卧睡的新生儿，家长应适时调整左右方向，以免造成偏脸现象。新生儿不提倡俯卧位睡姿，容易发生意外窒息。

13. 哄新生儿睡觉禁忌及妙招

当新生儿哭闹不睡时，父母会想出各种方法来哄睡新生儿，但有些不正确的方法却会给新生儿的健康带来不利的影响。

❶ 摇睡：因为摇晃使新生儿的大脑在颅骨腔内震荡，造成脑组织表面小血管破裂，轻者发生癫痫、智力低下、肢体瘫痪，严重者可能会出现脑水肿，脑疝危及生命。

❷ 陪睡：妈妈熟睡后不注意就可能压住新生儿，造成孩子窒息。

哄睡妙招：

❶ 轻拍新生儿：新生儿睡下后，如果他的情绪还是不太安定，妈妈可以边哼儿歌，边轻拍新生儿，给他一个惬意的心情和绝对的安全感。

❷ 轻柔的音乐：可以选择一些轻柔的音乐帮助新生儿睡眠。

❸ 背光而睡：新生儿待在妈妈肚子里的时候，适应了黑黑的睡觉环境，所以可以让新生儿朝着背光的方向睡，让他慢慢适应。

14. 新生儿"生物钟"倒置该怎么办

由于新生儿大脑功能的发育还很不完善，对白天和黑夜没有什么概念，因此会把"生物钟"搞错，出现日夜颠倒的现象。解决这个问题最好的办法就是：父母不要在白天刻意营造安静的环境，该干啥干啥，不要轻手轻脚的；也不要听见新生儿一哭就抱，一抱就喂，一喂就睡，这样的话，新生儿自然就没了白昼与黑夜的区分了。

15. 给新生儿盖柔软被褥好吗

新生儿的用品并不是越柔软越好，研究发现柔软的被褥可能危害新生儿。

为了防止因为柔软被褥造成新生儿死亡，下面就是针对放1岁以内新生儿睡觉时应该遵守的安全建议：

❶ 让新生儿平躺仰卧在铺了结实床垫的新生儿床上，而且床要符合目前的安全规格。

❷ 把枕头、棉被、羊毛围巾，像枕头的毛绒玩具等其他柔软的东西从新生儿床上拿走。

❸ 考虑选择用睡衣代替毛毯给新生儿盖上，而不用其他遮盖物。

❹ 如果用毛毯的话，反折一部分毛毯到被褥里，仅剩下部分毛毯盖到新生儿的胸部。

❺ 在新生儿睡觉期间，确保新生儿的头部不被毛毯遮盖。

❻ 不要把新生儿放在水床、沙发、软棉被、枕头等其他柔软东西上睡觉。

16. 如何抱新生儿

抱新生儿两种正确的方法是：手托法和腕抱法。

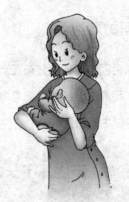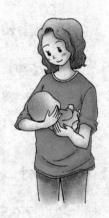

❶ 手托法。用左手托住新生儿的背、颈、头，右手托住他的小屁股和腰。这一方法比较多用于把新生儿从床上抱起和放下。

❶ 腕抱法。将新生儿的头放在左臂弯里，肘部护着新生儿的头，左腕和左手护背和腰部，右小臂从新生儿身上伸过护着新生儿的腿部，右手托着新生儿的屁股和腰部。这一方法是比较常用的姿势。

17. 妈妈亲吻新生儿的风险有哪些

妈妈的亲吻可能会让新生儿生病。

❶ 化了妆，带了项链、戒指、耳环的新妈妈来亲吻新生儿，可能会给新生儿又薄又嫩的肌肤带来威胁。

❷ 身上有小丘疹的妈妈不注意与新生儿的接触，容易将病传染给新生儿。传染性软疣是直接接触造成的传染性皮肤病，妈妈和新生儿往往可以同时患病。如果妈妈患此症，就不要和新生儿共用浴巾，应请医生给予积极的治疗。

❸ 有流鼻涕、鼻塞情况的妈妈，若是亲吻新生儿，会将这种疾病传递给抵抗力较弱的新生儿。患有上呼吸道感染的妈妈不仅不应当亲吻新生儿，而且最好在与新生儿接触时戴上口罩，在此期间尽量不要哺乳，而是抓紧时间进行治疗，以防将疾病传给新生儿。

❹ 许多年轻妈妈小时候没有得过麻疹，所以本身就是麻疹的好发人群，一旦患病，非常容易通过打喷嚏、咳嗽将带病毒的飞沫通过鼻、口咽、眼结膜等途径传播给身边的新生儿，结果新生儿也成了麻疹病人，出现发烧、皮疹、颈部淋巴结肿大等表现。

❺ 肝炎病毒携带者妈妈亲吻新生儿，会影响新生儿的健康。肝炎妈妈如果经过化验表明还具有一定的传染性，那么可以采取其他方式来呵护新生儿，而不必非得用亲吻这一途径来表示对新生儿的爱，等不再有传染性再亲也不迟。

❻ 患有痢疾等肠道传染病的妈妈亲吻新生儿，会给新生儿带来疾病。

18. 奶癣如何护理

奶癣又名湿疹，常密集对称地分布在新生儿的脸、眉间和耳后。可用消毒棉蘸消毒过的花生油等油类浸润和清洗，不可用肥皂清洗。局部黄水去净、痂皮浸软后，用消毒软毛巾或纱布轻轻揩拭并除去痂屑，再涂上少许橄榄油。

19. 有什么秘诀使新生儿不长痱子

新生儿痱子多见白痱子，常在新生儿的前额、颈部、胸背部、大腿内侧、肘窝处及手臂内侧等处，勤洗温水澡，在洗澡水中可滴入适量痱子水，不要用碱性肥皂。洗澡后擦干水分，扑痱子粉，注意给新生儿勤翻身。

20. 新生儿夏天能不能用风油精

夏天，提神醒脑、解暑避邪、驱蚊止痒的风油精可以大派用场，但新生儿最怕风油精。

风油精的主要成分之一是樟脑，它具有一定的毒副作用。这些毒副作用一般不会在成人身上显现，因为成人体内有一种叫做葡萄糖磷酸脱氢酶。樟脑进入人体，葡萄糖磷酸脱氢酶会很快与之结合，使之变成无毒物质，并随小便一起排出体外。

新生儿体内缺乏葡萄糖磷酸脱氢酶，樟脑可以随气味透过新生儿娇嫩的皮肤和黏膜渗入血液，使红细胞破裂，溶解成胆红素。

血液中的胆红素含量过高，可引起新生儿黄疸症，新生儿可出现全身发黄、口唇青紫、棕色小便、不吸奶、哭声微弱、嗜睡等症状，即使经过治疗也可能使新生儿脑功能受损。

21. 新生儿蜕皮是怎么回事

新生儿生长旺盛，自然会有皮屑多的现象，特别是在手指、脚趾处。蜕皮期间，可以在皮肤上涂些润滑油，以保持皮肤湿润，这是因为如新生儿皮肤干燥，蜕皮后皮肤会出现小裂口，存在感染的危险。不要撕掉新生儿的蜕皮，等待它自然脱落。

22. 如何清除头皮乳痂

在头皮乳痂处涂些植物油，乳痂浸软后，用梳子轻轻梳去即可。如果乳痂很厚，可以每天涂1~2次植物油，直到乳痂浸透后再梳去，然后用温水将头皮洗净，用毛巾盖住头部吸干水分。注意，不可用手或梳子硬梳乳痂，以免头皮破损继发感染。

23. 脐带脱落前后该如何护理

脐带残余一般在新生儿出生的3~7天脱落，脐部伤口完全愈合，则约需10~12天。

脱落前——不要沾湿和污染；洗澡时，用75%的酒精擦洗消毒，与脐带残余接触的衣物、尿布都必须保持清洁、干燥，发现潮湿要及时更换。要特别注意避免大小便污染；不要随便拉动，以期自然脱落；

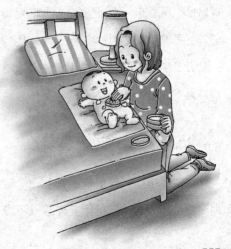

脱落后——创面微红，可涂1%的紫药水

帮助愈合。痂皮自然脱落后，如果脐窝处有少量液状分泌物，可以使用75%酒精擦洗，然后涂1%的紫药水，用无均纱布覆盖，以免感染。

24. 新生儿不用枕头

正常情况下，新生儿是不需要枕头的，因为新生儿的脊柱是直的，没有生理弯曲，新生儿在平躺时后背与后脑自然地处于同一平面上，所以新生儿睡觉不需用枕头也不会颈部肌肉紧绷而引起落枕。如果给新生儿垫上过高的枕头反而容易造成脖颈弯曲，影响呼吸功能，造成呼吸障碍，影响正常生长发育。

25. 满月头宜剪不宜剃

在剃头的过程中，刀片会对新生儿的头皮造成许多肉眼看不到的损伤。作为人体的第一道防线，新生儿的皮肤还不能很好抵御病菌的入侵，因此，从预防感染的角度考虑，剪发要比剃发更安全，用剪刀剪去过长的头发，既可以让新生儿显得精神又不会对头皮造成损伤。

26. 剪指甲该注意些什么

新生儿指甲长得很快，有时一个星期要修剪两三次，剪指甲要注意以下事项：

❶ 新生儿指甲剪应是钝头，前部呈弧形的小剪刀；

❷ 剪指甲时一定要抓牢新生儿的手，避免因晃动而弄伤新生儿，可以选择新生儿睡觉的时候进行；

❸ 用拇指和食指握住手指，另一只手拿剪刀从一边沿着指甲自然弯曲转动，剪下指甲，不要剪的太深，以免伤到新生儿；

❹ 摸摸指甲，不要有棱角或尖刺，以免新生儿抓伤自己；

❺ 如不慎伤了新生儿，要立刻用消毒纱布或棉球止血，涂消炎药膏即可。

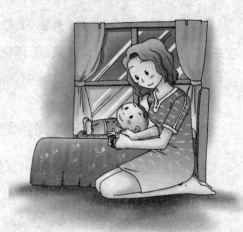

27. 怎么清洁口腔

新生儿口腔里带有一定的分泌物，这是正常现象，不需要擦。如果发现口腔内有脏物，可用消毒棉球轻轻点拭。

为了保持口腔清洁，可以定时喂些白开水，来稀释乳汁残留。

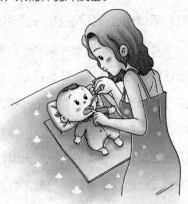

28. 怎样挑选新生儿衣物

❶ 新生儿的衣服应选择纯棉或纯毛的天然纤维织品，因为天然纤维织品会使新生儿更好地调节体温。纯棉的衣服摸起来手感非常柔软，要特别注意新生儿衣服的腋下和裆部是否柔软，因为这些地方是新生儿经常活动的关键部位，如果面料不好会导致新生儿皮肤受损。

❷ 对新生儿来说，前开衫或宽圆领的衣服最佳，因为新生儿不喜欢他的脸被衣物遮着，而前开衫的衣服也方便妈妈为孩子穿脱和换尿布，并能减少新生儿身体裸露的机会。

❸ 新生儿的内衣裤应选择浅色花型或素色的，因为一旦孩子出现不适和异常，弄脏了衣物，妈妈会及时发现。

❹ 为刚出生的新生儿选择衣服时

宜买大忌买小，即使新衣服对你的新生儿来说稍微大一些，也不会影响他的生长发育，千万不要太紧身了。

29. 给新生儿穿衣服的注意事项

给新生儿穿衣服时动作要轻柔，要顺着其肢体弯曲和活动的方向进行，不能生拉硬拽，母亲在整个穿着过程中要时刻注意观察新生儿的表现，这样可以及时发现新生儿身体是否有异常症状。

新生儿大多数时间都是在室内的，而且新生儿的新陈代谢也比较快，所以不用穿太多，这样还有利于增强抵抗力，以后不太容易生病。一般新生儿比大人多穿一件衣服就可以了，如果怕他着凉，可以在里面加个背心或者小肚兜之类的。

30. 怎样给新生儿清洗衣服

洗新生儿的衣服时，千万不要使用任何含磷的洗衣粉，可以用新生儿专用的洗衣液。有些颜色很鲜艳的衣服不要与浅色衣物一起洗，避免退色和染色。如果是洗衣机洗的话，大人和小孩的衣服要分开洗。另外，要注意的是，新衣买回去后，一定要先清洗一下，可用清水漂洗并加点白醋，晒干后再给新生儿穿。白醋既可以消毒又可以使衣物更加柔软。

31. 能不能给新生儿穿二手衣

只要做好清洗工作，新生儿绝对能穿二手衣。旧衣服不但柔软，而且不会像有些新衣服那样含有甲醛等有害物质，非常安全。妈妈可以把别人送来的旧衣服用洗涤剂彻底清洗一下，然后用太阳曝晒，这样就能穿得安心了。

32. 给新生儿全身抚触的好处

新生儿一出生就有触觉，手脚和脸颊的皮肤比较敏感，且小儿的大脑发育与外界的刺激是密切相关的，触觉感受器是接受刺激的感受器官之一，常被

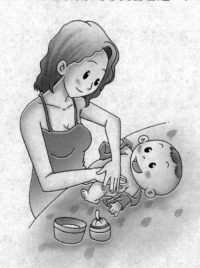

家长所忽视。而且抚触是一件很惬意的事，既简单又易学。

我们可以通过做抚触这种非语言的感情交流方式增强新妈妈与新生儿之间的亲密接触，增加新生儿的免疫力，提高新生儿的情商智商，刺激新生儿的大脑发育，安定新生儿的情绪，为以后新生儿的性格发育、健康的人际交流以及健全的适应行为奠定基础。抚触尤其对早产新生儿有很大的帮助。因此在月子里我们一定要坚持给新生儿做抚触。

33. 新生儿逗乐禁忌

睡前不宜逗乐。新生儿神经系统尚未发育成熟，兴奋后往往不容易抑制，会不肯睡觉或上床后动个不停，影响睡眠质量。

吃奶不宜逗乐。新生儿吞咽和咀嚼功能还不完善，逗乐可能会引起呛奶，甚至发生吸入性肺炎。

不要摇晃或抛起新生儿。新生儿的头颈发育不全，大力地摇晃逗乐很容易伤到新生儿，甚至有生命危险。

34. 新生儿的头形能塑造吗

许多新生儿的头形都会有轻微的不对称。新生儿头形的不对称可能是因为

在通过产道的时候受到不均匀的挤压，或者是因为新生儿出生后的大部分的时间都用同一个姿势睡觉。虽然新生儿的头形会随着时间自己恢复正常，但是改变他的姿势会有一定帮助。

你可能会发现新生儿头顶有两处较软的地方，这也是新生儿头骨没有生长好的地方。这些地方也叫囟门是专为新生儿脑部通过狭窄的产道而设的，同时也是为了适应新生儿脑部的迅速发育。但由于这些骨头具有可延展性，所以可以利用新生儿的睡姿来矫正新生儿刚出生时不对称的头形。

头骨畸形最好的观察角度是从上往下看（从头顶往下），从这个角度来看，可以看到后脑有半边会比较平坦。平坦的那半边，颧骨有可能会前突，耳朵也有可能看起来像是被推到了前面。

姿势矫正可以通过新生儿平躺在新生儿床等实施，虽然这是最安全的睡觉姿势，但你仍然可以采取很多措施预防孩子的头形变形。

改变方向。让新生儿采取仰面的睡姿，但是你需要不断改变他脸部的朝向。

抱着新生儿。在新生儿醒着的时候抱他，以减少来自于新生儿床或新生儿摇篮的压力。

让新生儿尝试一下俯身。在密切的监护之下，可以让新生儿俯卧玩耍，但一定要确保俯卧的地方结实稳固。

尽量吸引他的注意力，让他四处观看，时常变换新生儿车的位置给他一个不同的视野。

新妈妈健康小贴士

虽然不同的睡姿一般都能够改变新生儿的头形，但如果新生儿的头形在几个月都没有改进的话，医生可能会建议你使用新生儿头盔，帮助新生儿矫正脑部的形状。这些头盔能够为头部提供平均的承受力，从而让囟门正常地生长。

35. 哪些新生儿不适合游泳

新生儿在特定的水质、水温和新生儿专用泳圈保护下，由专业人员看护，进行自主活动和水中抚触，其原理是让新生儿在类似母体的羊水中做自主活动。

游泳使新生儿得到天然的活动，水的静水压、浮力、冲击将会对新生儿皮肤、骨骼和五脏六腑产生轻柔的爱抚，促进小儿各种感觉信息的传递，引起全身包括神经、内分泌、消化系统等一系列的良性反应，锻炼心肌，增加睡眠，提高肌体免疫力，对促进婴幼儿的身心健康大有裨益。

参加游泳的新生儿必须是正常的足月儿，出生时评分不得少于8分，出生后至少6小时，最好是一天后；水温应控制在38～40℃，有专业配制的溶液。新生儿游泳不是简单的体育活动，必须在专业人士的指导下进行，才能达到增强孩子体质，促进早期智力发育等多项目的。

36. 哪些玩具可以提供给新生儿

❶ 听力刺激玩具。可以挑选一些能够发出声响的玩具，如一按就响的玩具小鸭子、拨浪鼓、小铃铛等，放在不同的位置逗引新生儿，另外旋律优美的音乐磁带也是训练新生儿听觉的必备品。

❷ 视觉刺激玩具。新生儿小床的周围或上方可悬挂一些色颜鲜明的玩具，这样既能刺激新生儿眼部肌肉的发育，又可以训练孩子抬头、转头等动作。五颜六色的气球、圆环、转动的小动物、小雨伞等都是很好的玩具。

❸ 触觉刺激玩具。毛巾、绒布、橡胶等质地柔软的小玩具是不错的选择。

37. 不要疏忽新生儿身上的胎记

新生儿身上的胎记有的会暗示着疾病的发生。据统计，和皮肤色素异常斑有关联的疾病有30多种，常见的归纳起来主要是以下几种：

（1）棕色胎记

这种棕色色素斑，颜色像咖啡里掺了牛奶，所以又被称为"咖啡牛奶斑"。它和周围皮肤界限清楚，不凸起，不痛不痒，成不规则的椭圆形状，分布于孩子的躯干和四肢。这种斑在平常人身上有时也可以看到1～2块，但倘若在孩子身上有5块以上，并且最大处

新妈妈健康小贴士

了解了这些，年轻的爸爸妈妈当然也不必谈"斑"色变。如果孩子身上发生特殊情况，首先要向医生请教，然后要注意随着孩子年龄的变化多加观察留意，及时配合医生进行早期治疗，相信一定可以帮助孩子克服疾病的侵扰。

直径超过15厘米，则要考虑将来有可能出现神经纤维瘤病。一旦皮肤或皮下纤维瘤压迫神经，就需要做切除手术。

（2）白色胎记

在新生儿身上，有时会发现有白色胎记（医学上称之为色素脱斑）。白斑往往呈椭圆形，像一片片尖尖的树叶，有的则呈不规则的多边形。有这类胎记的孩子，父母要注意孩子可能发生抽风、癫痫症、以及智力发展障碍。

（3）红色胎记

红色胎记常常可以在新生儿的前额部分或者颈背部看到。有的会凸起在皮肤之外，一般它都没有什么危险。但是有一种称为面部血管痔的却可以导致脑膜血管瘤。这种面部血管痔常长在孩子的面部一侧，容易影响孩子眼、眉部位的神经血管，孩子往往产生抽搐，甚至合并肢体瘫痪，有这种病变的孩子也常会产生智力障碍，大约25%有这种现象的孩子会得青光眼。

（4）黑色胎记

有的新生儿会有少数黑色的胎记，这没有什么问题。但是有的孩子身上会有大量的黑斑花纹，像线条状或旋涡状的大理石纹路，分布在四肢和躯干上。这样的孩子也可能出现抽风、智力障碍、癫痫症状。尤其值得注意的是，女孩的发病率明显高于男孩。

（5）蓝色胎记

蓝色胎记比较常见。大多分布在新生儿的背、腰、臀部。这些蓝色胎记有时面积比较大，有时数量较多，但是爸爸妈妈都不用担心，因为这样的胎记和神经疾病无关，而且它们往往会随着孩子年龄的增加逐渐消退。

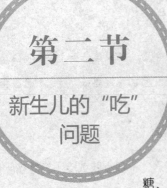

1. 好好利用初乳

新妈妈最初分泌的乳汁叫初乳，虽然不多但浓度很高，颜色类似黄油。与成熟乳比较，初乳中含有丰富的蛋白质、脂溶性维生素、钠和锌。还包含人体所需的各种酶类、抗氧化剂等。相对而言含乳糖、脂肪、水溶性维生素较少。初乳中IgA可以覆盖在新生儿未成熟的肠道表面，阻止细菌、病毒的附着。初乳还有促脂类排泄作用，减少黄疸的发生。所以初乳被人们称为第一次免疫。新妈妈一定要抓住给孩子初乳喂养的机会。

此外，早产乳也具有最适合喂养自己早产儿的特点。如早产乳乳糖较少，蛋白质、IgA、乳铁蛋白较多，最适合早产儿生长发育的需要，请不要忽视这点。

2. 纯母乳喂养的方法

❶ 孩子出生后1~2小时内，妈妈就要做好抱孩子的准备。

❷ 掌握正确的哺乳姿势。让孩子把乳头乳晕的部分含在口中，孩子会吃得很香甜。孩子吃奶姿势正确，也可达到防止乳头皲裂和不适当的供乳情况。

❸ 纯母乳喂养的孩子，除母乳外不用添加任何食品，包括不用喂水，孩子什么时候饿了什么时候吃。纯母乳喂哺最好坚持6个月。

❹ 孩子出生后头几个小时和头几天要多吸吮母乳，以达到促进乳汁分泌的目的。孩子饥饿时或母亲感到乳房充满时，可随时喂，哺乳间隔是由新生儿和母亲的感觉决定的，也就是按需哺乳。

3. 喂奶时应注意些什么

哺乳前母亲应先做好准备，将手洗干净，用温开水清洗乳头。哺乳时母亲最好坐在椅子上，将小孩抱在怀中，如孩子的头依偎于母亲左侧手臂，则先喂左侧乳房，吸空后换另一侧。这样可使两侧乳房都有排空的机会。哺乳完毕后，以软布擦洗乳头，并盖于其上。

再将孩子抱直，用手轻拍孩子背部，使孩子打几个嗝，胃内空气排出，以防溢奶，然后将孩子放在床上，向右倾卧位，头略垫高。

4. 哺乳中新妈妈的正确姿势

❶ 体位舒适。喂哺可采取不同姿势，重要的是母亲应该心情愉快、体位舒适和全身肌肉松弛，有益于乳汁排出。

❷ 母婴必须紧密相贴。无论怎样抱新生儿，喂哺时新生儿的身体与母亲的身体应相贴。新生儿的头与双肩朝向乳房，嘴处于乳头相同水平的位置。

❸ 防止新生儿鼻部受压。喂哺全过程应保持新生儿头和颈略微伸张，以免鼻部压入乳房而影响呼吸，但也要防止新生儿头部与颈部过度伸展造成吞咽困难。

❹ 母亲手的正确姿势。应将拇指和四指分别放在乳房上、下方，托起整个乳房喂哺。除非在奶流过急，新生儿有呛奶时，否则避免用手剪刀式夹托乳房，这种手势会反向推乳腺组织，阻碍新生儿将大部分乳晕含入口内，不利于充分挤压乳窦内的乳汁。

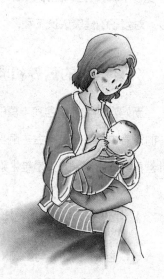

5. 影响母乳分泌的因素有哪些

母乳分泌量的多少受许多因素的影响，主要有：

❶ 新妈妈营养良好，热量充足，各种营养素水分充足，其乳汁的分泌质量就高且数量也多。反之，则质劣量少。

❷ 新妈妈的精神情绪因素起一定作用，如焦虑、悲伤、紧张、不安都可使乳汁突然减少。因此，新妈妈应该有一个宁静、愉快的生活环境。

❸ 新妈妈要有充分的休息，保证睡眠。过分的疲劳和睡眠不足，可使乳汁分泌减少。

❹ 新妈妈生病也会使乳汁减少。每次哺乳不能完全排空或每日的哺乳次数过少，使乳房内乳汁淤积，会抑制乳汁分泌。

6. 新妈妈上班不能哺乳怎么办

若是新妈妈工作，不便按时哺乳，也需进行混合喂养，这种哺乳方法叫作代授法。一般是在两次母乳之间加喂一次牛奶或其他代乳品。最好新妈妈仍按哺乳时间将乳汁挤出，或用吸乳器将乳汁吸空，以保持下次乳汁充分泌乳，吸出的乳汁在可能的情况下，放置冰箱或凉爽的地方，注意清洁地存放起来，温水煮热后仍可喂哺。每天用母乳喂新生儿最好不要少于3次，因为如果只喂1次、2次，乳房受不到充分的刺激，母乳分泌量就会越来越少，对孩子的健康成长不利。

7. 新妈妈的营养和乳汁有关系吗

新妈妈的乳汁中含有丰富的营养成分，如脂肪、乳糖、矿物质、微量元素等。新妈妈一时营养供给不足，不会影响乳汁成分。但是如果新妈妈长期营养摄入不足，可影响到乳汁营养素的含量（尤其是维生素B_5、B_{12}、A和D），出现新生儿营养不良现象。

8. 哪些药物会妨碍母乳分泌

❶ 生物碱代谢药可影响泌乳素的产生，从而抑制泌乳。

❷ 止痛药。一切普通的止痛药，如可待因、安乃近应避免使用。因为这些药可通过乳汁分泌出来。

❸ 镇静药。如新妈妈用了安定、巴比妥酸盐等药后，可加重新生儿肝的代谢负担，而且药物易于蓄积新生儿体内。另外可能会引起新生儿的困倦和嗜睡。

9. 哺乳妈妈禁用的药物

以下药物在哺乳期最好不用，如必须用时，就要考虑停止哺乳：金钢烷胺、抗癌药物、溴化物、灭滴灵、放射性同位素等。

10. 人工喂养要注意的问题是什么

人工喂养是指由于各种原因在客观上限制了母乳喂养，而只好采用其他乳品和代乳品进行喂哺新生儿的一种方法。人工喂养相对母乳喂养方法复杂一些，喂养效果也不如母乳喂养。

　　新生儿期奶量（指牛奶）可按每千克体重计算。因牛奶不易消化，新鲜牛奶可以加适量的水，一般新生儿可按2：1，即2份奶加1份水，另加糖5%。喂奶前要把牛奶煮开5分钟，这样既有利新生儿吸收，又可以将奶中的病菌杀死。新生儿一般每天喂7~8次，每次喂奶间隔时间为3~3.5个小时。如3千克重的孩子，则需给奶为100毫升×3=300毫升，再加上150毫升水，总量为450毫升，分7~8次吃，每顿为60~70毫升。如消化功能好，大便正常，出生后15天到满月可给纯奶吃，可按每千克100~150毫升计算，每顿吃60~100毫升。

　　❶ 最好为孩子选购直式奶瓶，便于洗刷，奶头软硬应适宜，乳孔大小可根据小儿吸吮能力情况而定，一般在乳头上扎两个孔，最好扎在侧面，这样不易呛奶。奶头扎好后，试将奶瓶盛水倒置，以连续滴出为宜。

　　❷ 奶瓶、奶头、杯子、碗、匙等食具，每次用后要清洗，并消毒。应给孩子准备一个锅专门消毒用，加水在火上煮沸5分钟即可。

　　❸ 每次喂哺前要看乳汁的温度，过热、过凉都不行。可将奶滴于腕、手背部，以不烫手为宜。

　　❹ 喂奶时将奶瓶倾斜45°，使乳头中充满乳汁，避免冲力太大或吸入空气。

11. 混合喂养应该注意的问题是

　　母乳不足时，需加牛奶或其他乳制品等进行混合喂养。混合喂养虽不如母乳喂养效果好，但要比完全人工喂养好得多。混合喂养时，每次应先哺母乳，将乳房吸空后，再给孩子补充其他代乳品。当然最好的代乳品是鲜牛奶，因为其维生素含量高，浓度易掌握。这种喂养方法叫做补授法。这样每次按时哺乳吸空，有利于刺激乳汁的再分泌，原则是孩子吃饱为宜。补授开始需观察几天，以便掌握每次补授的奶量及孩子有无消化异常现象，以无腹泻、吐奶等情况为好。

12. 新妈妈夜间喂奶需注意什么

　　新生儿还没有形成一定的生活规律，在夜间还需要新妈妈喂奶，这样会影响父母的正常休息。夜晚是睡觉的时间，新妈妈在半梦半醒之间给新生儿喂奶很容易发生意外，所以作为新妈妈要注意以下几点：

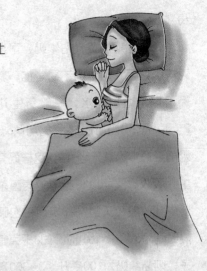

① 不要让孩子含着奶头睡觉

有些妈妈为了避免孩子哭闹影响自己的休息，就让孩子叼着奶头睡觉，或者一听见孩子哭就立即把奶头塞到孩子的嘴里，这样就会影响孩子的睡眠，也不能让孩子养成良好的吃奶习惯，而且还有可能在新妈妈睡熟后，乳房压住孩子的鼻孔，造成窒息死亡。

② 保持坐姿喂奶

为了培养孩子良好的吃奶习惯，避免发生意外，在夜间给孩子喂奶时，也应像白天那样坐起来抱着孩子喂奶。

③ 延长喂奶间隔时间

如果孩子在夜间熟睡不醒，就要尽量少地惊动他，把喂奶的间隔时间延长一下。一般说来，新生儿一夜喂两次奶就可以了。

13. 怎样才知道新生儿是否吃饱

有些妈妈不知道新生儿的奶量，总怕新生儿吃不饱。仔细观察：你的新生儿是否会自动吐出奶头；每天是否换6~8次很湿的尿片以及排大便2~5次；他的体重每星期是否平均增加100克到200克左右；他的肤色是否健康、皮肤和肌肉是否有弹性，如果一切正常，那就说明新生儿吃的很好。

14. 新生儿常有呕吐、溢奶该怎么办

新生儿一旦出现吐奶，妈妈千万别慌了神，可把新生儿上半身保持抬高，或者将新生儿的脸偏向一侧，防止呕吐物进入气管导致窒息。新生儿吐奶后，不要继续喂奶，最好30分钟后用勺子试喂一些白开水。

第三节

为了聪明的
新生儿

1. 新生儿的早期教育

新生儿既不会说话，也不会走动，如何进行教育呢？

新生儿有自己的身心特点。

视觉：出生后他的双眼运动不很协调，有短暂性的斜视，见了光亮会眨眼、闭眼和皱眉，并逐渐能对视野内的物体产生短暂的注视，目光可跟随近距离的物体移动。

听觉：听到声音时能安静一下，停止啼哭，对较大声音能引起像是"吓了一跳"似的拥抱反射。

味觉：已经发育良好，尝到酸、甜、苦、辣、咸的味道时能以展眼舒眉、伸舌或挣扎等表情来表示欢迎、厌恶、拒绝。

其他：嗅觉较弱，但强烈刺激性气味能引起反应，温度觉和触觉也较灵敏，痛觉比较迟钝。

以上这些特点，说明外界的许多事情已经被新生儿所感知。新生儿的早期教育就从训练五官感觉，培养敏锐的观察力入手，挖掘其智力和其他能力。

2. 如何训炼新生儿视觉能力

满月的新生儿视线已经能集中了，2个月可以随物体移动。用红色的塑料花、玩具或红布包着的电筒吸引新生儿的视线，使新生儿的目光追踪这个物体。2个月的新生儿只能跟踪左右水平位的移动，到了3个月可以跟踪上下垂直位的移动。以后可将物体在他头四周转圈，左、上、右、下地移动，如他不跟踪了，就要重新吸引他的视线。有时新生儿的头也随着目光转移，甚至会引起身体的移动。

3个月的新生儿最喜欢人脸，因为人脸既复杂，又清晰，变化无穷，眼睛有光有色，伴随着还有表情和温声笑语。这时候，新生儿的视线已能从一个物体转到另一个物体上了。4个月的新生儿可以分辨颜色了，但仍旧最喜欢红色。他对自己喜欢的一件物体会注视很久。5个月的新生儿喜欢照镜子，看见镜子里的人会发出欢乐声。6个月的新生儿对陌生环境会感到不安，东张西望。家里一件新买的东西或陌生人，很快就被他发现，而且盯住看，并能看到街上的汽车，路上的行人，还会跟踪面前不远的飞鸟，会找掉在地上的东西，这是4个月新生儿所做不到的。前半岁的新生儿逐渐有了模糊的记忆，如爸爸戴眼镜，他就对所有戴眼镜的人都不感到陌生。

要根据新生儿视觉功能的日渐成熟，满足他的要求，促其发育。可在小床（小车）前上方挂些色彩鲜艳有声响的玩具，但不宜太多，新生儿不喜欢眼花缭乱。不要都挂在当中，可分挂两边，距离以50～70厘米为宜，大玩具可以略高，小玩具略低些，形状可以不同。

为了发展新生儿的视觉，房间光线要充足，窗户光和灯光都不宜射在新生儿的视野内，以免干扰他的视线集中，影响视力。

3. 如何训练新生儿的听觉能力

为了孩子的智力发展，应尽早训练新生儿的听觉，那么如何训练新生儿的听力呢？

首先要给新生儿一个有声的环境，家人的正常活动会产生各种声音，如：走路声、关门声、水声、刷洗声、扫地声、说话声等等，室外也能传来许多声音：车声、人声等。这些声音会给新生儿听觉的刺激，促进听觉的发育。

除自然存在的声音外，我们还可人为地给新生儿创造一个有声的世界。例如：给新生儿买些有声响的玩具——拨浪鼓、八音盒、会叫的鸭子等。此外，可让新生儿听音乐，有节奏的优美的乐曲给新生儿安全感。当然，放音乐的时间要有节制，不能一早放到晚，另外也不宜选择过于吵闹的爵士乐等。最好能和新生儿说话，虽然这时他还不能应答，但是

新妈妈健康小贴士

新生儿刚出生就可以听到声音，但他们不知道声音从何而来，也不能分辨不同的声音，这时他们的听觉反射是简单的"惊吓反射"。所以说，新生儿突然受惊将起来，完全不必紧张，这并不是孩子的异常行为，而是正常的神经反射。那种因此而让房间里静得没一点声音，唯恐声音吓着新生儿的想法，是完全错误的。

家人，特别是妈妈的亲热的话语，会使新生儿感受到初步的感情交流。当妈妈面对新生儿亲切地说着、笑着、和新生儿交谈时，新生儿会紧盯着妈妈的脸，似乎已懂得妈妈散发出的身体语言。

4. 如何训练新生儿的触觉能力

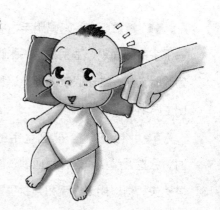

当新生儿睡醒时，先手轻轻地触摸他的小脸，嘴唇、小手和脚。当换尿布、洗涤时抚摸其身体各部位。另外在条件允许的情况尽量让孩子皮肤裸露的面积越大、时间越长越好。这样可以增强孩子对外界气温的适应能力。千万不要在孩子一出生就将他的手、脚藏在衣服里，应让手、脚和脸一样去接受空气和刺激，像脸一样不怕冷。

5. 如何训练新生儿的语言能力

新生儿只有1个月，正在前语言理解阶段，0~8个月的新生儿都属于这个阶段。在这个时期新生儿只会自发地发出一些单音或双音，一般还不能发出真正有意义的语音。但他正在做两个方面的准备。一是通过自发地发出各种声音在"自我训练发音"；二是通过成人的语音、动作、表情来"理解"语言。因此，要根据这些特点对新生儿进行有针对性的语言训练。

❶ 要把新生儿看成一个听得懂大人话的孩子，随时与他亲切交谈。如"哦！宝宝醒了，妈妈来了。"、"宝宝，来看着妈妈笑一笑。"、"宝宝，吃饱了吗？"等。

❷ 要经常逗新生儿发出声音，以促使他多发音，这是激活孩子语言的前期准备。如挠新生儿的身体和手脚，向新生儿扮笑脸、吹口哨，同新生儿躲迷藏等，逗他发出笑声。

❸ 有意附和着新生儿的发音。如新生儿自发地发出"妈"这个音，大人就附和着连续发"妈、妈、妈……"的音，还可以将"妈"音转变为"发、发、发…"的音，对着新生儿说。当然也可以主动对着新生儿发各种单音或双音，让他模仿。

❹ 教新生儿发出与行为有关的声音。如小狗——汪汪、小猫——喵喵、汽车——的的等。

⑤ 适当让新生儿看一点动画片，讲一些故事等。这些都是教新生儿说话的有效方法。

6. 新生儿具备的反射能力

❶ 觅食反射。妈妈用手指头抚弄一下宝宝的面颊，宝宝会转头张嘴，开始吸吮动作，准备吸吮乳汁。这种反射出生后半小时就会出现。

❷ 抓握反射。碰到宝宝的手掌时，会握紧拳头。这种反应到一周岁后才消失，可以用来检查和判断宝宝的神经系统发育是否成熟。

❸ 惊跳反射。这是一种全身动作，在新生儿躺着时最清楚。突如其来的刺激，例如较大的声音，宝宝的双臂会伸直，手指张开，背部伸展或弯曲，头朝后仰，双腿挺直。这种反射一般要到3~5个月时消失，如果不消失，则有可能神经系统发育不成熟。

❹ 强直性颈部反射。新生儿躺着时，头会转向一侧，摆出击剑者式的姿势，伸出宝宝喜欢的一边手臂和腿，屈曲另一边手臂和腿。这种反射机能，在胎龄28周时就出现了。

❺ 巴宾斯反射。碰到新生儿的小脚心，脚趾会张开成扇形，脚会朝里弯曲。6个月以后这种反射会消失。

❻ 踏步反射。托住新生儿腋下，让脚板接触平面，宝宝就会做迈步的姿势，好像要向前走。这种反射会在8周左右消失。

❼ 蜷缩反射。当新生儿缩起脚背碰到平面边缘时，会做出与小猫动作相似的蜷缩动作，这种反射在8周左右消失。

❽ 视觉、颈部反射。眼前闪过亮光时，宝宝会扭转颈部，尽力避开亮光。

这些先天性反射机能，既是宝宝成长以后形成条件反射的重要基础，又可作为新生儿神经系统发育的检查标准。

7. 与生俱来的感知能力

人的智能培养，应当从出生之后就开始，从新生儿期就开始。世间的一切，对于新生儿来说都很新鲜，接受众多的复杂事物的刺激，大脑会形成条件反射。宝宝原先空白的大脑中，每一天都增添各种各样的声音和图像等感官知识，接触得越多，对大脑的刺激也就越多。

新生儿的条件反射功能有主动、被动之分。主动的条件反射是通过耳、眼、鼻、口和皮肤等器官感觉而形成。被动的生理条件反射功能是一种纯本能。用手指触摸宝宝的口角、面颊时，宝宝会认为有吃的，会顺着被触摸的方向张开小嘴做吸吮动作，这是寻找食物、用以维持生存的本能。了解了宝宝的这些反应，就可以进行训练，加快宝宝的发育和能力。

新生儿最敏感的是触觉，尤其是嘴唇、面颊部位，亲亲宝宝的小脸儿，宝宝会很安详地接受母亲的这份爱。宝宝的小手碰到东西就会握紧，同时，对冷、热都很灵敏。嗅觉也很灵，能辨别不同气味，如果闻到某种刺鼻的味道，宝宝能做出不安的表情，会有不规则的深呼吸，脉搏也会加快跳动频率，还会尽力躲开臭味。

宝宝还会挑食，出生第一次吃到什么奶，就喜欢吃什么奶。如果初生吃母乳，改换牛奶或羊奶就很难，宁可饿着也不吃，甚至会哭着不吃。

味觉也是与生俱来的，新生儿对甜味的表现会很愉快，尝到苦味、酸味、咸味时，会皱眉头，闭眼睛，或者抽搐性地紧闭小嘴。

8. 四肢触抚促进宝宝的健康

对宝宝进行四肢的抚触，有助于新生儿的血液循环，促进皮肤的新陈代谢，增强宝宝皮肤抵抗疾病的能力，从而促进新生儿皮肤健康。

四肢抚触的方法，是母亲用双手抓住新生儿胳膊，交替从上臂向手腕方向轻轻捏动，好像挤牛奶一样，从上到下搓滚。对腿部的抚触方法与胳膊相同。

脚和手的触抚，同时也是对于功能的唤醒，有利于宝宝精细动作的发展。触抚的方法，是用两个拇指的指肚从婴儿脚跟向脚趾方向推进，推完后再逐个捏拉宝宝小脚趾的各个关节。

对宝宝小手的触抚方法与脚相同。

9. 教宝宝"认妈妈"

宝宝出生一两周后，就可以在他醒着的时候把他抱起来，让他的脸对着妈妈的脸，距离20～30厘米。母子眼睛对视，轻轻地跟宝宝说话，同时轻抚小脸蛋，或者让宝宝握住妈妈的手指，慢慢地摆动。妈妈可以轻轻哼着儿歌，或说些亲昵的话，每天抱着宝宝玩一会儿。简单的交流过程中，可以促进母子间感情交往，宝宝感受到母亲怀抱中的安全、温馨和母爱，会令宝宝重温在母亲子宫内包裹时候的安详与温暖，打消宝宝初到人世间对陌生环境中的孤独、恐惧感，有益于宝宝脑部情绪中心发育，既可以促进宝宝感知能力发育，又可熟悉妈妈的声音，认识妈妈。

10. 新生儿也会"行走"

别以为婴儿身体很软,连头都抬不起来,不会行走。宝宝天生就有行走的反射能力,这种反射一般会在出生56天左右消失。早期,可以充分利用宝宝的这种能力进行锻练。

具体做法:妈妈双手托在宝宝腋下,扶好宝宝的头,不要给宝宝穿鞋袜,让宝宝光脚接触床的平面。这时你会惊奇地发现,宝宝竟然能协调地迈步。要当成游戏来做,一边逗宝宝做,一边可以喊节奏。行走训练可从出生后第8天开始,在吃奶半小时后或睡醒后,每天3~4次,每次2~3分钟。如果宝宝不喜欢走不要勉强;宝宝生病时不要做;早产儿不宜做这项训练。

11. 早期感知训练

抬头:妈妈竖着抱起宝宝,让宝宝的头靠在自己肩上,轻轻拍打宝宝的后背,让宝宝打几个嗝。然后不要扶宝宝的头部,让宝宝自然地把头立起片刻。每次喂奶后都这样做,训练宝宝颈部肌肉发育。还能防止吐奶。

俯卧:宝宝没吃奶前,妈妈仰卧床上,把宝宝放在妈妈胸腹部俯卧着,逗宝宝抬头。虽说抬头还很困难,但努力做就成。还可以让宝宝俯卧在床上,用玩具逗引宝宝的头向左右转动并稍抬起。

抓握:把宝宝平放在床上,宝宝会把左手放在右手里,把右手放在左手里,百玩不厌。同时,妈妈轻轻抚摸宝宝的手,宝宝会握住妈妈的手指不放。

逗笑:越早会笑的宝宝越聪明。新生儿一般在出生第10~20天时学会笑,如果一两个月后还不会笑,需要请医生检查。宝宝的笑需要学习,从出生第一天起,爸爸妈妈要向宝宝笑,并逗宝宝笑。妈妈要经常与宝宝面对面地说话、逗笑。新生儿视力差,要离宝宝近一点。

12. 给宝宝读儿歌

别看宝宝才刚刚出生不久,他已经能够从你的话音中捕捉到你的情绪,所以应该跟他多说话,你会帮助他了解,交谈是能够表达情感的。也可以给宝宝朗诵、读书、读文章或其他读的东西。读的内容无关紧要,宝宝喜欢的只是你的嗓音。应该站在宝宝的床头躲开他的视线跟他说话,然后一边说话一边进入他的视野。这样他就能把你的话音与你的存在联系在一起。

13. 哄着宝宝"玩"

游戏和宝宝的交际、智力和身体发育是互相关联的。婴儿与其他人之间的互动对他是最有刺激性的经历，玩游戏就是最好的互动。

对于刚出生1个月的宝宝，我们可以做下面的游戏：

照电筒游戏　在不太亮的房间里，打开电筒，在宝宝面前来回地照（不要把光照到宝宝脸上）。观察他的眼睛是否跟踪光线。这个练习有助于跟踪移动物体所需的肌肉的发育。

床边图画　从杂志上或其他东西上把醒目而简单的线条、粗而色彩鲜明的图画剪下来，诸如太阳、人脸画等。把画靠在小床边上一会儿，再轻轻将它挪到另一边，这样他的头就跟过去看了（当你离开时，不要把画留在小床里）。特制的婴儿安全镜可以长久地挂在小床的一边，当宝宝在镜中看到自己时，也会令他兴奋不已。

做鬼脸　把你的脸靠近宝宝的脸，然后慢慢来回移动你的头部；发出声音，夸张性地张开并闭上眼睛，然后把宝宝的手靠近你的睫毛以便使他感觉到你的动作；轻轻对着他的脖子吹气，有助于宝宝集中他的注意力并且能指导他注意力的移动。

当与宝宝做游戏互相交流时需要注意的是，要密切注视着他，当他往旁处看，辗转不安，变得烦躁、踢腿、打呵欠或者表现有些不高兴的时候，就要结束游戏，让宝宝休息一下。

准爸爸必读

我是新生的小宝宝，来到这个世界上还不到一个月哦。我最喜欢吃妈妈的乳汁，但很多时候，我对吮吸的要求要比真正吃奶的时间多，因为吮吸对我来说是一种满足感，吮吸的时候我会感到很舒服呢！

14. 安慰哭闹的婴儿

宝宝饿了、尿了、累了都要哭叫。他厌烦的时候哭叫，过度受刺激的时候也哭叫。这是他现在和别人互动的唯一方式。

宝宝哭，如果妈妈不理睬，会使宝宝失去接受大脑刺激的机会。所以，做妈妈的一定要回应宝宝的啼哭声，多给予宝宝安慰，这样做对宝宝大脑的发育是有好处的。

如何让宝宝不哭？慢慢地，你会发现包裹着宝宝时他很安静，包裹会使他感到安全，也有助于使他精神集中。摇晃并轻拍他或是给他一个橡皮奶嘴也是安慰他的方式。有些宝宝听到单调的声音会安静下来，比如真空除尘器的开动声。当你紧抱或哺喂宝宝时，与宝宝之间的皮肤接触会使他感到安全，这也能提供给他轻柔的刺激，要尽可能多的给他这种接触，这样会使妈妈和宝宝建立一种更强的情结。婴儿需要抚慰时要用不同的方法试试看。

15. 常叫宝宝的名字

常叫宝宝的名字非常重要。用双臂抱着宝宝，或者坐在地板上，把宝宝放在大腿上抱着，看着他的眼睛，叫宝宝的名字。改变说话的声调，用"父母的话儿"和宝宝交谈。

"父母的话儿"是一种高扬的、像唱歌一样的声调，宝宝会很喜欢听。用宝宝的名字编成摇篮曲。给宝宝轻轻唱一支有趣的歌曲时，可以用宝宝的名字代替歌儿中的名字。经常说起他的名字，这样他就会记住自己的名字了。

16. 抚摸皮肤传递亲子情

婴儿按摩是父母和宝宝之间感情互通的一个极好的方式，宝宝会渐渐感觉到对他的抚触是表示对他的爱和感情，抚触他会让他感到安全。

给婴儿找一个安静、暖和的地方进行按摩。在床上铺一块毛巾，保持光线暗，让婴儿躺在毛巾上，家长的双手涂些油好让它们在宝宝身上平稳地滑来滑去。用你放平的手掌着实地但是轻轻地抚摸他的脚，再顺着他的腿向上移动你的手，继续向上移动到躯干，然后抚摸他的手和胳膊。进行这种长长的而平滑的接触，你会发现宝宝很喜爱这种互动。

17. 不断和宝宝说话

宝宝不会说话，只会哭。但是哭的时候，爸爸妈妈可以学着宝宝的声音发声，宝宝一般对这种学他的声音反应会很敏感，会停下哭声来听，然后再接着哭。经常与宝宝对答声音，他会对爸爸妈妈的声音很注意。以后，宝宝会发出"啊"、"噢"的声音时，爸爸妈妈也发出与宝宝相类似的声音对答，这就是与宝宝谈话的开始。

妈妈可以与宝宝细声低语地说悄悄话。还可以在离宝宝20厘米处，嘴巴做夸张动作，教宝宝嘴唇张合。这种早期语言训练，对将来宝宝学说话很有作用。

尽可能地经常跟宝宝说话，别在乎他懂不懂，宝宝听到你说话的声音就是至关重要的。给他唱歌——即使你的声调不怎么样！唱着告诉他你在做什么或什么事正在进行；当他吵闹不安时给他奏安慰性的音乐，就会使他安静下来。

当你和宝宝说话时，他把注意力都集中在你身上。他会用眼跟踪你一会儿。当他处于这种状态时要和他交流感情，紧紧地抱着他，注视他的双眼；或者在他的小床上弯下身子，温柔地跟他说话。一边给他唱歌一边抚摸着他，轻拍他的后背同时摇晃他。这些活动有助于你们之间建立感情的交流。

18. 要把新生儿当成懂事的大孩子

有不少新爸爸妈妈，总以为新生儿除了吃、喝、拉、撒、睡之外什么也不懂，其实这种认识是很错误的。为使开发新生儿智力的工作卓有成效，首先的一条就是要把新生儿当成懂事的大孩子。

当妈妈说话时，正在吃奶的新生儿会暂时停止吸吮，或减慢吸吮的速度。当爸爸逗新生儿时，他会报以喜悦的表情，甚至微笑。这是新生儿与爸爸妈妈建立感情的本领。新生儿对爸爸妈妈及周围亲人的抚摸、拥抱、亲吻，都有积极的反应。但当新生儿听到妈妈说话时，别人再和他说话，新生儿也不会理会其他人了。

在对新生儿的护理中，爸爸妈妈无论做什么，都要边做边对新生儿讲，不但讲实际操作过程，还要讲你的感受和心得，语调轻缓，充满柔情。比如当新生儿哭了的时候，你可以把新生儿抱起来，问他是不是饿了，是不是尿了，或者是哪里不舒服了？然后根据你的判断，一边喂奶、换尿布或者按摩，一边和新生儿讲你在为新生儿所做的事。就是在平常，你也要夸赞新生儿真是妈妈爸爸的好孩子，或用拥抱、亲吻、抚摸、对视等动作不断表示出你对新生儿的喜爱。慢慢地，你就会发现新生儿似乎能听懂你的话，用更加热切的动作和表情回应着你。而你所做的这一切，都能够促进新生儿的智力发育。

第四节
让新生儿远离疾病

1. 新生儿要接种卡介苗

出生后第二天即可接种卡介苗。接种后，可获得抗结核菌的一定免疫力。卡介苗接种一般在左上臂三角肌处皮内注射，也有在皮肤上进行划痕接种，做"艹"或"井"字形，长1厘米。划痕接种法虽方便，但因接种量不准，有效免疫力不如皮内注射法。故目前一般不采用划痕法接种。

新生儿接种卡介苗后，无特殊情况一般不会引起发热等全身性反应。在接种后2~8周，局部出现红肿硬结，逐渐形成小脓疮，以后自行消退。有的脓疮穿破，形成浅表溃疡，直径不超过0.5厘米，然后结痂，痂皮脱落后，局部可留下永久性疤痕，俗称卡疤。为了判断卡介苗接种是否成功，一般在接种后8~14周，应到所属区结核病防治所再作结核菌素（OT）试验，局部出现红肿0.5~1.0厘米正常，如果超过1.5厘米，需排除结核菌自然感染。一般新生儿接种卡介苗后，2~3月就可以产生有效免疫力，于3~5年后，在小学一年级时，再做OT试验，如呈阴性，可再种卡介苗一次。

早产儿、难产儿以及有明显先天畸形、皮肤病等的，禁忌接种。

2. 新生儿要接种乙肝疫苗

目前在世界各国，乙型肝炎的患病率均高得令人吃惊。为此，我国有关部门研究出乙型肝炎疫苗，这种疫苗没有传染性，对乙肝病毒具有很好的免疫性能，现已在新生儿中广泛应用。

整个免疫注射要打三针，第一针（一般由产科婴儿室医务人员注射）于出生后24小时之内在上臂三角肌处注射，剂量为10微克。第二针在出生后1个月注射，剂量为15微克。第三针在出生后6个月注射，剂量为5微克。全部免疫疗程结束后，有效率可达90%~95%。婴幼儿接种疫苗后，可获得免疫力达3~5年之久。

免疫疫苗接种过程简单，一般没什么反应，个别可能出现低热，有的在接种部位出现

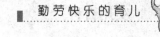
小的红晕和硬结，一般不用处理，1～2天可自行消失。

3. 新生儿肝炎综合征

新生儿肝炎综合征是一种持续的黄疸、血清胆红素增高，肝或肝脾肿大及肝功能不正常为主的疾病症候群的总称。它是由多种疾病因素引起的，其主要病因是病毒感染。除乙型肝炎病毒之外，其他多种病毒均可以通过胎盘感染胎儿，从而使胎儿的肝脏致病，并连累其他脏器官。除了病毒之外，多种细菌感染、部分先天性代谢缺陷疾病的肝脏病变、肝内外的胆道闭锁及胆汁黏稠综合征所致的肝脏损害等，均属于新生儿肝炎综合征范围。

新生儿发病的初期表现为黄疸症状，起病缓慢，一般在出生后数天至数周内出现，并持续不退，病情较重，伴有吃奶不好、恶心、呕吐、消化不良、腹胀、体重不增、大便浅黄或灰白色、肝脾肿大等。出现上述症状要及时治疗，一般情况下，孩子会很快恢复健康。

4. 新生儿发热该怎样护理

发热对于新生儿来说是常见的症状，许多疾病都可以引起发热。由于新生儿在生理上有许多特殊之处，所以父母不要随便给孩子服药。例如给新生儿服用退热药，有时会出现周身青紫、贫血、便血、吐血等症状，严重的甚至死亡。这是吃了退热药，造成凝血机制障碍而引起的。

新生儿发热后最简便而又行之有效的办法是物理降温法。新生儿体温在38℃以下，一般不需要处理，只要多喂水就可以。如在38～39℃之间，可将襁褓打开，将包裹孩子的衣物抖一抖降低热量，然后给孩子盖上较薄些的衣物，使孩子的皮肤散去过多的热；也可以让孩子的头枕一个冷水袋来降温。对于39℃以上高热患儿，可用75%的酒精加入一半水，用纱布蘸着擦颈部、腋下、大腿部及四肢等处，高热会很快降下来。在降温过程中要注意，体温一开始下降，就要马上停止降温措施，以免矫枉过正出现低体温。在夏季降温过程中要注意给孩子饮水，白开水或糖水均可以，这是因为孩子在发热的过程中，要消耗一定的水分，因此要给予及时的补充。这里所介绍的是降温的办法，还要请医生检查孩子发热的原因，进行治疗。

5. "马牙"不需要处理

在新生儿牙龈边缘上腭上，常可见到一些黄白色芝麻大小的疙瘩。这是由于上皮细胞堆积或黏液腺潴留肿胀而引起的，俗称"马牙"，属正常现象，几个星期后可自行消失。千万不要用针挑或用布擦"马牙"，以免擦破后感染。

6. 新生儿易患败血症

新生儿败血症多在出生后1～2周发病，是一种严重的全身性感染。此病主要是由于细菌侵入血液循环后，繁殖并产生毒素引起的，常并发肺炎、脑膜炎，危及孩子生命。

目前对新生儿败血症的治疗比较有效，如无合并症，治疗效果比较满意，不会留下后遗症。

新生儿化脓性脑膜炎与败血症密切相关，多由同类致病菌引起，也可以说是败血症的一个合并症。由于新生儿血脑屏障功能不健全，在败血症血行感染的情况下，病菌很容易通过血脑屏障，发生化脓性脑膜炎。此病死亡率高，后遗症多。

新生儿患化脓性脑膜炎，早期常出现哭声改变、尖叫、易激怒、易惊，随即哭声变弱，甚至不哭转为嗜睡、呕吐

（为喷射性呕吐）、两眼凝视或斜视、全身伴有抽搐等症状。有经验的大夫一触摸囟门，感觉饱满、张力增高，就要考虑做腰椎穿刺，进行脑水检查。

此病预后较差，病死率高达50%，可并发硬膜下积液、肢体瘫痪、智力障碍等症。

准爸爸必读

造成新生儿败血症的原因很多，原发感染灶也不易找到。患病初期症状不明显，如果家长粗心，往往被忽视。病情严重时，常是肺炎、脐炎、脓疱疹等多方面感染同时存在，症状为发热持续时间较长或体温不升、面色灰白、没精神、爱睡、吃奶不好、皮肤黄疸加重或2周后尚不消退、腹胀。

7. 要注意预防臀红

臀红在医学上称为尿布疹或臀部红斑，是新生儿常见的皮肤病。此病主要是由于尿布不清洁，上面粘有大小便、汗水及未洗净的洗衣粉、肥皂等刺激孩子皮肤而引起。所以腹泻的孩子常可见到此症。开始可见到臀部红嫩，继

而出现红色的小皮疹，严重的可致皮肤破溃，呈片状，可蔓延到会阴及大腿内侧。男婴可见睾丸部受侵。

家长要注意预防孩子发生臀红，大小便后及时更换尿布，尤其在大便后，要用温水洗净皮肤。不要使用橡皮布、塑料布直接接触孩子的皮肤，致使尿液不能及时蒸发；每次便后，忌用热水和肥皂洗臀部，应用温水冲洗后轻轻擦干，涂些滑石粉或油膏。如果发生臀红，每次换尿布后，需在损伤局部涂上紫草油或鞣酸软膏。

8. ABO溶血是怎么回事

由于母子的血型不合引起血型抗原免疫而造成的同族免疫性溶血性疾病，被称作ABO溶血症。一般情况下ABO血型不合的母亲大多是O型。当母亲血型为O型，胎儿血型为A型或B型时，胎儿血液中的A或B抗原因某种原因进入母血后，刺激母体产生血型抗体，此抗体通过胎盘再进入胎儿体内，与胎儿体内的A或B抗原结合，从而引起胎儿红细胞凝集，继而溶解而出现溶血，引起水肿、贫血、肝脾肿大和出生后短时间内出现进行性重度黄疸。

9. 新生儿也会患乳腺炎吗

新生儿的乳房是饱满的，偶尔有乳样液体分泌物流出，这是正常生理现象。这种现象是由于妈妈体内孕激素对新生儿产生刺激造成的，不用处理，以后会自然消失。

有的家长，会对女婴的乳头进行挤压，认为不挤出乳头中的小硬物，会影响孩子成人后的哺乳。其实这是错误的认识。这种挤压往往造成新生儿乳腺炎的发生。新生儿乳腺炎的症状表现为乳房红肿、有热感，孩子感觉疼痛，逐渐再现局部化脓。还可以出现发热、厌食、吐奶等症状。

新生儿发生乳腺炎，可用热毛巾敷局部，孩子皮肤较嫩，小心造成烫伤；用中药如意金黄散外敷也很有效，同时还要注射青霉素来控制感染。如已化脓，将影响乳头与乳腺的发育。炎症较重的，还有可能引起全身感染，出现败血症。

10. 新生儿脐炎该怎样护理

脐带经一般结扎处理后，残端坏死组织于出生后3~7日干枯脱落。但脐血管的体内部分在3~4周才达到结构上的闭合。若脐带在结扎时或以后被污染，则易引起新生儿脐炎、脐血管炎，还可通过脐血管蔓延，引起腹壁蜂窝膜炎、肝脏脓肿及败血症等。

对脐炎的治疗与护理注意以下几点：

❶ 轻症：局部用3%过氧化氢和75%乙醇清洗，并保持干燥。红肿范围较大或伴有发热等全身症状者，及时应用合适抗生素，局部给予清洁处理。用呋喃西林溶液湿敷，有脓肿者及时切开引流。

❷ 肉芽肿可用硝酸银棒或5%～10%硝酸银液灼烧处理，每日1次，直至痊愈。

❸ 脐窦，脐肠瘘及脐尿管未闭者均需手术治疗。

11. 新生儿败血症该怎样护理

新生儿败血症是指各种致病菌侵入新生儿血循环并在血中生长繁殖，产生毒素使新生儿出现严重感染中毒症状的全身性疾病。病原菌以大肠杆菌、葡萄球菌为多见，近年来条件致病菌如表皮葡萄球菌、变形杆菌、绿脓杆菌等感染有上升趋势。

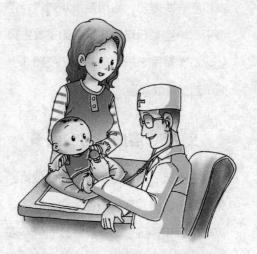

新生儿败血症的治疗与护理要注意：

❶ 免疫治疗：可直接补充新生儿血中各种免疫因子和抗体，增强免疫功能，促进疾病恢复。包括多次少量输入新鲜全血或血浆，每次10毫升/千克；换血疗法有补充血容量、改善微循环、恢复血压、可改善组织供氧等好处。换出大量内毒素、胆红素，输入抗体、补体及有吞噬功能的细胞，使机体免疫状态改善。纠正贫血，补充凝血因子；输注静脉免疫球蛋白，每次1克/千克体重，连续两次作为新生儿败血症的辅助治疗。

❷ 感染灶处理：脐部、皮肤的感染，涂75%乙醇或2%甲紫。脐部感染严重者可用呋喃西林溶液湿敷，并检查和治疗转移的化脓灶。

12. 新生儿口炎该怎样护理

新生儿最常见的口腔黏膜炎症有鹅口疮，是由白色念珠菌引起的感染。出生时产道感染、奶头消毒不严、体弱、早产均可引起。长期应用抗生素或肾上腺皮质激素亦易患此病。

口腔黏膜有白膜，最常见于颊黏膜、舌、腭部。白膜粗糙无光、不红、不流口水，有时融合成片似乳凝块样。可蔓延至咽部、唇边、齿龈等处，偶尔波及食道、气管及鼻腔，甚至肠道及肺。若用棉棒蘸水后轻轻揩拭白膜，如很易脱落则为奶块，鹅口疮的白膜不易拭去，拭去后显现黏膜粗糙潮红，但不出血。一般无全身症状。严重者可影响吞咽及呼吸。

对新生儿口炎要注意加强护理：

❶ 病灶局限于口腔，可用20%硼酸甘油或2%碳酸氢钠清洗口腔，每日3次，或用1%甲紫涂抹局部，每天1～2次。病变广泛可用制霉菌素局部涂抹及口服。咽部有白膜时应加强观察，避免白膜脱落时发生窒息。

❷ 加强营养、补充维生素B，长期用抗生素或激素者，应逐渐停用。

❸ 注意奶瓶、奶头的消毒，不要用力洗口腔，以免擦伤口腔黏膜，引发细菌感染。

13. 新生儿腹泻该怎样护理

新生儿腹泻是指大便次数增多，大便中水分增加，成分改变，并伴有全身症状。在新生儿室中暴发流行而称新生儿流行性腹泻。

（1）临床表现

❶ 致病性大肠杆菌感染引起的腹泻较多见。不吃奶、面色发灰、反应差，大便呈黄色或绿色稀水样，有腥臭味。每日可泻10余次，严重者有呕吐、脱水和酸中毒。

❷ 轮状病毒感染引起的腹泻。大便稀水样、有酸味，伴有发热、咳嗽等呼吸道症状，腹泻一周左右后停止。

❸ 其他细菌性腹泻。痢疾杆菌，沙门氏菌特别是鼠伤寒引起腹泻，发热、大便带脓血，可出现败血症，严重者脱水，酸中毒及循环衰竭。

（2）对患儿要注意

❶ 腹泻患儿应单间隔离。

❷ 抗生素治疗：严重鼠伤寒沙门氏菌患儿可使用阿米卡星10～15毫克/千克体重/日，分两次静脉滴注或用头孢哌酮50毫克/千克体重/日，分两次肌注。其他类型腹泻不一定要用抗生素，可用微生态制剂内含双歧杆菌、乳酸杆菌或粪链球菌，以调节肠道正常菌群替代过多繁殖地其他微生物，以维持肠道正常生态平衡。

❸ 对症治疗：高热降湿，惊厥止

痉。大便次数多还可用思密达，每日1克，分3次服，疗程3～5天。此药对病毒、细菌及其毒素有较强的吸附作用，对胃肠黏膜有保护作用。

❹ 纠正水电解质紊乱，纠正酸中毒。

❺ 支持疗法：严重或营养不良患儿，可酌情输全血或血浆。还可静脉补充氨基酸或脂肪乳剂。提倡母乳喂养。

14. 新生儿黄疸该怎样护理

新生儿黄疸分为生理性黄疸和病理性黄疸，不同类型的病症有不同的症状和治疗措施。

（1）生理性黄疸

生理性黄疸可出现以下症状：

1．出生后2～3天出现黄疸，皮肤、巩膜出现黄染，足月儿7～10天自然消退，早产儿可延长为2～4周。

2．血清胆红素，足月儿应低于204微摩尔/升，早产儿应低于257微摩尔/升。

3．新生儿一般情况良好，无症状，黄疸重者偶有食欲差。

对新生儿生理性黄疸，必要时做以下治疗：

❶ 新生儿生理性黄疸，一般大多自愈，不需要治疗。

❷ 对早产儿，血清胆红素大于257微摩尔/升可用光疗，特别是蓝光照射，可使未结合胆红素的结构改变，从脂溶性变成水溶性，由胆汁排出，以间断光疗（每日光照8小时，停16小时）为佳。

❸ 诱导剂：用苯巴比妥5～8毫克/千克体重/日，尼可刹米10毫克/千克体重/日，分次口服，可用3～7日。

❹ 必要时亦可考虑用血浆、白蛋白等，静脉滴注适量葡萄糖。

（2）病理性黄疸

病理性黄疸可出现以下症状：

❶ 出生后24小时内出现黄疸，持续加重，吃奶不佳。皮肤可呈橘黄色，或伴水肿。

❷ 血清胆红素，足月儿高于205微摩尔/升，早产儿高于258微摩尔/升，每日胆红素上升超过85微摩尔/升。

对病理性黄疸要积极治疗：

❶ 光疗：是安全而疗效显著的方法，可给予24～48小时光疗，必要时重复照射。注意光疗时患儿应裸体，但要保护眼睛及生殖器。

❷ 激素疗法：可增加肝酶活力，促进葡萄糖醛酸与胆红素结合，并阻止抗原抗体反应，可静脉滴注氢化可的松或地塞米松，亦可口服强的松。

❸ 输血浆或白蛋白：血浆蛋白可与间接胆红素结合（1克白蛋白可结合15毫克胆红素），因而可减少间接胆红素与脑细胞结合以降低核黄疸的发病率。

❹ 苯巴比妥作为肝酶诱导剂可激活葡萄糖醛酸转移酶，加速间接胆红素葡萄糖醛酸化，剂量为5毫克/千克体重/日，口服。

健康小贴士

新生儿时期出现黄疸，与新生儿胆红素代谢特点有关。新生儿自出生开始胆红素逐渐上升，这是由于新生儿红细胞容积大，红细胞寿命短，出生前后氧分压改变使红细胞过剩，加之出生后髓外造血灶的吸收都造成胆红素产生增多。肝脏功能发育不完善，白蛋白联结运转不足，参加胆红素代谢的肝脏酶数量和活性均差，使胆红素经肝脏变成结合胆红素并排除的过程受影响。胆道排除胆红素的功能也不完善。胎便黏稠，从大便排出胆红素的过程也受影响，使肠肝循环增多。

15. 新生儿湿肺症该怎样护理

新生儿湿肺症是一种轻度自限性呼吸道疾病，又称新生儿暂时性呼吸困难症，由于肺内液体增加及肺内淋巴引流不畅，肺液吸收障碍所致。正常胎儿出生前肺泡内含液量约30毫升/千克体重，出生时约1/2～1/3的液体从肺部挤压出，其余通过淋巴管和静脉运转，由肺泡间质吸收，正常在生后数分钟或数小时完成。当宫内窘迫时，吸入羊水，并伴有毛细血管渗透性增加，或剖宫术未经产道挤压，或宫内后期液体增加等，加之肺内运转功能不正常而成湿肺。

❶ 此病多见于剖宫产的足月儿，亦可见于窒息的新生儿。

❷ 出生时呼吸正常，在2～5小时后，出现呼吸急促，轻症者口周略发青，一般反应良好。重症者呼吸频率增加可达100次/分，伴有青紫和呻吟。肺部呼吸音低或有啰音，无论轻症或重症，约1天内好转，病程长者约4～5天症状消失。

❸ 胸部X射线检查：肺门周围可见明显的血管影、叶间膜或胸膜有积液，双肺可见肺气肿，约24小时后两肺清晰。

❹ 血气分析多属正常范围。

对此病的治疗和护理:

❶ 保暖,重症暂禁奶,给予肠道外补液。

❷ 氧疗:氧浓度30%～40%,可采用口罩或鼻管给氧,若不缓解,可酌情采用持续正压给氧。

❸ 重症患儿做血气监测,必要时纠正酸中毒,用碳酸氢纳稀释后静脉给予。

❹ 加强护理和营养,每天供给热量至少应209千焦/千克体重,总液量60～80升/千克体重,无感染可不用抗生素。

16. 新生儿肺炎该怎样护理

新生儿肺炎可发生在宫内,分娩过程中,或出生后,前两者称宫内感染性肺炎,后者称出生后感染性肺炎。可由病毒、细菌、原虫或衣原体等所致。

宫内感染性肺炎可由于羊膜早破、阴道内细菌、病毒上行感染羊膜、污染羊水,胎儿在宫内吸入所致。羊膜早破约12小时,羊水即可被污染。孕后期发生病毒、原虫感染,孕妈妈可以无症状出现,但病原体可通过胎盘经血行传给胎儿引起感染。

新生儿出生后感染性肺炎可因空气污染,或先有上呼吸道感染而蔓延至肺部,或由于脐炎、败血症经血行传播至肺部或吸痰时吸痰管污染所致。

❶ 出生72小时内出现紫绀、气促等,提示有宫内肺炎的可能。

❷ 起病时无特殊症状,仅有反应低下,哭声微弱,或不吃、不哭、不动。面色灰白,唇周、肢端发绀。严重者呼吸浅快、鼻翼轻扇,紫绀明显,点头呼吸,口角有白色泡沫或唇缝间呼出泡沫,心跳加快,仔细听肺部可有稳发的细湿啰音。体温不升。少数可有发热,若遇喘憋加重,紫绀加重,注意有并发气胸的可能。

❸ X射线检查:可见支气管肺炎伴肺不张及肺气肿。

❹ 实验室检查:气道吸出物培养及血培养可找到病原体,为选择抗生素治疗作参考。

新生儿患肺炎,父母不能大意:

❶ 护理:注意保暖;多变换体位;清理呼吸道分泌物;雾化吸入;坚持母乳喂养。

❷ 病原治疗:应积极早期应用抗生素治疗。以静脉给药最佳,以氨苄西林首选;也可用头孢唑啉、头孢噻肟、头胞哌酮等;亦可选用青霉素等。重症患儿可联合应用抗生素。病毒性肺炎可选用干扰素、转移因子、胸腺体液因

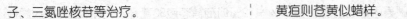

子、三氮唑核苷等治疗。

❸ 呼吸护理：气促、唇周发绀者可给予吸氧，对持续缺氧，面色发绀，吸氧后$PaO_2 < 6.7kPa$，$PaCO_2 > 8kPa$者可考虑用呼吸机。

17. 新生儿硬肿病该怎样护理

新生儿硬肿病是指新生儿时期由于寒冷、饥饿、感染等多种病因引起的皮肤及皮下脂肪硬化，常伴水肿和低体温，重症可出现多器官功能损害。

多发生在寒冷季节，以出生1周内新生儿，尤其是早产儿多见。常有保暖不佳及营养不足等病史。产伤、窒息、出血、感染及先天畸形常是诱发因素。

患儿有以下表现：

❶ 体温不升，在35℃以下，重症只有26℃左右，反应差，哭声低微或不哭，吸吮困难，全身及四肢冰冷，呼吸浅表，心率减慢，脉搏细弱。

❷ 硬肿：全身皮下脂肪聚集的部位均可发生硬肿、水肿或硬而不肿，触及似硬橡皮样。常见于大腿两侧、臀部、小腿外侧、肩部。可波及背、胸、腹部及颊部。严重者手足心也发硬。病初皮肤发红似熟蟹色，若伴缺氧可呈紫红色，出血、循环障碍呈苍灰色，如伴黄疸则苍黄似蜡样。

❸ 感染并存者并发肺炎、败血症等。

❹ 可伴有代谢性酸中毒，心肌损害、肾功能不全，严重者可出现弥散性血管内凝血及肺出血等。

对此病的治疗与护理注意以下几点：

❶ 复温：低体温持续时间过长，病情易于恶化，故不主张快速复温。对体温稍低者（34～35℃）可用预热的衣被包裹后置于25～26℃室温中，加用热水袋保暖，体温多能很快升至正常。对体温明显降低者（≤33℃），先在远红外辐射保暖床快速复温，使暖床温度高于体温2℃，随着患儿体温回升逐渐升高床温，复温速度约1℃/小时，待体温升至35℃移至暖箱保暖，暖箱应设置在中性温度，力争使患儿体温在24小时内恢复正常。在复温过程中应详细记录患儿生命体征、尿量、体温、环境温度并检测血气、血糖、电解质及肾功能等，重症患儿应专人护理。

❷ 喂养：保证足够的热量摄入。开始时热量为每日209千焦/千克体重，体温上升后逐渐增至每日418～501千焦/千克体重，吸吮困难者可用鼻饲或静脉营养，给予葡萄糖、血浆、复方氨基酸、脂肪乳剂等。

③ 补液：喂养困难者静脉补充10%～12%葡萄糖溶液50毫升／千克体重，有尿后每日60～70毫升／千克体重，其中含钠液占1/5～1/4。低湿时多有代谢性酸中毒，可参照血气分析决定电解质的补给。

④ 纠正器官功能紊乱：如改善微循环控制休克；治疗弥漫性血管内凝血可用肝素等；有肾功能衰竭者控制液体摄人量，还可用地塞米松等；肺出血可早期使用机械通气；控制感染，还可以用中医中药治疗。

18. 新生儿坏死性小肠结肠炎该怎样护理

新生儿坏死性小肠结肠炎是以腹胀、呕吐、便血及休克为主要临床表现。目前认为肠壁缺血、高渗饮食及细菌感染是发病的主要因素。早产儿及低体重儿由于生理功能不成熟，肠道黏膜抗体缺乏故发病率高。

此病早产儿、窒息儿、低体重儿多见。

临床表现：

❶ 常见于出生后2周内发病。腹胀、呕吐、便血为主要表现。病初即腹胀、呕吐，吐物含胆汁或咖啡样物，继之腹泻水样便、血便。重者发生肠穿孔、腹膜炎。

❷ 神志萎靡，体温不升，皮肤发花，酸中毒，休克，弥漫性血管内凝血症。

治疗和护理注意以下几点：

❶ 禁食：直至腹胀消失，肠鸣音恢复、大便隐血试验阴性。开始进食时先试喂5%葡萄糖水，而后改母乳或稀释配方奶，逐渐加量及增到正常浓度，并密切观察有无呕吐、腹胀及大便隐血试验情况。

❷ 禁食期间需静脉补充足够营养物质、水、电解质，保证提供能量，每日251～334千焦／千克体重；营养物质可给葡萄糖液，浓度不超过13%；复方氨基酸每日2～2.5克／千克体重；脂肪乳剂每日2克／千克体重，再加维生素C的混合液。维持量液体，早产儿每日150毫升／千克体重；足月儿每日120毫升／千克体重。电解质按生理需要量或按血生化测定调整，进食后逐渐减少静脉营养。

❸ 定期监测酸中毒并及时纠酸。

❹ 全身及局部肠道内应用抗生素，主要针对革兰阴性细菌药物，如甲硝唑每日5毫

克/千克体重，氨苄西林每日50～100毫克/千克体重。

❺ 有肠梗阻、肠穿孔等需外科治疗。

19. 新生儿脑缺氧缺血性损伤该怎样护理

新生儿脑缺氧缺血性损伤为新生儿期最常见的颅内病变，主要有5种病理改变，分别为选择性神经元坏死（脑水肿）、基底神经节损伤、脑动脉梗死、脑室周围白质软化以及旁矢状区损伤。

（1）患儿常有围生期窒息史或早产儿。

（2）临床表现。

❶ 意识状态：轻度可无明显的意识障碍，或在生后早期表现为短暂性的嗜睡。中度可在出生后第2～3日较明显，50%出现惊厥。重度可在出生后即呈昏迷状，常伴惊厥，病情迅速恶化，预后极差。

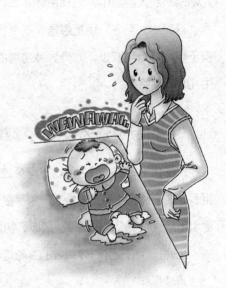

❷ 反应性：轻度患儿呈过度兴奋状态；中度以上患儿常呈抑制状态。

❸ 肌张力：部分轻度患儿，其肌张力可增高；中度以上患儿，其肌张力则降低或严重低下。

❹ 惊厥：中度以上，尤其为脑动脉梗死患儿常呈局灶性阵挛型惊厥。重度致弥漫性脑损伤时，则多呈肢体同步屈曲性的肌阵挛型惊厥。

（3）伴随症状。

窒息时常伴有肺膨胀不全、吸入性肺炎、肺透明膜病等。应密切观察及检查。

（4）对患儿的治疗和护理应注意以下内容：

❶ 一般护理和治疗：注意保暖，提供足够的氧和葡萄糖，维持正常血压和血气，维持酸碱平衡，限制液量。

❷ 抗惊厥：常用药为苯巴比妥，负荷量20～40毫克/千克体重，维持量每日5毫克

/千克体重，共5~7日。未能控制惊厥时，可用苯妥英钠20毫克/千克体重，静脉推注。

❸ 降颅压：常用药为甘露醇0.25克/千克体重，每6小时1次，亦可联用地塞米松0.5~1毫克/千克体重，每6小时1次，共2日。

20. 新生儿鼻塞是感冒吗

新生儿鼻塞，并不一定是感冒。新生儿感冒往往不表现为鼻塞，而是精神差、奶量减少、睡眠增多或减少、哭闹不安等非特异症状。新生儿打喷嚏，也不是感冒。新生儿刚刚来到大自然中，对环境还不适应，外界刺激使鼻黏膜发痒，引发喷嚏。新生儿鼻塞，打喷嚏，都不一定是感冒，不要贸然服用感冒药。误服感冒药，会造成新生儿鼻黏膜干燥，分泌物减少，对外界微生物的防御能力进一步下降，微生物趁势侵袭，引发新生儿呼吸道感染。

21. 给宝宝喂药技巧有哪些

新生儿生病若能好好服药，可免去输液打针之苦。可是，喂药常因新生儿怕苦、哭闹拒服，让家长们头痛。有些父母为了使孩子把药咽下就捏着鼻子强灌，这很可能因呛入气管引起窒息而造成严重后果。所以，初为父母者要掌握科学的喂药技巧。

在此，介绍一种简单有效的喂药方法——奶瓶奶嘴给药法。

具体操作方法：

❶ 洗净双手及奶瓶，将药片碾碎成粉放于纸上；

❷ 将瓶内放入少许糖水或果汁水，然后将奶瓶上的奶嘴取下，奶嘴向下，用左手拇指、食指捏住奶嘴出孔，右手持药粉缓缓倒入奶嘴内顶端（奶嘴内湿的更好，药粉易贴于壁上）；

❸ 奶瓶倾斜至10°左右，然后将奶嘴轻轻拧到奶瓶上，此时要注意两点：第一，不要把奶嘴内的药粉掉入瓶内；第二，不要使瓶内的水流入奶嘴；

❹ 让患儿平卧后，将奶瓶奶嘴放于患儿嘴角处，患儿即张口，这时将奶瓶尾部慢慢抬高，使水流入奶嘴内，随着患儿的吸吮，奶嘴内的药粉随水被患儿咽下。喂药后将孩子抱起，轻拍背部，驱除胃内空气，避免因哭闹吞下空气在喘气时将药液吐出。

这种给药方法简单易行，无任何不良作用。尤其适合小儿夜间发烧及时服药，实为一种好方法，但是有两点应注意：

❶ 奶瓶内的甜水不要太多，以20毫升左右为宜。

❷ 患儿吸吮后，应注意观察奶嘴内的药粉是否已完全吸净。

22. 新生儿为何老是"憋气"

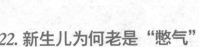

新生儿出生后2～20天内常出现突然憋气现象。特别是早产儿或足月小样儿。主要表现为突然呼吸停止，面部发紫，四肢软弱无力。如憋气时间超过15～30秒钟，医学上称之为"呼吸暂停"。其原因主要是由于新生儿大脑发育不成熟，当遇到寒冷刺激或患肺炎等疾病时，就可发生憋气现象。由于憋气时肺内血氧交换停止，而导致体内缺氧，如缺氧时间过长，就可能发生生命危险。所以，一旦发现这种现象，如无医务人员在场的情况下，家长应立即采取人工辅助呼吸（将手放于小儿背部，然后按每分钟40次左右的频率轻托、轻放小儿或拍打小儿足底，以刺激呼吸，并注意保持室温在26～28℃。如经过上述处理仍无好转或频烦出现憋气现象，应立即送医院治疗。

23. 判断新生儿健康的十大标准

经过专家们的研究认为，新生儿健康应具有十个方面的标准。现录如下，供爸爸妈妈们参考。

❶ 新生儿降生后先啼哭数声，后开始用肺呼吸。头两周每分钟呼吸40～50次。

❷ 新生儿的脉搏以每分钟120～140次为正常。

❸ 新生儿的正常体重为3000～4000克，低于2500克属于未成熟儿。

❹ 新生儿头两天大便呈黑绿色粘冻状，无气味。喂奶后逐渐转为金黄或浅黄色。

❺ 新生儿出生后24小时内开始排尿。

❻ 新生儿出生体温在37～37.5℃之间为正常。

❼ 多数新生儿出生后第2~3天皮肤轻微发黄，若在出生后2~3周黄疸不退或加深为病态。

❽ 新生儿出生后有觅食、吸吮、伸舌、吞咽及拥抱等反射。

❾ 给新生儿照射光可引起眼的反射。自第二月开始视线会追随活动的玩具。

❿ 出生后3~7天新生儿的听觉逐渐增强，听见响声可引起眨眼等动作。

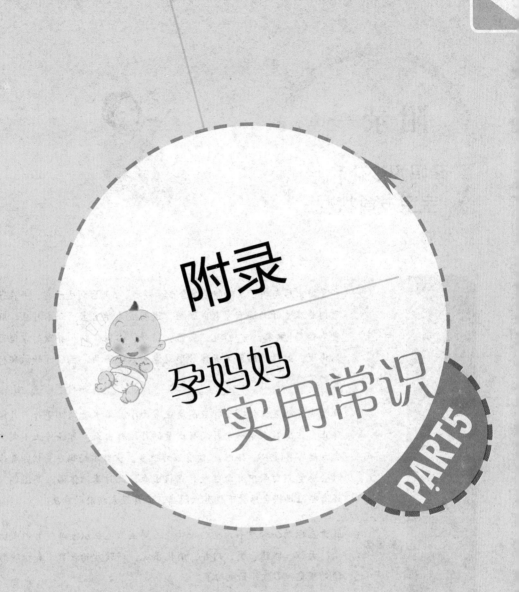

附录

孕妈妈
实用常识

PART5

附录一

孕妈妈变化和胎宝宝发育状况

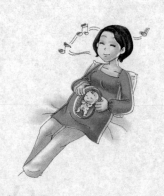

孕 1 月	胎宝宝	卵子排出后与精子在输卵管结合成受精卵，3天后到达子宫，并在子宫内着床，开始逐渐发育成胚胎，进而成为胎宝宝。到本月底，胚囊直径约1厘米，重约1克。胎盘、脐带、心脏、脑和脊髓的原型开始出现。此时的胎宝宝身体外形就像一只小海马，已经开始做爬行蠕动了。
	孕妈妈	体型尚无明显变化。子宫底高度正常大小，羊水量约10毫升。月经停止，但少数人第一个月尚有少量的月经样出血。月经停止不久，会开始害喜(恶心、呕吐)，饮食嗜好改变。少数准妈妈在受精卵着床时会感觉到白带中有血丝或有点状出血，此时基础体温在高温期。还有些准妈妈会感觉下腹有点闷痛，像月经来潮前的症状。
孕 2 月	胎宝宝	胚囊直径约2~3厘米，重约4~5克，周围绒毛组织渐渐发育形成胎盘。大脑、眼睛、嘴、内耳、消化系统、四肢开始发育，脊椎雏形隐约可见，心脏开始跳动了。
	孕妈妈	子宫如鸡蛋般大小，子宫底高度约10厘米，羊水量约20毫升，膀胱因受子宫增大的压迫，有尿频现象。出现头晕、头痛、恶心、呕吐、无力、容易倦怠、嗜睡、口水增多等妊娠反应。体重约增加400~750克，外观腹部仍无明显改变，小腹微凸。乳房发胀，乳头、乳晕变黑而敏感，色素沉淀加深；牙龈浮肿，刷牙时牙龈易出血；容易流汗、体味加重；阴道乳白色分泌物会渐渐增加，故宜注意清洁。

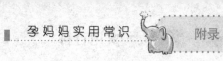

孕3月	胎宝宝	身高约7~9厘米，体重约15~30克。已经形成外生殖器雏形，但仍无法明确区分；胸部、腹部渐渐增大；其它身体器官也渐渐形成。胎盘开始形成，一边以绒毛与准妈妈接连，一边以脐带与胎宝宝相连。羊膜腔的羊水开始积在胎宝宝周围，以后的胎宝宝会浮在羊水中成长。可借助胎音器听到胎宝宝心跳的声音。通过B超可见完整人体雏形。
	孕妈妈	腹部开始凸出。子宫渐增大如一成年男人拳头般大小。子宫底高度约12厘米，羊水量约50毫升。可能出现妊娠痒疹，冒出青春痘。乳头色泽加深，胸部变化更为显著。害喜症状减轻，食欲逐渐恢复。大多数的准妈妈会感到异常疲倦。需要更多的睡眠。因胎盘尚未完成，容易引起流产。
孕4月	胎宝宝	身高约10~20厘米，体重约100~120克，已完全成形，内脏器官型态几乎已发育完成。开始有胎动，但准妈妈尚未感觉。胎盘始告发育完成，胎宝宝由胎盘和脐带连结。各器官机能发育渐趋成熟。听觉神经渐发育成熟，已能听到子宫外的声音。脑部器官记忆功能此时期已开始发展。肾开始排泄尿。
	孕妈妈	体重增加2.5~4公斤。腹部凸出。子宫增大如一正常宝宝头部般大小。子宫底高度约15厘米，羊水量约200毫升。恶心、呕吐现象逐渐消失。胃口增大。子宫全部软化而有弹性。因子宫渐渐变大，而引起腰酸、背痛。流产、死产几率降低。
孕5月	胎宝宝	身高约20~30厘米，体重约200~350克。心脏发育成熟，可听到胎心音。全身长出胎毛。长出指甲。皮下脂肪长出，皮肤变成不透明。骨骼快速发育，手臂与腿成比例。有胎便出现。在子宫内活动更频繁，且可听到准妈妈心跳声音。声带及味蕾也已长成。
	孕妈妈	体重迅速增加，会增加原来体重约3.5~6公斤。腹部明显凸出。子宫增大如成年人头部般大小。子宫底高度约16~20厘米，羊水量约400毫升。乳房及乳头的肿胀愈来愈明显，有人甚至会痛。子宫膨大造成下腹部疼痛。分泌物增多、频尿、腰酸背痛、便秘、痔疮、下肢浮肿、静脉曲张等不适更加明显。

孕6月	胎宝宝	身高约25～35厘米，体重约600～800克。头发渐渐长出，眉毛、睫毛已长成。皮下脂肪渐渐增加，但皮肤还很薄且多皱，并且为皮脂腺分泌物(胎脂)和胎毛所覆盖。肾脏功能已形成，已有排尿功能。大脑皮质继续发育，此时期已可记忆准妈妈的心跳声音。嗅觉神经已发育，故可感受到并模糊闻到准妈妈的味道。胎宝宝浮动于羊水中，容易变动其位置。胎宝宝活动强壮有力，双脚会出现踢子宫壁的动作，使准妈妈感觉强烈胎动。
	孕妈妈	体重增加约4.5～9.0公斤。子宫体增大，腹部明显凸出。子宫底高度约20～24厘米，羊水量约500毫升。子宫高度已超出肚脐之上，有时会因压迫到膀胱，导致准妈妈发生频尿现象。有少量稀薄乳汁分泌。
孕7月	胎宝宝	身高约35~40厘米，体重约1000~1200克。胎宝宝非常活动，胎位仍会改变，有睡眠与活动交替的现象，对外界声音有反应。脑部发育完全，开始有记忆、思考、感情等能力，是进行胎教的好时机。味觉已发育成熟，能辨别甜与苦味。视觉神经渐发育，但仍看不见任何东西。眼睛已经可以睁开，手脚可自由伸展摆动。
	孕妈妈	体重增加约6～11公斤。子宫高度已增大至肚脐到横隔膜之中间点处。子宫底高度约21～26厘米，羊水量约 600～800毫升。 因子宫增大，下肢静脉被压迫，下肢、外阴部静脉曲张会更明显。 胎动感受更强烈。
孕8月	胎宝宝	身高约38~43厘米，体重约1500~1800克。皮肤已无皱纹，指甲长出，皮肤长满胎毛。胎宝宝的活动力变强，运动强而有力，在外面都可察见，从这个时候起，大多胎宝宝头部向下(正常胎位)。 骨骼系统发育完成，但很柔软，体重迅速增加。肌肉系统、神经系统功能也渐趋发育完整。听觉神经更加发达，且出现响应动作与身体反应。
	孕妈妈	体重增加约7～12公斤。子宫底高度25～30厘米，羊水量约600～800毫升。胸口及胃部因为子宫压迫而有心悸、恶心、腹胀等现象。傍晚易有下肢水肿现象。早晨起床手指发麻。 乳房及下腹部会发生红色线条，(筋脉性妊娠纹)这是肌肉弹性纤维断裂所致，这个叫做妊娠线，生产后会逐渐淡化为银白色的线条。 乳房、下腹及外阴部的颜色变深。

孕 9 月	胎宝宝	身高成长约45～50厘米，体重约2500～3000克。皮下脂肪增厚，皮肤没有纹路、呈粉红色。胎毛渐消除，指甲已长好，皮肤变的平滑，男女性器发育完成。 此时的胎宝宝已预备好要出生。胎位固定并下降，超过36周胎位还不正的胎宝宝，要再转回去的机会就很小了。
	孕妈妈	体重增加约8～13公斤。子宫底高度32～38厘米，羊水量1000毫升。肚脐凸出。子宫高度会因胎宝宝头部下降至准妈妈骨盆腔预备出生而降至横隔膜以下。因为腹部突出及胎宝宝增大压迫，腰部有时会酸。 子宫出现无痛性收缩。反胃、胸口郁闷的感觉强烈。乳腺有时会有奶汁排出，这叫做初乳，应轻轻用软布或棉花以清水拭擦保持清洁。
孕 10 月	胎宝宝	身高约48～52厘米，体重约2800～3200克。胎脂布满全身，特别是腋下及股沟。头发约2～4厘米。胎毛完全消失。外观机能发育完全，体内器官的机能亦已成熟。胎盘开始逐渐钙化，表示已经成熟。胎宝宝的位置会下移至下腹部，并且转身，准备诞生。
	孕妈妈	整个孕期，体重共会增加原来体重10～14公斤。子宫底高度约32～35厘米，羊水量600～800毫升。羊水量开始递减，愈近足月量愈少。子宫下降，对胃的压迫减轻，胸口、上腹较舒服，呼吸也变得轻松些。因为胎宝宝头部 完全进入准妈妈骨盆腔内，此现象会压迫妈妈膀胱及肠道，造成准妈妈再度频尿或觉得尿不干净。会出现不规则子宫收缩之产兆，导致腹部出现强烈紧绷感。

　　每位孕妈妈在孕期的身体变化和胎宝宝在子宫中的发育状况，都不可能是完全一样的，本书只是给你提供一个简单普遍的孕期变化和胎宝宝发育过程参照，由于个体具有特殊性，如果你发现自己的情况和本书提供的参照有小小的出入的话，也不必惊慌

附录二

教孕妈妈看懂孕检报告

科学研究表明，B超对胎宝宝的发育会有一定的影响，因此，准妈妈应避免不必要的B超检查。但是不管怎样，怀孕期间，孕妇都将去医院做至少2~3次的超声波检查。

然而，令很多准妈妈头疼的是，报告单上的各种数字都看不明白，去做了B超检查，却不知道检查结果说明了什么。

看了以下的表格，就可以轻松看明白超声检查报告单了。

胎囊	胎囊只在怀孕早期见到。它的大小，在孕1.5个月时直径约2厘米，2.5个月时约5厘米为正常。胎囊位置在子宫的宫底、前壁、后壁、上部、中部都属正常；形态圆形、椭圆形、清晰为正常；如胎囊为不规则形、模糊，且位置在下部，孕妇同时有腹痛或阴道流血时，可能要流产。
胎头	轮廓完整为正常，缺损、变形为异常，脑中线无移位和无脑积水为正常。BPD代表胎头双顶径，怀孕到足月时应达到9.3厘米或以上。按一般规律，在孕5个月以后，基本与怀孕月份相符，也就是说，妊娠28周（7个月）时BPD约为7.0厘米，孕32周（8个月）时约为8.0厘米，以此类推。孕8个月以后，平均每周增长约为0.2厘米为正常。
胎心	有、强为正常，无、弱为异常。胎心频率正常为每分钟120—160次之间。
胎动	有、强为正常，无、弱可能胎宝宝在睡眠中，也可能为异常情况，要结合其他项目综合分析。
胎盘	位置是说明胎盘在子宫壁的位置；胎盘的正常厚度应在2.5—5厘米之间；钙化一项报告单上分为Ⅲ级，Ⅰ级为胎盘成熟的早期阶段，回声均匀，在怀30—32周可见到此种变化；Ⅱ级表示胎盘接近成熟；Ⅲ级提示胎盘已经成熟。越接近足月，胎盘越成熟，回声的不均匀。

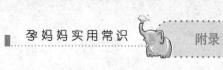

股骨长度	是胎宝宝大腿骨的长度，它的正常值与相应的怀孕月份的BPD值差2～3厘米左右，比如说BPD为9.3厘米，股骨长度应为7.3厘米；BPD为8.9厘米，股骨长度应为6.9厘米等。
羊水	羊水深度在3～7厘米之间为正常，超过7厘米为羊水增多，少于3厘米为羊水减少。
脊椎	胎宝宝脊柱连续为正常，缺损为异常，可能脊柱有畸形。
脐带	正常情况下，脐带应漂浮在羊水中，如在胎宝宝颈部见到脐带影像，可能为脐带绕颈。

附录三
胎宝宝40周B超发育参考数值

孕期通过B超判断胎宝宝的发育的大小是较有参考价值的一种方法。你在做B超的时候会看到检查报告上有一些数值，这些数值就是告诉你宝宝的发育大小。但在1～12周的时候，你一般都只会在产检时做1次B超。所以下表的B超数据从13周开始。表中所列的3组数据是超单上的关键部分，孕期的你可以参考下表中的数据，与自己宝贝的B超数据作个比较。

注意：每个胎宝宝的发育情况都是不同的。如果你的胎宝宝与下表中所列数据不符，也不必惊慌，你可以直接咨询妇产科的大夫。还可以拨打本书封底的专家咨询热线，我们的孕产专家会根据你的实际情况给你提供详细的建议。

孕期	双顶径的平均值（厘米）	腹围的平均值（厘米）	股骨长（厘米）
13周	2.52± 0.25	6.90±l.65	1.17±0.31
14周	2.83±0.57	7.77±1.82	1.38±0.48
15周	3.23±0.51	9.13±1.56	1.74±0.58
16周	3.62±0.58	10.32±1.92	2.10±0.51
17周	3.97±0.44	11.49±1.6	2.52±0.44
18周	4.25±0.53	12.41±l.89	2.71±0.46
19周	4.52±0.53	13.59±2.30	3.03±0.50
20周	4.88±0.58	14.80±l.89	3.35±0.47
21周	5.22±0.42	15.62±1.84	3.64±0.40
22周	5.45±0.57	16.70±2.23	3.82±0.47
23周	5.80±0.44	17.90±1.85	4.21±0.41
24周	6.05±0.50	18.74±2.23	4.36±0.51
25周	6.39±0.70	19.64±2.20	4.65±0.42

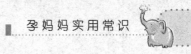

孕期	双顶径的平均值（厘米）	腹围的平均值（厘米）	股骨长（厘米）
26周	6.68±0.61	21.62±2.30	4.87±0.41
27周	6.98±0.57	21.81±2.12	5.10±0.41
28周	7.24±0.65	22.86±2.41	5.35±0.55
29周	7.50±0.65	23.71±1.50	5.61±0.44
30周	7.83±0.62	24.88±2.03	5.77±0.47
31周	8.06±0.60	25.78±2.32	6.03±0.38
32周	8.17±0.65	26.20±2.33	6.43±0.49
33周	8.50±0.47	27.78:±2.30	6.52±0.46
34周	8.61±0.63	27.99±2.55	6.62±0.43
35周	8.70±0.55	28.74±2.88	6.71±0.45
36周	8.81±0.57	29.44±2.83	6.95±0.47
37周	9.00±0.63	30.14±0.17	7.10±0.52
38周	9.08±0.59	30.63±2.83	7.20±0.43
39周	9.21±0.59	31.34±3.12	7.34±0.53
40周	9.28±0.50	31.49±2.79	7.4±0.53.

附录四

孕妈妈保健菜谱

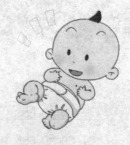

1. 孕早期保健菜谱

葱枣汤

【用料】红枣20个，葱白8棵。

【做法】将红枣用水泡发，洗净，放入锅内，上火煮20分钟。再加入葱白，继续用小火煮10分钟即成。

【特色】此汤用葱白同红枣相配，香甜可口，吃枣喝汤，对神经衰弱、失眠、胸中烦闷等有一定的辅助疗效，为家庭保健汤菜。

【特点】色泽鲜亮，味道鲜美。

麦芽茶

【用料】大麦芽30克，红茶3克。

【做法】大麦芽加水煮沸5分钟后，滤取汤液，倒入装有红茶的茶壶内，温浸10分钟，即可代茶饮。

【特色】健脾养胃，行气消食。

水晶橘子

【用料】橘子罐头1瓶，清水1500克、浆粉6克、糖适量。

【做法】

❶ 锅内加水750毫升。将罐头中的橘汁，加糖、浆粉放入熬化，沥净渣子。

❷ 把橘子放入方盘内铺匀。将熬化的汤汁轻轻倒在方盘中，冷却后橘瓣鲜黄艳丽，呈水晶状。

❸ 用清水750毫升加糖熬化，放冰箱内镇凉。将水晶橘子改刀切成小方块，倒入镇凉的糖汁中。

【特色】清凉爽口，橘香味浓。

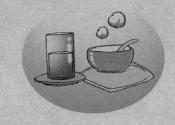

什锦果羹

【用料】菜百合10克，薏仁5克，桃米10克，广柑1个，梨子1个，蜜樱桃25克，蜜瓜片25克，蜜枣25克，汤圆粉25克，冰糖25克。

【做法】

① 将百合、薏仁、桃米洗净，加开水发涨，桃米去残皮，梨子去皮切成1.8厘米见方的薄片，一起下锅用水余一下，放入蒸碗加冰糖、清水，入笼蒸2小时。

② 蜜枣、瓜片、蜜樱桃均切成薄片，广柑剥皮去籽，汤圆粉捏成豌豆形汤圆。

③ 锅内下清水250克烧开，将汤圆放入煮熟，再放入蜜枣、瓜片、蜜樱桃、广柑肉烧开，打去泡沫，再将蒸好的百合、薏仁、桃米和冰糖汁烩入烧开即可。

【特色】此菜由几种果品制成，酸甜可口，营养丰富，生津止渴，色彩美观，可作宴会中、高档汤菜，家庭单吃亦可，尤适用于孕早期者。

红枣膏

【用料】大红枣500克，红糖500克。

【做法】将枣去核，加水煮烂，熬成膏状，加红糖500克，拌匀使溶。每服15克，日2次，开水冲服。

【特色】健脾和胃，补益气血，抗衰老，疗疾延年。

鸭梨桃仁汤

【用料】鸭梨500克，核桃仁50克，冰糖25克，水淀粉15克。

【做法】先将鸭梨切成薄片，锅入约清水1000克，锅开后放入洗净的核桃仁及冰糖，煮2至3分钟后放入梨片，再煮3分钟后加入水淀粉即成。

【特色】益肺补肾，强身健体。

萝卜蜜煎

【用料】萝卜500克，蜂蜜适量。

【做法】萝卜洗净，捣碎，加适量蜂蜜和清水煎煮，水沸后煮10分钟即可停火。代茶饮。

【特色】宽中消食，健脾和胃。

素什锦

【用料】水面筋100克，油面筋50克，腐竹50克，香菇20克，木耳10克，黄花10克，玉兰片30克，花生米30克，核桃仁30克，胡罗卜30克，酱油10克，盐4克，糖30克，味精3克，食油75克。

【做法】

❶ 水面筋切片，油面筋一剖二，腐竹煮泡后切寸段。

❷ 香菇、木耳、黄花泡好择洗干净。

❸ 花生仁、桃仁用开水泡后去皮，玉兰片切片，胡萝卜切成花刀。

❹ 锅内入油烧至九成热放入水面筋、油面筋、腐竹，加盐、酱油炒10分钟后放入香菇、木耳、黄花、花生仁、糖炒五分钟，再放核桃仁翻炒片刻，最后入香油、胡萝卜花、味精即成（冷却后食用）。

【特色】面筋、腐竹、花生、核桃仁均为高蛋白质食品，各种辅料都具有特殊香味，清淡适口，孕妇食用最为适宜，是保健营养菜肴。

桃仁烧丝瓜

【用料】丝瓜200克（食部），核桃仁100克，姜5克，盐2克，料酒10克，鸡汤100毫升，淀粉5克，味精10克，鸡油10克，食油500克（实耗30克）

【做法】

❶ 鲜核桃仁用开水泡发后，剥出外皮洗净待用。

❷ 丝瓜剥去老皮，切成3.9厘米长的段。

❸ 炒锅上火入油烧至四五成热，下核桃仁，丝瓜滑透后，将油沥出。

❹ 锅内留少许油，下姜末炝锅，速下核桃仁丝瓜，再下调料，炒片刻后，用水淀粉勾芡，淋入鸡油盛盘。

【特色】核桃仁烧丝瓜，香甜适口，菜色白绿相同，形色俱佳，诱人食欲，为食疗佳品。

莲藕粉

【用料】鲜藕1千克。

【做法】取藕切碎，捣汁，澄粉，干燥，装瓶收贮备用。每次3匙，开水冲服，每日三次。

【特色】养血、补髓、生智慧。

2.孕中期保健菜谱

西米葡萄羹

【用料】葡萄750克，西米15克，京糕100克，桂花2克，糖250克，淀粉50克，开水1000毫升。

【做法】

❶ 葡萄择去根蒂，洗净，用开水烫片刻，快速捞出，放入凉水盆内，剥去外皮，一切两半，去籽放入碗内待用。

❷ 西米洗净，京糕切成0.5厘米见方的丁待用。

❸ 炒锅上火，放入开水，加糖、桂花，入西米、葡萄，见开后用水淀粉拨米汤芡，再将京糕丁下入即成。

【特色】本羹甜酸适口，功能生津祛火，是不可多得的食补佳品。

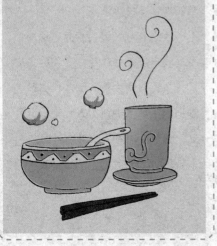

黑豆酿梨

【用料】大雪梨1个，黑豆50克，冰糖30克。

【做法】

❶ 梨削皮，于梨柄处切开，留作梨盖，去梨核。

❷ 黑豆洗净，晒干，装入梨孔内，以满为度，盖上梨盖，用竹签插牢，放在盅内，加冰糖，盖盅盖，隔水蒸炖40分钟，日一次。

【特色】润肺益气，适用于燥气入肺而使肺气不润者。

红枣赤豆粥

【用料】红枣20个，赤豆40克，糯米80克。

【做法】加水适量，文火煮粥服用。

【特色】养护白肤，可防止皮肤起皱，也有一定祛斑作用。

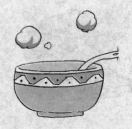

冬菇鸡条

【**用料**】净鸡肉250克，冬菇（发好的）、红枣各30克，水淀粉10克，酱油、盐、味精、料酒、糖、葱、姜、香油、清汤各适量。

【**做法**】

❶ 把鸡肉洗净，顶刀切成长3.3厘米、厚0.6厘米的条。

❷ 把红枣用温水洗净，去核，切成四瓣。

❸ 把冬菇切丝，葱、姜切丝。

❹ 把鸡条、冬菇、红枣放入碗内，加入酱油、盐、糖、味精、葱丝、姜丝、料酒、清汤和水淀粉，抓拌均匀，上笼蒸12～13分钟。

❺ 待熟时取出，用筷子拨开，摊入平盘，淋入香油，即好。

【**特色**】香鲜适口。

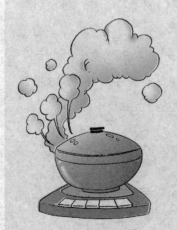

橘味海带丝

【**用料**】干海带150克，白菜250克，干橘皮25克，酱油、醋、糖、味精、香油、香菜段各适量。

【**做法**】

❶ 把干海带放锅内蒸25分钟左右，取出，放热水中浸泡30分钟，然后用温水洗去泥沙，备用。

❷ 把海带与白菜均切成细丝，码放在盘内，加酱油、糖、味精和香油，撒上香菜段。

❸ 把干橘皮用开水泡软，捞出，剁成细碎末，放入碗内，加醋搅拌，把橘皮液倒入盘内，拌匀，即可食用。

【**特色**】香鲜适口。

烧蘑菇

【**用料**】松树蘑、青笋各50克，荸荠20克，调料适量。

【**做法**】将松树蘑去根须，洗净，下油锅用武火炒动片刻。荸荠去皮切片，青笋切片，同倒入松树蘑的炒锅内，加水少许，煮片刻，调入盐、味精，勾薄芡，淋油起锅。

【**特色**】强身壮力，防止早衰。

橘露汤丸

【用料】罐头橘子半瓶，湿糯米粉250克，甜酒糟5克，豆沙50克，糖200克，玫瑰糖10克，水淀粉5克。

【做法】

1.将豆沙、玫瑰糖、糖50克制成馅；湿糯米粉包上馅制成2厘米大小的汤圆。

2.将汤圆用开水煮熟，捞起沥干水分；清水500克加糖150克，烧开溶化，倒入汤圆，再烧开放入甜酒糟、罐头橘子、水淀粉，烧开即成。

【特色】微酸可口，汤甜如蜜。

蜜饯山楂

【用料】生山楂500克，蜂蜜250克。

【做法】生山楂500克洗净，去果柄、果核，放在铝锅内，加水适量，煎煮至七成熟烂，水将耗干时加入蜂蜜250克，再以小火煎煮熟透，收汁即可。待冷，放瓶罐中贮存备用。

【特色】本品有开胃，消化积食，止泻痢，活血祛瘀等功效。饭前食用可增进食欲；饭后食用可治疗肉食不消；大量食用可治疗泄泻。

桃仁鸡花

【用料】母鸡胸脯肉250克，桃仁100克，泡辣椒25克，辣椒糊5克，鸡蛋白15克，鸡汤50克，葱5克，姜5克，糖3克，盐2克，淀粉10克，料酒5克，猪油25克，食油500克（实耗25克）。

【做法】

❶ 将鸡脯肉剁十字花纹，切成3.3厘米见方的块，桃仁用热水泡透，剥去外皮，泡辣椒切成小片。

❷ 鸡肉加入料酒、盐、鸡蛋白，淀粉浆好，桃仁炸酥。

❸ 用鸡汤、葱、姜、糖、辣椒糊勾成汁。

❹ 油烧至三成热，放入鸡肉滑一下后倒出控出余油。原锅留少许底油，油热后煸辣椒，倒入鸡肉、桃仁，烹入兑好的汁，颠炒均匀盛盘即成。

【特色】鸡花桃仁，味道咸、甜、辣，香味浓郁，诱人食欲。鸡肉配以桃仁，营养价值很高，是一种滋补食品。

3. 孕晚期保健菜谱

肥肠扒白菜

【用料】熟肥肠150克，白菜250克、盐、花椒水、葱块、姜块、味精、鸡汤、食油、水淀粉、香油。

【做法】

❶ 把白菜剥去老帮，去掉菜根和菜头，再切成两瓣，放入开水内焯一下捞出放凉。

❷ 把白菜顺刀切成12厘米长、厚1厘米宽的条（根部相连），整齐地码在盘内，再把熟肥肠切成斜刀厚片摆在白菜盘内。

❸ 勺内放油烧熟，用葱、姜块炝锅，添汤加盐、花椒水、味精、烧开后取出葱、姜块，把白菜、肥肠投入勺内盖严，移在小火上煨几分钟，再移在中火上，勾芡淋香油翻个儿出勺即成。

【特色】香鲜适口。

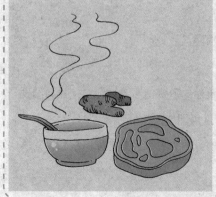

笃鲜茄

【用料】圆茄子2～3个，黄豆50克，酱油、糖、盐、大葱、香菜、红辣椒、味精等。

【做法】

❶ 茄子带皮切成三块，放在盖帘上风吹日晒一日，使它稍蔫，待用。

❷ 黄豆拣去杂豆，泡水一天，洗净捞出。

❸ 用油炒糖，待糖溶化后，放入黄豆煸炒3～5分钟。

❹ 在炒锅内加入酱油，把茄子放在锅里，放入凉水，淹没茄子，加些盐。待水开锅后，用文火煮20～30分钟，待茄子入味后，即可出锅。吃时，加些味精，撒上葱、香菜段、红辣椒，淋上香油，凉吃热吃均可。

【特色】这道菜做法独特，少油不腻，鲜香无比，风味别具一格。

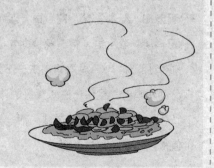

清蒸鳝鱼羹

【用料】活鳝鱼1000克，玉兰片40克，猪油10克，高汤、盐、料酒、味精、水淀粉葱白和豌豆苗适量。

【做法】

❶ 将鳝鱼处死，去头、骨及内脏，用清水洗去污血，放入沸水锅中烫一下，用清水漂洗干净，切成二寸长段，背面剞十字花刀，摆在盘中。

❷ 将葱白切段，玉兰片均匀切成片，猪油切成小丁，都撒布在鳝鱼上，然后加入高汤、盐、料酒、味精上蒸锅蒸15分钟，将原汤滗入锅中，再加高汤煮沸勾芡浇在鱼身上，撒豌豆苗作点缀即可食用。

【特色】滋补壮阳，养血通络，尤对体虚、肝肾虚损、腰膝疼痛者有效。

牛肚补胃汤

【用料】牛肚1000克，鲜荷叶、茴香、桂皮、生姜、胡椒、料酒、盐、醋各适量。

【做法】

❶ 牛肚先洗一次，再用盐、醋半碗，反复擦洗，然后用冷水反复洗净，将鲜荷叶垫于沙锅底，放入牛肚，加水浸没，旺火烧沸后中火炖30分钟。

❷ 取出切小块后复入沙锅，加料酒三匙、茴香和桂皮少许，小火煨2小时，加盐、姜、胡椒粉少许，继续煨2～3小时，直至肚烂。每次饮汤一小碗，日饮二次，牛肚佐餐服食。

【特色】补中益气，健脾消食，适用于胃下垂、脘腹闷胀、食欲不振等症。

烩橘子羹

【用料】橘子5个，山楂糕丁21克，糖200克，桂花少许。

【做法】

❶ 剥掉橘子皮，逐瓣分开，去掉瓣上的白筋，用竹签将籽捅出。然后把橘瓣切成三分大小的丁，放在容器里。

❷ 勺内添入清水（适量），烧热，放入糖。待糖汁沸时，撇去浮沫，将橘子丁放入勺内，撒上山楂糕丁，即可出勺。

❸ 食用时，撒上桂花。

【特色】有橘子与桂花的清香。

增智果脯

【用料】龙眼肉、荔枝肉、红枣、葡萄干各50克，蜂蜜200克，清水适量。

【做法】将洗净的龙眼、荔枝肉、葡萄干、红枣等放入锅中，加水需久火煎煮，待煮熟后，加入蜂蜜，再煎煮至稠粘，收汁即可。

【特色】本药膳里的龙眼肉补心安智，红枣补气强智，荔枝通神益智，葡萄干滋阴益智，诸料相配，共补虑增智之效，尤适用于体虚，时常健忘、失眠、多梦、不耐思考者，对从事脑力劳动者，可佐餐食用，有增智之效。

佛手白菜

【用料】白菜帮150克，猪肉馅（肥三瘦七）120克，姜末20克，葱末10克，胡椒粉、盐、味精、水淀粉、鸡蛋清、香油、料酒少许。

【做法】

❶ 将白菜帮修成10厘米长、8厘米宽的长方块，用刀顺长在每块白菜上划四条刀纹，要求刀口不出白菜的四边。

❷ 猪肉馅中加入调料，顺一个方向搅拌均匀。

❸ 锅中烧开水，下白菜帮氽一下捞出，控干水分，在每片白菜中间抹上肉馅，再将白菜对折，使之成为佛手形状。

❹ 将卷好的白菜整齐码入盘中，入蒸笼蒸熟，取出后淋上香油即成。

【特色】状似佛手，软嫩鲜香。

4.产后滋补食谱

小黄鱼汤

【用料】小黄鱼250克，食油100克，雪菜25克，肉汤250克，料酒、盐、糖、淀粉、味精、葱、姜末、香油适量。

【做法】小黄鱼洗净去头和内脏，加盐、料酒、淀粉腌一会儿，开油锅，油温七成，把小黄鱼放到油里两面煎黄即捞出。锅留底油，将姜、葱末、雪菜煸炒一会儿，下进肉汤、糖烧开放进小黄鱼，加香油、味精烧开即可。

【特色】此汤滋补健身、开胃消导，且肉质细嫩，含大量优质蛋白，是理想的营养菜肴。

豆苗菊花

【用料】青鱼（中段）500克，豌豆苗50克，食油500克（实耗75克），酱油、料酒各25克，干淀粉、味精、糖、姜、葱、香油适量。

【做法】青鱼洗净去内脏切成1.5寸宽的长条，再斜刀切四刀为一个花（第四刀要切断鱼皮），全部切完后放酱油、料酒腌10分钟，再用干淀粉将每块鱼抹匀，滑锅放油，旺火烧至油温七成，把鱼皮向上、鱼肉向下，放在锅里炸，呈金黄色出锅，花纹向上摆在盘里。锅留底油，下进姜、葱、酱油，加水烧开，放进豌豆苗，翻炒几下，加味精、香油，装盘绕鱼围一圈即可。

【特色】此菜有滋补肝肾、养血安神等作用。

韭菜粥

【用料】韭菜100克，粳米150克，水适量。

【做法】韭菜洗净，切成段，放置一边；粳米洗好加水煮成稠粥，然后加入韭菜共煮，煮烂即可。

【特色】此粥有温中暖下之功能，对产后腰膝虚冷有效。

金茸肉丝

【用料】里脊肉250克，金针菇50克，木耳50克，蒜末1大匙，红辣椒切小段1大匙，水3大匙，酱油2大匙，料酒1大匙，食油4大匙，醋1大匙，淀粉1中匙，糖1中匙，盐、味精、胡椒粉少许，葱末1大匙。

【做法】

❶ 里脊肉切丝，加入水、酱油、料酒、食油1大匙、醋、淀粉、糖、盐、味精、胡椒粉腌渍20分钟；金针菇切段；木耳切丝。

❷ 食油3大匙微波高功率2分钟后，放入葱末、蒜末、红辣椒段，微波高功率二分钟。

❸ 将腌好的肉丝与金针菇、木耳拌匀后放入，再微波高功率2分钟后即可。

【特色】软嫩滑润，咸甜酸辣，汁浓味醇。

莲藕豆沙丸

【用料】鲜藕300克，糯米粉500克，猪油豆沙250克，糖100克。

【做法】鲜藕剁碎，拌上糯米粉、糖揉成面团，分成若干份，包上豆沙馅，温油炸成金黄色。

【特色】此品可养胃清热，利水止呕吐。

红枣羊骨粥

【用料】羊骨500克，大米200克，红枣15枚。

【做法】羊骨（腿骨）敲开，加水文火煮一小时，捞出骨剔出骨髓于汤中，加米、红枣煮成粥即可。

【特色】此粥可治贫血、血小板减少和过敏性紫癜。

煨牛肉

【用料】牛肉500克，五香粉、花椒、大料各5克，桂皮10克，酱油150克，葱5克，姜10克，糖50克。

【做法】牛肉切一寸方块，用热油炸成橘黄色；葱切寸段，姜切片，花椒、大料以布包好，锅放清水1000毫升，同时放入所有佐料，待水开放入炸过的牛肉，改用文火煨炖约4小时，待肉酥烂，汤近收干即成。

【特色】肉烂味香，入口即化。

猪皮炖胡桃仁

【用料】猪肉皮500克，胡桃仁150克，果丹片100克，盐4克，鲜辣粉2克，香油25克，料酒25克，糖、青葱少许。

【做法】猪皮拔去残毛洗净切粗丝，锅烧清水煮开后将肉皮放进烫一下捞出，肉皮入烧锅加水约1000毫升，加料酒旺火烧开，文火煮半小时后放入洗净的胡桃仁，旺火烧开，五分钟后入盐、糖、青葱起锅，装盘后将切丝的果丹皮倒进，浇上香油、撒上鲜辣粉拌匀即可。

【特色】此菜有开胃、补胃、润肺、抗衰老、美容等功效。

快烧毛豆荚

【用料】毛豆500克，盐10克。

【做法】毛豆荚洗净剪去两头的尖，将水烧开后投入毛豆荚，旺火烧10分钟即熟，捞出冷却加盐即可。

【特色】此菜的主要成分是大豆蛋白，产后宜常食。

黄鱼豆腐

【用料】黄鱼1条（约250克），豆腐2块；食油、酱油皆分两次用；青蒜、香菜、料酒、糖、醋、葱、姜、盐、味精各适量。

【做法】

❶ 将黄鱼去鳞、鳃，由鳃部挖出内脏，切去脊鳍，洗净，放入盆中浇上酱油腌一下。

❷ 葱、姜去根皮，洗净；青蒜洗净，切成四分长的段；香菜洗净，切成末；豆腐用刀切成三分见方的丁。将勺放在旺火上烧热，加入少许食油，烧热，将黄鱼连尾放进，煎到两面发黄时盛出。

❸ 勺内放入食油加热，倒入葱、姜炝锅，再把黄鱼放进，加入料酒、糖、酱油和清水（250毫升）烧开，移到小火上煮十分钟，再移到旺火上，加入豆腐、盐和水（100毫升），烧半分钟，放入味精，再烧沸两次。

❹ 同时在汤盆中放入醋、香菜末、青蒜段，随即把烧好的黄鱼、豆腐等，连汤倒进汤盆即成。

黑芝麻肉圆

【用料】猪五花肉250克，黑芝麻250克，酱油50克，食油750克（实耗50克），盐、糖、淀粉、黄酒、肉汤适量。

【做法】猪肉绞成馅，黑芝麻拣去杂物，淘净炒脆研成末，入容器加进肉馅、酱油、料酒、味精、淀粉一起拌匀。油锅烧开后将拌好的肉馅做成小肉圆入锅炸，待肉圆炸呈金黄色捞出，都炸完后滗去油一起入锅，加点水烧透即可。

【特色】此菜对便秘、头晕、眼花、耳鸣有较好的疗效。

蟠龙鳝

【用料】黄鳝1条（约250克），瘦猪肉50克，冬笋肉50克，水发香菇6只，蒜头1瓣，料酒、葱、姜、酱油、盐、糖、味精适量。

【做法】黄鳝宰杀后去内脏，从头往下每隔一寸用刀割开一周，刀深及骨但勿断，然后盘于瓦钵中，加葱、姜、料酒、酱油、味精腌20分钟。猪肉切片用盐稍腌，与笋片、香菇一起平铺在黄鳝上，隔水蒸一小时即可。

【特色】此菜滋养脏腑，补脾益气，可治产后肠鸣及腹冷湿痹等症。

口袋豆腐

【用料】豆腐3小块（约500克），猪肉末150克，食油100克，面粉75克，鸡蛋2个，肉汤、盐、料酒、糖、酱油、淀粉、味精、鲜辣粉、姜、葱末、香油适量。

【做法】豆腐搅成泥和肉末一起入大碗，加盐、味精、鲜辣粉、鸡蛋、面粉、淀粉搅拌匀。开油锅烧至四成热，将豆腐挤成椭圆形的口袋丸子，入锅炸透捞出。锅留底油烧热下葱、姜末、酱油、肉汤、糖、料酒、味精烧开，投入炸好的口袋丸子，文火煨透，旺火勾芡，加入香油即可。

【特色】此菜营养丰富，易于消化，适于产后、哺乳期胃弱等各类患者食用。

芹菜炒鱿鱼丝

【用料】芹菜250克，鱿鱼丝150克，料酒250克，酱油15克，食油35克，糖、葱、蒜末、味精少许。

【做法】芹菜切1.5寸长，鱿鱼丝用开水烫过。开锅油烧至八成热，投入鱿鱼丝滑一次锅捞出，锅留底油，下进芹菜翻炒片刻，放进鱿鱼丝、酱油、料酒、糖、葱、蒜末、味精煸炒匀，加明油即可。

【特色】芹菜可降压利尿，鱿鱼可益气生血，且含丰富的优质蛋白。

黑芝麻桑椹糊

【用料】黑芝麻、桑椹各60克，大米30克，糖10克。

【做法】黑芝麻、桑椹、大米分别洗净，同放入研钵中捣烂，沙锅内放清水3碗，煮沸后加入糖，然后缓缓将捣烂的米浆调入，煮成糊状即可。

黑芝麻含有多种不饱和脂肪酸、维生素E、卵磷脂等成分；桑椹也含有多种维生素及果糖；

【特色】此糊补肝肾、润五脏、祛风湿、清虚火，常服可治产后虚羸、须发早白、虚风眩晕等症。

茄子塞肉

【用料】鲜茄子400克，五花肉末150克，酱油25克，食油15克，肉汤150毫升，盐、料酒、淀粉、糖、葱、姜末、味精适量。

【做法】肉末加盐、料酒、淀粉拌匀，茄子洗净去蒂，切成一寸长的段，顺切口处抠个洞，塞进肉，入口处沾些干面粉，放油里煎一下（固定肉末），再将茄子在油里炸1～2分钟，加入肉汤、酱油、糖、葱、姜末烧开五分钟，撒入味精拌匀即可。

【特色】此菜可散血去瘀，补中益气，滋补健身，尤适用于产后食用。

黄芪鸡

【用料】母鸡1只，黄芪30克，葱、姜、花椒、盐、味精适量。

【做法】鸡宰好洗净，放沙锅中加适量水、黄芪片，煮沸后加各种调料，文火煨烂后拣去黄芪与调料，吃鸡喝汤，可补中益气。

萝卜水饺

【用料】萝卜250克，猪肉馅250克，熟油50克，面粉500克，姜、葱、味精、料酒、盐、酱油、香油适量。

【做法】面粉用冷水和好，饧一小时后待用；肉馅加料酒、盐、味精调好，再加姜、葱末拌匀；萝卜洗净切成丝，用开水稍烫后挤去水，与肉馅一起调好；把饧好的面团分成小块，做成饺子皮，放入馅包好。旺火烧开水，下入饺子，烧沸两次即可出锅。

【特色】此饺滋阴润燥、宽中下气、消食化痰，可治食积不消、燥咳、便秘等症。

香葱烤鲫鱼

【用料】鲫鱼500克（约3条），猪肉100克，葱100克，酱油75克，肉汤250克，料酒50克，大蒜5瓣，淀粉、糖、香油、姜适量。

【做法】猪肉切半厘米厚的片，用酱油、淀粉、料酒浸10分钟；鲫鱼去鳞、内脏，洗净，用料酒、酱油浸10分钟。开油锅，油温七成，鱼下锅煎透待用；锅留底油，将肉片下锅炒六成熟，加进鱼、蒜泥、葱段、糖、酱油和肉汤，旺火烧开，文火烧半小时，再用旺火收汤，加香油即可。

【特色】此菜可治产后脾虚食少，乏力浮肿等症。

熏鱼

【用料】青鱼（中段）500克，肉汤200克，食油500克（实耗75克），料酒25克，酱油50克，姜、葱、盐、花椒、茴香、桂皮、味精适量。

【做法】先在锅内放底油，把肉汤、酱油、姜（拍碎）、葱（打成结）、茴香、花椒、盐、桂皮一齐下到锅里，旺火烧到出香味，下进味精制成卤汁备用。将鱼洗净，从背部开刀分两半，斜刀切成一厘米厚的片，加酱油、料酒拌匀腌10分钟，再滑好锅，将油倒进烧到七成，把切好的鱼片分批下锅炸，炸到金黄色捞出，即投到烧好的卤汁中熏，边炸边熏即可。

【特色】青鱼有滋补、养血等作用。

首乌蛋

【用料】鲜首乌90克（干品15克），鸡蛋3个，料酒、香油、葱、姜、盐、味精适量。

【做法】鸡蛋煮六成熟后剥壳，在蛋白厚处用刀划十字形，何首乌切片与鸡蛋共置沙锅中，加盐、料酒、葱、姜，再煮15分钟后加味精、香油即可。

【特色】吃蛋喝汤，可补肾强身。

芝麻蜜糕

【用料】黑芝麻100克，蜂蜜150克，玉米粉200克，面粉500克，鸡蛋2个，发酵粉25克。

【做法】黑芝麻炒香研碎，和入玉米粉、蜂蜜、面粉、鸡蛋液、发酵粉，加水和成面团，35℃保温发酵1.5～2小时，上笼蒸20分钟即熟。

【特色】此糕可保肝、健胃，促进红细胞生长。

杜仲烧肉

【用料】杜仲200克，猪瘦肉750克，食油25克，料酒15克，酱油75克，糖、香油、葱、姜末适量。

【做法】杜仲洗净入沙锅加水一碗泡10分钟，文火炖10分钟取汤去渣。瘦肉洗净切4厘米见方的块，加料酒、葱、姜稍腌，油锅烧热后倒进肉煸透，下进酱油、糖、料酒、杜仲汤旺火烧开，文火烧烂，浇上香油拌匀即可。

【特色】此菜可补肝肾，强筋骨。

南瓜芋泥饺

【用料】南瓜250克，芋艿300克，糯米粉500克，瘦猪肉100克，水发香菇50克，香油、盐、味精适量。

【做法】南瓜蒸酥去皮压成茸，加入糯米粉和成面团；芋艿蒸酥去皮压成泥，加肉丁、香菇丁，用油炒熟，调味成馅。将面团分成若干份，分别包上馅制成饺子，上笼蒸熟即可。

【特色】此饺可滋阴补胃健脾，利尿消肿，还是糖尿病人的理想食品。

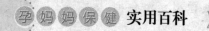

5. 哺乳菜谱

奶汁鲫鱼

【用料】活鲫鱼1条，约重500克，牛奶50克，猪油、葱、姜、精盐、味精、肉汤。

【做法】将加工好的鲫鱼背部上切斜刀，用油煎或开水烫；勺内放底油，用葱、姜炝锅，添肉汤，加味精，将鱼放入，烧开炖约20分钟。熟后，把鱼捞在大碗里，取出葱、姜块，勺内汤对好口味，撇去浮沫，加牛奶后，浇在碗内即可。

【特色】鲫鱼利尿消肿，通脉下乳，再加之营养极高的牛奶，非常适合哺乳期的女性食用。

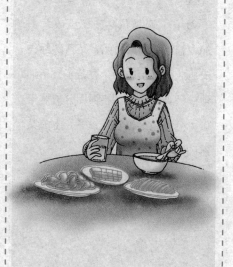

芫荽爆鱼条

【用料】鲤鱼1条，约重500克，芫荽50克，盐1克，料酒1克，鸡蛋清1个，胡椒粉0.5克，香油5克，葱丝10克。

【做法】

❶ 把鲤鱼去头尾内脏，除掉脊骨，切成长5厘米、厚1厘米的条；再把芫荽洗净切成3厘米的长段。

❷ 将鱼条放入盐、料油、鸡蛋清，用淀粉汁搅拌均匀；把葱丝、盐、味精、料油、胡椒粉、香油调成汁。

❸ 最后将炒锅上火，加油50克，烧至七成热时，将鱼条放入煸炒，熟后把调汁及芫荽同时倒入锅内，翻动使汁挂匀后即可装盘食用。

【特色】此菜口感鲜嫩，色泽淡雅，营养丰富，尤适用于乳汁不足的产妇食用，原因是鲤鱼有催乳的作用。

软炸鹌鹑蛋

【用料】鹌鹑蛋10只，鸡蛋清2只，淀粉10克，白面5克，葱姜汁5克，黄酒、细盐、味精、食油适量。

【做法】鹌鹑蛋煮熟，去壳，在蛋白上轻轻划些口，放入碗内，加葱、姜汁、盐、味精拌匀腌一下；把鸡蛋清放在平盘中，连续拍打，使其成为蛋泡，再拌入精白面粉、干淀粉成糊，把锅烧热，放入食油1000克待油三成热时，就把鹌鹑蛋挂上蛋泡糊，用汤匙舀入油锅炸至淡黄色捞出，装盘上桌。

【特色】鹌鹑被人们称作动物里的人参，其蛋有丰富的营养，适合哺乳期女性食用。

鸡蛋炒韭菜

【用料】韭菜200克，鸡蛋100克，盐2克，味精1.5克，香油5克，油20克，葱1克，姜0.5克。

【做法】

❶ 将韭菜去老叶，洗净，切成长约3厘米的段；葱、姜剁成末；把鸡蛋在碗中打散，加约0.5克盐。

❷ 炒锅上火，放入底油，烧热后放入鸡蛋，不停地炒动，使其成为小块状；加入葱、姜末略炒后，放入盐、味精，炒匀后，加入韭菜翻炒，使其略变色；加入香油，翻炒后即可装盘。

【特色】本菜口味咸鲜，黄绿相间，较为美观。且韭菜性温，适于哺乳期的女性食用。

西红柿粉丝汤

【用料】瘦猪肉100克，粉丝28克，西红柿200克，精盐、味精、葱、姜、香油各少许，高汤500克。

【做法】

❶ 把猪肉洗净切成细丝，西红柿洗净去皮，切成条；粉丝用温水泡软。

❷ 勺内放高汤烧开，把粉丝、葱、姜丝加入汤内；待汤滚开时再加入肉丝、西红柿条，锅再开时加味精出勺盛汤碗内，淋上香油。

【特色】本汤大补阴血，适于产后女性食用。

八宝鸭

【用料】鸭一只（1500克），糯米饭90克，香菇丁15克，莲子15克，笋15克，熟火腿丁30克，虾仁30克，酱油60克，香菇片15克，味精0.6克，料酒15克，奶汤30克，熟猪油30克，白糖30克，盐1.5克，湿淀粉适量。

【做法】

❶ 将鸭沿鸭背剖开（肚不要剖开），挖去内脏，洗净，用刀在脊梁骨上角3厘米宽斩断骨，使粗骨逐节脱开，再斩掉脚趾；投入热水锅中翻余一下，用冷水洗净（使肉白净）。

❷ 莲子泡软，剥成两片，去心；冬菇、笋、火腿肠切成虾仁大小，放入容器中，加糯米饭，拌匀，再放入白糖、酱油、味精、料酒、盐、少许奶汤拌匀，咸中带甜即可。

❸ 把拌好的料从鸭背脊骨剖开处塞入，一部分塞入肚内，另一部分塞在脊梁骨剖开口上，然后把鸭头、鸭颈都弯在糯米馅心上，使蒸鸭时鸭汁流在馅心中，增加鲜味。

❹ 鸭肚朝上，扣放在大小合适的大汤碗中，放入蒸笼中蒸2～4小时，蒸至鸭酥烂不变形，出笼。

❺ 铁锅置旺火上，加入笋片、虾仁、冬菇片、少量奶汤，滚至笋熟（黄色），淋放湿淀粉拌匀，勾成淡黄，加入熟猪油20克，拌匀出锅，浇在全鸭上，即可食用。

【特色】鸭酥透，原汁浓香。

椿芽烘蛋

【用料】鸡蛋5个，鲜香椿头50克，猪油180克，淀粉少许，味精、精盐各适量。

【做法】

❶ 把香椿头去掉老梗，洗净，下开水锅烫一下捞出，挤净水分，剁成细末。

❷ 取一大碗汤，把香椿头末放入碗内，磕入鸡蛋，加精盐，味精，猪油（80克），淀粉，搅拌均匀。

❸ 勺内放猪油100克，烧热，将蛋汁缓缓倒入勺内，用勺子轻轻推动，待蛋汁将熟时，盖上盖，用小火烘四五分钟后，将鸡蛋翻过来，加入余油，再烘3分钟取出，装入盘内。

【特色】鲜香松散。

赤小豆粥

【用料】赤小豆100克，米500克。

【做法】先将赤小豆洗净，放入锅中，添入适量水，用慢火煮开；待豆煮烂时，将米淘洗净，放入锅中，直至煮烂即可食用。

【特色】清热解毒，利尿通乳，适用于产后乳少、水肿食用。

软炸鹌鹑蛋

【用料】肉鸡鸡爪500克，鲜蘑菇150克，鲜豌豆100克，生火腿肉100克，盐、味精、料酒、葱、姜各适量。

【做法】先将鸡爪去鳞皮、爪尖，洗净待用；火腿切片，蘑菇洗净切成小块。锅内放水，烧开后将鸡爪放入，焯水后捞出洗净；锅内重放清水1000毫升左右，放入鸡爪、火腿片、葱段、姜块、料酒，大火烧开后改文火炖约二小时，取出葱、姜后，加入蘑菇、豌豆再炖半小时左右，加盐、味精调味即可。

【特色】此菜属高蛋白、低脂肪食品，蘑菇还有防癌抗癌作用，是滋补温养、强筋健肤的理想菜肴。

糖醋瓦块鱼

【用料】鲜草鱼1条，约重500克，豆油750克（实耗100克），白糖75克，醋50克，酱油、盐、姜和葱末少许，淀粉200克。

【做法】

❶ 把鱼去鳞、鳃、内脏，洗净，用刀劈成两片，剁成瓦块形，用精盐、酱油腌10分钟。

❷ 再把鱼块挂上一层稠淀粉糊，先用大火热油炸一下，然后离开火口浸炸，再上大火炸成金黄色，捞出装盘；勺内放底油烧热后，用姜末和葱花炝锅，加入白糖、酱油、清水150克烧开，再放醋、水淀粉，炒成酱色浓汁，浇在鱼块上即成。

【特色】草鱼味甘、性温，功能暖胃和中，适用于胃寒腹痛，且其肉嫩刺少，肉质充实，可作为产后的必食之品。

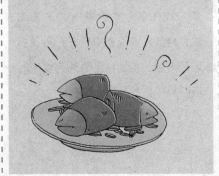

酸甜菜花

【用料】菜花780克，胡萝卜80克，醋精、白糖、香油少许。

【做法】把菜花切成小块，用清水泡一会儿，胡萝卜去皮切成带花边的圆片，分别用沸水烫透菜花、胡萝卜，再晾凉。

在容器中加开水加白糖，晾凉后再加适量醋精，最后加入菜花块、胡萝卜片、香油，并用重物将菜压在糖醋水中，使充分浸泡入味，2～3分钟后即可食用。

【特色】本菜甜酸开胃。

红黄两件

【用料】番茄150克，马铃薯100克，酱油10克，植物油10克，姜3克，精盐3克，味精0.5克。

【做法】先将番茄洗净，切成片；马铃薯洗净，去皮，切成片；葱、姜剁成末；用熟油锅先煸炒葱、姜末，继将番茄放入略翻炒，接着把马铃薯片放进去一起炒至熟时，加入盐和佐料即成。

【特色】本菜中含有较多的蛋白质，维生素C、钙、磷等，非常适于哺乳期的女性食用。

五香酱鸡

【用料】雏母鸡1只（约1200克），酱汁（以漫没鸡为度），香油15克。

【做法】将光鸡从肛门下竖开4.5厘米长口，取出五脏，剁去爪，洗净，放开水中煮透取出，洗去血沫，再放入酱卤锅中煮开，再微火煨30分钟，捞出抹上香油，食用时或斩块或去骨片片，摆于盘中。

【特色】色枣红，味鲜香。

虎皮豆腐

【用料】豆腐3块，猪油150克，咖喱粉、盐少许。

【做法】

❶ 把豆腐切成长3厘米、宽2厘米、厚1厘米的块；用猪油烧八成熟，炸成柿黄色，捞出、控油、入盘。

❷ 在虎皮豆腐块上撒匀咖喱粉、盐，即成。

【特色】呈柿黄色，外脆里嫩。

党参烧鲫鱼

【用料】鲫鱼500克，党参25克，食油75克，酱油50克，料酒25克，水淀粉、糖、醋、盐、花椒、姜、葱适量。

【做法】鲫鱼洗净去鳞、内脏、鳃，用盐、料酒腌10分钟，党参洗净去芦头切片，入有盖的容器中加点水蒸半小时。油锅热后放入花椒，出香味后去渣，将淀粉拍在鱼身上，入油锅炸透，放进醋、糖、酱油、料酒、姜、葱及蒸好的党参（连参带汤）烧开，改文火烧五分钟，水淀粉勾芡即可。

【特色】此菜可补气血，强筋骨，但忌食萝卜、茶叶、螃蟹。

五白糕

【用料】白扁豆50克，白莲子50克，白茯苓50克，白菊花15克，白山药50克，面粉100克，白糖100克。

【做法】将扁豆、莲子、茯苓、白山药、菊花磨成细面，与面粉调匀；加水和面，或加鲜酵母令其发酵，发好后揉入白糖。

上笼沸水武火蒸30分钟，至熟，出笼后切成块状作主食用。

【特色】此糕健脾和胃，补血养血，兼以清肝热，非常有益于乳母食用。

煎山芋圆饼

【用料】洋山芋250克，熟肉末50克，食油25克，鸡蛋1个，葱白末15克，盐、面粉、鲜辣粉适量。

【做法】洋山芋洗净入锅蒸熟去皮，压成泥，放进鸡蛋、面粉（25克）、肉末拌匀。用平底煎锅，热后入油，烧至七成降温至四成，放入盐、葱末、鲜辣粉炒匀，倒入洋山芋泥拌匀，干面粉撒在面板上，将洋山芋泥在板上分成若干小块，做成小圆饼，煎锅放油，油温七成，将圆饼放入两面煎成金黄色即可。

【特色】此菜滋阴补胃健脾，可治浮肿、糖尿病、胃病等症。

炒鳝糊

【用料】脱骨鳝片500克，食油100克，酱油50克，胡椒粉0.3克，姜、葱花、料酒、糖、味精、香油适量。

【做法】鳝鱼片切成一寸长段，姜一半切成姜末，一半拍碎待用，开油锅，油温五成，投入拍碎的姜，炸出香味去掉姜渣，提高油温七成，放入鳝片速翻炒，再将料酒、酱油、糖、味精齐下进拌匀，水淀粉勾芡，加明油装盘。盘中间扒个小坑撒上胡椒粉，另将姜末、葱花拌匀，也放入中间小坑处，锅放熟油、香油烧至七成，浇在盘里葱姜处即可。

【特色】此菜可补虚损、止血，体虚痔出血、泻者宜食用。

猪肉皮汤

【用料】猪肉、猪皮、盐、味精、料酒、胡椒粉、葱姜。

【做法】❶ 猪肉切片，用葱姜、料酒、盐腌几小时，放盆中，上笼蒸2～3小时。

❷ 猪皮去油、刮净，加水上笼蒸熟，晾一晾，再入胡椒粉。

❸ 猪肉放盘中，将肉皮汤浇盘中，放冰箱中，即可。

【特色】清淡爽口，美容护肤。

6.产后缺乳的食疗药膳

通草鲫鱼汤

鲜鲫鱼90～120克,去鳞除内脏,洗净后放入锅中加水煮汤,将熟时加入通草10克,再煮片刻,食鱼喝汤,以壮体通乳。

鲫鱼炖猪蹄

大的活鲫鱼1尾,去鳞除去内脏后洗净,猪蹄1只切成8块,同鲫鱼一起加水750毫升,用旺火隔水炖熟,吃猪蹄、鲫鱼,喝汤,以补虚养血、壮体行乳。

鱼肉芦乳饮

鲫鱼1条长21厘米,猪肥肉30克切块,漏芦12克,石钟乳24克,加水适量、白酒30毫升合煮。煮熟药成,绞汁去渣,分两次内服,以温中益气通乳汁。

花生猪蹄汤

花生米(不去红衣)60克、黄豆60克、猪蹄2只,同煮至熟烂,可食用花生、黄豆、猪蹄,连汤一起喝,以健脾开胃,理气通乳。

猪蹄羊肉汤

猪蹄3只、羊肉25克、油盐醋适量,将猪蹄羊肉炖烂后,加入佐料,吃肉喝汤,治产后受寒乳汁少。

猪蹄虾酒汤

猪蹄1只切片块,鲜虾120克洗净去壳,装入陶瓷罐内加水750毫升,旺火隔水炖熟透后,加料酒60毫升即可食用。

胎盘炒鳖肉

胎盘1个、鳖肉120克,切成小薄片。沙锅放在旺火上倒入食油烧成八成热时,倒入胎盘、鳖肉速炒半分钟后,加入清水煮熟食用,以补中益气,养血益精通乳。